Schutz gegen Berührungsspannungen

Schutzmaßnahmen gegen elektrische Unfälle
durch Berührungsspannungen in
Niederspannungsanlagen

Von

Wilhelm Schrank

Oberingenieur
Berliner Kraft- und Licht- (BEWAG) Akt.-Ges.

Dritte überarbeitete Auflage

Mit 257 Abbildungen

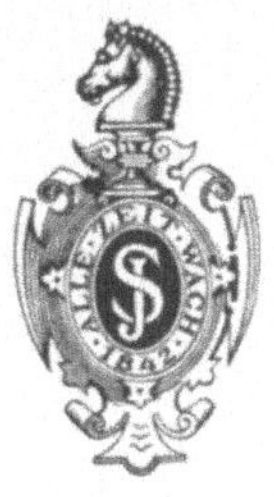

Springer-Verlag
Berlin/Göttingen/Heidelberg
1958

ISBN-13: 978-3-642-49056-9   e-ISBN-13: 978-3-642-92748-5
DOI: 10.1007/978-3-642-92748-5

Vorwort zur dritten Auflage

Die dritte Auflage des Buches steht im Zeichen der Überarbeitung der dem Buche zum Teil zugrunde liegenden „Leitsätze für Schutzmaßnahmen in Starkstromanlagen mit Betriebsspannungen unter 1000 V VDE 0140/1932" und der Eingliederung in die „Bestimmungen für das Errichten von Starkstromanlagen mit Nennspannungen unter 1000 V VDE 0100/11. 58" und somit zur Erhebung zu Vorschriften[1].

Ich konnte mich nicht entschließen, alle Abschnitte des Buches allein auf die neuen Vorschriften abzustellen, weil die Vorschriften keine rückwirkende Kraft haben und somit Millionen von Anlagen unter den alten Bestimmungen weiter in Betrieb bleiben, so daß bei der Beurteilung von Unfällen und Fehlerquellen auf die alten Bestimmungen zurückgegriffen werden muß. Ich habe es deshalb für richtiger gehalten, die fraglichen Abschnitte so zu ergänzen, daß neben den alten Bestimmungen auch die neuen Vorschriften aufgenommen sind und hoffe, damit eine Synthese gefunden zu haben, die es dem Leser ermöglicht, trotzdem eindeutige Schlüsse zu ziehen. Diese etwas doppelseitige Darstellung wurde auch von Sachverständigen gutgeheißen, weil es oftmals darauf ankommt, Fälle zu untersuchen und zu beurteilen, in denen die Schutzmaßnahmen nach *den* Bestimmungen angewendet wurden, die im Zeitpunkt der Errichtung der Anlage gültig waren. Wo aber grundlegende Änderungen der VDE-Vorschriften eingetreten sind, habe ich diese Abschnitte neu bearbeitet. Hierzu gehören, z. B. die Abschnitte Schutzisolierung, Schutztrennung, Verwendung von Kabelmänteln als Nullleiter, Fehlerstromschutzschaltung, Prüfung von Schutzmaßnahmen, Erdungen in Transformatorenstationen und Installationen in Bade-

---

[1] Zur Zeit der Drucklegung des Buches stand Paragraphenfolge und Inkraftsetzungstermin der Vorschriften noch aus. Im Buche konnten deshalb die Vorschriften nicht paragraphenmäßig angezogen werden, sondern sind nur mit VDE 0100/ . . . 58 gekennzeichnet. Auch sind inzwischen noch geringfügige Änderungen eingetreten, die im Buche unberücksichtigt bleiben mußten. Vom VDE ist vorgesehen, diese Vorschriften ab 1. 11. 1958 in Kraft und gleichzeitig u. a. den § 3 von VDE 0100/5.57 sowie VDE 0140/1932 außer Kraft zu setzen mit der Maßgabe, daß in Bau befindliche und geplante Anlagen noch ein Jahr nach dem Inkraftsetzungstermin nach den alten Bestimmungen fertiggestellt werden können.

räumen. An einigen Stellen wurden die letzten Erfahrungen berücksichtigt und in den Stoff eingegliedert, so z. B. die statistischen Angaben über elektrische Unfälle durch Nachkriegsuntersuchungen ergänzt. Das Schrifttumsverzeichnis wurde ebenfalls ergänzt, so daß es als fast vollständig angesehen werden kann.

Auch bei der Bearbeitung dieser Auflage haben mich eine Reihe von Kollegen, besonders aus der VDE-Kommission 0100, durch Anregungen wirksam unterstützt, wofür ich mich an dieser Stelle bestens bedanke. Mein besonderer Dank gilt den aufmerksamen Lesern der zweiten Auflage, die mich freundlicherweise nicht nur durch Anregungen unterstützten, sondern mich auch auf die Richtigstellung einiger nunmehr abgestellter Unebenheiten hingewiesen haben. Auch dem Verlag danke ich für die gute Zusammenarbeit und für die vorzügliche Ausstattung des Buches. Möge nun auch die dritte Auflage bei allen Lesern die Aufnahme finden, die dem Buche im Interesse der Unfallverhütung zu wünschen wäre.

Berlin-Heiligensee, den 3. Oktober 1958

W. Schrank

Vorwort zur ersten Auflage

Im vorliegenden Buch sind die Erfahrungen einer mehr als zehnjährigen Praxis auf dem Gebiete des Berührungsspannungsschutzes niedergelegt. Es ist sowohl für den planenden und ausführenden Ingenieur als auch für den Abnahme- und Revisionsbeamten elektrischer Niederspannungsanlagen geschrieben. Die Einteilung und Behandlung des Stoffes ist so gewählt, daß es auch dem Betriebsingenieur als Nachschlagewerk und dem Ingenieurstudenten zur Einführung in das Wesen des Berührungsspannungsschutzes dienen kann. Darüber hinaus soll es aber auch dem Praktiker die Gesichtspunkte vermitteln, auf die es bei der Anwendung von Schutzmaßnahmen gegen gefährliche Berührungsspannungen ankommt. Aus diesem Grunde ist bewußt auf exakte mathematische Ableitungen verzichtet und auf einfachste Darstellungen Wert gelegt worden. Auf diese Weise soll die Technik des Berührungsspannungsschutzes weitesten Kreisen zugänglich gemacht und das Interesse für dieses wichtige, oft aber unterschätzte und vernachlässigte Teilgebiet der Installationstechnik geweckt werden, um der Unfallverhütung zu dienen.

Wenn auch der Anteil der elektrischen Unfälle an der Gesamtunfallziffer gering ist und sich auch kaum eine Energieform in großem Umfange ohne Gefahren beherrschen oder verteilen läßt, so muß doch alles getan werden, die Gefahren auf ein Mindestmaß zu senken. Daß die VDE-mäßigen Schutzmaßnahmen hierzu geeignet sind, sofern sie den örtlichen Betriebs- und Netzverhältnissen angepaßt und gewissenhaft durchgeführt werden, kann als erwiesen angesehen werden. Leider werden die Schutzmaßnahmen oftmals nicht mit der nötigen Sorgfalt durchgeführt, so daß mit der Möglichkeit elektrischer Unfälle zu rechnen ist. Hier soll nun das Buch helfend eingreifen, denn es muß einmal gelingen, durch richtige Anwendung der Schutzmaßnahmen die Elektrizität in einer gefahrlosen Form dem Verbraucher und insbesondere dem Arbeiter in Industrie, Gewerbe und Landwirtschaft zur Verfügung zu stellen, so daß elektrische Unfälle durch Berührungsspannungen vermieden werden. Es gehört somit zu den vornehmsten Aufgaben des Ingenieurs, dem Arbeiter sein wertvollstes Gut — seine Arbeitskraft — zu erhalten.

Ich möchte nicht verfehlen, den Firmen, Behörden und Organisationen, die mir das erforderliche Material bereitwillig zur Verfügung stellten, auch an dieser Stelle meinen Dank auszusprechen. Insbesondere danke ich den Herren Direktor Dr.-Ing. E. KROHNE, Direktor Dr.-Ing. E. SCHULZE und Oberingenieur H. WEBER von der Berliner Kraft- und Licht-(BEWAG)Akt.-Ges. für die wertvolle Unterstützung, die mir bei der Abfassung des Buches zuteil wurde. Auch dem Verlage danke ich für sein Entgegenkommen und für die gute Ausstattung des Buches.

Berlin-Heiligensee, den 20. März 1941

W. Schrank

Vorwort zur zweiten Auflage

„Selten ist ein Buch dem Bedürfnis so entgegengekommen wie dasjenige über den Schutz gegen Berührungsspannungen." Mit diesen Worten begrüßte Mag.-Baurat Dipl.-Ing. H. WENDEL in der ETZ Bd. 63 S. 478 die erste Auflage. Auch Oberingenieur K. ALVENSLEBEN † (Elektrotechn. Ber. Bd. 21 S. 333) und Direktor Dr.-Ing. H. FREIBERGER (Elektrizitätswirtsch. Bd. 41 S. 522), zwei hervorragende Fachleute auf dem Gebiete des elektrischen Unfalls, begrüßten mit der Herausgabe des Buches die Schließung der bisherigen Lücke im Fachschrifttum. Diese Beurteilungen fanden ihre Bestätigung in zahlreichen mir zugegangenen Zuschriften und vor allem in der Tatsache, daß schon einige Monate nach Erscheinen des Buches sich eine zweite Auflage als notwendig erwies.

Die günstige Aufnahme des Buches ist wahrscheinlich nicht zuletzt darauf zurückzuführen, daß sich das Buch auf den wissenschaftlichen Untersuchungen von Professor Dr.-Ing. O. LÖBL aufbaut, der mit seinem

Buche „Erdung, Nullung und Schutzschaltung", Springer-Verlag, Berlin 1933, erstmalig den Schutzmaßnahmen die wissenschaftlichen Grundlagen gegeben hat. Zu meinem größten Bedauern war mir bei Abfassung der ersten Auflage unter den seinerzeitigen Umständen ein namentlicher Hinweis auf diese wissenschaftlichen Arbeiten nicht möglich. Ich bitte deshalb um Nachsicht, daß ich erst anläßlich der zweiten Auflage an dieser Stelle die grundlegenden wissenschaftlichen und schöpferischen Arbeiten von Professor Dr. LÖBL würdigen kann.

Mit Rücksicht auf die erhaltenen Zuschriften, aus denen besonders die starke Beachtung des Abschnittes über die Schutzmaßnahmen in der Praxis hervorging, habe ich in der zweiten Auflage diesen Abschnitt erweitert. Abgesehen von der Überarbeitung der schon vorhandenen Unterabschnitte über Fehlerquellen und Sonderfälle sind noch drei neue Unterabschnitte über den Schutz von Elektrowerkzeugen, über Schutzmaßnahmen an Elektrodenwärmegeräten und über die Verhütung elektrischer Viehunfälle aufgenommen. Darüber hinaus ist der letzte Abschnitt über die Berücksichtigung der Schutzmaßnahmen bei der Planung elektrischer Anlagen durch Projektierungsbeispiele aus der Praxis wesentlich erweitert. Von diesem Abschnitt ist zu erwarten, daß er den projektierenden Techniker überzeugt, daß grundsätzlich schon bei der Planung elektrischer Anlagen der Berührungsspannungsschutz zu berücksichtigen ist, so daß Gefahrenquellen als auch spätere Umgestaltungen, die einen erhöhten Aufwand an Material und Arbeitskräften erfordern, vermieden werden. Die Differentialschutzschaltung, die bei Drucklegung der ersten Auflage noch in der Entwicklung stand, ist nunmehr anwendungsfähig. In Anbetracht der großen Bedeutung, die der Differentialschutzschaltung als Schutzmaßnahme gegen Personen- und Sachschäden zukommen wird, ist der diesbezügliche Abschnitt weiter ausgebaut worden. Außer diesen Erweiterungen wurden an einzelnen Stellen noch Unebenheiten beseitigt und Ergänzungen vorgenommen, jedoch keine grundlegenden Änderungen durchgeführt. Das Schrifttumsverzeichnis wurde auf den gegenwärtigen Stand gebracht.

In der nunmehr vorliegenden zweiten Auflage wird das Gebiet der Schutzmaßnahmen gegen gefährliche Berührungsspannungen in Anlehnung an die gegenwärtig gültigen VDE-Vorschriften und die wissenschaftlichen Untersuchungen namhafter Fachleute, wie K. ALVENSLEBEN †, Dr. FREIBERGER, Dr. KOEPPEN und Dr. LÖBL, nach dem neuesten Stand der Technik und Forschung und unter Auswertung langjähriger Berufserfahrungen umfassend behandelt. Die überaus zahlreichen Anregungen von der Industrie, den Behörden, Elektrizitätswerken, vielen Technikern und Praktikern wurden sorgfältigst bearbeitet und sinnfällig in den Stoff eingegliedert.

Es ist mir eine angenehme Pflicht, auch an dieser Stelle allen Fachgenossen, Behörden und Firmen zu danken, die meine Arbeit durch Anregungen wirksam unterstützten. Für die Überlassung wertvoller Untersuchungsvorgänge bin ich den Siemens-Schuckert-Werken, der Allgemeinen Elektricitäts-Gesellschaft, dem Rheinisch-Westfälischen Elektrizitätswerk, den Hamburgischen Electricitäts-Werken und dem früheren Märkischen Elektrizitätswerk zu Dank verpflichtet. Ferner haben mich eine Reihe meiner Werkskollegen von der Berliner Kraft- und Licht- (BEWAG) Akt.-Ges., insbesondere Herr HANS JANKE, durch Übernahme der Zeichenarbeiten bei der Bearbeitung der zweiten Auflage gütigst unterstützt. Weiterhin sind mir meine persönlichen Mitarbeiter, Frau DORA STEINACKER † und Frau RUTH BORK, sehr behilflich gewesen. Ihnen allen sei auch an dieser Stelle bestens gedankt. Mein besonderer Dank gebührt dem Verband Deutscher Elektrotechniker und der Berufsgenossenschaft für Feinmechanik und Elektrotechnik, die sich für die Verbreitung des Buches einsetzten und sich auch um das Zustandekommen der zweiten Auflage außerordentlich bemüht haben.

Im Einvernehmen mit dem Verlag R. Oldenbourg hat der Springer-Verlag die Herausgabe dieser Auflage übernommen. Ich danke ihm für seine Bereitwilligkeit und für die gute Ausstattung des Buches.

Für mich als Verfasser war die Feststellung erfreulich, daß das Buch auch bei den Praktikern den gewünschten Eingang gefunden hat. Von diesem Wunsch war auch die Abfassung des Buches getragen; denn es soll ja ein Buch sein, das sich unmittelbar an den Praktiker wendet und in seiner Vorstellungswelt und Verständnisebene bleibt. So soll dann auch die zweite Auflage als ein Buch herausgehen, das nicht nur seinen Platz in Büchereien, sondern vor allem in der Hand des schaffenden Praktikers finden möge.

Berlin-Heiligensee, den 27. Januar 1952

W. Schrank

Inhaltsverzeichnis

I. Allgemeine Grundlagen des Berührungsspannungsschutzes

A. Statistik elektrischer Unfälle

Die Elektrizität als bequemste, vielseitigste und modernste Energieform hat auf der Welt die verbreitetste Anwendung gefunden. Ohne ihre Anwendung ist das wirtschaftliche Leben aller Kulturvölker heute nicht mehr denkbar. Viele Menschen kommen daher mit elektrischen Einrichtungen täglich in „Berührung", und zwar im wahrsten Sinne dieses Wortes.

Wie jede andere Energieform hat auch die Elektrizität ihre Gefahren. Es ist daher verständlich, daß die Technik dauernd bemüht ist, die Anwendung der Elektrizität für den Menschen so gefahrlos wie irgend möglich zu machen. Einen Anhalt über die in elektrischen Anlagen möglichen Gefährdungen kann nur eine genaue Statistik der elektrischen Unfälle vermitteln. Bedauerlicherweise besteht aber eine solche Statistik, die alle elektrischen Unfälle in einem größeren Landgebiet erfaßt, nicht. Die bestehenden statistischen Unterlagen sind insofern unzulänglich, als alle jenen elektrischen Unfälle, die nicht gemeldet werden, auch nicht erfaßt werden können. Zur Kenntnis kommen im allgemeinen nur Betriebsunfälle und solche, die einen tödlichen Ausgang nehmen oder zu besonders schweren Gesundheitsstörungen führen, so daß Entschädigungsansprüche gestellt werden. Schließlich noch solche, nach denen aus wissenschaftlichen oder sonstigen Gründen Nachfrage gehalten wird. Alle übrigen Unfälle gehen für die Statistik verloren. Der Verfasser muß sich deshalb darauf beschränken, die ihm zur Verfügung gestellten statistischen Unterlagen, die nur Teilgebiete umfassen, auszuwerten.

1. Statistik der Berufsgenossenschaften

Die Statistik umfaßt nur den Arbeitsbereich der Berufsgenossenschaft der Feinmechanik und Elektrotechnik[1]. Die Verunglückten sind also überwiegend die mit Elektrizität Beschäftigten.

---

[1] Jahresberichte der Berufsgenossenschaft Feinmechanik und Elektrotechnik.

Tabelle 1. *Gemeldete elektrische Unfälle in den Jahren 1930 bis 1938*

Jahr	1930	1931	1932	1933	1934	1935	1936	1937	1938	Summe
Hochspannung	259	218	198	147	144	168	187	186	163	1670
Davon tödlich	59	37	31	48	40	58	41	39	40	393
In %	22	17	16	33	28	35	22	21	25	23,5
Niederspannung	641	424	312	304	334	353	490	423	550	3831
Davon tödlich	36	29	15	16	16	22	22	24	20	200
In %	5,6	6,8	4,8	5,2	4,8	6,2	4,5	5,7	3,6	5,2

Die Tab. 1 zeigt die Entwicklung der meldepflichtigen elektrischen Unfälle in Hoch- und Niederspannungsanlagen[1] in den Jahren 1930 bis 1938. Wie aus der Tabelle hervorgeht, sind in den neun Berichtsjahren 5001 elektrische Unfälle, davon 1670 in Hochspannungsanlagen und 3831 in Niederspannungsanlagen, gemeldet worden. Von diesen Unfällen verliefen in Hochspannungsanlagen 393, d. s. 23,5%, und in Niederspannungsanlagen 200, d. s. 5,2%, tödlich.

Der geringere Prozentsatz der tödlichen Unfälle in Niederspannungsanlagen gegenüber dem in Hochspannungsanlagen darf jedoch nicht als eine geringere Gefährlichkeit der niedrigeren Spannung ausgelegt werden. Bei den Unfällen in Hochspannungsanlagen sind häufig gefährliche Verbrennungen die Todesursache, bei den Unfällen in Niederspannungsanlagen wird aber vielfach der Tod unmittelbar durch die Einwirkung der Elektrizität verursacht. Während z. B. der durchschnittliche Anteil an Todesfällen von allen der Berufsgenossenschaft der Feinmechanik und Elektrotechnik gemeldeten Unfällen nur 0,35% ist, beträgt er bei den Niederspannungsunfällen 3,5%. Dieser hohe Anteil beweist, daß der niedergespannte Strom keineswegs ungefährlich ist.

In der folgenden Tabelle sollen die elektrischen Unfälle in Hochspannungsanlagen nicht berücksichtigt werden, da diese Anlagen nur von erfahrenen, unterwiesenen Personen bedient werden dürfen. Diese Unfälle erfordern somit eine Beurteilung nach ganz anderen Gesichtspunkten als die im Rahmen dieses Buches zu verhütenden Unfälle[2].

Aus der Tab. 2 geht hervor, daß von den im Jahre 1938 eingetretenen 550 Niederspannungsunfällen 309 mit einem Stromfluß durch den Körper verbunden waren, während in 241 Unfällen der Strom nicht durch den Körper floß, also die Unfälle auf Kurzschlüsse (Lichtbogen)

---

[1] Niederspannungsanlagen — ein nicht VDE-mäßiger, aber gebräuchlicher Begriff — sind Anlagen, deren Spannung gegen Erde 250 V nicht übersteigen kann. Alle übrigen Anlagen gelten als Hochspannungsanlagen.

[2] SCHRANK, W.: Betriebserfahrungen mit Unfallschutzeinrichtungen in Hochspannungsanlagen. Elektrotechnik Bd. 1 (1947) S. 8.

Tabelle 2. *Elektrische Unfälle in Niederspannungsanlagen im Jahre 1938*

	Wechselstrom		Gleichstrom	Stromart nicht festgestellt	Summe
	gesamt	tödlich			
Mit Stromfluß durch den Körper	234	20	23	52	309
Ohne Stromfluß durch den Körper	54	—	54	133	241
Summe	288	20	77	185	550

zurückzuführen waren. Von den 309 eigentlichen elektrischen Unfällen ereigneten sich 234 bei Wechselstrom, von denen 20 Unfälle, also 8,5%, tödlich ausgingen. Demnach verlief von den in Wechselstromanlagen mit Stromdurchgang durch den Körper verunglückten Personen jeder zwölfte Unfall tödlich. Diese Tatsache erweckt den Anschein, daß Wechselstromanlagen als besonders gefährlich anzusehen sind. Inwieweit das zutrifft, wird auf S. 11 u. 14 behandelt.

Vergleicht man die Anzahl der elektrischen Unfälle mit den Unfallziffern der übrigen Unfälle, so findet man, daß die Zahl der elektrischen Unfälle, gemessen an der Zahl der übrigen Unfälle, außerordentlich gering ist. So wurden z. B. im Jahre 1934 den gewerblichen und landwirtschaftlichen Berufsgenossenschaften etwa 1,1 Millionen Unfälle gemeldet. In dieser Zahl sind nur 2170, also rd. 0,2%, elektrische Unfälle enthalten, von denen jedoch 234, also jeder zehnte Unfall, tödlich ausgingen[1].

O. SCHNEIDER hat die im Jahre 1952 den gewerblichen Berufsgenossenschaften der Bundesrepublik und von Westberlin gemeldeten 459 Unfälle durch zu hohe Berührungsspannungen, wovon 41 tödlich ausgingen, nach Geräteart, Personenkreis und Befund der Schutzmaßnahmen untersucht[2]. Das Ergebnis zeigt Tab. 3. Die Auswertung ergibt, daß fehlende oder mangelhafte Schutzmaßnahmen am meisten zu den Unfällen beigetragen haben.

2. Statistik der Elektrizitätswerke

Die Statistik umfaßt nur die *tödlich* verlaufenen elektrischen Unfälle im früheren Land Preußen[3].

Die Tab. 4 zeigt die Entwicklung der bekanntgewordenen elektrischen Unfälle in den Jahren 1928 bis 1937 mit Ausnahme des Jahres 1934.

[1] Amtl. Nachr. für Reichsvers. 1935 Nr. 12.

[2] SCHNEIDER, O.: Unfälle durch Berührungsspannung. ETZ-A Bd. 78 (1956) S. 197.

[3] PASSAVANT, H.: Unfallstatistik und Errichtungsvorschriften. Elektrizitätswirtsch. Bd. 33 (1934) S. 441.

Tabelle 3. *Aufteilung der 459 Unfälle durch Berührungsspannung in einem Jahr nach Personenkreis und Befund des Zustandes der Schutzmaßnahme.* (In Klammern: Zahlen der tödlichen Unfälle)

Nr.	Art der Geräte mit Berührungsspannung	1	2	3	4	5	6	7	8	9	10	11
		Aufteilung nach Personenkreis			Aufteilung nach Befund des Zustandes der Schutzmaßnahme							Summe der Unfälle aus Spalte 1 bis 3 bzw. Spalte 4 bis 10
		Elektrotechn. Schulung			fehlende Schutzmaßnahme	Schutzleiter			überbrückte Isolierung	ungeklärter Zustand der Schutzmaßnahmen	weitere ungeklärte Fälle	
						Unterbrechung		Verwechslung				
		Fachleute	Angelernte, Lehrlinge	Nichtfachleute		in Steckvorrichtung	durch Schaden					
1	Elektrowerkzeuge und tragbare elektromotorisch angetriebene Geräte	13 (2)	5	178 (15)	11 (3)	17 (4)	42 (2)	13 (3)	—	24 (2)	89 (3)	196 (17)
2	Ortsfeste und fahrbare elektrische Maschinen und Geräte	4 (1)	21	76 (10)	3 (1)	4 (2)	15 (3)	8 (4)	—	16 (1)	55	101 (11)
3	Elektrisches Installationsmaterial, Steckvorrichtungen, Schalter	3 (1)	6 (1)	20 (2)	5 (2)	—	4	1 (1)	2	2 (1)	15	29 (4)
4	Leuchten	6	2 (1)	64 (4)	27 (3)	—	2	1	—	3	39 (2)	72 (5)
5	Elektrowärmegeräte tragbar	—	3	21	3	—	3	—	—	—	18	24
6	Elektrowärmegeräte ortsfest	—	—	7	—	—	—	3	—	1	3	7
7	Teile ohne elektrische Ausrüstung	4 (2)	—	25 (2)	29 (4)	—	—	—	—	—	—	29 (4)
8	Sonstige Geräte	—	—	1	—	—	—	—	—	—	1	1
	Summe der Unfälle aus Zeile 1 bis 8	30 (6)	37 (2)	392 (33)	78 (13)	21 (6)	66 (5)	26 (8)	2	46 (4)	220 (5)	459 (41)

Tabelle 4. *Tödliche elektrische Unfälle in den Jahren 1928 bis 1933 und 1935 bis 1937*

Jahr	1928	1929	1930	1931	1932	1933	1935	1936	1937	Summe
Hochspannung	108	96	109	61	54	81	88	84	68	749
Niederspannung	141	152	129	115	92	62	107	115	126	1039
Summe	249	248	238	176	146	143	195	199	194	1788

Wie aus der Tab. 4 hervorgeht, sind in den neun Berichtsjahren insgesamt 1788 tödliche Unfälle durch Elektrizität bekanntgeworden. Hiervon entfallen 749 auf Hochspannungs- und 1039 auf Niederspannungsanlagen. In dieser Tabelle sind von vornherein solche Unfälle ausgeschieden worden, die nicht einwandfrei als elektrische Unfälle festgestellt werden konnten. Gleichfalls sind Selbstmorde[1] nicht enthalten.

In der folgenden Tab. 5 sind wieder die Unfälle in Hochspannungsanlagen unberücksichtigt geblieben. Die Tabelle vermittelt einen Überblick über die tödlichen Niederspannungsunfälle, je nachdem, ob sie durch unmittelbare Berührung betriebsmäßig unter Spannung stehenden Teilen oder durch Körperschlüsse hervorgerufen wurden.

Tabelle 5. *Tödliche elektrische Unfälle in Niederspannungsanlagen in den Jahren 1928 bis 1933 und 1935 bis 1937*

Jahr	1928	1929	1930	1931	1932	1933	1935	1936	1937	Summe
Unmittelbare Berührung spannungführender Teile	103	97	87	80	64	41	89	88	106	755
Körperschlüsse	28	48	30	29	28	21	18	27	20	249
Ungeklärt	10	7	12	6	—	—	—	—	—	35
Summe	141	152	129	115	92	62	107	115	126	1039

Von den 1039 Niederspannungsunfällen sind 755 auf die unmittelbare Berührung betriebsmäßig unter Spannung stehender Teile und 249 auf Körperschlüsse zurückzuführen. In 35 Fällen waren die Ursachen nicht einwandfrei festzustellen[2].

G. HAMEISTER hat nach den Jahresberichten des Statistischen Bundesamtes in Wiesbaden die tödlichen elektrischen Unfälle von 1949 bis 1954 in eine Beziehung zur Einwohnerzahl und zur Abgabe elektri-

---

[1] SCHREIBER: Über Selbstmordfälle durch elektrischen Strom. Dissertation Med. Fakultät der Universität München 1941.

[2] Nach einem Bericht des englischen Innenministeriums sind im Jahre 1948 in England 68 tödliche elektrische Unfälle in Haushaltungen eingetreten. Davon entfallen etwa 42% auf Nachlässigkeit, z. B. durch Verwendung ungeschützter Geräte in feuchten Räumen (Badezimmer), 13% auf fehlerhafte Geräte und 45% auf fehlerhafte Anlagen (vgl. Electr. Tms. London Nr. 3010 vom 14. 7. 49).

scher Arbeit gebracht[1]. Das Ergebnis zeigt Tab. 6. Im Mittel liegen die tödlichen elektrischen Unfälle in der Bundesrepublik bei 300 im Jahr. Das sind etwa 6 Unfälle je Mill. Einwohner und je Md. abgegebene kWh elektrischer Arbeit. Die Zahlen sind verhältnismäßig konstant. Ähnlich verhält es sich in anderen Ländern wie z. B.: Holland, Schweden, Italien, Schweiz und USA.

Tabelle 6. *Tödliche Unfälle durch elektrischen Strom in der Deutschen Bundesrepublik 1949 bis 1954*
(Nach den Jahresberichten des Statistischen Bundesamtes Wiesbaden)

Jahr	Geschlecht der verun- glückten Personen	Anzahl der verunglückten Personen im Alter von					Unfälle je 1 Million Einwohner	Unfälle je 1 Milliarde kWh Ab- gabe an Letztver- braucher[2]
		0–15 Jahren	16–25 Jahren	26–50 Jahren	über 50 Jahren	ins- gesamt		
1949	männlich	31	114	104	30	279		
	weiblich	11	9	9	9	38		
	insgesamt	42	123	113	39	317	6,8	9,97
1950	männlich	27	92	111	30	260		
	weiblich	4	5	13	4	26		
	insgesamt	31	97	124	34	286	6,0	7,65
1951	männlich	28	83	111	28	250		
	weiblich	5	6	16	9	36		
	insgesamt	33	89	127	37	286	5,9	6,54
1952	männlich	21	90	93	36	240		
	weiblich	2	4	14	8	28		
	insgesamt	23	94	107	44	268	5,5	5,58
1953	männlich	22	85	104	37	248		
	weiblich	6	9	11	13	39		
	insgesamt	28	94	115	50	287	5,9	5,49
1954	männlich	27	94	119	36	276		
	weiblich	6	8	15	12	41		
	insgesamt	33	102	134	48	317	6,4	5,38

Die Arbeitsgemeinschaft für Prüfung elektrischer Anlagen auf dem Lande, Niedersachsen-Bremen, überprüfte zur Feststellung des Schutz- wertes der in den einzelnen Fällen angewandten Schutzmaßnahmen 137 tödliche Unfälle[3]. Von diesen 137 Unfällen waren 87 auf Berührungs-

---

[1] HAMEISTER, G.: Die elektrischen Unfälle in Westdeutschland. ETZ-B Bd. 8 (1956) S. 336.

[2] Aus öffentlichem Netz und Eigenanlagen.

[3] SIMON, L.: Schutzmaßnahmen in Niederspannungsanlagen. Dtsch. Elektro- Handw. Bd. 37 (1957) S. 235.

spannungen an ortsveränderlichen Geräten und beweglichen Leitungen und nur 4 an ortsfesten Geräten zurückzuführen. Die restlichen 46 Unfälle ereigneten sich durch Berühren betriebsmäßig unter Spannung stehender Teile. Von den $87 + 4 = 91$ durch Berührungsspannungen verursachten Unfällen waren 72, das sind 80%, auf Körperschluß zurückzuführen. Das Untersuchungsergebnis dieser 91 Unfälle zeigt Tab. 7. Danach waren in 48 Fällen (Ziff. 1.1, 2.1, 2.2) die erforderlichen Schutzmaßnahmen nicht angewandt, in 20 Fällen (Ziff. 2.3) versagten die Schutzmaßnahmen (meistens durch Schutzleiterbruch) und in 19 Fällen (Ziff. 3 und 4) haben die vorhandenen Schutzmaßnahmen die Unfälle erst ermöglicht. Der Berichter schließt weiter daraus, daß durch eine Verschärfung der Vorschriften, nach denen diese Anlagen gebaut wurden, 87 Unfälle, das sind rd. 95%, nicht zu verhindern gewesen

Tabelle 7. *Untersuchungsergebnis von 91 durch Berührungsspannungen verursachten tödlichen Unfällen im Bereich der Arbeg Niedersachsen-Bremen*

Unfälle	1949 bis 1954	1955	1949 bis 1955 Jahresmittel	insgesamt
1. Durch Körperschluß behaftete Leuchten	31	2	4,7	33
1.1 ohne Schutzmaßnahme bei leitendem Standort	27	2	4,1	29
1.2 durch gleichzeitiges Berühren einer Gas- oder Wasserleitung, Zentralheizung od. dgl.	4	0	0,6	4
2. Durch Körperschluß behaftete Geräte	32	7	5,6	39
2.1 ohne Schutzmaßnahme bei leitendem Standort	11	2	1,9	13
2.2 bei fehlendem Schutzleiter an Verlängerungsleitung — bei leitendem Standort	5	1	0,8	6
2.3 durch Versagen der Schutzeinrichtung — meist unterbrochene Schutzleitung	16	4	2,9	20
3. Durch Spannungsverschleppung der Schutzleiter	10	7	2,4	17
3.1 durch Fortleitung von Spannungen bzw. Berührungsspannungen durch Schutzleiter auf andere Betriebsmittel	5	1	0,8	6
3.2 Vertauschung von Außen- und Sternpunktsleitern	5	6	1,6	11
4. Durch sonstige Berührungsspannungen	0	2	0,3	2
Insgesamt	73	18	13,0	91

wären und nur 4 Unfälle (Ziff. 1.2) vermutlich hätten vermieden werden können.

Nach eigenen Feststellungen des Verfassers wurden in der Zeit vom 27. 5. 1955 bis 14. 9. 1957 im Versorgungsgebiet der BEWAG in Berlin 11 tödliche Unfälle durch Berührungsspannungen registriert. Die Untersuchungen ergaben, daß es sich in fast allen Fällen um Ursachen handelte, die ebenfalls durch Beachtung der Vorschriften, die im Zeitpunkt der Errichtung dieser Anlagen gültig waren, zu verhindern gewesen wären.

Die Frage, wieviel Unfälle durch Anwendung von Schutzmaßnahmen vermieden werden und wieviel Unfälle trotz bestehender Schutzmaßnahmen vorgekommen sind, ist sehr schwer zu beantworten. Man müßte wissen, wieviel Körperschlüsse in einem bestimmten Zeitraum vorgekommen sind, wie viele von diesen Fehlern durch die Schutzmaßnahmen unschädlich gemacht worden sind und wie viele zu Unfällen führten. Solche Statistik liegt jedoch nicht vor. Fest steht jedenfalls, daß auch in Anlagen mit Schutzmaßnahmen Unfälle eingetreten sind. Jedoch waren diese meistens durch eine unsachgemäße Ausführung der Schutzmaßnahmen bedingt.

Die geringe Zahl der bekanntgewordenen elektrischen Unfälle, die durch die Unzulänglichkeit der Schutzmaßnahmen bedingt waren, läßt einerseits ein Urteil über die praktische Bewährung der Schutzmaßnahmen schwer finden. Andererseits kann aber aus der geringen Zahl solcher Fälle geschlossen werden, daß sich die Schutzmaßnahmen gut bewährt haben.

B. Wann ist der elektrische Strom für den Menschen gefährlich?

Eine Gefährdung des Menschen durch den elektrischen Strom kann 1. durch Verbrennung, 2. durch Einwirkung auf das Herz und 3. durch Einwirkung auf das Nervensystem eintreten.

1. Verbrennungen

Verbrennungen werden durch Lichtbogen oder durch die Stromwärme hervorgerufen. Durch Lichtbogen können Verbrennungen erfolgen, ohne daß der menschliche Körper vom Strome durchflossen wird, z. B. durch Kurzschluß- oder Erdschluß-Lichtbogen. Dagegen treten Verbrennungen durch Stromwärme nur dann auf, wenn der menschliche Körper oder Teile desselben im elektrischen Stromkreis liegen.

Verbrennungen durch Lichtbogen (Abb. 1) haben meistens schwerere Folgen wie Verbrennungen durch andere Ursachen und sind deshalb speziell zu behandeln[1]. Sie sind oft lokaler Natur und verlaufen, sofern sie nicht allzu schwer sind und lebenswichtige Organe betroffen werden, im allgemeinen nicht tödlich. Sie können aber so tiefgreifend sein, daß sie den Körper verstümmeln.

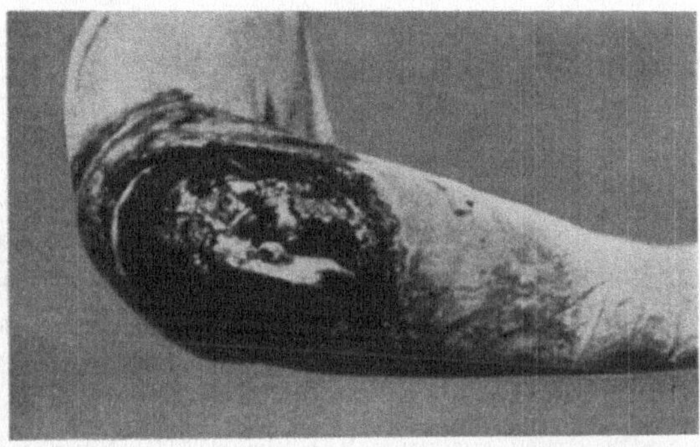

Abb. 1. Durch Lichtbogen verursachte Verbrennung. (Drei Monate nach dem Unfall)

Durch Stromwärme verursachte Verbrennungen treten erst bei verhältnismäßig großen, den Körper durchfließenden Strömen auf. Sie sind oft die Folge von Unfällen an Hochspannungsanlagen, können aber auch unter entsprechenden Bedingungen an Niederspannungsanlagen eintreten. Sie haben gleichfalls oft schwere Brandwunden zur

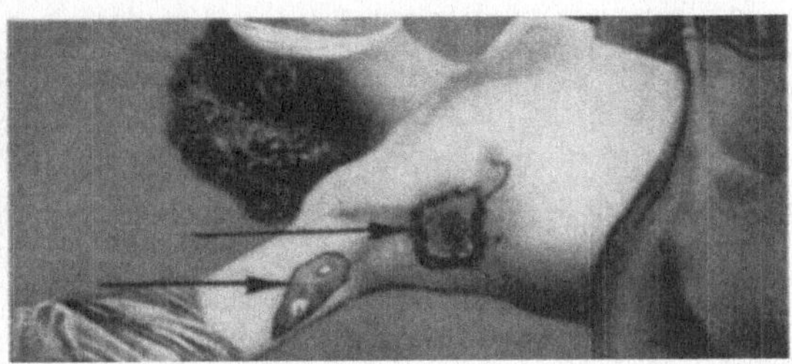

Abb. 2. Durch Stromwärme verursachte Brandwunden

Folge (Abb. 2). Die Brandwunden entstehen durch Temperatursteigerung an den Stromübergangsstellen, so daß eine Verdampfung der Gewebeflüssigkeit eintritt. Elektrische Brandwunden zeichnen sich durch besondere Schmerzhaftigkeit aus und neigen besonders zu Entzündungen und Infektionen[2].

---

[1] FISCHER, H., u. R. FRÖHLICH: Fortschritte in der Behandlung schwerer und schwerster Hochspannungsunfälle. Stuttgart: Georg Thieme 1951.

[2] GUNDLACH, B.: Über einen Fall von Starkstromverbrennung. Dissertation Med. Fakultät der Universität Heidelberg 1941.

Bei kleineren Strömen bilden sich oft, jedoch nicht immer, an den Stromübergangsstellen des vom Strom durchflossenen Körpers sog. *Strommarken* (Abb. 3). Sie sind meist flache, kreis- oder ellipsenförmige Erhebungen in der Haut und von blaßgelber Färbung. Die Strommarke zeigt in ihrer Umgebung keine Spur von Rötung oder Entzündung

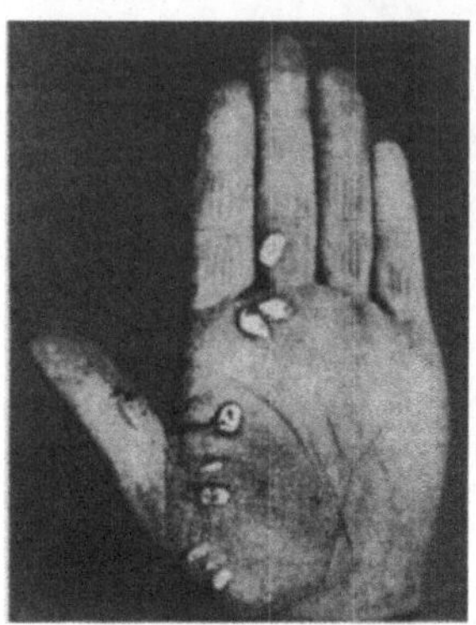

und ist auch vollkommen schmerzfrei. Die in ihrem Bereich befindlichen Haare bleiben unversehrt, d. h. sie zeigen keinerlei Merkmale von Verbrennungen oder Ansengungen, weisen aber oft eine eigenartige schraubenförmige Drehung auf.

Unfälle, bei denen der menschliche Körper vom Strome durchflossen wird, können, von den Verletzungen durch Brandwunden abgesehen, den Tod zur Folge haben. Indessen können die Verbrennungen aber so eingreifend sein, daß sie für sich allein den Tod zur Folge haben.

Abb. 3. Strommarken

2. Einwirkung des Stromes auf das Herz

Über die Einwirkungen des elektrischen Stromes auf den menschlichen Organismus und im besonderen auf das Herz sind im Laufe der letzten Jahre eine Reihe wesentlicher Aufklärungen erfolgt[1]. Auf Grund

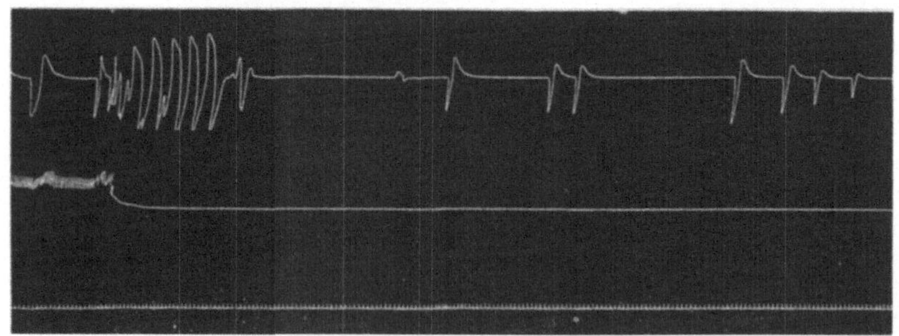

Abb. 4. Kardiographische Aufnahme von Atmung und Blutdruck bei einem 0,2 s andauernden Stromstoß von 1000 V und 2.8 A an einem betäubten Versuchstier. Atmung (oben) und Blutdruck (Mitte). (Untere Linie: Zeit in Sekunden)

der Untersuchungen an den von elektrischen Unfällen Betroffenen und aus Tierversuchen schließt man, daß der elektrische Tod ein Herztod ist[2]. Bei einer gewissen Stromstärke tritt das sog. *Herzkammerflimmern*

---

[1] ALVENSLEBEN, K.: Stand der Forschung über die Wirkung industrieller Ströme auf lebenswichtige Organe. ETZ Bd. 62 (1941) S. 706. — SCHRADER: Vom Wesen des Todes durch elektrischen Strom. ETZ Bd. 65 (1944) S. 328.

[2] KOEPPEN, S.: Der elektrische Tod. ETZ Bd. 55 (1934) S. 835.

ein, d. h. das Herz wird durch die Einwirkung des Stromes zu starker unregelmäßiger Tätigkeit veranlaßt und dadurch erschöpft. Abb. 4 zeigt ein von KOEPPEN aufgenommenes Kardiogramm an einem betäubten Versuchstier, das einem Stromstoß von 0,2 s ausgesetzt wurde. Der Versuch zeigt einen schnellen Anstieg und Abfall des Blutdruckes und Herzstillstand, während die Atmung auch nach Aufhören der Herztätigkeit noch einige Zeit andauert. Aus diesen und ähnlichen Versuchen wurde geschlossen, daß die Stromstärke, die solche Wirkungen beim Menschen auslöst, oberhalb 20 mA und unterhalb 150 mA liegen muß. Höhere Ströme führen jedoch oft nur zu einer augenblicklichen krampfartigen Lähmung des Herzens, die sich, wenn die Einwirkung des Stromes nicht zu lange anhält[1], vermutlich auch erst nach angestellten Wiederbelebungsversuchen, wieder löst[2]. Hinsichtlich der Einwirkung des Stromes auf das Herz kann also von einer Lebensgefährlichkeit des elektrischen Stromes nur dann gesprochen werden, wenn das *Herz in der Strombahn* liegt.

Die Untersuchungen aus elektrischen Unfällen haben erwiesen, daß ein Strom in der Größenordnung von 100 mA, von dem immer nur ein Teil das Herz durchfloß, den Tod herbeiführte[3]. Aus der Tatsache, daß anläßlich elektrischer Unfälle Überstromorgane auslösten, jedoch der Tod des Verunglückten nicht eintrat, schließt man, daß erheblich größere Ströme den menschlichen Körper durchflossen haben. Diese Unfälle hatten zwar oft schwere Verbrennungen zur Folge, verliefen aber nur in wenigen Fällen tödlich.

Aus Tierversuchen folgert man, daß der elektrische Strom eine gewisse Zeit fließen muß, um seine tödliche Wirkung zu entfalten. Man rechnet mit einer Einwirkungsdauer von mindestens 0,2 s.

Während Gleichströme im allgemeinen nicht als ganz so gefährlich beurteilt werden, sind es gerade die *technischen Wechselströme von etwa 50 Per/s*, welche die bekannten Krampferscheinungen hervorrufen, so daß ein Loslassen nicht mehr möglich ist und insofern die Stromeinwirkung länger dauert, als wenn sich der Verunglückte noch selbst be-

---

[1] FREIBERGER, H.: Der Widerstand des menschlichen Körpers gegen technischen Gleich- und Wechselstrom S. 133. Berlin: Springer 1934.

[2] Es kann deshalb nicht dringend genug gefordert werden, mit Wiederbelebungsversuchen unverzüglich nach dem Unfall zu beginnen und sie mindestens einige Stunden lang bzw. bis zum Eintreffen des Arztes fortzusetzen. Ein Erfolg wird um so aussichtsreicher sein, je schneller mit den Wiederbelebungsversuchen begonnen wird. Die ersten Minuten sind somit für die Rettung des Verunglückten von allergrößter Bedeutung. Vgl. A. K. KRÜGER: Grundsätzliches über die Aussichten der Wiederbelebung beim elektrischen Tod. Feuerschutztechnik Bd. 22 (1942) S. 87. — BANNER, E. H. W.: Der elektrische Schlag. Electr. Rev. Bd. 148 (1951) S. 1347.

[3] ALVENSLEBEN, K.: Physiologie und Technik der elektrischen Betäubung. ETZ Bd. 54 (1933) S. 741.

freien könnte. Die Gefährlichkeit nimmt mit steigender Frequenz ab[1]. Hochfrequenzströme üben, von Verbrennungen abgesehen, keine nachteiligen Wirkungen aus[2].

3. Einwirkung des Stromes auf das Nervensystem

Nicht immer bleibt die Stromeinwirkung auf äußere Körperteile oder das Herz beschränkt, sondern auch das Nervensystem kann in Mitleidenschaft gezogen werden. Die im Schrifttum zahlreich angeführten Beobachtungsfälle an den von elektrischen Unfällen Betroffenen lassen erkennen, daß alle Teile des Nervensystems schädlichen Einwirkungen des Stromes unterliegen können[3]. Auffallend ist hierbei, daß auch Teile betroffen wurden, die anscheinend gar nicht in der Strombahn lagen. Diese Feststellung ist für die Beurteilung der Frage, ob das Gehirn (Zentralnervensystem) in Mitleidenschaft gezogen wird, wenn es außerhalb der eigentlichen Strombahn liegt, sehr wichtig[4]. Die in diesem Zusammenhang auftretenden Fragen scheinen jedoch noch nicht restlos geklärt zu sein. Fest steht jedenfalls, daß sich die Schädigungen des Nervensystems in Gleichgewichts- und Bewußtseinsstörungen, Lähmungen, verminderter Reaktionsfähigkeit, teilweisem Verlust von Sprache und Gehör u. ä. auswirkten und daß bei unmittelbarer Einwirkung des Stromes auf das Gehirn Bewußtlosigkeit eintritt[5].

4. Individuelle Veranlagung

Von verschiedenen Stellen wird die Auffassung vertreten, daß die Empfindung des Stromdurchgangs im menschlichen Körper individuell sei[6]. Es erscheint auch nicht ausgeschlossen, daß die körperliche und geistige Verfassung des Menschen für die Empfindung eine gewisse Rolle spielt. Der Zustand der sog. *seelischen Bereitschaft*, d. h. der Zustand, in dem der Mensch einen Stromdurchgang erwartet, wird oftmals als gefahrenmindernd ausgelegt, z. B. von Monteuren, bei der nicht empfehlenswerten Spannungsprüfung mit den Fingern. Diese Auslegung

---

[1] CONRAD, A. G., u. H. W. HAGGARD: Versuche über den elektrischen Tod. Electr. Engng. Bd. 53 (1933) S. 399. [Referat ETZ Bd. 51 (1935) S. 326.]

[2] ALVENSLEBEN, K.: Elektrische Unfälle. ETZ Bd. 47 (1926) S. 986.

[3] DELLWIG: Schädigungen des Zentralnervensystems infolge Starkstromverletzungen. Dissertation Med. Akademie Düsseldorf 1938.

[4] KOEPPEN, S.: Erkrankungen der inneren Organe nach elektrischen Unfällen. Mschr. Unfallhk. u. Versich.med. Bd. 52 (1949) Heft 10 S. 289. Berlin: Springer.

[5] ALVENSLEBEN K.: Physiologie und Technik der elektrischen Betäubung. ETZ Bd. 54 (1933) S. 741.

[6] JELLINEK, S.: Der elektrische Unfall. Leipzig u. Wien: Deuticke 1931. JELLINEK, S.: Der elektrische Scheintod. VDE-Fachberichte 1927 S. 70 und Diskussionsbeiträge S. 72.

widerspricht aber den Ansichten namhafter Elektrotechniker und Mediziner sowie den Berufserfahrungen des Verfassers. Es darf deshalb aus diesem Empfindungsunterschied nicht auf eine durch diese Umstände bedingte weniger große Gefährlichkeit des elektrischen Stromes geschlossen werden.

Die vielverbreitete Auffassung, Herzkranke und Astheniker seien als besonders stromgefährdet anzusehen, hat sich nicht bestätigt, obwohl diese Meinung an sich als berechtigt angesehen werden könnte. Indessen weisen Thymiker, d. s. Menschen, die sich u. a. durch eine zarte, zur Schweißbildung neigende Haut auszeichnen, eine besonders geringe Widerstandskraft gegen den elektrischen Strom auf[1]. Aus dieser Eigenschaft ist aber auch eine physikalische Erklärung für die Erleichterung des Stromdurchgangs abzuleiten, weil eben die Schweißbildung den Stromdurchtritt begünstigt.

Folgerung. Man sieht also, daß der elektrische Strom erst unter gewissen Bedingungen für den Menschen lebensgefährlich werden kann, mit deren Zusammentreffen aber gerechnet werden muß. Die Gefährlichkeit des elektrischen Stromes, die allerdings eine Gesetzmäßigkeit nicht zuläßt, ist im wesentlichen

1. von der Strombahn, 2. von der optimalen Höhe des Stromes, 3. von der Zeitdauer der Stromeinwirkung und 4. von der Frequenz abhängig[2].

C. Elektrischer Widerstand des menschlichen Körpers

Bei der Untersuchung elektrischer Unfälle taucht immer wieder die Frage auf: *Wie groß war die tödliche Stromstärke?* Da einerseits die Spannung meistens bekannt ist, könnte man sich die Stromstärke errechnen, wenn andererseits der elektrische Widerstand des menschlichen Körpers bekannt wäre.

Grundlegende Versuche zur Ermittlung des elektrischen Körperwiderstandes wurden von Dr. FREIBERGER im Jahre 1933 an einer großen Anzahl von Leichen und zum kleineren Teil an lebenden Menschen durchgeführt[3]. Die Versuche haben erwiesen, daß der Körperinnenwiderstand bei technischen Frequenzen an sich ein rein Ohmscher Widerstand ist. Bemerkenswert ist, daß der Widerstand des menschlichen Körpers in hohem Maße von der Berührungsfläche und Beschaf-

---

[1] GUNDLACH, B.: Über einen Fall von Starkstromverbrennung. Dissertation Med. Fakultät der Universität Heidelberg 1941 S. 9.

[2] LÖBL, O.: Erdung, Nullung und Schutzschaltung S. 1. Berlin: Springer 1933. — O. SCHNEIDER: Über Unfälle durch elektrischen Strom. ETZ Bd. 72 (1951) S. 351.

[3] FREIBERGER, H.: Der elektrische Widerstand des menschlichen Körpers gegen technischen Gleich- und Wechselstrom. Berlin: Springer 1934.

fenheit der Haut sowie deren Temperatur und Feuchtigkeitsgrad abhängt, und die Feststellung, daß die Hornhaut, d. h. die oberste Schicht
der Haut, an den Innenflächen der Hände und Füße im trockenen
Zustande eine dielektrische Schicht darstellt. Die Hornhaut — das
Dielektrikum des kapazitiven Widerstandes also — wird aber je nach
ihrer Stärke, Beschaffenheit und der Dauer der Stromeinwirkungen bei
genügend hohen Spannungen vollständig durchschlagen. Der Durch-
bruch setzt bei dicker Hornhaut bei etwa 50 V langsam ein und ist bei
etwa 500 V unter Hinterlassung sichtbarer Spuren (Strommarken) voll-
endet. Je nach den Umständen ist mit einer Durchbruchsdauer von
einigen hundertstel Sekunden bis zu mehreren Minuten zu rechnen[1]. Unterhalb der Durchbruchsspannung stellt die Haut im trockenen Zustande einen wesentlichen elektrischen Schutz-
wert dar. Diese Feststellung beweist ferner, daß oberhalb der Durchbruchsspannung der Körperwiderstand für Gleich- und Wechselstrom technischer Frequenz den gleichen Wert besitzt, so daß die Annahme, Gleichströme seien ungefährlicher als technische Wechselströme, in elektrischer Hinsicht nicht mehr gerechtfertigt ist, wenn die Haut bereits durchschlagen ist. Abb. 5 zeigt das Ersatzschaltbild des Haut- und Körperwiderstandes.

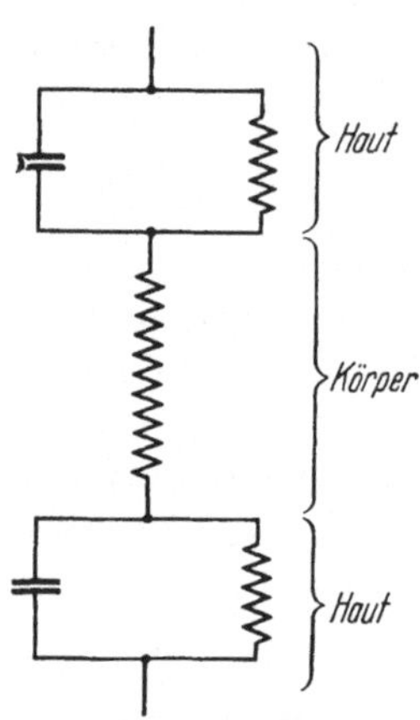

Abb. 5. Ersatzschaltbild des Haut- und Körperwiderstandes

Das Hauptergebnis der FREIBERGERschen Versuche besteht in der Feststellung, daß der Widerstand des menschlichen Körpers mit steigender Spannung abnimmt, und zwar bis zu einem asymptotischen
Grenzwert. Die Ursache der Abnahme des Widerstandes liegt darin,
daß eben die Haut von der Spannung elektrisch durchschlagen, d. h.
fein durchlöchert wird, und dies um so mehr, je größer die Spannung ist.
Von dem Gesamtwiderstand, der sich aus dem Haut- und Innenwider-
stand zusammensetzt, bleibt nur noch der letztere Widerstandsanteil
übrig[2]. Dieser Widerstand ist im wesentlichen als konstant zu betrachten,
d. h. er hängt nicht mehr von der Höhe der Spannung ab, dagegen aber
von der Strombahn, d. h. von der Länge und dem Querschnitt des
Körpers. Wegen der Verschiedenheit des Körperbaues ist er somit von
Person zu Person etwas verschieden. Nach den Versuchen ist mit einem

---

[1] KRÜGER, A. K.: Die Wirkungen des elektrischen Stromes beim Durchgang durch den menschlichen Körper. Feuerschutz Bd. 17 (1937) S. 158.

[2] SÖDERBAUM, C. E.: Experimentelle Untersuchungen über den elektrischen Widerstand des menschlichen Körpers. Bull. schweiz. elektrotechn. Ver. Bd. 43 (1952) S. 110.

auf den lebenden Menschen bezogenen Körperwiderstand von rd. 1000 Ω bei einer Strombahn Hand — Fuß oder linke Hand — rechte Hand zu rechnen. Bei kürzeren Wegen ist der Widerstand geringer und beträgt beispielsweise von Armmitte zu Armmitte rd. 750 Ω.

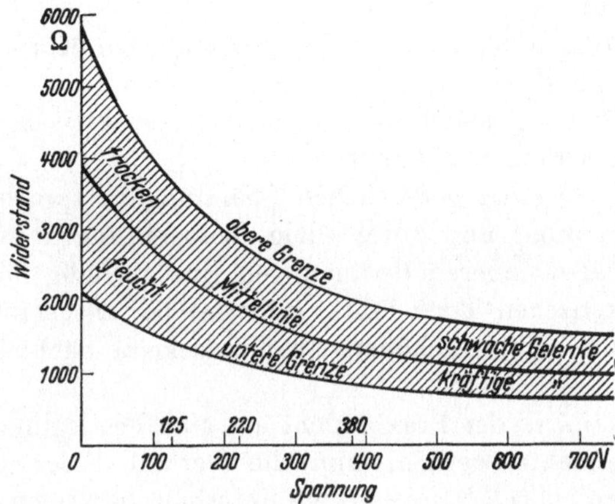

Abb. 6. Widerstand des menschlichen Körpers in Abhängigkeit von der Spannung

Abb. 6 zeigt die von FREIBERGER konstruierten Kurven, die den mutmaßlichen Verlauf der Widerstandswerte beim lebenden Menschen in Abhängigkeit von der Spannung zeigen. Auf Grund der Kurvenmittelwerte errechnen sich bei den verschiedenen Spannungen die in Tab. 8 zusammengestellten Stromstärken. Bei noch höheren Spannungen steigt der Strom proportional der Spannung, da der Widerstand nicht weiter sinkt.

Tabelle 8. *Stromstärken in Abhängigkeit vom Körperwiderstand*

Spannung in V	Widerstand in Ω	Strom in mA
20	3500	6
35	3300	11
50	3200	16
65	3000	22
80	2900	28
110	2600	42
150	2300	55
220	1900	116
380	1300	290
500	1100	455
750	1000	750

D. Welche Spannung ist für den Menschen gefährlich?

Mit Rücksicht auf die Tatsache, daß

1. Ströme von einer gewissen Stärke für den Menschen lebensgefährlich sind, bei größeren und kleineren Strömen die Gefährdung aber wieder abnimmt,

2. der elektrische Widerstand des menschlichen Körpers von einer Reihe Faktoren und

3. die Gefährdung des Menschen durch den elektrischen Strom von vielen Begleitumständen abhängt,

ist es schwer, von einer gefährlichen Spannung zu sprechen. Denn es ist durchaus denkbar und durch viele Beobachtungen erwiesen, daß bei entsprechenden äußeren Bedingungen eine auffällig niedrige Spannung zum elektrischen Tode führt, während bei anscheinend gleichen Verhältnissen die mehrfach höhere Spannung keine nachteiligen Folgen hinterläßt.

Trotzdem kann in der Praxis nicht auf eine Festlegung einer Spannungsgrenze verzichtet werden, damit die oberhalb dieser Grenze liegenden Spannungen als *gefährlich* und die unterhalb liegenden Spannungen als *ungefährlich* bezeichnet werden können.

Die Ergebnisse der bekannten Versuche von Professor WEBER, die er im Jahre 1897 an sich selbst vorgenommen hat, sind auszugsweise in der Tab. 9 zusammengestellt. Die Versuche sind mit Wechselspannung von 50 Per/s durchgeführt. Der Stromdurchgang erfolgte durch Anfassen zweier Elektroden.

Auf Grund seiner Versuche bezeichnet Professor WEBER die Spannung als gefährlich, bei der ein Loslassen der Elektroden infolge krampfartiger Einwirkung des Stromes nicht mehr möglich ist. Nach den Versuchsergebnissen ist das der Fall, wenn bei Stromübergang von der linken zur rechten Hand die Spannung 100 V *im trockenen Zustand* und 50 V *im feuchten Zustand der Hände* beträgt.

Auch in einer zweiten Versuchsreihe unter ähnlichen Bedingungen hat Professor WEBER grundsätzlich die gleichen Ergebnisse erzielt[1].

Die Festsetzung *einer* Spannung, die man als *gefährlich* bezeichnen könnte, war somit nicht möglich. Das ist auch erklärlich insofern, als eine Gefährdung des Menschen je nach den Begleitumständen schon bei kleineren Spannungen eintreten kann. Unterstellt man beispielsweise die Tatsache, daß ein Mensch einer Spannung ausgesetzt ist, die einen tödlichen Strom durch das Herz treibt, so ist diese Spannung als lebensgefährlich zu bezeichnen im Gegensatz zu derselben oder sogar einer

---

[1] WEBER, L. C.: Welche Spannung ist für den Menschen gefährlich? Bull. schweiz. elektrotechn. Ver. Bd. 19 (1928) S. 703. — O. F. DALZIEL u. M. MAUSFIELD: Wahrnehmbarkeit elektrischer Ströme. Electr. Engng. Bd. 69 (1950) S. 794 [Referat: ETZ Bd. 73 (1952) S. 16].

Tabelle 9. *Auszugsweise Ergebnisse der Versuche von Prof.* WEBER

Volt	mA	Wahrnehmung	Widerstand in Ω
		1. Versuchsdurchführung mit trockenen Händen	
10—30	—	Keine oder nur schwache Wirkung	—
40	—	In den Fingern leichtes Surren.	—
50	$< 0,1$	Leichte Erschütterungen der Muskeln in den Fingern und Händen.	$> 500\,000$
60	ca. 0,8	Lebhafte Erschütterungen in den Fingern, Händen und Unterarmen. Hände und Arme sind noch leicht beweglich.	ca. $75\,000$
70	1,8	Starke Erregung in den Fingern, Händen und Unterarmen. Hände und Arme sind nur noch schwach beweglich.	$39\,000$
80	9—11	Finger, Hände und Arme sind ganz steif; lebhafter Schmerz. Loslassen nur mit größter Anstrengung möglich.	$\approx 8\,000$
90—100	—	Nur 1 bis 2 s auszuhalten; Loslassen unmöglich.	—
		2. Versuchsdurchführung mit feuchten Händen	
10	1	Sehr geringe Muskelerschütterungen in den Fingern.	$10\,000$
20	2,2	Sehr starke Muskel- und Nervenerschütterung bis zum Unterarm.	$9\,100$
30	12—15	Lähmung bis Oberarm; lebhafte Schmerzen. Elektroden können nicht mehr losgelassen werden.	$\approx 2\,200$
40	20	Sofortige Lähmung der Arme; Drähte nicht mehr loszulassen.	$2\,000$
50	> 20	Nur 1 bis 2 s auszuhalten; Strom nicht abzulesen.	$< 2\,500$

höheren Spannung, bei der das Herz aber nicht in der Strombahn liegt, also eine unmittelbare Gefährdung noch nicht vorliegt.

Während also einerseits von einer gefährlichen Spannung nicht die Rede sein kann, weil die Lebensgefahr von der *Stromstärke* und nicht von der Spannung abhängt, muß andererseits mit Rücksicht auf die Forderungen der Praxis doch eine Spannungsgrenze festgelegt werden. Der Verband Deutscher Elektrotechniker (VDE) hat in seinen Vorschriften diese Spannungsgrenze für allgemeine Fälle auf 65 V festgesetzt[1]. Die Erfahrungen haben ergeben, daß diese Spannung auch im allgemeinen als ungefährlich betrachtet und nur beim Zusammentreffen ungünstigster Umstände für den Menschen erst gefährlich werden kann. Muß in besonderen Fällen mit dem Zusammentreffen ungünstigster Umstände gerechnet werden, so ist eine Spannungsgrenze von 42 V oder sogar nur 24 V anzunehmen[2].

---

[1] VDE 0140/1932.　　　[2] VDE 0100/5. 57, § 15.

E. Berührungsspannung

1. Begriffserklärung, Übergangswiderstand des Standortes

Grundlegende Erläuterungen zur Definition der Berührungsspannung stellte erstmalig Dr. O. Löbl zusammen[1].

Unter dem Begriff *Berührungsspannung* wird im Sinne der VDE-Vorschriften die Spannung verstanden, die im Störungsfalle zwischen den der Berührung zugänglichen, nicht zum Betriebsstromkreis gehörigen elektrisch leitenden Teilen und der Erde oder zwischen diesen Teilen auftritt, soweit sie von einem Menschen überbrückt werden kann[2]. Ihre zulässige Grenze ist auf 65 V festgesetzt. Der menschliche Körper wird dann nach Maßgabe der von ihm überbrückten Spannung, seines eigenen elektrischen Widerstandes sowie der im Stromkreis liegenden Übergangswiderstände von einem Strom durchflossen. Mit Rücksicht auf die außerordentliche Bedeutung der Berührungsspannung und weil ohne eine zahlenmäßige Einsicht eine vollständige Klarheit erschwert wird, sollen in den nachstehenden Erklärungen Zahlenwerte

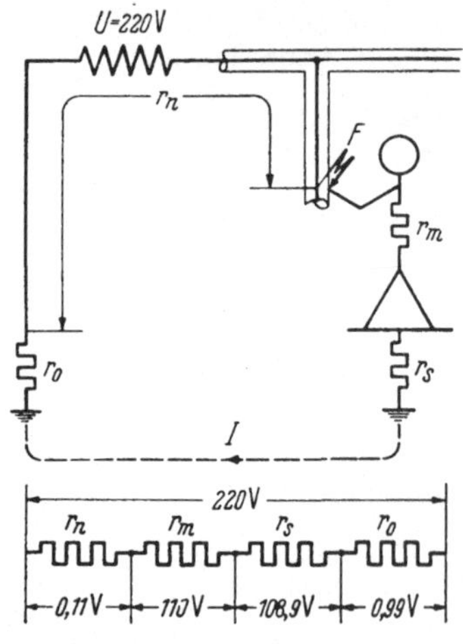

Abb. 7. Zur Erklärung der Berührungsspannung

eingesetzt werden. Nach Abb. 7 treibt die Spannung $U = 220$ V einen Strom über die Fehlerstelle F durch den Stromkreis, der sich unter Vernachlässigung der Induktivität aus folgenden Widerständen zusammensetzt:

$$r_n = \text{Netzwiderstand} \ldots\ldots\ldots\ldots 1\ \Omega$$
$$r_m = \text{Widerstand des Menschen}^3 \ldots\ldots 1000\ \Omega$$
$$r_s = \text{Übergangswiderstand des Standortes} \ldots 990\ \Omega$$
$$r_0 = \text{Widerstand der Betriebserdung} \ldots\ldots 9\ \Omega$$
$$\text{Die Widerstandssumme ist somit } \Sigma r = \ldots\ldots 2000\ \Omega.$$

Für die Berührungsspannung gilt ganz allgemein:

$$U_B = \frac{U}{\underset{\infty}{\frac{r_m}{\Sigma r}}}\, r_m = I\, r_m. \qquad (1)$$

---

[1] Löbl, O.: Erdung, Nullung und Schutzschaltung S. 11. Berlin: Springer 1933.

[2] VDE 0100/5. 57, § 2, Abs. e.

[3] Der Einfachheit halber soll in den folgenden Zahlenbeispielen zunächst der Widerstand des menschlichen Körpers mit dem konstanten Wert von 1000 Ω, das ist nach Abb. 6 der Wert, bei dem die Haut bereits durchschlagen ist, angenommen werden.

Treibende Spannung und Widerstandssumme bringen einen Strom von

$$I = \frac{U}{\Sigma r} = \frac{220}{2000} = 0,11 \text{ A}$$

zustande. Durch Multiplikation der einzelnen Widerstände mit dem Strom ergeben sich die in der Abbildung eingetragenen Spannungen. Die Teilspannung nach Gl. (1)

$$U_B = r_m\, I = 1000 \cdot 0,11 = 110 \text{ V}$$

soll als Berührungsspannung bezeichnet werden. Ihre Höhe ist im wesentlichen durch die Spannung des Netzes gegen Erde sowie durch die Größe des Übergangswiderstandes r_s bestimmt, während die noch im Stromkreis liegenden Widerstände praktisch keine Rolle spielen. Besitzt der Standort also einen mehr oder weniger großen Übergangswiderstand nach Erde ($r_s > 0$, aber $< \infty$), so wird sich die Spannung unter

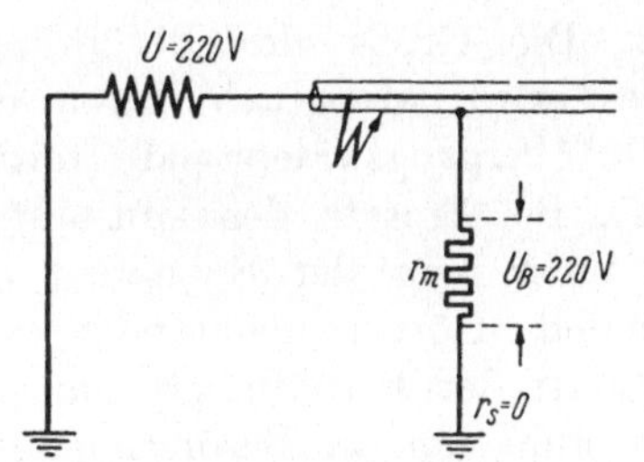

Abb. 8. Berührungsspannung gleich der Spannung gegen Erde bei vernachlässigbar kleinem Widerstand des Standortes

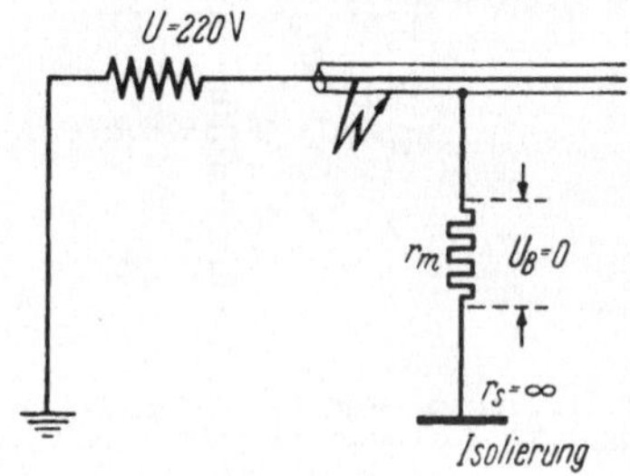

Abb. 9. Keine Berührungsspannung bei isoliertem Standort

dem Einfluß des durch den Körper- und Übergangswiderstand des Standortes bedingten Stromes im Verhältnis dieser beiden Widerstände aufteilen. Nur die Teilspannung, die auf den Körperwiderstand entfällt, ist in diesem Falle als Berührungsspannung zu bezeichnen.

Für den Fall, daß der Übergangswiderstand des Standortes r_s nach Erde im Verhältnis zum Körperwiderstand r_m vernachlässigbar klein ist ($r_s \ll r_m$), ist die Berührungsspannung gleich der Spannung gegen Erde, die im Störungsfalle zwischen den nicht zum Betriebsstromkreis gehörenden Teilen und der Erde besteht. Demzufolge ist nach Abb. 8 die Berührungsspannung

$$U_B = \frac{U}{r_m + r_s}\, r_m = \frac{220}{1000 + 0} \cdot 1000 = 220 \text{ V}\,.$$

Ist der Standort von Erde isoliert ($r_s \gg r_m$), so ist nach Abb. 9 die Berührungsspannung

$$U_B = \frac{220}{1000 + \infty} \cdot 1000 = 0 \text{ V}\,.$$

In diesen Fällen ist angenommen, daß an der Fehlerstelle unter dem Einfluß des Stromes kein erheblicher Spannungsabfall auftritt. Das wird oft, aber nicht immer der Fall sein. Besitzt nämlich die Fehlerstelle einen mehr oder weniger großen Übergangswiderstand, so wird natürlich auch an diesem Widerstand unter dem Einfluß des Stromes ein Spannungsabfall auftreten. In diesem Falle ist als Berührungsspannung ebenfalls nur die Teilspannung zu verstehen, die an dem Körperwiderstand liegt. Nach Abb. 10 ist somit

$$U_B = \frac{U}{r_{is} + r_m + r_s} r_m = \frac{220}{10\,000 + 1000 + 1200} \cdot 1000 = 18 \text{ V}.$$

Die Zahlenbeispiele lassen erkennen, daß sich die Berührungsspannung durch Multiplikation des Körperwiderstandes mit dem durch den Körper fließenden Strom, den man als Berührungsstrom bezeichnen kann, ergibt. Die Größe des Berührungsstromes wird wesentlich durch den Standortübergangswiderstand mitbestimmt. Bei Einsatz des konstanten, nicht mehr von der Spannung abhängenden Körperwiderstandes von 1000 Ω ist der Berührungsstrom eine lineare Funktion der Berührungsspannung, wenn der Standortübergangswiderstand vernachlässigbar klein ist. Wird der Körperwiderstand mit $> 1000\,\Omega$, also einem spannungsabhängigen Wert, angenommen, dann ist der Berührungsstrom und gleichfalls die Berührungsspannung keine lineare, sondern analog Abb. 6 eine nichtlineare Funktion vom veränderlichen Körperwiderstand. Da nun nach Abb. 6 bei Spannungen bis etwa 500 V mit einem spannungsabhängigen Körperwiderstand gerechnet werden muß, müßte auch der sich aus diesem funktionellen Zusammenhang ergebende jeweilige Körperwiderstand bei der jeweiligen Berührungsspannung eingesetzt werden. Für die praktischen Bedürfnisse genügt es aber, einen Mittelwert aus der in Abb. 6 dargestellten Kurve einzusetzen, wenn nicht besondere Umstände eine Abweichung erfordern. Der Körperwiderstand kann daher bei den üblichen Spannungen im Mittel zu rd. 3000 Ω angenommen werden. Nach Tab. 8 entspricht dieser Wert einer Spannung von 65 V. Hieraus ergibt sich auch gleichzeitig das eigentliche Kriterium der Gefährdung, denn der Berührungsstrom beträgt bei 65 V und vernachlässigbar kleinem Standortübergangswiderstand

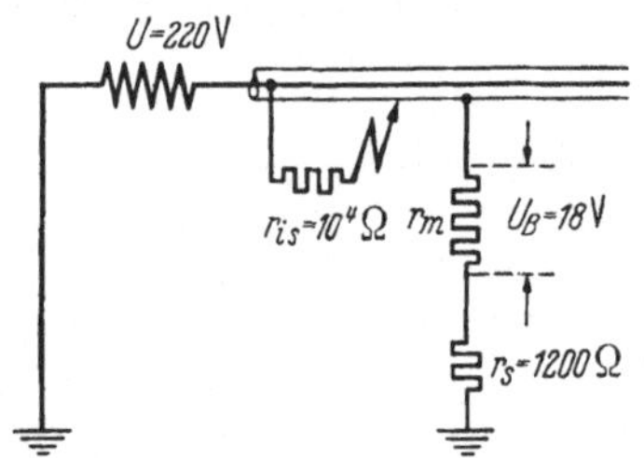

Abb. 10. Begrenzung der Berührungsspannung durch Widerstand der Fehlerstelle

$$I_B = \frac{65}{3000} \approx 20 \text{ mA}.$$

Dieser Wert liegt an der äußersten Grenze, die für die Gefährdung des Menschen gerade noch als zulässig angesehen werden kann (vgl. Tab. 9). Hiermit findet gleichzeitig die VDE-mäßig noch zugelassene Berührungsspannung von 65 V ihre sicherheitstechnische Bestätigung, wenn man ihren Begriff so erweitert, daß unter ihr die Spannung verstanden wird, die

1. die Grenze von 65 V nicht übersteigt und

2. keinen größeren Berührungsstrom als rd. 20 mA durch den menschlichen Körper zu treiben vermag[1].

Folglich muß auch für den Körperwiderstand ein Wert von 3000 Ω eingesetzt werden. Ist der Standortübergangswiderstand vernachlässigbar klein oder groß, dann ist der absolute Wert des Körperwiderstandes für die Ermittlung der Berührungsspannung bedeutungslos, da im Nenner der Formeln für $r_s = 0$ bzw. ∞ steht. Bei nicht vernachlässigbarem Standortübergangswiderstand würde bei Einsatz des Körperwiderstandes mit 1000 Ω eine zu kleine Berührungsspannung ermittelt werden, die aber in Wirklichkeit wesentlich höher liegt. Diese Erkenntnis ist sehr wichtig. So würde z. B. im vorhergehenden Zahlenbeispiel bei Einsatz des Körperwiderstandes mit 3000 Ω nicht eine Berührungsspannung von 18 V, sondern eine solche von 46,5 V ermittelt werden. Andererseits dürfen nach dieser Begriffserweiterung die Spannungen, die zwar 65 V übersteigen, aber unter dem Einfluß des zulässigen Berührungsstromes auf $<$ 65 V zusammenbrechen, nicht als unzulässige Berührungsspannungen bezeichnet werden.

Folgerung. Im engeren Sinne ist also unter der Berührungsspannung der Spannungsabfall am Widerstand des menschlichen Körpers zu verstehen. Nur diese Spannung bestimmt den durch den menschlichen Körper fließenden Strom. Durch die Berücksichtigung des Übergangswiderstandes des Standortes ist sie also stets kleiner als die Spannung des Netzes gegen Erde. Ist der Übergangswiderstand des Standortes vernachlässigbar klein, so kann sie gleich der Spannung des Netzes gegen Erde gesetzt werden. Wird die Berührungsspannung durch einen Übergangswiderstand der Fehlerstelle begrenzt, so ist zwar für die Gefährdung des Menschen nur die am menschlichen Körper wirksame Spannung anzusehen; in der Praxis rechnet man aber mit solchen Übergangswiderständen nur dann, wenn es sich um absichtliche betriebsmäßige Strombegrenzungen handelt und nicht um Fehlerstellen, deren Übergangswiderstände jeden beliebigen und unkontrollierbaren Wert annehmen können.

---

[1] In VDE 0100/. . . 58 insofern berücksichtigt, als die Berührungsspannung mit einem Voltmeter zu messen ist, dessen Widerstand etwa 3000 Ω ist.

2. Messung der Berührungsspannung und des Standort-Übergangswiderstandes

Die vermittelten Begriffserklärungen, in deren Mittelpunkt Berührungsspannung und Übergangswiderstand des Standortes stehen, gestatten eine Messung der Berührungsspannung. Als Ersatzwiderstand für den Widerstand des menschlichen Körpers dient am besten ein Spannungsmesser, dessen Widerstand gleich dem Körperwiderstand, also 3000 Ω, ist. Indessen ist bei der Nachprüfung von elektrischen Unfällen für den Spannungsmesser ein Widerstand zu wählen, der dem mutmaßlichen Widerstand des vom Strome durchflossenen Körpers entspricht. Meistens werden die Messungen aber den Nachweis der Schutzbedürftigkeit erbringen sollen. Es ist dann, wenn die Messung einen Sinn haben soll, ein Spannungsmesser, dessen Widerstand gleich dem Körperwiderstand bei der höchstzulässigen Berührungsspannung von 65 V ist, also 3000 Ω, zu verwenden.

Außerdem muß noch der Übergangswiderstand des Menschen zur Erde bzw. zum Standort berücksichtigt werden. Dieser Widerstand ist in hohem Maße von der Größe der Auflagefläche der menschlichen Füße sowie vom Körpergewicht, d. h. dem Berührungsdruck, und dem Widerstand der Fußbekleidung[1] abhängig. Der Berührungsdruck ist insofern von Bedeutung, als durch denselben eine Vergrößerung der Berührungsfläche erzeugt wird. Je nach Ausbildung des Fußes (ob Hohl- oder Senkfuß) und der Größe des Körpergewichtes kann die Berührungsfläche mehr oder weniger verschieden sein. Empirisch wurde ermittelt, daß die effektive Auflagefläche eines menschlichen Fußes im Mittel mit ungefähr 150 cm² angenommen werden kann.

Nun beträgt der Erdübergangswiderstand einer *auf der Erde* liegenden Kreisplatte aus Metall

$$R = \frac{\varrho}{2\,d} \tag{2}$$

worin $\varrho =$ der spezifische Erdungswiderstand in Ωm und d der Plattendurchmesser in m bedeuten[2] (Abb. 11).

---

[1] Der Widerstand der Fußbekleidung soll bei der Messung der Berührungsspannung als vernachlässigbar klein angenommen werden. Bei der Nachprüfung von Berührungsspannungen anläßlich elektrischer Unfälle muß er jedoch berücksichtigt werden.

[2] Der Erdausbreitungswiderstand einer auf dem Erdboden liegenden Kreisplatte ist umgekehrt proportional ihrem Durchmesser. Bei Parallelschaltung ist zu beachten, daß der Leitwert mehrerer paralleler Erder kleiner ist als die Summe der einzelnen Leitwerte, da sich die einzelnen Erder gegenseitig beeinflussen. Die Beeinflussung ist um so größer, je näher die Erder zusammenliegen. Vgl. H. WEBER: Der Erdschluß in Hochspannungsnetzen S. 27. München u. Berlin: R. Oldenbourg 1936 und K. POHLHAUSEN: Grundlagen der Bemessung von Starkstromerdern. VDE-Fachberichte Bd. 3 (1938) S. 39.

Ohne einen großen Fehler zu begehen, kann man die Auflageflächen der menschlichen Füße kreisförmig annehmen. Da ferner der Erdübergangswiderstand R proportional dem spezifischen Erdungswiderstand ϱ ist, kann man unter Einsetzen eines Zahlenwertes für ϱ den Erdübergangswiderstand der menschlichen Fußsohlen berechnen[1].

Der Durchmesser der angenommenen kreisförmigen Auflagefläche beträgt für einen Fuß

$$d_1 = \sqrt{\frac{150 \cdot 4}{3{,}14}} = 13{,}8 \text{ cm},$$

für zwei Füße

$$d_2 = \sqrt{\frac{300 \cdot 4}{3{,}14}} = 19{,}5 \text{ cm}.$$

Für einen auf der Erde stehenden Menschen ergeben sich daraus folgende Übergangswiderstände:

1. für einen Fuß

$$R_1 = \frac{\varrho}{2\,d_1} = \frac{\varrho}{2 \cdot 0{,}138} = 3{,}62\,\varrho;$$

2. wenn beide Füße nebeneinanderstehen

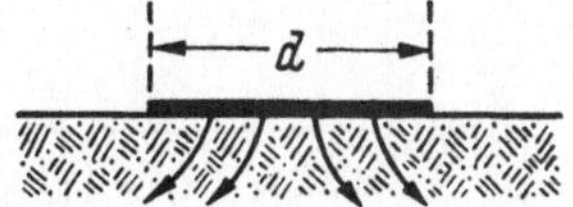

Abb. 11.   Zur Erklärung des Standort-Übergangswiderstandes

$$R_2 = \frac{\varrho}{2\,d_2} = \frac{\varrho}{2 \cdot 0{,}195} = 2{,}56\,\varrho;$$

3. wenn beide Füße durch Schrittlänge voneinander entfernt sind

$$R_3 = \frac{\varrho/2\,d_1}{2} = \frac{\varrho/2 \cdot 0{,}138}{2} = 1{,}8\,\varrho. \tag{3}$$

Der Fall 3 entsprechend Gl. (3) ergibt den kleinsten, d. h. ungünstigsten Wert. Als Ersatz für die durch Fall 3 bedingte Fußauflage kann eine Blechplatte verwendet werden, deren Erdübergangswiderstand ebenfalls R_3 entspricht. Diese Platte hat einen Durchmesser von

$$d = 2\,d_1 = 0{,}276 \text{ m}$$

und somit eine Fläche von

$$F = d^2\,\frac{\pi}{4} = 0{,}276^2 \cdot \frac{3{,}14}{4} = 0{,}06 \text{ m}^2;$$

sie kann durch eine quadratische Platte, deren Seitenlängen 24,5 cm betragen, ersetzt werden. Diese Platte, die aus Zink-, Messing- oder Kupferblech von 0,5 bis 1 mm Stärke bestehen kann, wird auf die Erde bzw. auf den Fußbodenbelag und mit einem Gewicht, das ungefähr dem eines Menschen entspricht, so belastet, daß sie mit der ganzen Fläche gut anliegt. Zweckmäßig erfolgt es dadurch, daß sich eine Person auf die Platte stellt. Ist durch große Unebenheit des Fußbodens eine sichere Auflagefläche nicht erreichbar, so empfiehlt es sich, statt der

---

[1] Löbl, O.: Erdung, Nullung und Schutzschaltung S. 13. Berlin: Springer 1933.

Blechplatte eine Bleiplatte zu verwenden, die sich den Unebenheiten des Fußbodens besser anpaßt.

Der Spannungsmesser wird dann zwischen einem gegen Erde spannungführenden Netzleiter und der Platte angeschlossen. Beträgt der Widerstand des Spannungsmessers dann 3000 Ω, so zeigt das Instrument unmittelbar die Berührungsspannung an (Abb. 12).

Der Übergangswiderstand des Standortes, also der Blechplatte, errechnet sich aus der Spannung des Netzes gegen Erde U und der abgelesenen Spannung U_a, die in diesem Falle zahlenmäßig gleich ist der Berührungsspannung U_B zu

$$r_s = \left(\frac{U}{U_a} - 1\right) R_i, \tag{4}$$

worin R_i den Instrumentenwiderstand von 3000 Ω bedeutet. Da oft aber der Instrumentenwiderstand größer als 3000 Ω ist, kann durch

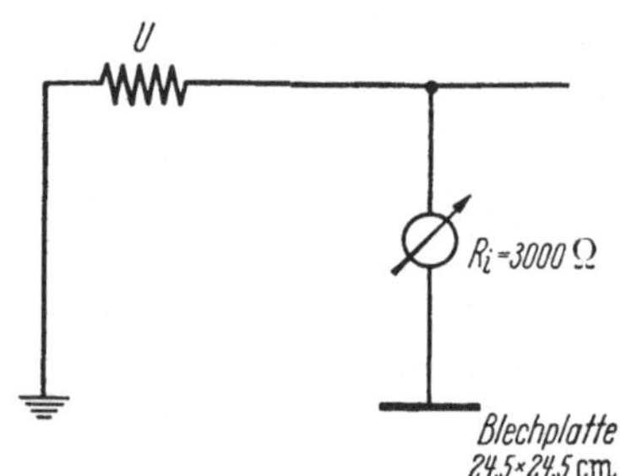

Abb. 12. Messung der Berührungsspannung

Parallelschaltung eines Zusatzwiderstandes zum Spannungsmesser der resultierende Widerstand auf 3000 Ω gebracht werden. Ist beispielsweise der Widerstand eines Spannungsmessers R_i, so muß ein Widerstand von

$$R_p = \frac{R_i}{\dfrac{R_i}{3000} - 1} \tag{5}$$

parallel geschaltet werden. Der Spannungsmesser zeigt dann ebenfalls die Berührungsspannung unmittelbar an. Ist ein Parallelwiderstand nicht zur Hand, so müssen die Spannungsangaben entsprechend umgerechnet werden. Wird beispielsweise ein Spannungsmesser mit einem Widerstand R_i verwendet, so errechnet sich die Berührungsspannung zu

$$U_B = \frac{U}{1 + \dfrac{R_i}{3000}\left(\dfrac{U}{U_a} - 1\right)}, \tag{6}$$

worin U wieder die Spannung des Netzes gegen Erde und U_a die am Spannungsmesser abgelesene Spannung bedeuten.

Für die Messung einer Berührungsspannung in einem Raum mit sehr feuchtem Betonfußboden wurde ein Spannungsmesser mit einem Widerstand $R_i = 4150\ \Omega$ verwendet. Die Spannung des Netzes gegen Erde war $U = 220$ V. Das Instrument zeigte eine Spannung von $U_a = 197$ V an. Die Berührungsspannung betrug also nach Gl. (6)

$$U_B = \frac{220}{1 + \dfrac{4150}{3000}\left(\dfrac{220}{197} - 1\right)} = 190\ \text{V}.$$

Der Übergangswiderstand des Standortes war dann entsprechend Gl. (4)

$$r_s = \left(\frac{220}{197} - 1\right) \cdot 4150 = 485\,\Omega\,,$$

und der spezifische Widerstand des feuchten Betonfußbodens

$$\varrho = \frac{r_s}{1,8} = \frac{485}{1,8} = 269\,\Omega\,\mathrm{m}\,.$$

Zu der Berechnung des spezifischen Widerstandes des Betonfußbodens ist zu bemerken, daß die physikalischen Voraussetzungen, die zur Aufstellung der Gl. (2) führten, nicht mehr ganz vorhanden sind, weil die Platte nicht auf dem *Erdboden*, sondern auf dem Betonfußboden liegt. Die Stromverteilung in vertikaler Richtung ist aber dann offenbar nicht mehr die gleiche wie im Erdboden. In der Praxis genügt es daher ohnehin, die Berührungsspannung und als Vergleichsgrundlage den Übergangswiderstand des Standortes zahlenmäßig zu kennen.

3. Praktische Meßergebnisse

Mit Spannungsmessern verschiedener Widerstände wurden die Spannungen zwischen einer auf dem Fußboden liegenden Blechplatte von $24,5 \times 24,5$ cm Fläche und einem Netzleiter gemessen und daraus die Berührungsspannungen und Übergangswiderstände errechnet. Die Ergebnisse aus den Messungen und Rechnungen sind in der Tab. 10 zusammengestellt. Wie die Ergebnisse zeigen, ist die Höhe der Berührungsspannung

1. von der Spannung des Netzes gegen Erde und

2. von dem Übergangswiderstand des Standortes, d. h. seiner elektrischen Leitfähigkeit

abhängig. Während die Spannung des Netzes gegen Erde im allgemeinen durch die Netzverhältnisse bestimmt wird, ist die Leitfähigkeit des Standortes durch seine Struktur gegeben und in hohem Maße von seinem Feuchtigkeitsgrad abhängig. Dieser hängt jedoch wieder von

1. der Art und Dauer der Feuchtigkeitseinwirkung, 2. dem Feuchtigkeitsaufnahmevermögen und 3. der relativen Luftfeuchtigkeit

ab. Während Art und Dauer der Feuchtigkeitseinwirkung durch die örtlichen Verhältnisse bedingt sind, ist das Feuchtigkeitsaufnahmevermögen durch die Struktur des Fußbodenbelages im allgemeinen und durch die Zusammensetzung des Materials im besonderen gegeben. Die relative Luftfeuchtigkeit ist nicht nur zu verschiedenen Zeiten und an verschiedenen Orten verschieden, sondern auch in verschiedenen Räumen unterschiedlich. Außerdem sind noch Untergrund und Oberflächenbeschaffenheit des Fußbodenbelages als auch seine mehr oder weniger leitfähige Verbindung mit Gebäudemauern durch Eisenträger

Tabelle 10.
Durch Messung und Rechnung ermittelte Berührungsspannungen und Übergangswiderstände

Nr.	Ort	Art des Fußbodens	Beschaffenheit des Fußbodens	U	U_a	R_i	U_B	r_s
1	Garage für Elektro-Straßenfahrzeuge	Asphalt	säuredurchtränkt	127	111	4166	105	585
2	Öffentliche Fernsprechzelle	Zement	schwach feucht	220	154	4166	139	1780
3	desgl.	Fliesen	desgl.	226	81	4166	65	7500
4	Elektrische Großküche	Terrazzo	desgl.	225	103	4166	85	4900
5	Montagehalle	Beton	trocken	210	—	5000	—	—
6	desgl.	Beton	feucht	210	174	5000	157	1050
7	desgl.	Beton	naß	210	200	5000	195	250
8	Laderampe im Freien	Schlacke	feucht	210	195	5000	185	400
9	Laderampe, überdacht	Kleinpflaster	trocken	210	50	5000	33	16000
10	Laderampe, überdacht	desgl.	feucht	210	150	5000	125	2000
11	Sägewerk	Stirnholz	trocken	210	—	5000	—	—
12	desgl.	desgl	feucht	210	137	3500	130	1850
13	desgl.	desgl.	naß	210	190	5000	180	500
14	Keller	Zement	schwach feucht	127	75	4166	65	2860
15	Galvanisierwerkstatt	Holzrasten	sehr feucht	222	200	4332	192	480

u. ä. von nicht zu unterschätzender Bedeutung. Es ist deshalb nicht möglich, die Standort-Übergangswiderstände bei den verschiedenen Fußbodenbelagen zahlenmäßig zu ordnen, ohne diese Einflüsse alle zu berücksichtigen. Weil aus diesem Grunde zahlenmäßige Angaben der Standort-Übergangswiderstände nicht verallgemeinert werden können, ist es notwendig, sie von Fall zu Fall durch Messung zu ermitteln, wobei notwendigenfalls die einen Einfluß ausübenden Faktoren berücksichtigt werden müssen, wenn nicht ausreichende Erfahrungswerte aus ähnlichen Fällen zur Beurteilung herangezogen werden können[1].

Es muß zweifellos zugestanden werden, daß die sich hieraus ergebenden Schwierigkeiten ziemlich groß sind. Sie sind zu vermeiden, wenn wenigstens in Wohnräumen keine leitenden Fußbodenbeläge verwendet werden. Diese Forderung wurde schon seit Jahren erhoben und bei den in Betracht kommenden Stellen bereits angeregt, den heute mehr und mehr verwendeten Kunstharzspachtelfußbodenbelägen eine Beimischung zu geben, um die elektrische Leitfähigkeit auf ein erträgliches Maß herabzusetzen und somit den Übergangswiderstand des Menschen gegen Erde so zu erhöhen, daß lebensgefährliche Ströme nicht mehr zustande kommen. Es ist anzunehmen, daß die Hersteller von

<hr>

[1] Vgl. H. WALTHER: Elektrische Leitfähigkeit von Steinholzfußböden. ETZ Bd. 64 (1943) S. 77. — W. SCHRANK: Elektrische Leitfähigkeit von Kunstharzfußböden. Neue Bauwelt Bd. 7 (1952) S. 171.

Fußbodenbelägen sich nicht sehr um die elektrische Leitfähigkeit des Belages gekümmert haben. Die hin und wieder angegebene Durchschlagsfestigkeit in kV/cm ist kein Kriterium, weil für die einwandfreie Beurteilung nur der Standort-Übergangswiderstand entscheidend ist, dieser aber nicht allein von der Durchschlagsfestigkeit abhängt.

Anläßlich der Begutachtung von Kunststoffußböden durch das Materialprüfungsamt in Berlin-Dahlem wurde auch die Feststellung der Leitfähigkeit mit in die Prüfung einbezogen. Weiterhin wurden bereits verlegte Fußbodenbeläge auf Leitfähigkeit geprüft, und zwar wurde hier in Anlehnung an die Praxis und in Übereinstimmung mit den Ansichten des VDE der Standort-Übergangswiderstand bestimmt.

Auf Grund dieser Messungen konnten bisher Fußbodenbeläge aus Kunstharz von drei Herstellern beurteilt werden. Diese Kunstharzfußbodenbeläge sind Spachtelmassen. Sie bestehen zu 30 bis 40 % aus einem thermoplastischen Kunststoff mit einem Füllstoff organischer (z. B. Kork) oder anorganischer (z. B. Quarzsand) Art. Sie werden in 5 bis 8 Schichten mit verschiedenem Kunstharzgehalt auf den Zement-Estrich aufgetragen und haben entsprechend den Wünschen des Auftraggebers eine Stärke von 2 bis 4 mm. Die Zusammensetzung der einzelnen Schichten ist so bemessen, daß die unterste Schicht porös, elastisch und wärmedämmend und die oberste Schicht hart, eindruck- und abriebfest ist. Die kunstharzärmste Schicht liegt auf dem Zement-Estrich, die kunstharzreichste Schicht bildet die obere oder Deckschicht. Die Stärke des Fußbodenbelages ist etwas unterschiedlich und hängt von der Beschaffenheit des Zement-Estrichs ab. Es kann also vorkommen, daß bei unebenem Zement-Estrich die Stärke des Belages variiert.

Die Beläge brauchen eine gewisse Zeit, um ihre innere Feuchtigkeit zu verlieren. Mindestens in diesem Stadium können gefährliche Berührungsspannungen infolge der verringerten Isolierfähigkeit auftreten, das um so mehr, als die Fußböden schon 24 Stunden nach der Fertigstellung begehbar sind. Die Dauer dieses Stadiums hängt von den verschiedenen Faktoren, wie Luftfeuchtigkeit, Temperatur, Zustand des Zement-Estrichs usw., ab. Tab. 11 gibt eine Übersicht über die Ergebnisse der untersuchten Fußbodenbeläge.

Wird ein Kunstharzfußbodenbelag auf einen frischen Zement-Estrich, der noch seine innere Feuchtigkeit hat, verlegt, so kann er erst nach längerer Zeit, etwa 4 bis 6 Wochen, seine endgültige Isolierfähigkeit erlangen, weil die kunstharzärmsten Schichten auf dem Zement-Estrich liegen und von diesem die Feuchtigkeit übernehmen. Wird an Stelle des Zement-Estrichs ein Asphaltuntergrund gewählt, dann ist die Isolierfähigkeit sogar im feuchten Zustande wesentlich besser. Durch Erhöhung des Kunstharzgehaltes kann die Isolierfähigkeit noch vergrößert werden. Andererseits kann durch Zusatz von Metallpulvern oder anderen leitenden Füllstoffen der Belag bis zu einem gewissen Grade leitend gemacht werden.

Tabelle 11. *Standort-Übergangswiderstände von Kunstharzfußbodenbelägen in der Trocknungsperiode*

Bezeichnung	Alter des Fuß-bodenbelages	Zustand der Oberfläche	Standort-Über-gangswiderstand (Mittelwerte) Ω
Dibenol	2 Tage 25 Tage 25 Tage	trocken trocken feucht	1500 > 150000 20000
Elastileum	4 Tage 21 Tage 21 Tage	trocken trocken feucht	3000 > 150000 > 150000
Rubeleum	7 Tage 28 Tage 28 Tage	trocken trocken feucht	4000 > 150000 17000

Um beurteilen zu können, ob bei einer bestimmten Spannung gegen Erde U und dem jeweiligen Fußbodenbelag die Berührungsspannungsgrenze von 65 V und der kritische Berührungsstrom von rd. 20 mA nicht überschritten wird, darf der Übergangswiderstand des Standortes den Wert

$$r_s = \frac{U - 65}{0{,}02} \qquad (7)$$

nicht unterschreiten. Hieraus ergeben sich für die üblichen Spannungen gegen Erde (vgl. folgenden Abschn. F) von 110 bis 250 V die in Tab. 12 eingetragenen Grenzwerte.

Tabelle 12. *Zulässige Standort-Übergangswiderstände in Abhängigkeit von der Spannung gegen Erde bei Einhaltung der Berührungsspannungsgrenze*

$U =$	110	127	150	220	250 V
$r_s =$	2250	3100	4250	7750	9250 Ω

Werden andere Standort-Übergangswiderstände ermittelt, dann ist die jeweilige Berührungsspannung nach Gl. (1) zu errechnen.

Die Zuordnung der Standort-Übergangswiderstände zu der Spannung des Netzes gegen Erde befriedigt aber nicht, weil nach VDE 0100/...58 hinsichtlich des Anwendungsbereichs von Schutzmaßnahmen bei Spannungen gegen Erde zwischen 65 und 250 V kein Unterschied gemacht werden soll. Außerdem schien die Zugrundelegung der Spannung von 65 V für die Beurteilung des Standort-Übergangswiderstandes deshalb zu hoch zu sein, weil sie einen Berührungsstrom zuläßt, der hart an der unteren Grenze der Lebensgefährlichkeit liegt. Es wurde deshalb ein einheitlicher Mindestwert für den Standort-Übergangswiderstand von 50 kΩ vorgeschrieben, so daß der maximale Berührungsstrom in der Größenordnung von 5 mA liegt. Ferner sind in den neuen VDE-Vorschriften eindeutige Bestimmungen über die Prüfung des Isolationszustandes von Fußböden und die Feststellung des Standort-Übergangswiderstandes enthalten. Danach soll der Fußboden an der Stelle, an der gemessen werden soll, mit einem feuchten Tuch von etwa 270×270 mm bedeckt werden. Auf das Tuch ist eine Metallplatte von etwa $250 \times 250 \times 2$ mm aufzulegen und mit einem Gewicht von etwa 75 kg zu belasten. Zwischen der belasteten Metallplatte und einem gegen Erde unter Spannung stehenden Außenleiter des Netzes ist die Spannung mit einem Spannungsmesser, dessen Widerstand R_i bekannt sein muß, zu messen. Falls die Spannung des Außenleiters gegen Erde nicht genau bekannt ist, ist auch diese zu messen (Abb. 13).

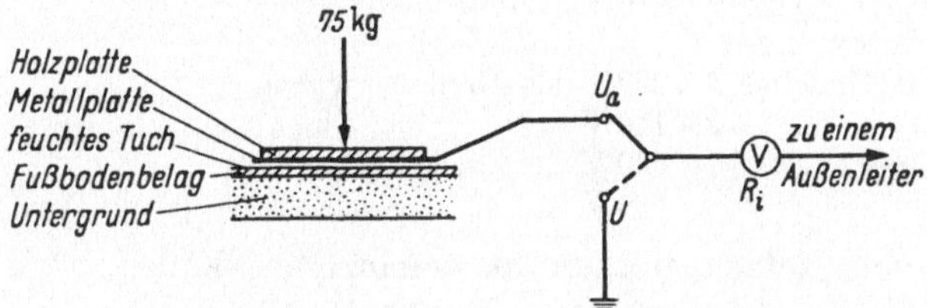

Abb. 13. VDE-mäßige Meßanordnung zur Bestimmung des Standort-Übergangswiderstandes

Hieraus errechnet sich dann der Standort-Übergangswiderstand gemäß Gl. (4). Die Messung ist mindestens an drei beliebig gewählten Stellen des Fußbodens auszuführen. Der Fußboden gilt im Sinne der VDE-Vorschriften als isolierend, wenn an keiner der drei Meßstellen der Standort-Übergangswiderstand kleiner als 50 kΩ ist.

F. Netzverhältnisse

1. Allgemeines

Wie im Abschn. E gezeigt, ist die Höhe der Berührungsspannung in hohem Maße von der Spannung des Netzes gegen Erde abhängig. Die Angabe der Betriebsspannung eines Netzes allein erlaubt noch keinen Rückschluß auf die gegen Erde wirksame Spannung. Zur genauen Beurteilung müssen noch Schaltung und Stromart des Netzes bekannt sein.

Hinsichtlich der Spannung gegen Erde werden grundsätzlich zwei Netzarten unterschieden:

1. Netze mit betriebsmäßig geerdetem Netzpunkt, 2. Netze ohne geerdeten Netzpunkt.

Der Begriff — betriebsmäßige Erdung eines Netzpunktes — ist so zu verstehen, daß ein Punkt des Netzes absichtlich, also nicht durch einen Netzfehler, mit der Erde leitend verbunden ist. Betriebsmäßige Erdungen von Netzpunkten werden im allgemeinen in solchen Netzen hergestellt, in denen einerseits mit Rücksicht auf Ausdehnung und Leistungsfähigkeit höhere Spannungen als 250 V verwendet werden müssen, andererseits aber höhere Spannungen als 250 V gegen Erde nicht auftreten sollen. Aber auch in Netzen mit Betriebsspannungen unter 250 V werden oft betriebsmäßige Erdungen hergestellt.

Die bekanntesten Netzarten und Spannungen sind:

1. Drehstromnetze
   a) mit Nulleiter 3 × 380/220 V als Vierleitersystem
   b) „   „   3 × 220/127 V „   „
   c) ohne   „   3 × 220 V   „   Dreileitersystem
   d) „   „   3 × 125 V   „   „
2. Gleichstromnetze
   a) mit Nulleiter 2 × 220 V als Dreileitersystem
   b) „   „   2 × 110 V „   „
   c) ohne   „   220 V   „   Zweileitersystem
   d) „   „   110 V   „   „

Außer diesen Netzen werden in vereinzelten Fällen noch Wechselstrom-Einphasennetze mit 110 oder 220 V, Gleichstromnetze in Fünfleiterausführung mit 110/220/440 V und in Fabriken Dreh- und Gleichstromnetze mit 500 V betrieben.

2. Netze mit geerdetem Netzpunkt

Es sollen zunächst die Spannungsverhältnisse der Netze betrachtet werden, in denen ein Netzpunkt betriebsmäßig geerdet ist. Diese Netze werden mit und ohne Nulleiter ausgeführt.

a) Nulleiternetze

Abb. 14 zeigt ein Drehstromnetz, dessen Transformatorsternpunkt betriebsmäßig geerdet ist.

Der an diesen Sternpunkt angeschlossene Nulleiter ist mitgeführt. Bezeichnet man die Spannungen an den einzelnen Transformatorwicklungen mit U_{Ph} (Phasenspannung), so ist bekanntlich die verkettete Spannung (Dreieckspannung) wie im Spannungsdiagramm (Abb. 15) dargestellt,

$$U = \sqrt{3} \cdot U_{Ph}.$$

Diese Spannung besteht zwischen den einzelnen Außenleitern untereinander. Mit Rücksicht auf die Erdung des Transformatorsternpunktes kann gegen Erde jedoch nur die Phasenspannung, also

$$U_e = \frac{U}{\sqrt{3}}$$

auftreten. Beträgt z. B. in einem sternpunktsgeerdeten Drehstromnetz die verkettete Spannung 380 V, so ist die höchste gegen Erde auftretende Spannung 220 V.

Abb. 16 zeigt ein Gleichstromnetz, das durch zwei in Reihe geschaltete Maschinen gespeist wird. Der Mittelpunkt der Reihenschal-

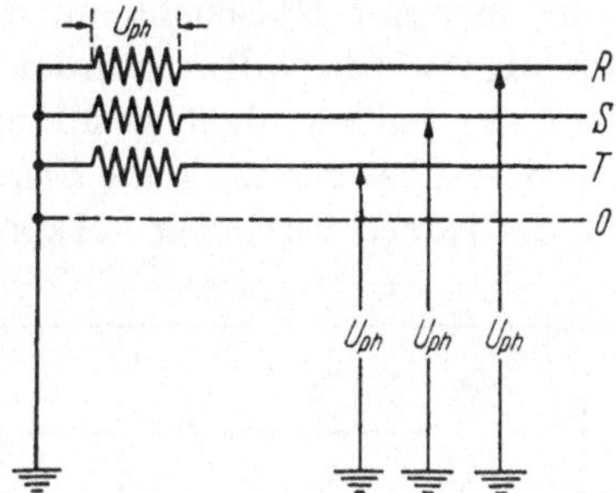

Abb. 14. Drehstrom-Vierleiternetz mit geerdetem Nulleiter

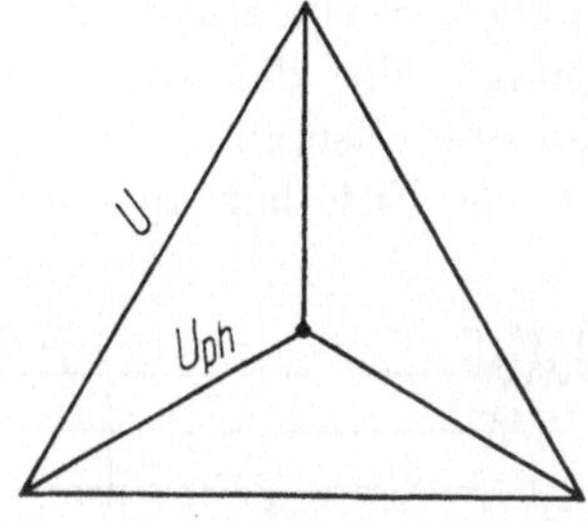

Abb. 15. Spannungsdiagramm eines Drehstromsystems

tung ist geerdet. Ist die Spannung zwischen den Außenleitern U (Außenleiterspannung), dann ist die Spannung zwischen dem geerdeten Mittelpunkt und je einem Außenleiter stets

$$U_e = \frac{U}{2}.$$

Der Mittelpunkt hat gegenüber dem Außenleiter N ein positives und gegenüber dem Außenleiter P ein negatives Potential. Die Spannung gegen Erde ist mit Rücksicht auf die Erdung des Netzmittelpunktes stets die halbe Außenleiterspannung, z. B. in Gleichstromnetzen mit geerdetem Mittelpunkt und 440 V Außenleiterspannung, 220 V.

Wird in den unter a) beschriebenen Netzen an den geerdeten Punkt ein Leiter angeschlossen und mitgeführt, so spricht man von *Netzen mit geerdetem Nulleiter*[1].

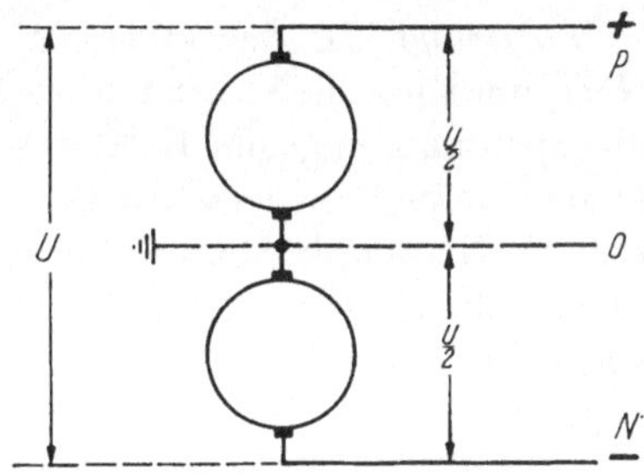

Abb. 16. Gleichstrom-Dreileiternetz mit geerdetem Nulleiter

b) Netze ohne Nulleiter

In Abb. 17 ist ein Drehstromnetz dargestellt, dessen Transformatorsternpunkt geerdet ist. Es liegen hier die gleichen Spannungsverhältnisse vor wie bei dem in Abb. 14 dargestellten Netz. Die Spannung gegen

---

[1] Nach VDE 0100/...58 bezeichnet man diesen Leiter zunächst als Mittel- oder Sternpunktsleiter. Erst wenn er zu Schutzzwecken herangezogen wird, soll er als Nulleiter bezeichnet werden.

Erde ist also auch hier gleich der Phasenspannung. Bei einer verketteten Spannung von 220 V tritt eine Spannung von 127 V gegen
Erde auf.

Abb. 18 zeigt ein Drehstromsystem, das keinen Sternpunkt hat
und bei dem ein Dreieckpunkt geerdet ist. Bezeichnet man auch hier
wieder die Dreieckspannung mit U, so ist hier mit Rücksicht auf die
Erdung eines Dreieckpunktes die Spannung zwischen dem geerdeten
Netzpunkt, also der Erde, und je einem der beiden nicht geerdeten
Phasenleiter ebenfalls U, während der geerdete Phasenleiter keine Spannung gegen Erde hat. In solchen Netzen, die jedoch vereinzelt vorkom-

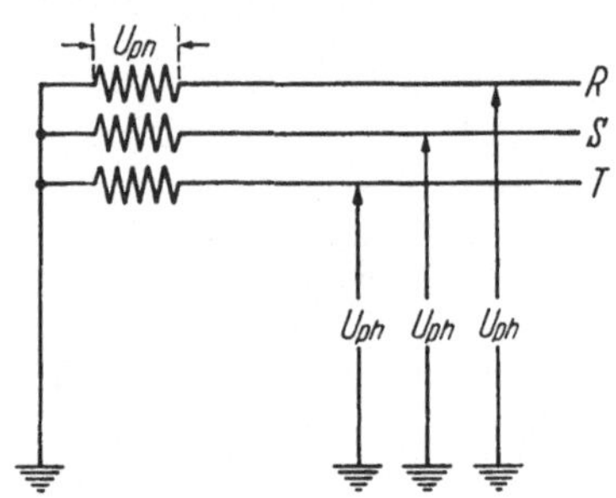

Abb. 17. Drehstrom-Dreileiternetz mit
geerdetem Sternpunkt
Abb. 18. Drehstrom-Dreileiternetz mit Außen-
leitererdung

men, mit einer Spannung von 220 V ist die Spannung gegen Erde ebenfalls 220 V.

Folgerung. In den unter 2. beschriebenen Netzen mit geerdetem
Netzpunkt ist die Spannung gegen Erde eindeutig festgelegt. Inwieweit
die Spannungen gegen Erde in solchen Netzen höhere Werte annehmen
können, hängt im wesentlichen von dem Übergangswiderstand des geerdeten Netzpunktes und von dem durch diesen Widerstand fließenden
Strom ab. Hierauf ist im II. Teil S. 106, 114 und 136 noch näher eingegangen.

3. Netze ohne geerdeten Netzpunkt

a) Netzsysteme mit Durchschlagsicherungen

Als Schutz bei Übertritt von Hochspannung auf die Niederspannungsseite der Netztransformatoren werden oft zwischen einem Netzpunkt und der Erde Spannungssicherungen (Durchschlagsicherungen)
eingebaut. Abb. 19 zeigt ein Drehstromsystem, bei dem zwischen der
Erde und dem Transformatorsternpunkt eine Durchschlagsicherung eingeschaltet ist. Bei der Beurteilung der Spannungsverhältnisse gegen
Erde muß folgenden Verhältnissen Rechnung getragen werden:

Bei Ansprechen der Durchschlagsicherung wird der Transformatorsternpunkt geerdet. In diesem Augenblick nehmen naturgemäß die drei Leiter des Drehstromnetzes gegen Erde die Phasenspannung an, weil dieselben Verhältnisse vorliegen wie bei einem Drehstromnetz, dessen Sternpunkt betriebsmäßig geerdet ist. Erfahrungsgemäß wird das Ansprechen der Durchschlagsicherungen nicht immer bemerkt, so daß diese Netze sehr oft mit einem geerdeten Netzpunkt weiterbetrieben werden, bis bei gelegentlichen Revisionen die Durchschlagsicherung erneuert wird. Bei ordnungsmäßiger Beschaffenheit der Durchschlagsicherung, d. h. also bei offenem Transformatorsternpunkt, gilt folgendes: Bekanntlich gibt es keinen absoluten Isolator. Schon der Umstand, daß ein Stromkreis nach den VDE-Vorschriften dann noch als betriebstüchtig gilt, wenn er einen Isolationswert von 1000 Ω/V gegen Erde hat, führt in einem Netz mit beliebiger Betriebsspannung zu Fehlerströmen von

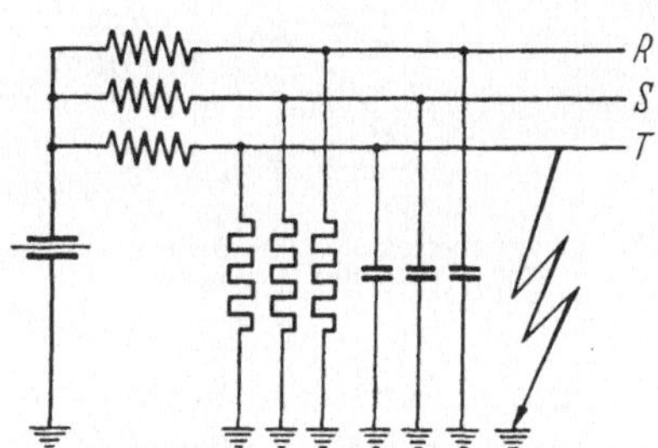

Abb. 19. Drehstrom-Dreileiternetz mit Durchschlagsicherung

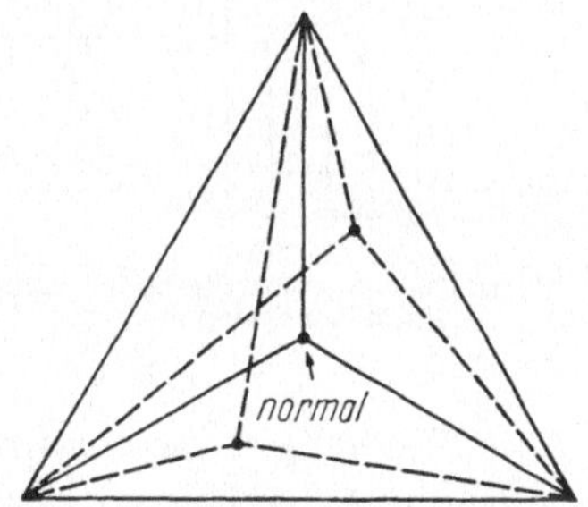

Abb. 20. Nullpunktsverlagerung im Drehstromnetz

1 mA/Stromkreis. Es ist klar, daß in einem Netz mit Tausenden von Stromkreisen der Gesamtisolationsfehlerstrom erhebliche Werte annehmen kann. Hinzu addieren sich noch die Isolationsfehlerströme der jeweilig eingeschalteten Geräte und Motoren. Zu diesen Fehlerströmen addieren sich noch geometrisch die in Kabelnetzen unvermeidlichen Kapazitätsströme, da die Kabel als Kondensatoren wirken.

Die sich aus dem Isolations- und Kapazitätszustand eines Netzes ergebenden Fehlerströme bezeichnet man kurz als *Gesellschaftsfehler*. Wenn diese Gesellschaftsfehler eine symmetrische Belastung darstellen würden, wäre die Spannung aller drei Phasenleiter gegen Erde genau der Phasenspannung, da sich ein Nullpunkt bildet. Dieser Idealzustand ist jedoch meistens nicht vorhanden, weil die Gesellschaftsfehler das Netz auch ebensogut unsymmetrisch belasten können. Durch unsymmetrische Belastung wird der frei schwingende Nullpunkt innerhalb des Spannungsdreiecks jede beliebige Lage einnehmen (Abb. 20) und durch einen Erdschluß eines Phasenleiters sogar mit dem jeweiligen

Knotenpunkt des Spannungsdreiecks zusammenfallen, so daß der mit Erdschluß behaftete Außenleiter keine, die beiden übrigen gesunden Außenleiter aber die volle Betriebsspannung gegen Erde haben.

b) Netzsysteme ohne Durchschlagsicherungen

Abb. 21 u. 22 zeigen zwei Drehstromnetzsysteme, bei denen kein Punkt des Netzes eine besondere Behandlung erfährt. Hinsichtlich der Spannung gegen Erde gelten die gleichen Erkenntnisse wie bei den unter 3. a) beschriebenen Netzen.

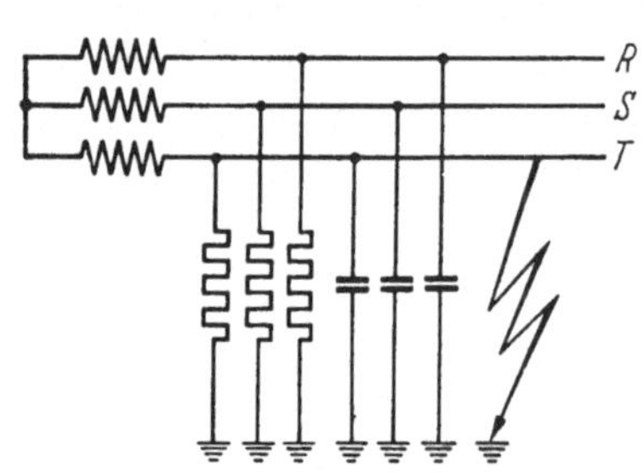

Abb. 21. Drehstromnetz in Sternschaltung ohne geerdeten Netzpunkt

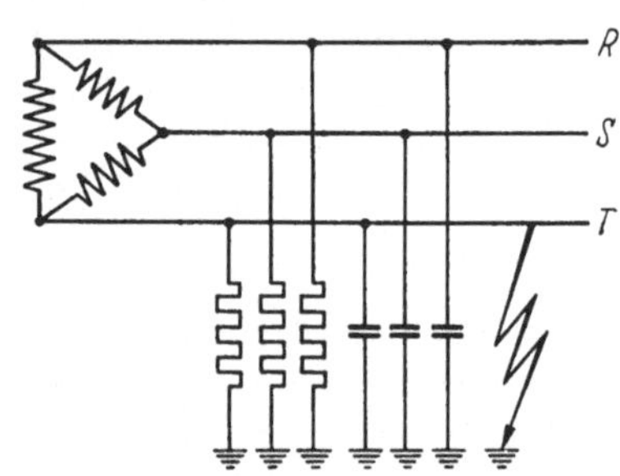

Abb. 22. Drehstromnetz in Dreieckschaltung ohne geerdeten Netzpunkt

Abb. 23 zeigt ein Gleichstrom-Zweileiternetz. Für solche Netze gelten mit Ausnahme der Kapazitätserscheinungen ebenfalls grundsätzlich die gleichen schon genannten Gesichtspunkte hinsichtlich der Beurteilung der Spannung gegen Erde. Bei symmetrischer Belastung durch die Isolationsfehlerströme würde hier die halbe Betriebsspannung gegen Erde auftreten. Bei unsymmetrischer Belastung wird die Spannung jeden beliebigen Zwischenwert und bei Erdschluß eines Leiters den Wert der vollen Betriebsspannung annehmen.

Folgerung. Die oft vertretene Ansicht, in Netzen ohne geerdeten Netzpunkt bestehe keine Spannung gegen Erde und somit keine Berührungsgefahr, weil der Erdrückschluß fehle, ist also vollkommen falsch. In Netzen ohne geerdeten Netzpunkt ist stets mit dem Auftreten der vollen

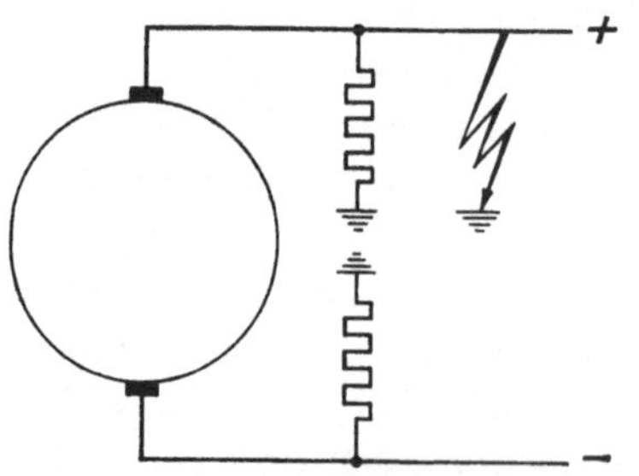

Abb. 23. Gleichstrom-Zweileiternetz ohne geerdeten Netzpunkt

Betriebsspannung gegen Erde zu rechnen, unabhängig davon, ob die Spannung gegen Erde manchmal geringer als die Betriebsspannung ist oder nicht, da sich in jedem Augenblick die Spannungsverhältnisse ändern können.

Tabelle 13. *Spannungen gegen Erde bei den in Deutschland üblichen Netzarten*[1]

Netz-schaltung		Behandlung des Netzpunktes	Stromart	Leiter-zahl	Betriebs-spannung	U_e
Netze *mit* betriebsmäßig geerdetem Netzpunkt	*mit* Nulleiter	Sternpunkt geerdet	Drehstrom	4	380/220	220*
		Sternpunkt geerdet	Drehstrom	4	220/127	127*
		Mittelpunkt geerdet	Gleichstrom	3	2×220	127*
		Mittelpunkt geerdet	Gleichstrom	3	2×110	110
		Mittelpunkt geerdet	Gleichstrom	5	4×110	110 od. 220
	ohne Nulleiter	Sternpunkt geerdet	Drehstrom	3	3×220	127*
		Außenleiter geerdet	Drehstrom	3	3×220	220
		Sternpunkt geerdet	Drehstrom	3	3×500	290**
		Mittelpunkt geerdet	Gleichstrom	2	500	250**
		Mittelpunkt geerdet	Gleichstrom	2	220	110
		Einpolig geerdet	Gleichstrom	2	500	500**
Netze *ohne* betriebsmäßig geerdetem Netzpunkt		Durchschlagsich. oder keine bes. Behandlung	Drehstrom	3	3×220	220*
			Drehstrom	3	3×125	125
		keine besondere Behandlung	Gleichstrom	2	500	500**
			Gleichstrom	2	220	220
			Gleichstrom	2	110	110
			Wechselstrom	2	220	220
			Wechselstrom	2	125	125

Die mit einem * gekennzeichneten Netze sind überwiegend vorhanden, die mit ** gekennzeichneten Netze sind für reinen Kraft- und Bahnbetrieb in Industrieanlagen anzutreffen.

Zusammenfassend sind in Tab. 13 die Spannungen gegen Erde bei den in Deutschland üblichen Netzarten übersichtlich geordnet. In Einzelfällen können jedoch Abweichungen vorkommen. Die Spannungen gegen Erde sind mit einer Toleranz von etwa $\pm$ 10% zu verstehen, die sich aus der jeweiligen Netzbelastung und etwaiger unsymmetrischer Anzapfungen an Generatoren und Transformatoren ergibt.

G. Überstromschutzorgane

Die Überstromschutzorgane stellen in der Technik des Berührungsspannungsschutzes ein wesentliches Element dar, wie im II. Teil Abschn. E und F noch genauer dargelegt ist. Es ist deshalb notwendig, auf ihre wesentlichsten Eigenschaften einzugehen, soweit sie für den Berührungsspannungsschutz wichtig sind.

Alle Überstromschutzorgane sind grundsätzlich dazu bestimmt, elektrische Leitungen, Geräte und Maschinen gegen Überlastungen, die unzulässige Erwärmungen hervorrufen, zu schützen.

---

[1] WEV, Elektrizitätswirtschaft im Deutschen Reich, 5. Aufl. Berlin: Hoppenstedt 1938.

1. Arten der Überstromschutzorgane

Mit Rücksicht auf die vielseitigen Betriebsverhältnisse werden die verschiedensten Überstromschutzorgane verwendet. Grundsätzlich werden unterschieden:

1. Schmelzsicherungen, 2. Selbstschalter.

Von den Schmelzsicherungen gibt es zwei Arten, und zwar

a) normale (flinke) Sicherungen, b) überstromträge Sicherungen.

Auch die Selbstschalter unterscheiden sich in

a) Installations-Selbstschalter (IS-Schalter) oder Leitungsschutz-schalter (LS-Schalter), b) Motorschutzschalter.

2. Abschaltströme und Abschaltzeiten

Im Rahmen des Berührungsspannungsschutzes übernehmen alle Überstromschutzorgane nur die Aufgabe, den fehlerhaften Anlagenteil abzuschalten. Es interessiert hier also nur der Abschaltstrom. Nach den VDE-Vorschriften wird unter Abschaltstrom in diesem Sinne der Strom verstanden, der innerhalb *kurzer Zeit* eine Abschaltung bewirkt. Welche Zeit mit der Angabe *kurze Zeit* gemeint ist, wird zahlenmäßig nicht angegeben. Dagegen wurde der Abschaltstrom mit Rücksicht auf die Verschiedenheit der Überstromschutzorgane auf den 2,5fachen Wert der Sicherungsnennstromstärke festgelegt[1].

In Tab. 14 sind die VDE-mäßigen Grenzwerte der Abschaltzeiten bei den 2,5fachen Sicherungsnennstromstärken ($2,5 \cdot I_n$) eingetragen[2].

Wie aus der Tabelle hervorgeht, ist die Abschaltzeit

1. von der Art, 2. von der Streuung und 3. von der Nennstromstärke der Sicherungsorgane abhängig. Unter dem Begriff *kurze Zeit* sind somit die Zeiten 0,2 bis 24 s bei normalen und die Zeiten 15 bis 150 s bei trägen Sicherungsorganen zu verstehen.

Tabelle 14. *VDE-mäßige Abschaltzeiten der Sicherungsorgane*

I_n	Normale Sicherungen Abschaltzeiten bei $2,5\,I_n$		Träge Sicherungen Abschaltzeiten bei $2,5\,I_n$	
	mindestens	höchstens	mindestens	höchstens
	s	s	s	s
6	0,2	7	15	120
10	0,3	8,5	16	120
15	0,35	9	17	120
20	0,35	10	19	130
25	0,6	12	22	140
35	1	16	25	150
60	1,5	24	25	150

---

[1] VDE 0140/1932, § 8 und Tab. 15.   [2] VDE 0635/3. 53, § 14.

In der Sicherungstechnik dient als Beurteilungsmaßstab für Abschaltzeit und Abschaltstrom die Strom-Zeit-Kennlinie, d. h. eine graphische Darstellung der Abschaltzeit in Abhängigkeit von dem Abschaltstrom. Aus der Kennlinie eines Sicherungsorgans kann man die Abschaltzeiten bei den verschiedensten Abschaltströmen unmittelbar ablesen. Die nachstehend gezeigten Kennlinien stellen Mittelwerte aus umfangreichen Versuchen dar, die an Sicherungsorganen verschiedenster Herstellerfirmen durchgeführt wurden[1]. Die Kennlinien, bei denen der

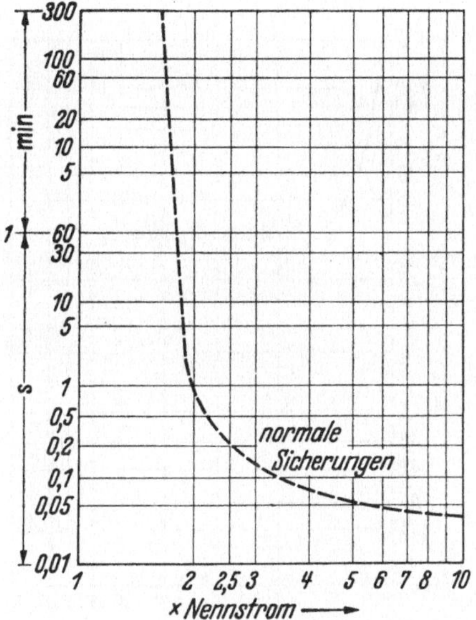

Abb. 24. Kennlinie einer normalen Sicherung

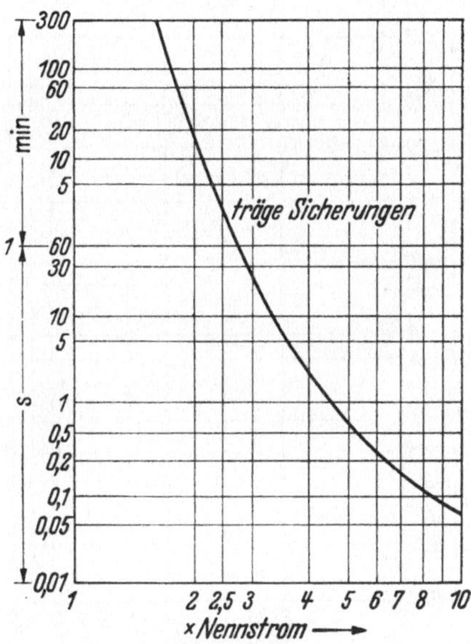

Abb. 25. Kennlinie einer trägen Sicherung

Abschaltstrom im Vielfachen des Nennstromes aufgetragen ist, gelten für Sicherungsorgane von 6 bis 25 A Nennstromstärke.

Abb. 24 zeigt den mittleren Kennlinienverlauf normaler Sicherungen. Wie ersichtlich, liegt die Abschaltzeit bei den untersuchten Sicherungen und dem 2,5fachen Wert des Sicherungsnennstromes ungefähr bei 0,2 s. Diese Abschaltzeit deckt sich also genau mit der Zeitangabe in Abschn. B, in welcher der menschliche Organismus unter dem Einfluß eines durch den Körper fließenden Stromes in der Regel noch keine Gefährdung erleidet.

Abb. 25 zeigt den Kennlinienverlauf überstromträger Sicherungen. Aus der Kennlinie ist zu entnehmen, daß die Abschaltzeit bei dem 2,5fachen Wert des Nennstromes erheblich größere Werte als bei normalen Sicherungen hat. Sie beträgt etwa das 600fache, also rd. 2 min.

---

[1] SCHRANK, W.: Schmelzsicherungen, Installationsselbstschalter und Motorschutzschalter als Leitungs- und Geräteschutz. ETZ Bd. 58 (1937) S. 773.

Die Kennlinie eines IS-Schalters zeigt Abb. 26. Bemerkenswert ist bei dieser Kennlinie der Knick. Das ist der Punkt, bei dem die Abschaltung von der thermischen in die Kurzschlußauslösung übergeht. Wie ersichtlich, wird bei dem 2,5fachen Wert des Nennstromes die Abschaltung noch durch die thermische, also nicht durch die Schnellauslösung bewirkt. Die Abschaltzeit ist praktisch die gleiche wie bei den überstromträgen Sicherungen.

Motorschutzschalter sind entweder nur mit einer thermischen oder mit einer thermischen und Kurzschlußauslösung versehen[1]. Für den

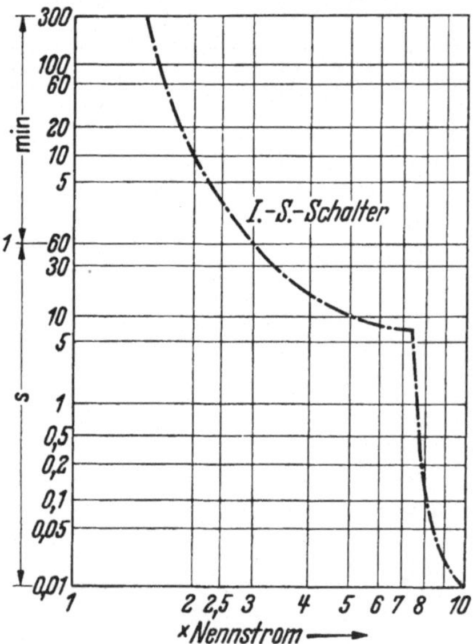

Abb. 26. Kennlinie eines IS-Schalters   Abb. 27. Kennlinie eines Motorschutzschalters

Berührungsspannungsschutz interessieren nur die letztgenannten, da Motorschutzschaltern mit nur thermischer Auslösung Schmelzsicherungen vorgeschaltet werden müssen. Abb. 27 zeigt die Kennlinie eines Motorschutzschalters mit thermischer und Kurzschlußauslösung. Bei der Beurteilung der Abschaltzeit auf Grund der Kennlinie ist folgendes zu beachten: Bei den meisten Motorschutzschaltern ist eine Verstellung der Auslöser vorgesehen, damit die Auslösezeiten den jeweiligen Betriebsbedingungen angepaßt werden können. Demzufolge lassen sich allgemeingültige Angaben über den Kennlinienverlauf wie bei Sicherungen und IS-Schaltern nicht machen. Auf jeden Fall fällt aber auch hier die Abschaltzeit bei dem 2,5fachen Wert des Auslösernennstromes stets in den thermischen Auslösebereich, was ungünstig ist[2].

[1] VDE 0660/12. 52.   [2] SCHMIDT, C. A.: H-Leitungsschutzschalter für Haushalts-Installationsanlagen. ETZ Bd. 73 (1952) S. 90.

Abb. 28 stellt einen Vergleich der vier gezeigten Kennlinien dar.
Der Vergleich zeigt, daß normale Sicherungen bei dem 2,5fachen Wert
des Nennstromes in einer Zeit von rd. 0,2 s abschmelzen, während
träge Sicherungsorgane (träge Schmelzsicherungen, IS-Schalter und Motorschutzschalter) erst in rd. 2 min abschalten.

Abb. 29 zeigt Kennlinien von Hochleistungssicherungen träger Bauart mit Nennströmen von 60 bis 600 A, die bei einem 2,5fachen Wert des Nennstromes ebenfalls in etwa 2 min abschmelzen.

Der beachtliche Unterschied der Abschaltzeiten, besonders zwischen flinken und trägen Sicherungen, ließ die bisherige einheitliche Anwendung des Faktors $k = 2,5$ bedenklich erscheinen. Trotzdem eine Unverwechselbarkeit zwischen flinken und trägen Sicherungen

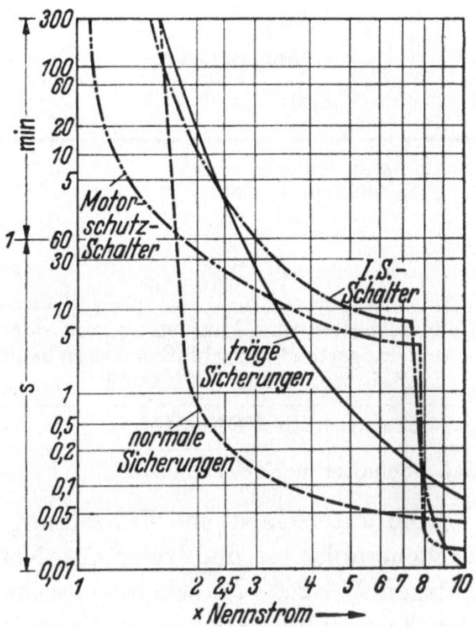

Abb. 28. Vergleich der Kennlinien verschiedene Überstromschutzorgane

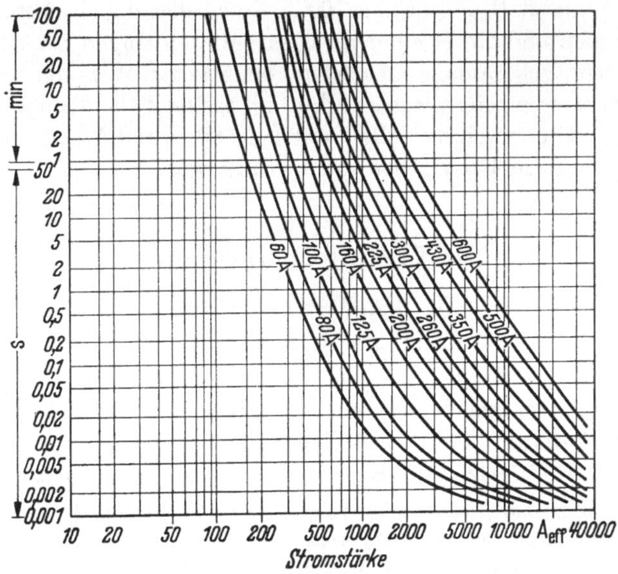

Abb. 29. Kennlinien träger Hochleistungssicherungen 60 bis 600 A Nennstromstärke

nicht vorgesehen ist, wurde dennoch nach VDE 0100 ... /58 der Faktor k nach Tab. 15 zum Teil unterschiedlich heraufgesetzt.

Tabelle 15. *Zuordnung der k-Faktoren zu den Sicherungsorganen*

Sicherungsart	Faktor k			in Netzen, Hausanschlüssen und Haupt- (Steige-) Leitungen
	in Verbraucheranlagen			
Schmelzsicherungen nach VDE 0635 und 0660	flink	träge		2,5
	3,5	bis 50 A	ab 60 A	
		3,5	5	
Schutzschalter mit kurzverzögerten oder unverzögerten Kurzschlußauslösern beim Einstellstrom nach VDE 0660	1,25			
LS-Schalter nach VDE 0641	3,5			2,5
HLS-Schalter nach VDE 0643	2,5			

Die unterschiedliche Festsetzung des Faktors k für Netze und Verbraucheranlagen, und zwar für Netze $k = 2,5$ und für Verbraucheranlagen $k = 2,5 \cdots 5$, scheint physikalisch ein Widerspruch zu sein, weil der Kurzschlußstrom in Richtung des Energieflusses abnimmt. Weil aber die Sicherungsnennstromstärke in Richtung des Energieflusses ebenfalls kleiner wird, sind nur in Grenzfällen Schwierigkeiten zu erwarten. So muß z. B. hinter eine 100-A-Netzsicherung ein Abschaltstrom vom 2,5fachen und hinter einer nachgeschalteten trägen 80-A-Sicherung in einer Verbraucheranlage ein solcher vom 5fachen Wert der Sicherungsnennstromstärke erreicht werden, d. h. im ersten Falle genügen $2,5 \cdot 100 = 250$ A, und im zweiten Falle werden $5 \cdot 80 = 400$ A gefordert. Diese Forderung kann in Grenzfällen nicht erfüllt werden.

H. Erdungswiderstand

1. Begriffserklärungen

a) Erder und Erdungsleitungen

Der Begriff *Erdungswiderstand* nimmt im Wesen des Berührungsspannungsschutzes neben der Berührungsspannung den größten Raum ein. Als Erläuterung für diesen Begriff hat der VDE in seinen Leitsätzen VDE 0140/1932, § 3 Abs. 9 und 10 folgendes festgesetzt:

Abs. 9. *Erdübergangswiderstand* (Erdausbreitungswiderstand) ist der Widerstand zwischen dem Erder und dem weiter (mehr als 20 m) entfernten Erdboden.

Abs. 10. *Erdungswiderstand* ist die Summe von Erdübergangswiderstand und dem Widerstand der Erdungsleitung.

Nach diesen Festlegungen liegt der Unterschied zwischen dem Erdübergangswiderstand und dem Erdungswiderstand lediglich in dem Widerstand der Erdungsleitung. In der Praxis ist der Widerstand der Erdungsleitung gegenüber dem Erdübergangswiderstand meistens vernachlässigbar klein. In diesen Fällen kann man, ohne einen großen Fehler zu begehen, unter dem Erdübergangswiderstand auch den Erdungswiderstand und auch umgekehrt verstehen. Ist der Widerstandsunterschied aber nicht mehr zu vernachlässigen, so muß entsprechend den Festlegungen des VDE unterschieden werden.

Unter *Erder* versteht man Metallteile, die sich in der Erde befinden und mit ihr in elektrisch leitender Verbindung stehen. Es werden unterschieden:

1. Rohrerder
2. Plattenerder } (konzentrierte Erder),
3. Band- oder Seilerder (gestreckte Erder),
4. Rohrnetze (verzweigte Erder).

Die konzentrierten Erder bezeichnet man im allgemeinen und die Rohrerder im besonderen als *Tiefenerder*, weil sie in größeren Tiefen im Erdreich liegen. Die gestreckten Erder werden *Oberflächenerder* genannt, weil sie in der Nähe der Erdoberfläche verlegt werden. Die Rohrnetze als Erder setzen sich meistens aus einer Anzahl Oberflächen- und Tiefenerder zusammen.

An die Erder werden die *Erdungsleitungen* angeschlossen. Werden mehrere Erder durch Erdungsleitungen verbunden, so sind diese, sowie überhaupt alle im Erdreich unisoliert verlegten Erdungsleitungen, Teile der Erder.

b) Potential- und Stromverteilung im Erdreich

Eine Vorstellung, in welcher Weise die Potentialverteilung in der Erde vor sich geht, soll die in Abb. 30 dargestellte Versuchsanordnung vermitteln. In der Abbildung bedeuten A und B zwei in die Erde getriebene Rohre, also Rohrerder. Die Spannung U treibt einen Strom I durch die Erder, der sich über das zwischen den Erdern liegende Erdreich schließt.

Um zunächst einen Einblick in die im Erdreich auftretenden Potentialverhältnisse zu gewinnen, ist an den Erder A ein Spannungsmesser

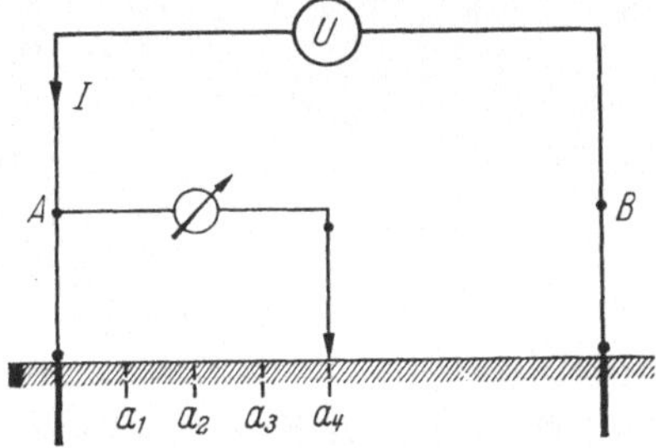
Abb. 30. Versuchsanordnung zur Erklärung der Potentialverteilung

einerseits angeschlossen und andererseits mit einem ortsveränderlichen Erder, der sog. *Sonde*, verbunden. Diese Sonde wird, vom Erder A aus betrachtet, in regelmäßigen Abständen a_1, a_2 usw. in die Erde geschlagen

und die Spannung zwischen dem Erder und dem jeweiligen Sondenabstand a abgelesen. Trägt man diese Spannungen, vom Potential des
Erders A ausgehend, als Funktion der Abstände auf, so erhält man eine
Kurve nach Abb. 31. Die Kurve zeigt, daß das Potential in der Nähe des
Erders A zunächst stark ansteigt, dann bei zunehmender Entfernung nahezu unverändert bleibt und in der Nähe des Erders B wieder stark ansteigt.

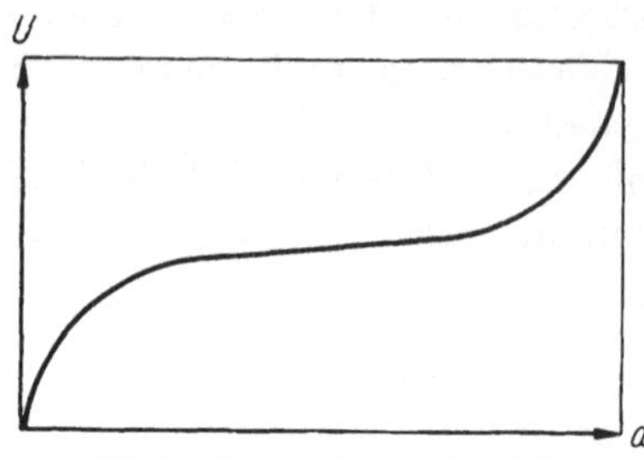

Abb. 31. Potentialkurve des Erders

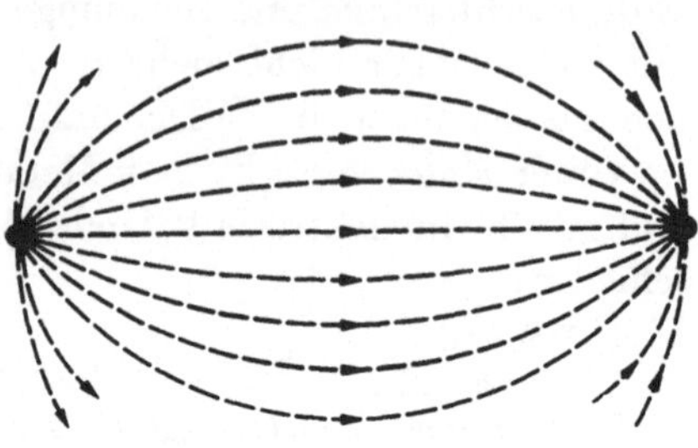

Abb. 32. Stromverteilung in der Erde

Dieser Verlauf findet seine Erklärung in der Stromverteilung im
Erdreich (Abb. 32). Der durch die Erde fließende Strom muß durch die
verhältnismäßig kleinen Berührungsflächen zwischen dem Erder und
dem Erdreich hindurch, während ihm im Erdreich ein praktisch unend

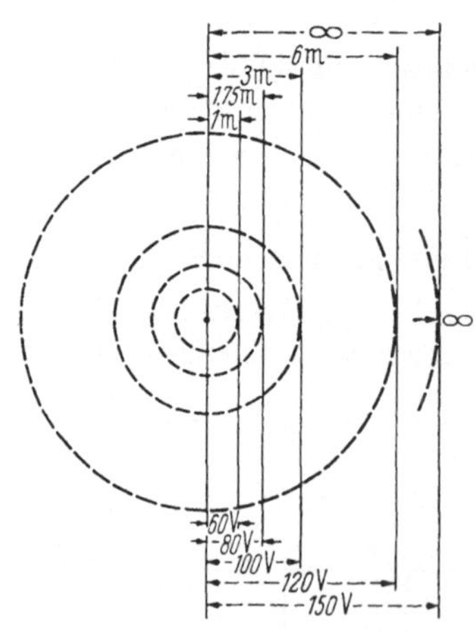

Abb. 33. Sperrfläche eines konzentrierten
Erders

lich großer Leiterquerschnitt zur Verfügung steht. Die Stromdichte ist somit an den Erdern am größten und in
der Mitte zwischen den Erdern sehr
klein.

c) Sperrfläche (Spannungstrichter) der Erder

Mißt man die Spannungen eines
stromdurchflossenen Rohrerders gegen
seine Umgebung, so erhält man einen
Spannungsverlauf, wie Abb. 33 zeigt
und auch aus der Potentialkurve zu
erwarten war. Die gemessenen Spannungen sind nicht proportional den Halbmessern der Kreise. Dagegen sind die
Spannungen zwischen dem Erder und
einer der beliebigen Kreislinien in jeder Richtung gleich. Die Zunahme der
Spannung ist in unmittelbarer Nähe des Erders am größten und nimmt
mit der Entfernung mehr oder weniger schnell ab. In einem gewissen
Abstand vom Rohrerder wird man praktisch ein Spannungsmaximum,
dessen Höhe etwa 80 bis 95% des theoretischen Grenzwertes beträgt,
feststellen. Der theoretische Grenzwert erstreckt sich strenggenommen

bis ins Unendliche. Dieses Spannungsmaximum wird als *Spannung des Erders gegen Erde*, während der Punkt, gegen den die Spannung des Erders auftritt, als *Erdpunkt* oder als *Bezugserde* bezeichnet wird. Die Fläche, innerhalb der die wesentlichsten Spannungsänderungen auftreten, heißt *Sperrfläche* oder *Spannungstrichter* eines Erders. Größe und Form hängen von den Abmessungen des Erders ab.

Die Sperrfläche eines konzentrierten Erders ist kreisförmig. Dagegen nimmt sie bei gestreckten Erdern etwa die Form einer Ellipse an (Abb. 34). Bei verzweigten Erdern, z. B. Rohrnetzen, können sich noch andere Formen ergeben, doch werden diese in größeren Entfernungen in Kreise übergehen.

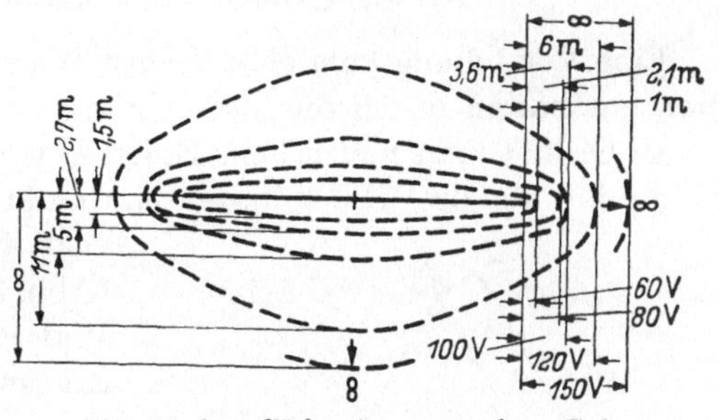

Abb. 34. Sperrfläche eines gestreckten Erders

Trägt man die Spannungen eines Erders in Abhängigkeit von den Abständen in ein Koordinatensystem auf, so erhält man für einen konzentrierten Erder eine Kurve nach Abb. 35.

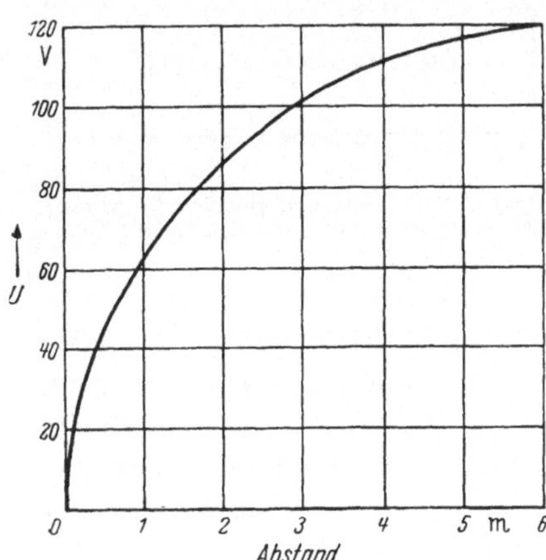

Abb. 35. Spannungen eines konzentrierten Erders gegen Erde

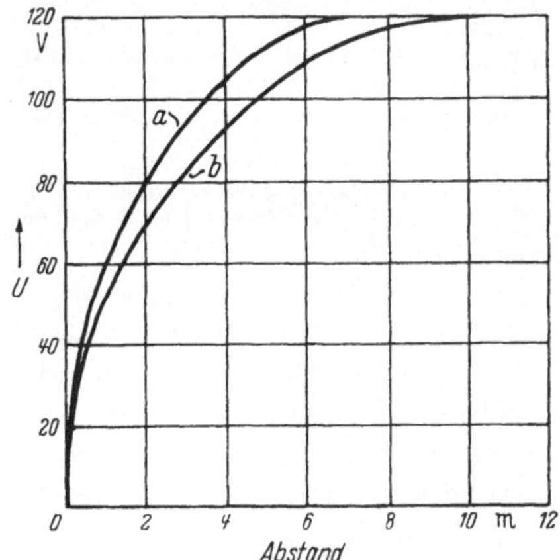

Abb. 36. Spannungen eines gestreckten Erders gegen Erde

Abb. 36 zeigt diese Darstellung bei einem gestreckten Erder. Die Kurve *a* zeigt den Spannungsverlauf in Achsrichtung des Erders, während die Kurve *b* die Spannungen von der Mitte rechtwinklig zur Achsrichtung des Erders angibt.

Bei konzentrierten Erdern kann man mit einem Halbmesser der Sperrfläche von 6 bis 8 m rechnen. Bei gestreckten Erdern liegt die

Grenze der Sperrfläche von den Endpunkten der Achsrichtung bei etwa
6 m und von der Mitte des Erders rechtwinklig zur Achsrichtung bei
etwa 12 m. Bei verzweigten Erdern lassen sich allgemeine Angaben
nicht machen.

d) Elektrischer Widerstand des Erders

Eine Vorstellung vom elektrischen Widerstand eines Erders gewinnt
man am besten durch die Betrachtung nachstehender Versuchsanordnung: Ordnet man neben dem Erder X noch zwei Hilfserder A und B
so an, daß alle drei Erder in den Eckpunkten eines gleichseitigen Dreiecks von der Seitenlänge s liegen
(Abb. 37a), so ist der elektrische
Widerstand des Erders X nähe-
rungsweise durch den Quotienten

$$R_x \approx \frac{U_e}{I} \tag{8}$$

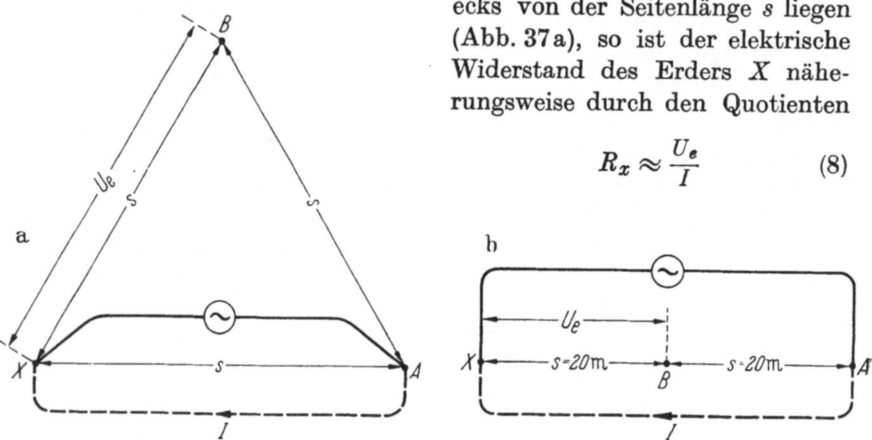

Abb. 37. Zur Erklärung des elektrischen Erdungswiderstandes: a theoretisch günstige Anordnung
von Erdern und Hilfserdern; b praktische und gebräuchlichste Anordnung von Erdern und Hilfserdern

gegeben, in dem I der durch X und A fließende Strom und U_e die dabei
zwischen X und B auftretende Spannung darstellt. Dieser Quotient
strebt bei wachsender Seitenlänge s einem Grenzwert zu, welcher der
wahre Widerstand des Erders X ist. Der Einfluß des wachsenden Abstandes s auf den Erdungswiderstand ist jedoch nur im Bereich der
Sperrfläche von Bedeutung. Außerhalb der Sperrfläche ergeben sich
nur ganz unwesentliche Unterschiede. So wurden z. B. bei einem 2 m
langen und 2" starken Rohrerder im Abstand von $s = 10$ m bereits 90%,
bei $s = 20$ m schon 95% und bei $s = 60$ m etwa 99% des theoretischen
Grenzwertes ($s = \infty$) gemessen. Wenn auch bis zu einem gewissen
Grade der Einfluß des Abstandes s auf den Erdungswiderstand von der
geometrischen Form und den Hauptabmessungen des Erders abhängt,
so erreicht man doch in der Praxis eine ausreichende Genauigkeit,
wenn man $s = 20$ m wählt, wie auch in den VDE-Vorschriften festgelegt ist. Falls die theoretisch günstigste Anordnung der drei Erder

in den Ecken eines gleichseitigen Dreiecks aus räumlichen Gründen nicht möglich ist, ist es am zweckmäßigsten, den Hilfserder B in die Mitte der Verbindungslinie $X—A$ zu legen, wie Abb. 37b zeigt.

2. Messung des Erdungswiderstandes

a) Allgemeine Gesichtspunkte

Da die Messung des Erdungswiderstandes eines geerdeten Punktes gegen Erde, praktisch betrachtet, nicht möglich ist, weil die Erde als solche für die Messung nicht erfaßt werden kann, bleibt nichts weiter übrig, als den Widerstand zwischen zwei Erdern zu messen.

Der Erdungswiderstand ist ein Elektrolytwiderstand. Deswegen kann man ihn wegen der bei Gleichstrom auftretenden Polarisationserscheinungen zuverlässig nur mit Wechselstrom bestimmen.

An sich ist der Erdungswiderstand ein rein Ohmscher Widerstand und daher auch in allen Messungen und Rechnungen als solcher zu behandeln. Lediglich bei Wechselströmen höherer Frequenz tritt eine gewisse Frequenzabhängigkeit ein, die durch einen anderen Verlauf der Strombahn im Erdreich begründet ist. Seine Messung erfolgt daher am besten mit Wechselstrom technischer Frequenz. Wo Beeinflussungen durch Erdströme technischer Frequenz zu erwarten sind, wird für die Messung zweckmäßigerweise eine von der Störfrequenz abweichende verwendet.

Eine Stromabhängigkeit des Erdungswiderstandes ist praktisch kaum vorhanden, es sei denn, daß Übergangswiderstände (nicht einwandfreie metallische Verbindungen, verrostete Erder u. ä.) im Stromkreis liegen.

Nach den aus den Begriffserklärungen gewonnenen Erkenntnissen müssen bei der Messung von Erdungswiderständen folgende Gesichtspunkte beachtet werden:

1. Jeder stromdurchflossene Erder hat eine Spannung gegen Erde,

2. die Spannung des stromdurchflossenen Erders wird erst außerhalb der Sperrfläche konstant,

3. die Sperrflächen der Erder dürfen sich nicht überdecken.

Den Erdungswiderstand kann man grundsätzlich auf zweierlei Weise bestimmen, und zwar:

1. mit Hilfe einer Strom- und Spannungsmessung durch Messung und Rechnung oder

2. mit einer Erdungsmeßbrücke durch Messung und Rechnung oder auch nur durch Messung.

Bei allen Meßmethoden müssen Erder, Hilfserder und Sonde so weit auseinandergelegt werden, daß sie sich nicht gegenseitig stören. Liegt die Sonde zu nahe am Erder, ist der Meßwert zu klein, liegt sie zu nahe am Hilfserder, ist er zu groß. Während man für konzentrierte Erder mit einem Abstand von rd. 20 m auskommt, genügt dieser Abstand bei ausgedehnten Oberflächenerden nicht mehr. Ist D die größte Diagonale des Erders und s die Entfernung Erdermitte–Sonde, so wird der Fehler angenähert

$$f = \frac{D}{2\,s} \cdot 100 \text{ in } \%. \tag{9}$$

Soll ein Fehler von 10% zugelassen werden, dann wird der Mindestabstand Erdermitte-Sonde

$$s = \frac{D}{2\,f} \cdot 100 = \frac{D\,100}{2 \cdot 10} = 5\,D.$$

Die Entfernung Erder–Hilfserder muß dann etwa das Doppelte betragen. Können die Entfernungen nicht genügend groß gemacht werden, so empfiehlt es sich, durch Wandern mit der Sonde (vgl. Abb. 30) die Potentialkurve aufzunehmen, wodurch man feststellt, ob man sich im flachen Teil der Kurve befindet[1].

Zu beachten ist ferner der Erdungswiderstand der Sonde. Ist der Widerstand zu groß, so wird bei der Messung mittels Strom und Spannung das Meßergebnis gefälscht und bei Brückenmessungen die Empfindlichkeit herabgesetzt. Zur Bestimmung des Sonden- und Hilfserderwiderstandes vertauscht man diese jeweils in der Meßanordnung mit dem zu bestimmenden Erder.

b) Meßverfahren mittels Strom- und Spannungsmessung

Abb. 38 zeigt eine Meßanordnung, bei der die Meßenergie aus einem Transformator T entnommen wird. R_x ist der Widerstand des zu bestimmenden Erders. In einem Abstand von 40 m ist ein zweiter Erder, der Hilfserder, errichtet. Die Wechselspannung U treibt einen Strom I durch die Erder, der am Strommesser A abgelesen wird. Der Spannungsmesser V ist an den Erder X und an einen weiteren Erder, die Sonde, die in einem Abstand von 20 m vom Erder X in den Erdboden eingeschlagen ist, angeschlossen und zeigt die Spannung des Erders X gegen Erde U_e an. Der Widerstand des Spannungsmessers muß gegenüber dem Sondenwiderstand hinreichend groß sein, da sonst das Meß-

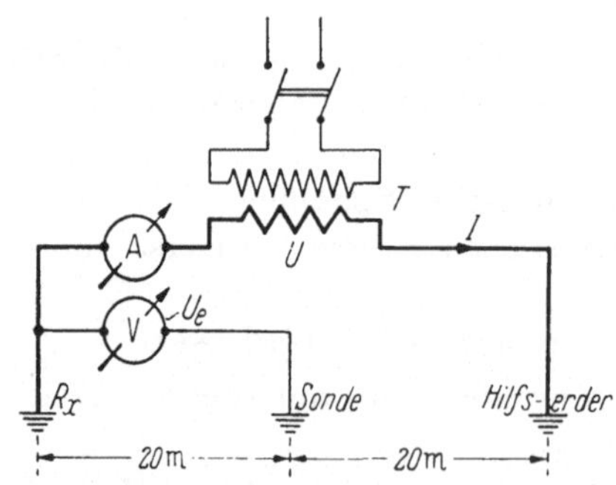

Abb. 38. Meßanordnung zur Bestimmung des Erdungswiderstandes bei mittelbarer Stromentnahme aus dem Netz

---

[1] WEBER, H.: Der Erdschluß in Hochspannungsnetzen S. 30. München u. Berlin: Oldenbourg 1936.

ergebnis gefälscht wird. Läßt man einen Meßfehler von 10% zu, so darf bei einem Instrumentenwiderstand von R_i der Sondenwiderstand nicht größer als

$$R_s = \frac{R_i}{10} \tag{10}$$

sein. Bei einem Instrumentenwiderstand von 2000 bis 3000 Ω und einem zulässigen Meßfehler von 10% muß also ein Sondenwiderstand von 200 bis 300 Ω erreicht werden. Bei gut leitendem Erdreich (Moor-, Acker- und Lehmboden) genügt eine Sondentiefe von 0,5 bis 1 m. Bei schlecht leitendem Erdreich (Sand- oder Kiesboden) ist entweder eine größere Sondentiefe anzustreben oder der Sondenwiderstand durch Bewässern des die Sonde umgebenden Erdreichs zu vermindern, oder ein Spannungsmesser mit größerem Widerstand zu verwenden. Wird am Strommesser ein Strom von $I = 5$ A und am Spannungsmesser eine Spannung von $U_e = 30$ V abgelesen, so errechnet sich der Erdungswiderstand des Erders X nach Gl. (8) zu

$$R_x = \frac{U_e}{I} = \frac{30}{5} = 6 \,\Omega \,.$$

Vertauscht man den Anschluß des Spannungsmessers am Erder X mit dem Hilfserder und wird eine Spannung von 60 V abgelesen, dann ist der Erdungswiderstand des Hilfserders

$$R_h = \frac{60}{5} = 12 \,\Omega \,.$$

Um den Erdungswiderstand der Sonde zu bestimmen, legt man auch noch die Stromzuführungsleitung vom Hilfserder an die Sonde. Wird dann ein Strom von 0,5 A abgelesen und zeigt der Spannungsmesser eine Spannung von 87 V an, dann ist der Erdungswiderstand der Sonde

$$R_s = \frac{87}{0,5} = 174 \,\Omega \,.$$

Ist schließlich der Widerstand des Spannungsmessers $R_i = 2000 \,\Omega$, dann ergibt sich ein Korrektionsfaktor von

$$\frac{R_i + R_s}{R_i} = \frac{2000 + 174}{2000} = 1,087 \,, \tag{11}$$

mit dem der Widerstand des Erders X zu multiplizieren wäre, also

$$1,087 \cdot 6 = 6,5 \,\Omega \,.$$

Der Fehler ist also

$$\frac{6,5 - 6}{6} \cdot 100 = 8,35 \,\% \,,$$

welcher als zulässig angesehen werden kann.

Abb. 39 zeigt eine Meßanordnung, bei der die Meßenergie unmittelbar aus einem Drehstromnetz entnommen wird. Der Meßstrom I, der mit Hilfe des Regelwiderstandes R_w auf einen Wert entsprechend des zu erwartenden Stromes eingestellt wird, schließt sich über den zu messenden Erder X und den geerdeten Transformatorsternpunkt. Die Spannung U_e des Erders X wird mit dem Spannungsmesser gegen die im Abstand von 20 m eingeschlagene Sonde gemessen. Aus der Spannung U_e und dem Meßstrom I errechnet sich wieder der Erdungswiderstand R_x. Bei dieser Meßanordnung ist ein besonderer Hilfserder nicht nötig, da er bereits durch den geerdeten Transformatorsternpunkt ersetzt wird. Da man in solchen Fällen die Ausmaße des Hilfserders und somit die Größe seiner Sperrfläche nicht immer genau kennt und außerdem über solche Hilfserder Fremdströme fließen können, empfiehlt es sich, einen grö-

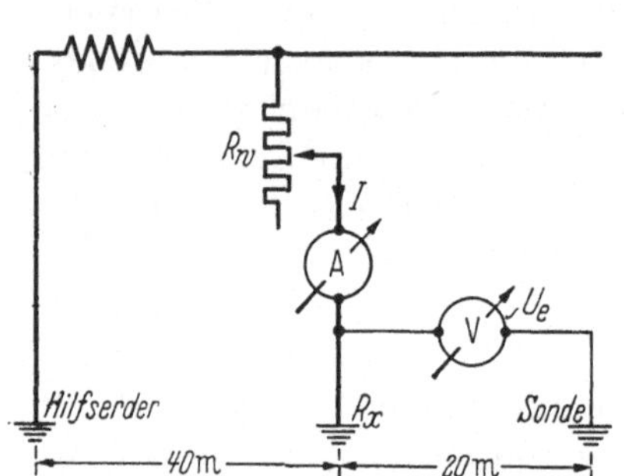

Abb. 39. Meßanordnung zur Bestimmung des Erdungswiderstandes bei unmittelbarer Stromentnahme aus dem Netz ohne besonderen Hilfserder

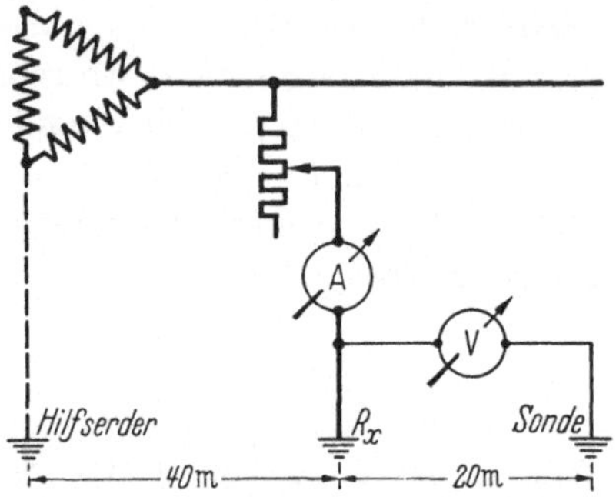

Abb. 40. Meßanordnung zur Bestimmung des Erdungswiderstandes bei unmittelbarer Stromentnahme aus dem Netz mit besonderem Hilfserder

ßeren Abstand zwischen dem zu messenden Erder und dem Hilfserder (etwa 40 m) zu wählen.

Etwas anders gestaltet sich die Messung in solchen Netzen, in denen ein geerdeter Netzpunkt *nicht* vorhanden ist. Abb. 40 zeigt die Meßanordnung. Damit sich der Meßstrom schließen kann, muß hier ein besonderer Hilfserder geschaffen werden. Liegt zwischen einem Netzpunkt und der Erde eine Durchschlagsicherung, so kann diese vorübergehend überbrückt werden, so daß die Betriebserdung als Hilfserder verwendet werden kann.

Das Verfahren, den Erdungswiderstand durch eine Strom- und Spannungsmessung zu bestimmen, empfiehlt sich besonders für die Messung sehr kleiner ($< 1\ \Omega$) Erdungswiderstände. Es können dabei jedoch Beeinflussungen auftreten, wenn über die Erder Irrströme gleicher Frequenz fließen. Um diese Einflüsse zu verhindern, kann man die Spannung des Erders gegen Erde durch die Einschaltung eines Wattmeters ermitteln (Abb. 41). Ein etwaiger Einfluß der Irrströme kann dann durch Umpolen der Wattmeterstromspule kompensiert werden. Der Erdungswiderstand errechnet sich dann zu

$$R_x = \frac{\alpha\,C}{I^2}\left(\frac{R_e + R_s}{R_e}\right), \tag{12}$$

worin α = Ausschlag und C = Konstante des Wattmeters, I = Meßstrom, R_e = Widerstand der Wattmeterspannungsspule und R_s = Erdungswiderstand der Sonde bedeuten. Ist der Erdungswiderstand R_s
gegenüber R_e vernachlässigbar klein, was meistens erreichbar ist, so
kann der Klammerausdruck in Gl. (12) fortfallen[1]. Selbstverständlich
kann diese Methode auch dann an-
gewendet werden, wenn die Meßenergie nicht über einen Transformator, sondern unmittelbar dem
Netz entnommen wird.

c) Schrittspannung

Da jeder stromdurchflossene Erder eine Spannung gegen Erde hat,
deren Höhe im wesentlichen von
der verwendeten Meßspannung abhängt, ergeben sich bei der Messung
Gefahrenmomente, wenn die Span-

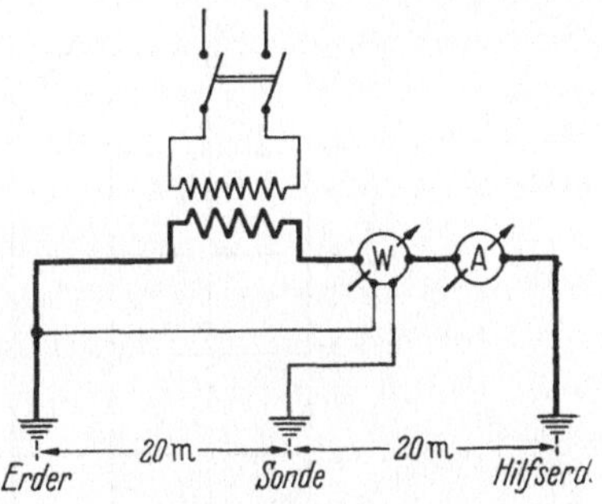

Abb. 41. Meßanordnung zur Bestimmung sehr
kleiner Erdungswiderstände

nung des Erders gefährliche Werte annimmt. Begibt sich nämlich ein
Mensch oder ein Tier in den Bereich der Sperrfläche in Richtung des
Spannungsgefälles, so wird sein Körper nach Maßgabe der von ihm überbrückten Spannung von einem Strom durchflossen (Abb. 42). Diese
Spannung wird als *Schrittspannung* bezeichnet. Ist die Schrittlänge s,
so erhält man die Schrittspan-
nung U_s als Differenz zweier
Spannungswerte der Sperrfläche,
welche voneinander den Abstand s haben[2]. Die Schrittspannung ist unmittelbar am Erder
am größten. Sie nimmt dann
schnell mit dem Abstand vom
Erder ab (Abb. 43).

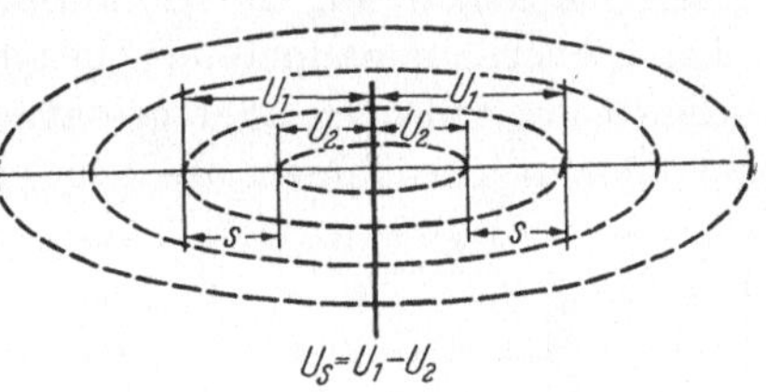

Abb. 42. Zur Erklärung der Schrittspannung

Die Gefährdung für einen Menschen ist dann am größten, wenn er bei
gespreizten Beinen mit einem Fuß den Erder berührt. Das Herz liegt
hierbei allerdings nicht in der Strombahn. Besonders gefährlich ist
die Schrittspannung für Pferde und Rinder, die eine große Schrittlänge
haben, somit eine hohe Schrittspannung überbrücken und das Herz
stets in der Strombahn liegt.

[1] WEBER, H.: Der Erdschluß in Hochspannungsnetzen S. 31. München u.
Berlin: Oldenbourg 1936.

[2] POHLHAUSEN, K.: Grundlagen der Bemessung von Starkstromerdern. VDE-
Fachberichte 1927 S. 39.

Um die Möglichkeit solcher Gefährdungen auszuschließen, darf man sich nicht selbst in den Gefahrenbereich der Sperrfläche begeben. Gleichfalls hat man dafür zu sorgen, daß sich auch nicht andere Personen oder Tiere innerhalb der Sperrfläche aufhalten.

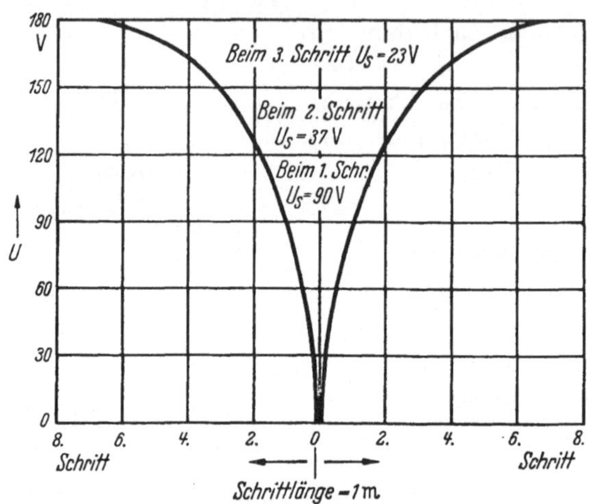

Abb. 43. Schrittspannungen um einen Rohrerder

d) Sicherheitsmaßnahmen

Mit Rücksicht auf die Gefahrenmomente müssen bei der Messung einige Sicherheitsmaßnahmen beachtet werden. Wo es die örtlichen Verhältnisse erfordern oder gestatten, kann man eine Abgrenzung der Sperrflächen vornehmen. Jedoch nicht immer kann eine Abgrenzung der Sperrfläche eine Gefährdung verhindern. Abb. 44 zeigt einen praktischen Fall, wo bei einer Messung des Erdungswiderstandes an einem Brunnensaugrohr zwischen dem Wasserhahn und dem gußeisernen Abflußbecken, dessen Abflußrohr in eine Senkgrube am Rande der Sperrfläche mündet, eine Spannung auftrat. Das am Rande der Sperrfläche auftretende Potential wurde durch das Abfluß-

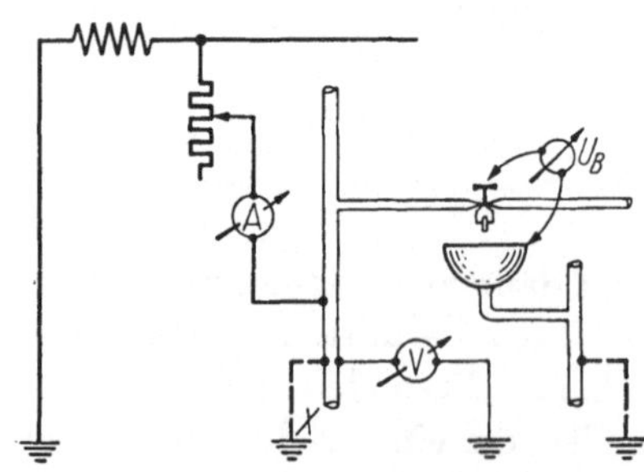

Abb. 44. Berührungsspannung bei der Messung von Erdungswiderständen

rohr in unmittelbare Nähe des Wasserhahns gebracht, der durch die metallische Verbindung des Wasserrohrs mit dem Erder das Potential des letzteren besaß. Da diese Spannung von einem Menschen überbrückt werden konnte, war sie als Berührungsspannung zu werten. In solchen

Fällen, in denen solche Potentialverschleppungen auftreten können, ist besondere Vorsicht geboten.

Um diese Gefahren auszuschließen, sind die Messungen möglichst mit kleineren Spannungen auszuführen. Eine Herabsetzung der Meßspannung ist bei mittelbarer Energieentnahme aus dem Netz durch Transformatoren ohne weiteres möglich.

Eine Meßschaltung, nach der man auch ohne Transformator die Gefahr vermindern kann, ist in Abb. 45 dargestellt. Um eine Kontrolle der dem Erder aufgedrückten Spannung zu bekommen, legt man parallel zum Regelwiderstand den Spannungsmesser V_1. Dieser Spannungsmesser muß mindestens den Wert $220 - 65 = 155$ V anzeigen, d. h. man hat dem Erder nur eine Spannung von $220 - 155 = 65$ V (höchstzulässige Berührungsspannung) aufgedrückt. Der Spannungsmesser V_2 kann dann allerdings nur 80 bis 95% des theoretischen Grenzwertes von 65 V anzeigen. Bei der erstmaligen Einschaltung des Meßstromes ist aber besonders

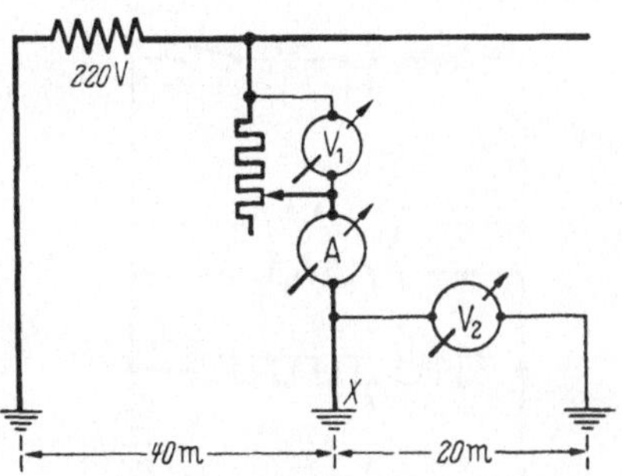

Abb. 45. Meßschaltung zur Begrenzung der Spannung gegen Erde

vorsichtig zu verfahren, da die aufgedrückte Spannung um so höher ist, je größer der noch unbekannte Widerstand des Erders X ist. Diese Methode kann übrigens in allen Fällen angewendet werden, in denen es nicht möglich ist, die Sperrflächen abzugrenzen.

e) Meßverfahren mit Erdungsmeßbrücken

Für die Messung von Erdungswiderständen sind die verschiedensten Brückenschaltungen gebräuchlich.

Eine von NIPPOLD angegebene Brückenschaltung benötigt als Stromquelle eine Trockenbatterie. Der erforderliche Wechselstrom wird durch einen Summer erzeugt und durch einen Transformator herauftransformiert. Als Nullinstrument dient ein Telephon in Kopfhörerform. Die NIPPOLD-Brücke erfordert für die Messung zwei Hilfserder. Um das Meßresultat zu erhalten, müssen drei Messungen hintereinander ausgeführt werden. Abb. 46 zeigt die Brückenschaltung und die Meßanordnung. Bei der Stellung der Schalter S_1 auf a und S_2 auf a' mißt man den Summenwiderstand $R_x + R_1$, bei den Schalterstellungen S_1 auf a und S_2 auf b' den Summenwiderstand $R_x + R_2$ und bei der Schalterstellung S_1 auf b und S_2 auf b' den Summenwiderstand $R_1 + R_2$. Aus diesen drei Messungen bestimmt sich der Erdungswiderstand für R_x zu

$$R_x = \frac{(R_x + R_1) + (R_x + R_2) - (R_1 + R_2)}{2}.$$

Da man auf der Brücke die einzelnen Summenwiderstände ablesen kann, vereinfacht sich die Gleichung, wenn A_1, A_2 und A_3 die Ablesungen bedeuten, in

$$R_x = \frac{A_1 + A_2 - A_3}{2}. \tag{13}$$

Diese Brücke ist nur verwendbar, wenn die Erdungswiderstände der Hilfserder mit dem Erdungswiderstand des zu messenden Erders in gleicher Größenanordnung liegen. Ihr Anwendungsgebiet ist daher insofern sehr begrenzt.

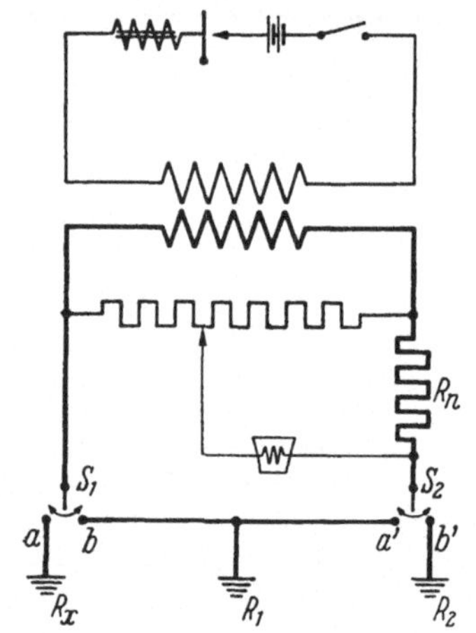
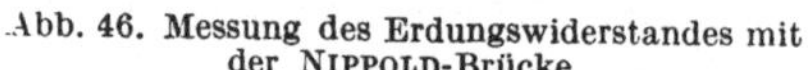

Abb. 46. Messung des Erdungswiderstandes mit der NIPPOLD-Brücke

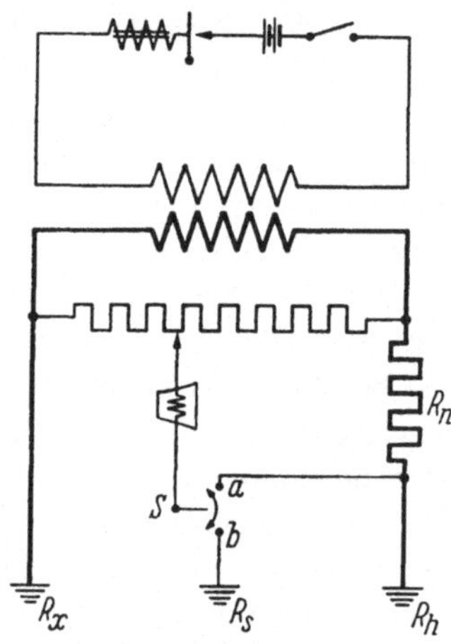

Abb. 47. Messung des Erdungswiderstandes mit der WICHERT-Brücke

Eine von WICHERT angegebene Brückenschaltung erfordert einen Hilfserder und eine Sonde, die während der Messung stromlos ist. Die Schaltung zeigt Abb. 47. Der Widerstand der stromlosen Sonde R_s erscheint nicht in der Rechnung. Um R_x zu bestimmen, sind nur zwei Messungen auszuführen, und zwar bestimmt man bei der Schalterstellung des Schalters S auf a den Summenwiderstand $R_x + R_h$ mit dem Normalwiderstand R_n. Bei der zweiten Messung, die Schalterstellung b erfordert, bestimmt man den Summenwiderstand $R_h + R_n$ mit dem Widerstand R_x. Hieraus ermittelt sich R_x zu

$$R_x = \frac{R_x}{R_h + R_n}\, R_n\, \frac{1 + \dfrac{R_x + R_h}{R_n}}{1 + \dfrac{R_x}{R_h + R_n}}$$

in vereinfachter Form, wenn

$$a_1 = \frac{R_x + R_h}{R_n} \quad \text{und} \quad a_2 = \frac{R_x}{R_h + R_n}$$

die einzelnen abgelesenen Verhältniszahlen bedeuten,

$$R_x = a_2\, R_n\, \frac{1 + a_1}{1 + a_2}. \tag{14}$$

Die WICHERT-Brücke hat wohl gegenüber der NIPPOLD-Brücke gewisse Vorteile, beide Brücken erfordern aber gute Hilfserder, die nicht immer zur Verfügung stehen bzw. ohne erheblichen Aufwand nicht hergestellt werden können. Im übrigen wird es vom Standpunkt des Praktikers als sehr unangenehm und zeitraubend empfunden, erst mehrere Messungen auszuführen, um aus den gewonnenen Meßergebnissen das geforderte Resultat zu errechnen.

Eine moderne Kompensationsschaltung zur Bestimmung von Erdungswiderständen bietet die Anwendung der Schaltung nach BEHREND[1]. Als Stromerzeuger dient bei dem kleinen Gerät ebenfalls eine Trockenbatterie mit Summer und Transformator. Als Kontrollinstrument dient auch ein Telephon. Es sind zur Messung ein Hilfserder und eine Sonde erforderlich. Abb. 48 zeigt das Schaltbild des Gerätes. Der durch R_x fließende Meßstrom I_m hat einen Spannungsabfall u_1 in R_s zur Folge, der mit dem am Vergleichswiderstand R_v wirksamen Spannungs-

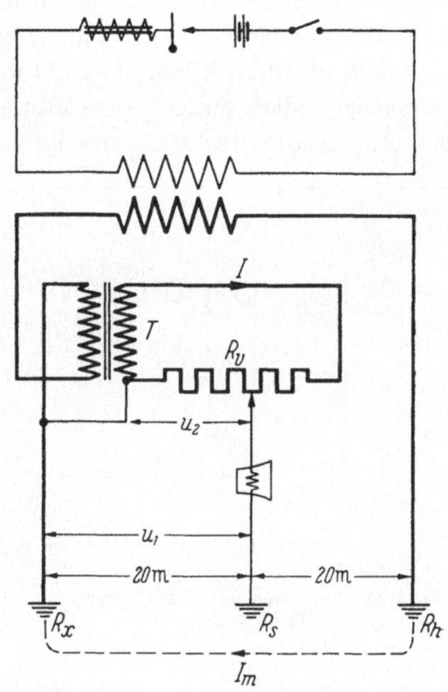

Abb. 48. Messung des Erdungswiderstandes mit der BEHREND-Brücke

abfall u_2 verglichen wird; denn der R_v durchfließende Strom ist infolge des Übersetzungsverhältnisses des Transformators von 1 : 1 gleich dem durch R_x fließenden Meßstrom I_m. Da zu gleichen Spannungsabfällen und gleichen Strömen auch gleiche Widerstände gehören, muß $R_x = R_v$ sein, d. h. R_x kann unmittelbar auf der Skala für R_v abgelesen werden. Die direkte Ablesung des Erdungswiderstandes R_x ist ein ganz besonderer Vorteil der Kompensationsschaltung gegenüber den vorhin beschriebenen Brückenschaltungen. Der Widerstand des Hilfserders R_h bestimmt den Meßstrom und somit die Empfindlichkeit der Meßschaltung. Die Sonde R_s ist bei der Abgleichung stromlos. Wenn Sonde und Hilfserder den

---

[1] SKIRL, W.: Elektrische Messungen S. 613. Berlin u. Leipzig: de Gruyter & Co. 1936.

Widerstand von etwa 1000 bis 1500 Ω nicht überschreiten, sind die
Meßergebnisse sehr zuverlässig.

Das größere Gerät ist grundsätzlich auf dem gleichen Prinzip aufgebaut (Abb. 49)[1].

Statt der Trockenbatterie und des Summers ist ein Handkurbelgenerator G, der eine Wechselspannung von 75 Per/s erzeugt, eingebaut.
Das Telephon ist durch ein Zeigerinstrument J, das über einen Isolierwandler W angeschlossen ist, ersetzt, was wesentlich angenehmer ist,
da das Telephon infolge Kapazitätswirkung gegen Erde nicht auf Null,
sondern nur auf ein Tonminimum
gebracht werden kann. Der Transformator T hat einige Anzapfungen
zur Anpassung des Meßbereichs von

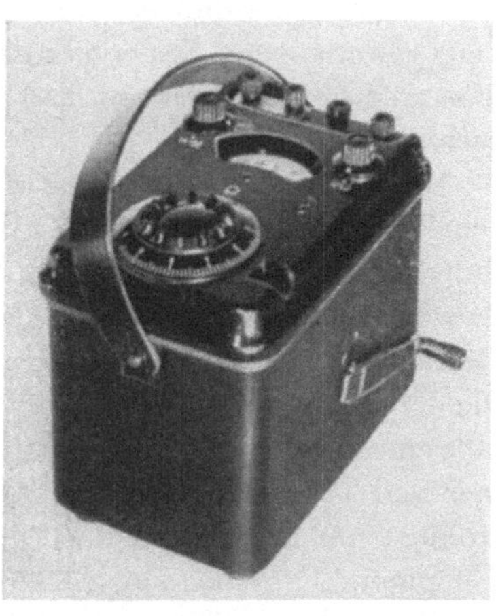

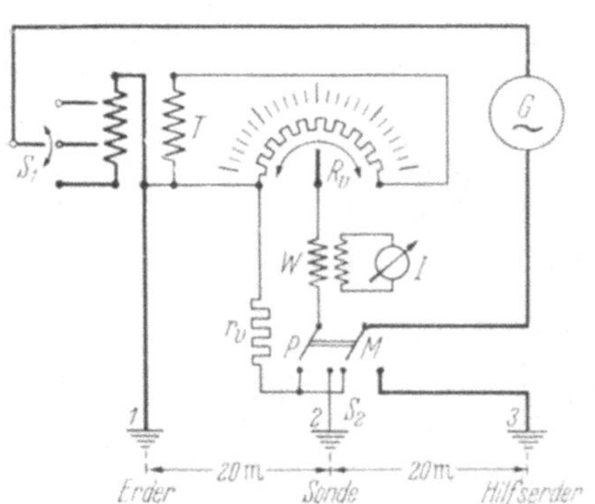

Abb. 49. Schaltung des großen BEHREND-
Erdungsmessers

Abb. 50. Ansicht des BEHREND-Erdungs-
messers für Starkstromanlagen

1, 10 und 100 Ω, der mit dem Schalter S_1 gewählt werden kann.
Die Einschaltung eines eingebauten Vergleichswiderstandes r_v von 10 Ω
durch Umlegen des Schalters S_2 auf Stellung P ermöglicht eine Kontrolle der Meßbrücke vor jeder Messung. Nach Umlegen des Schalters S_2
auf Stellung M kann unter Berücksichtigung des gewählten Meßbereichs
der Erdungswiderstand auf der Skala unmittelbar abgelesen werden,
wenn R_v so eingeregelt wird, bis der Zeiger des Nullinstruments in der
Mitte auf Null steht. Die Meßgenauigkeit ist außerordentlich groß.
Bei den praktisch vorkommenden Verhältnissen beträgt der Fehler
meistens weniger als 1%.

Als besondere Bequemlichkeit ist noch zu erwähnen, daß man auch
Leitungswiderstände messen kann, wenn man die Klemmen *2* und *3*
kurzschließt und den zu messenden Widerstand an die Klemmen *1* und *2*
anlegt. Die äußere Ansicht dieses Erdungsmessers zeigt Abb. 50.

---

[1] PFLIER, M.: Die Siemens-Erdungsmesser. Siemens-Z. Bd. 19 (1939) S. 396.

Ein Erdungsmesser, bei dem der Erdungswiderstand unmittelbar an einem Zeigerinstrument abgelesen werden kann, wird von EVERSHED hergestellt. Die Schaltung zeigt Abb. 51. Der Meßstrom wird durch einen Gleichstrom-Kurbelgenerator G erzeugt. Der Stromwender St_w zerhackt den Gleichstrom, so daß über die Erder ein Wechselstrom fließt, während der Gleichstrom der Stromspule des Ohmmeters zugeführt wird. Die Wechselspannung des Erders gegen Sonde wird durch den mit dem Stromwender gekuppelten Spannungswender Sp_w gleichgerichtet, so daß auch die Spannungsspule des Ohmmeters Gleichstrom erhält. Der Umschalter S dient zur Wahl des Meßbereichs. Die logarithmische Teilung der Skala des Kreuzspulinstrumentes ermöglicht eine sehr genaue Ab-

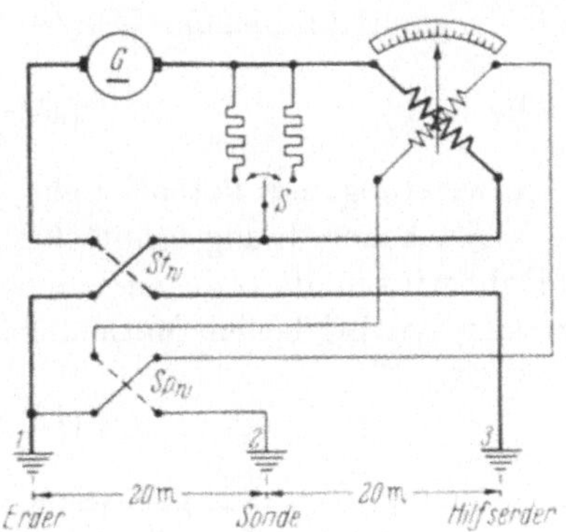

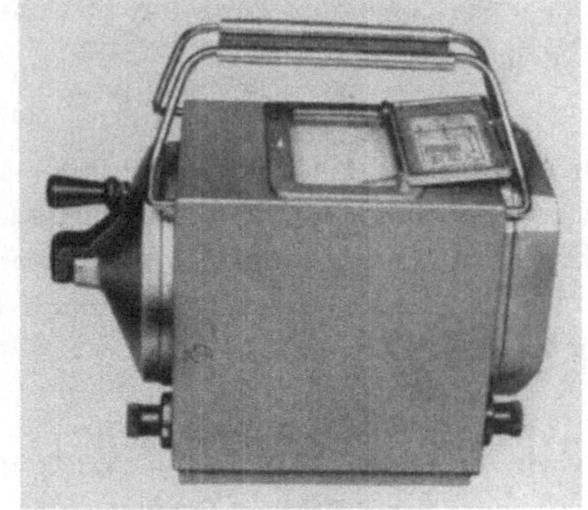

Abb. 51. Schaltung des EVERSHED-Erdungsmessers   Abb. 52. Ansicht des EVERSHED-Erdungsmessers

lesung. Abb. 52 zeigt die äußere Ansicht des Erdungsmessers. Auch dieses Gerät ermöglicht selbstverständlich die Messung von Leitungswiderständen, wenn man die Klemmen *2* und *3* kurzschließt und den zu messenden Widerstand an die Klemmen *1* und *2* anschließt.

Die beiden zuletzt beschriebenen Erdungsmesser, bei denen der Meßstrom Kurbelgeneratoren entnommen wird, sind besonders für Erdungsmessungen in Starkstromanlagen geeignet, während die übrigen Brückenarten zur Bestimmung höherer Widerstände, wie sie meistens in Schwachstromanlagen vorkommen, gedacht sind.

3. Beurteilung des Erdungswiderstandes

Die Bestimmung des Erdungswiderstandes wird nicht immer ein befriedigendes Ergebnis liefern. Die Höhe des Erdungswiderstandes ist nämlich

1. von der elektrischen Leitfähigkeit des Erdreichs, 2. von den Abmessungen des Erders und 3. von seiner Erdberührungsfläche abhängig.

a) Spezifischer Widerstand des Erdreichs

Für den elektrischen Strom ist der Erdboden ein Halbleiter. Sein elektrischer Widerstand, den er dem Strom entgegensetzt, ist in hohem Maße von der geologischen und chemischen Zusammensetzung und von dem Feuchtigkeitsgehalt des Erdbodens abhängig, also örtlich und zeitlich außerordentlich verschieden.

Ein Maßstab für die Beurteilung der elektrischen Leitfähigkeit des Erdreichs bietet die Angabe des spezifischen Widerstandes ϱ. Unter dem spezifischen Widerstand ist theoretisch der Widerstand zu verstehen, den ein linearer homogener Leiter mit dem Einheitsquerschnitt (z. B. 1 m²) pro Längeneinheit (z. B. 1 m) besitzt. Unter Voraussetzung homogener Beanspruchung kann ϱ als der in Ω gemessene Widerstand eines Meterwürfels Erdreich zwischen zwei gegenüberliegenden Würfelflächen, also

$$\varrho = \frac{\Omega \mathrm{m}^2}{\mathrm{m}} = \Omega \mathrm{m} \tag{15}$$

betrachtet werden. Unter sinngemäßer Anwendung der Potentialfeldtheorie läßt er sich durch nachstehende Versuchsanordnung ermitteln: Ein 1 bis 2 m langes und 1 bis 2″ starkes Rohr wird in die Erde getrieben und der Erdungswiderstand nach einer der beschriebenen Methoden gemessen. Es ist dann

$$\varrho = \frac{R\,a}{C}, \tag{16}$$

worin $\varrho =$ der spezifische Widerstand in $\Omega \mathrm{m}$, $R =$ der gemessene Erdungswiderstand in Ω, $a =$ die Hauptabmessung des Versuchserders in m, also seiner Länge von der Spitze bis zur Erdoberfläche, und C eine Konstante, deren Wert von der Form und Art des Versuchserders abhängig ist, bedeuten. Für den gewählten Versuchserder ist $C = 0{,}9$.

Um die Leitfähigkeiten des Erdreichs in einem größeren Gelände zu beurteilen, wird man zweckmäßig den Mittelwert aus einer Reihe von Meßergebnissen bilden. So wurden z. B. auf dem Gelände einer Waldsiedlung spezifische Widerstände von 690 bis 1400 $\Omega \mathrm{m}$ gemessen, so daß mit einem Mittelwert von rd. 1000 $\Omega \mathrm{m}$ zu rechnen war.

Um einen Überblick über die spezifischen Widerstände der verschiedensten Bodenarten zu erhalten, sind in der Tab. 16 die wichtigsten mittleren Werte zusammengestellt.

Tabelle 16. *Spezifische Erdungswiderstände verschiedener Bodenarten*

Bodenart	Spezifischer Erdungswiderstand
Moorboden	50 $\Omega \mathrm{m}$
Acker- oder Lehmboden . . .	100 $\Omega \mathrm{m}$
Sandboden	600 $\Omega \mathrm{m}$
Kiesboden	1000 $\Omega \mathrm{m}$
Felsen	3000 $\Omega \mathrm{m}$

Es ist auch interessant zu wissen, in welchem Verhältnis die Leitfähigkeit des Erdreichs zu der Leitfähigkeit des Kupfers steht. Der spezifische Widerstand von Elektrolytkupfer ist

$$\varrho_{Cu} = 0{,}0175 \, \frac{\Omega \, mm^2}{m} = 1{,}75 \cdot 10^{-6} \, \Omega cm = 1{,}75 \cdot 10^{-8} \, \Omega m \, .$$

Da Ackerboden einen spezifischen Widerstand von $\varrho = 100 \, \Omega m$ hat, ist seine Leitfähigkeit

$$\frac{\varrho}{\varrho_{Cu}} = \frac{100}{1{,}75 \cdot 10^{-8}} = 5{,}7 \cdot 10^{-9},$$

also 5,7 Milliarden mal so schlecht als Kupfer.

b) Vorausberechnung der Erder

Die Kenntnis des spezifischen Erdungswiderstandes gestattet eine Vorausberechnung von Erdungswiderständen. Ganz allgemein gilt derjenige Erder als der günstigste, der bei kleinstem Übergangswiderstand den geringsten Material- und Kostenaufwand verursacht.

Für die Vorausberechnung der gebräuchlichsten Erderformen können nachstehende, im Schrifttum[1] mehrfach erwähnte Formeln angewendet werden:

1. Plattenerder
$$R = \frac{\varrho}{4 \, a} \, , \tag{17}$$

2. Rohrerder
$$R = \frac{\varrho}{2 \, \pi \, a} \ln \frac{4 \, a}{d} \, , \tag{18}$$

3. Seilerder
$$R = \frac{\varrho}{2 \, \pi \, a} \ln \frac{a^2}{d \, h} \, , \tag{19}$$

4. Banderder
$$R = \frac{\varrho}{2 \, \pi \, a} \ln \frac{a^2}{h \, b/2} \tag{20}$$

Die Erklärungen für die Formelzeichen gehen aus Abb. 53 hervor. Für die praktischen Bedürfnisse genügen meist die in Anlehnung an diese Formeln abgeleiteten vereinfachten Formeln, wenn die nachstehenden Bedingungen erfüllt sind:

1. Plattenerder in quadratischer Form und *senkrecht* im Erdreich stehend,

2. Rohrerder mit einem Durchmesser von 1 bis 2″ und 1 bis 6 m Länge im Erdreich,

3. Seilerder mit einem Durchmesser von etwa 8 mm, einer Länge von 25 bis 10 m und einer Verlegungstiefe von etwa 0,5 m im Erdboden,

4. Banderder mit einem Bandquerschnitt in der Größenordnung von 3×16 mm, gleicher Länge und Verlegungstiefe wie bei Seilerdern.

---

[1] WEBER, H.: Der Erdschluß in Hochspannungsnetzen S. 27. München u. Berlin: Oldenbourg 1936.

Sind vorstehende Bedingungen erfüllt, so kann mit nachstehenden vereinfachten Formeln gerechnet werden:

1. Plattenerder $\qquad 0{,}25 \cdot \dfrac{\varrho}{a}$, $\hfill (21)$

2. Rohrerder $\qquad 0{,}9 \ \cdot \dfrac{\varrho}{a}$, $\hfill (22)$

3. Band- oder Seilerder $\qquad 2{,}1 \ \cdot \dfrac{\varrho}{a}$, $\hfill (23)$

worin a immer die Hauptabmessungen in m bedeuten[1].

Eine Vorausberechnung von Erdern wird sich in allen Fällen empfehlen, in denen die Überschreitung eines gewissen Erdungswiderstandes unzulässig, die Bodenverhältnisse bezüglich ihrer Leitfähigkeit unbekannt

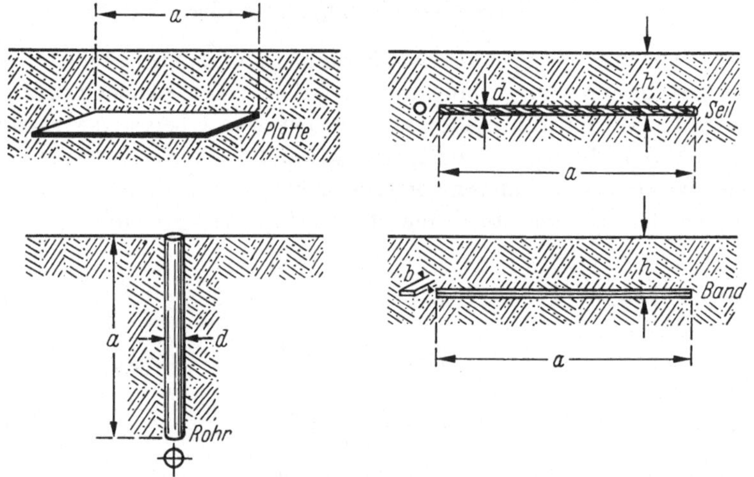

Abb. 53. Lagen der verschiedenen Erderformen zur Erklärung der Gleichungen (17) bis (20)

sind und bindende Kostenanschläge abgegeben werden müssen. Das ist besonders in den Anlagen der Fall, wo die Kosten für die Erdungen einen erheblichen Anteil an ·den Gesamtkosten ausmachen.

Tabelle 17. *Erdungswiderstände gebräuchlicher Erder bei verschiedenen Bodenarten*

Bodenart	1- bis 2zöllige Rohrerder			Banderder (Querschnitt 50 mm²)			Quadratische Plattenerder		
	Tiefe in m			Länge in m			Eins. Oberfl. in m²		
	2	4	6	25	50	100	0,5	1	2
Moorboden	23	12	7,5	4,2	2,1	1,1	25	12	6 Ω
Acker- oder Lehmboden .	45	23	15	9	4,5	2,5	50	25	12 Ω
Sandboden	270	135	90	50	25	12	300	150	75 Ω
Kiesboden	450	230	150	95	45	25	500	250	120 Ω

[1] Löbl, O.: Erdung, Nullung und Schutzschaltung S. 29. Berlin: Springer 1933.

Auf Grund der in Tab. 16 angegebenen spezifischen Erdungswiderstände und der Bemessungsformeln ergeben sich die in Tab. 17 zusammengestellten Widerstandswerte, wobei aber zu bemerken ist, daß die errechneten Werte nur angenäherte, für die praktischen Verhältnisse aber genügend genaue sind.

c) Abmessungen der Erder, Mehrfacherder

Der Erdungswiderstand eines Erders ist proportional des spezifischen Widerstandes des Erdreichs und umgekehrt proportional seiner Hauptabmessungen, z. B. der Länge eines Rohres oder Bandes. Ist die Länge eines Erders l_1, sein Erdungswiderstand R_1, so beträgt bei Veränderung der Länge auf l_2 sein Erdungswiderstand

$$R_2 = \frac{l_1}{l_2}\, R_1. \qquad (24)$$

wobei vorausgesetzt ist, daß die Leitfähigkeit des Erdreichs im Bereich des Erders gleichförmig ist. Diese Gleichförmigkeit ist aber oft nicht

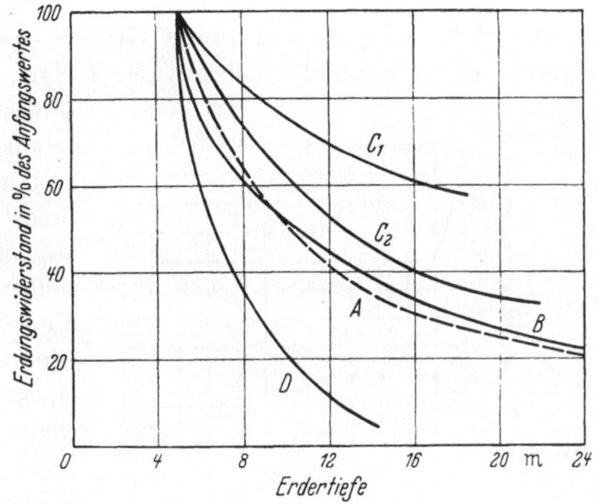

Abb. 54. Widerstandsabnahme von Rohrerdern in Abhängigkeit von der Erdertiefe

vorhanden. Wenn Rohrerder in größere Tiefen getrieben werden, können Erdschichten anderer Leitfähigkeit angetroffen werden als die, durch welche der Erder bereits vorgetrieben ist. In horizontaler Richtung sind die Erdreichstrukturen über kurze Strecken meist gleichartig, können sich aber auch bei größeren Entfernungen erheblich unterscheiden, was bei der Verlegung langer Banderder zu beachten ist. In solchen Fällen ist die Widerstandsabnahme nicht proportional der Länge, sondern folgt einer Kurve, deren Form von der Leitfähigkeit der Erdreichschichten abhängig ist[1]. Abb. 54 zeigt einige Widerstandskurven von Rohrerdern. Die Kurven sind wie folgt zu bewerten: Kurve A stellt die nach Gl. (24) errechnete Vergleichsgrundlage dar. Die Kurve B, die sich praktisch mit der Kurve A deckt, läßt auf ein gleichförmiges Erdreich schließen.

---

[1] SCHAFER, R. M., u. W. H. KNUTZ: Tafeln zur Vorausbestimmung von Erdungswiderständen. Electr. Wld., N. Y. Bd. 114 (1940) S. 1163 Referat. — W. SCHRANK: ETZ Bd. 62 (1942) S. 836. — R. WESSEL: Einfaches Verfahren zur elektrischen Untersuchung des Untergrundes für Erdungen. ETZ Bd. 71 (1950) S. 339.

Aus dem Verlauf der Kurven C_1 und C_2 ist zu entnehmen, daß die tiefer-
liegenden Erdschichten eine schlechtere Leitfähigkeit (Kiesschichten)
haben als die oberen Erdschichten. Aus der Kurve D sind die umgekehrten Verhältnisse zu folgern, also mit zunehmender Tiefe werden
Erdschichten mit besserer Leitfähigkeit (Lehmschichten) erreicht.

Da es in der Praxis nicht immer möglich ist, einen bestimmten Erdungswiderstand durch die errechnete Länge

$$l_2 = \frac{R_1}{R_2}\, l_1$$

zu erreichen, weil sich zu große Längen ergeben würden, kann man
mehrere Erder parallel schalten. Der 1. Satz des KIRCHHOFFschen Gesetzes gilt für die Parallel-
schaltung von Erdungswiderständen, ebenso wie der 2. Satz
für die Hintereinanderschaltung,
angenähert nur dann, wenn
sich die Sperrflächen der Erder
nicht überdecken. Es ist daher
sinnlos, den Erdungswiderstand
eines Erders zu vermindern,
wenn man in unmittelbarer
Nähe, also innerhalb der Sperrfläche, einen zweiten Erder errichtet und ihn zum ersten Erder
parallel schaltet. Der Gesamt-

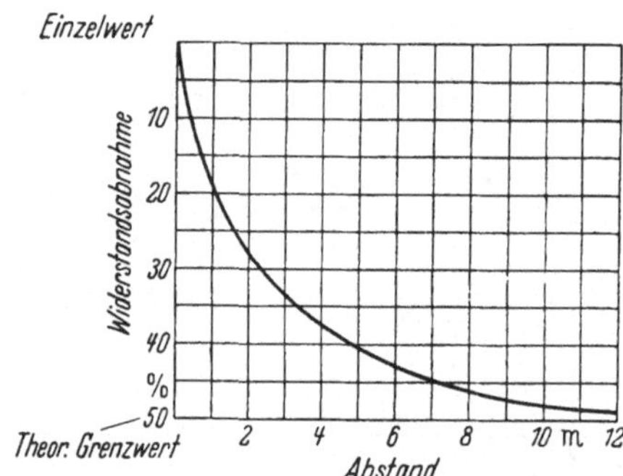

Abb. 55. Prozentuale Widerstandsabnahme bei
Parallelschaltung von Erdern in Abhängigkeit vom
gegenseitigen Abstand

widerstand wird wohl etwas kleiner, keinesfalls aber um den Wert,
den man erreicht, wenn man den zweiten Erder außerhalb der Sperrfläche des ersten Erders versetzt, so daß sich beide Sperrflächen nicht
überdecken. Inwieweit der Abstand der Erder den Gesamtwiderstand
beeinflußt, zeigt Abb. 55. In der Abbildung ist angenommen, daß die
Sperrflächen der Erder einen Halbmesser von je 6 m haben.

Da die Größe der Sperrfläche von der Hauptabmessung des Erders
abhängt, ist der gegenseitige Abstand bei Mehrfacherdern auch durch
die Hauptabmessungen der Einzelerder bedingt. Um den Geländebedarf
für Mehrfacherder nicht unnötig zu vergrößern, ist es nicht unbedingt
notwendig, die Sperrflächengrenzen genau einzuhalten; das um so
weniger, als der Kombinationswiderstand mit zunehmendem Abstand von
einer gewissen Grenze ab nur noch unwesentlich sinkt. Abb. 56 zeigt den
Kombinationswiderstand zweier Rohrerder von je 2 m Länge in Abhängigkeit vom gegenseitigen Abstand. Da der Kombinationswiderstand
bei $d = 2$ m Abstand nicht mehr wesentlich abnimmt, genügt es, diesen
Abstand einzuhalten. Ordnet man n Rohrerder von je l m Länge in

einem Kreise vom Durchmesser D gleichmäßig an, so ist der Kombinationswiderstand natürlich um so kleiner, je größer n ist. In bezug auf einen wirtschaftlich noch vertretbaren Material- und Arbeitsaufwand sowie Geländebedarf darf angenähert

$$n_{\mathrm{max}} \approx \frac{D\pi}{l} \tag{25}$$

nicht überschritten werden, d. h. der günstigste Kombinationswiderstand ist zu erwarten, wenn man den gegenseitigen Abstand der Einzelerder etwa gleich der Hauptabmessung der Einzelerder wählt, wobei

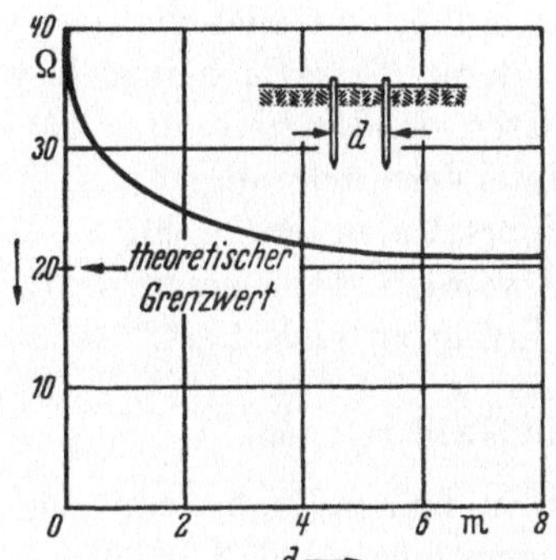

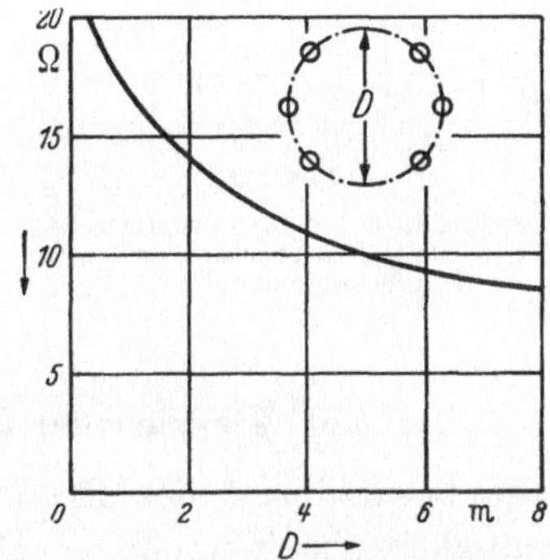

Abb. 56. Kombinationswiderstand zweier Rohrerder von je 2 m Länge in Abhängigkeit vom gegenseitigen Abstand

Abb. 57. Kombinationswiderstand eines kreisförmig angeordneten Mehrfacherders in Abhängigkeit vom Kreisdurchmesser

vorausgesetzt ist, daß alle Einzelerder die gleiche Hauptabmessung haben. Abb. 57 zeigt den Kombinationswiderstand von sechs Einzelerdern je 2 m Länge in Abhängigkeit vom Durchmesser D. Es ist erkennbar, daß ein Durchmesser von 3 bis 5 m entsprechend Gl. (25) den günstigsten Wert ergibt. Mit weiter zunehmendem D nimmt der Kombinationswiderstand nur noch unwesentlich ab.

d) Erdberührungsfläche der Erder

Man sollte annehmen, daß die Erdberührungsfläche eines Erders für seinen Erdungswiderstand eine große Rolle spielt. Das ist aber nicht der Fall. Eine doppelte Berührungsfläche eines Erders zieht nämlich nicht eine Verminderung seines Erdungswiderstandes auf den halben Wert nach sich; d. h. benötigt man den halben Widerstandswert, so bedingt das bei Plattenerdern eine vierfache und bei Rohrerdern etwa eine zehnfache Vergrößerung der Erdberührungsfläche. Aus Abb. 58 ist zu entnehmen, daß bei Plattenerdern der Erdungswiderstand durch Verdoppelung der Erdberührungsfläche um etwa 30% und bei Rohrerdern nur um etwa 10% abnimmt. Man erkennt, daß der Durchmesser eines Rohrerders auf den Erdungswiderstand keinen allzu großen Einfluß hat. Man wird daher Rohrerder aus Gründen der Werkstoffersparnis nur so stark wählen, wie es mit Rücksicht auf die mechanische und Korrosionsfestigkeit gefordert werden muß. Aus wirtschaftlichen Gründen ist es daher notwendig, die Verminderung eines Erdungswiderstandes nicht durch Vergrößerung der Erdberührungsfläche, sondern durch Vergrößerung seiner Hauptabmessungen anzustreben. In Unkenntnis dieser Sachlage sowie auch durch Parallelschaltung von Erdern, deren Sperrflächen sich weit überdeckten, sind schon öfter bei beabsichtigter Verminderung von Erdungswiderständen große Mittel aufgewandt worden, ohne einen nennenswerten Erfolg zu erreichen.

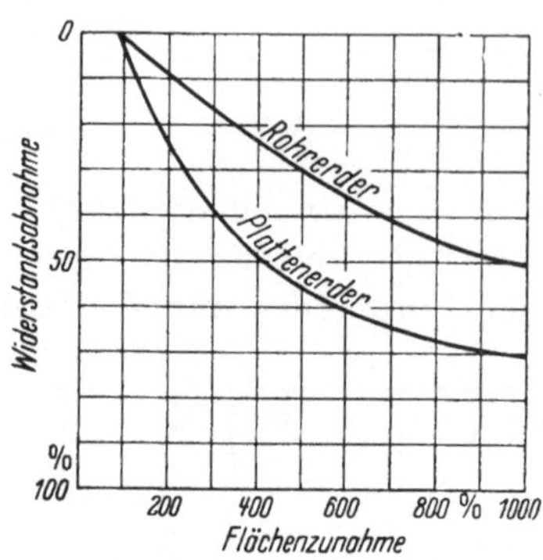

Abb. 58. Einfluß der Erdberührungsfläche bei Rohr- und Plattenerdern auf den Erdungswiderstand

e) Veränderung des Erdungswiderstandes

Die Leitfähigkeit des Erdbodens ist in hohem Maße von seinem Feuchtigkeitsgehalt abhängig. Da der Feuchtigkeitsgehalt wieder Witterungseinflüssen unterworfen ist, sind Erdungswiderstände in mehr oder weniger hohem Maße vom Einfluß der Witterung abhängig. Das gilt für Oberflächenerder mehr als für Tiefenerder, weil besonders die oberen Schichten des Erdbodens (etwa 1 m unter Erdoberfläche) bezüglich ihres Feuchtigkeitsgehaltes durch längere Regenperioden günstig und durch längere Trokkenheit und Frostdauer ungünstig beeinflußt werden. Dagegen sind wieder die Erdungswiderstände der Tiefenerder den Schwankungen des Grundwasserspiegels, verursacht durch in der Nähe liegende größere Saugbrunnen, ungünstig ausgesetzt. Abb. 59

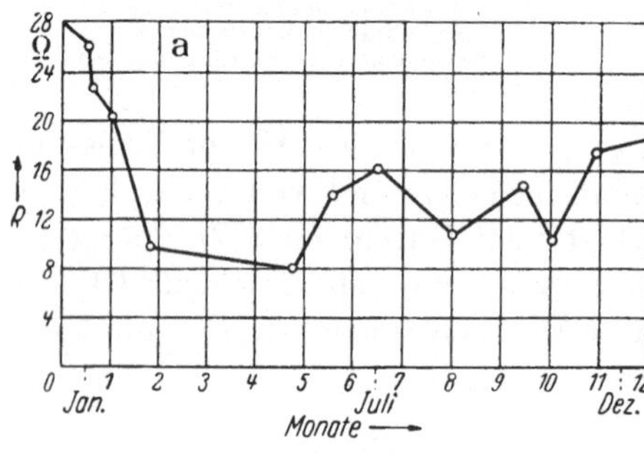

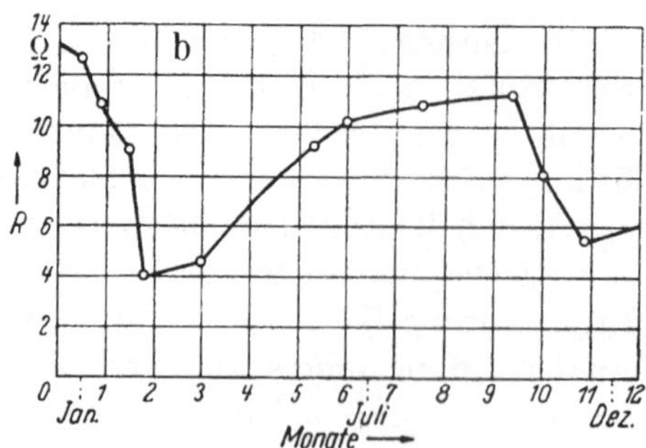

Abb. 59. Zeitabhängige Veränderung fdes fErdungswiderstandes. a Oberflächenerder; b Tiefenerder

zeigt aus Messungen die Größe der Veränderungen, denen die Oberflächen- und Tiefenerder durch Witterungseinflüsse und Schwankungen des Grundwasserspiegels ausgesetzt sind.

Charakteristisch ist bei den Kurven, daß der Widerstand zunächst stark abfällt, um sich dann erst allgemein den Veränderungen der Bodenleitfähigkeit zu unterwerfen. Das liegt darin begründet, daß der Erder zunächst noch keine allzu innige Berührung mit dem Erdreich hat, die aber durch natürliches Absacken des Erdreiches und Regenfälle oder auch durch Stampfen und Bewässern des umgebenden Bodens verbessert werden kann. Dagegen kann sich ein Absacken des Erdreichs ungünstig auswirken, wenn Plattenerder flach in den Erdboden verlegt werden. Es ist daher notwendig, Plattenerder nur hochkant in den Erdboden zu stellen.

Mit Rücksicht auf die andauernden Änderungen der Erdungswiderstände ist daher ein Wert anzustreben, der auch noch im ungünstigsten Falle den an die Erdung zu stellenden Forderungen entspricht, anderenfalls die Erdung mit einem großen Unsicherheitsfaktor behaftet ist.

f) Tränkerder

Die Tatsache, daß die Kosten einer Erdung durch ihren geforderten Erdungswiderstand und durch die jeweilige Leitfähigkeit des Bodens bestimmt sind, kann unter Umständen zu erheblichen Kosten führen, wenn der Erdboden eine besonders schlechte Leitfähigkeit besitzt. Das Tränkverfahren gestattet eine Verbesserung der Leitfähigkeit um das 3- bis 5fache. Da das Spannungsgefälle und damit die Stromdichte unmittelbar am Erder am größten ist, genügt es auch, nur in der unmittelbaren Umgebung des Erders das Erdreich zu tränken. Als Tränklösung hat sich Sodalösung gut bewährt. Durch die Sodalösung wird das Material der Erder nicht angegriffen, somit sind Korrosionserscheinungen nicht zu befürchten. Die zahlreich angestellten Versuche haben gezeigt, daß eine Tränkung etwa 9 bis 12 Monate ausreicht, ehe eine neue Tränkung erforderlich ist. Durch das Tränkverfahren konnten Verbesserungen bis zu $^1/_5$ des anfänglichen Widerstandswertes erreicht werden. Zahlenmäßige Werte lassen sich aber kaum verallgemeinern, da die Auswirkung des Tränkverfahrens in hohem Maße von der chemischen Bodenbeschaffenheit abhängig ist.

Um die Einfüllung der Tränklösung von Zeit zu Zeit zu ermöglichen, muß der Rohrerder mit Bohrlöchern versehen werden, durch die die Lösung in das umliegende Erdreich hindurchtritt. Der Kopf des Erders erhält zweckmäßigerweise eine verschließbare trichterförmige Öffnung zum Einfüllen der Tränklösung, während der Fuß eine zugeschweißte Spitze erhält. Inwieweit sich die Widerstände der Tränkerder mit der

Zeit verändern, z. B. unter dem Einfluß der Witterung und der Ausbreitung der Tränklösung, geht aus Abb. 60 hervor.

Werden Erder nicht geschlagen oder gebohrt, sondern gegraben, so kann man auch noch zur Verbesserung einen Salzvorrat (Viehsalz) um den Erder schütten und einstampfen, der sich im Laufe der Zeit durch Regenfälle auflöst und die Leitfähigkeit des Erdreichs um den Erder herum wesentlich erhöht.

g) Gefahrenzone der Erder

Bei der wirtschaftlichen Beurteilung von Erdern wird derjenige der günstigste sein, der bei kleinstem Erdungswiderstand den geringsten Werkstoff- und Kostenaufwand erfordert. Das ist im allgemeinen der Rohrerder, da er bei dem geringsten Werkstoffaufwand leicht herzustellen ist und den geringsten Geländebedarf erfordert gegenüber Seil- und Banderdern. Bei der sicherheitstechnischen Beurteilung ist jedoch außer dem Erdungswiderstand die Gefahrenzone, also Ausdehnung des Spannungstrichters und Höhe der Schrittspannung, zu beachten.

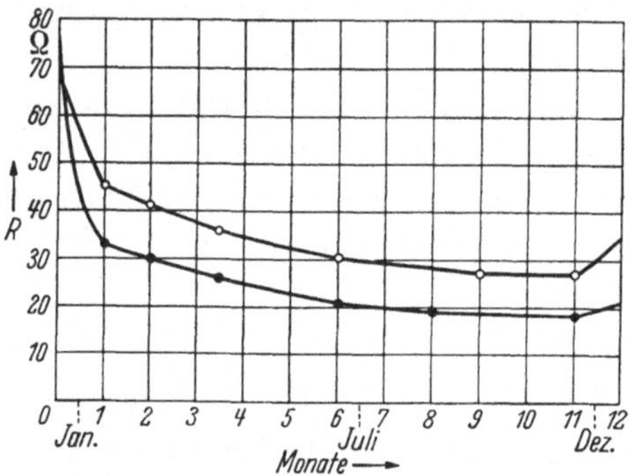

Abb. 60. Zeitabhängige Widerstandsveränderung bei Tränkerdern

Je nach Lage und Verwendungszweck des Erders kann es erforderlich sein, Maßnahmen gegen die Gefahren durch Schrittspannung anzuwenden[1]. Hierzu kann man sich folgender Mittel bedienen:

1. Einzäunung der Gefahrenzone, 2. Herabsetzung der Schrittspannung.

1. Zu der Maßnahme, die Gefahrenzone einzuzäunen, wird man nur dann greifen, wenn der erforderliche Geländebedarf zur Verfügung steht und seine Entbehrung keine wirtschaftlichen Nachteile mit sich bringt.

---

[1] Die Anwendung solcher Maßnahmen braucht nur dann in Erwägung gezogen zu werden, wenn gefährliche Spannungen am Erder überhaupt auftreten können, z. B. Erdungen für Überspannungsableiter an Freileitungen in gewitterreichen Gegenden, wo mit der Zerstörung der Ableiter durch direkten Blitzschlag gerechnet werden muß, Betriebs- und Schutzerdungen in Netzstationen unter besonders ungünstigen Betriebsverhältnissen u. ä. Vgl. W. Schrank: Überspannungsableiter in Niederspannungsanlagen. Elektrotechnik Bd. 1 (1947) S. 85; Erdungen in Transformatorenstationen. ETZ Bd. 70 (1949) S. 42; Revisionserfahrungen bei Dachständerhausanschlüssen. ETZ Bd. 69 (1948) S. 391.

2. **Zur Herabsetzung der Schrittspannung ist der Erder mehrere Meter unter der Erdoberfläche zu versenken und an eine von Erde** isolierte Erdungsleitung anzuschließen (Abb. 61). Bei solchen Erdern, deren Erdungszuleitung isoliert in das Erdreich eingeführt ist, sind die

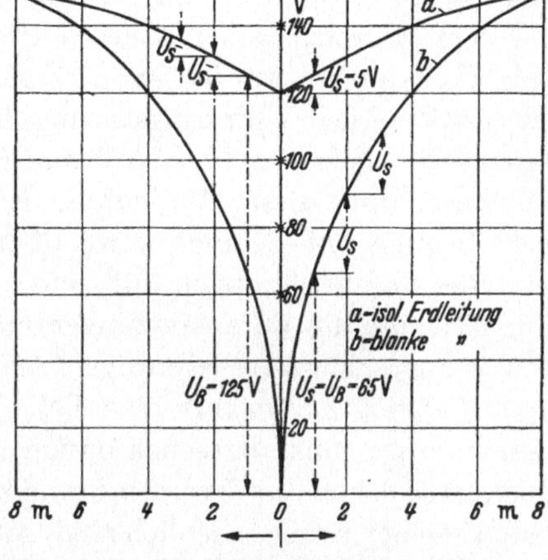

Abb. 61. Erder in 3 m Tiefe unter Erdoberfläche mit isoliert von Erde verlegter Erdungsleitung

Abb. 62. Schritt- und Berührungsspannungen eines Erders nach Abb. 61 zur Beurteilung der Gefahrenzone

Schrittspannungen erheblich geringer. Die Schrittspannungen sind um so kleiner, je tiefer der Erder unter der Erdoberfläche liegt. Wie Abb. 62 zeigt, wird nach den Kurven zwar durch Isolierung der Erdungsleitung

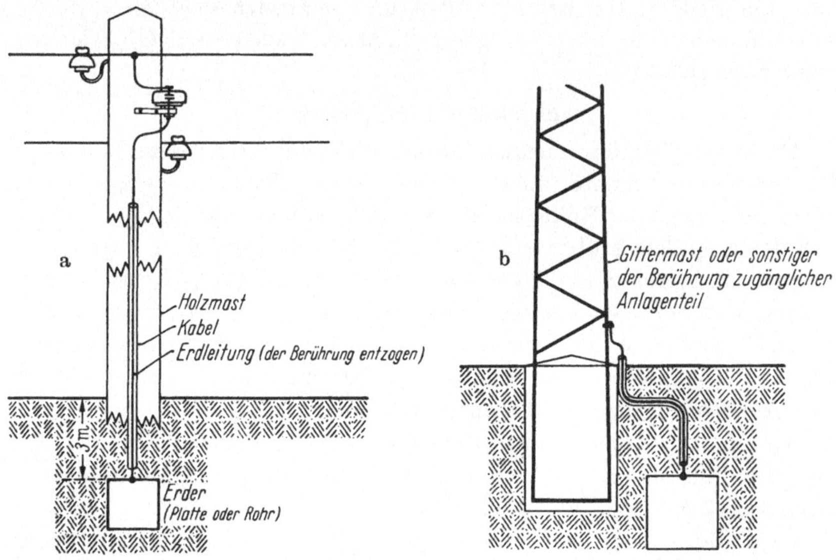

Abb. 63. Anwendung des Erders nach Abb. 61. a Vorteilhafte Anwendung als Erdung für einen Überspannungsableiter. b Unzweckmäßige Anwendung als Erdung für einen der Berührung zugänglichen Gittermast

vom Erdreich der Spannungstrichter des tief im Erdboden versenkten Erders abgeflacht und dadurch die Gefährdungsmöglichkeit durch Schrittspannung herabgesetzt. Während aber die Schrittspannung U_s herabgesetzt wird, steigt gleichzeitig die Spannung zwischen dem Erder und dem Erdreich seiner näheren Umgebung, die als Berührungsspannung U_B wirksam werden kann. Z. B. ist zwischen 0 und 1 m Abstand bei blank verlegter Erdungsleitung $U_s = U_B = 65$ V, bei isoliert verlegter Erdungsleitung $U_s = 5$ V und $U_B = 125$ V. Dieser Tatsache muß bei Anwendung dieser Maßnahme Rechnung getragen werden. Sie ist deshalb auch nur bedingt anwendbar. Abb. 63a zeigt ein Beispiel, in dem die Voraussetzungen für seine Anwendung gegeben sind. Nach Abb. 63b sind die Voraussetzungen nicht vorhanden, da der an die Erdleitung angeschlossene leitfähige Anlageteil der allgemeinen Berührung zugänglich ist und somit eine hohe Berührungsspannung überbrückt werden kann, ganz abgesehen davon, daß in diesem Falle der leitfähige Anlagenteil schon durch seinen Standort geerdet ist. Da die Herstellungskosten solcher Erder erheblich sind, sollte man ihre Anwendung nur dort in Erwägung ziehen, wo Schrittspannungen eine besondere Gefahr darstellen, z. B. auf Viehweiden, Verkehrswegen u. ä.

4. Rohrnetze als Erder

In der Erde verlegte Rohrsysteme, wie Wasser-, Gas-, Heizungs- und Abflußrohre, gehören, in ihrer Gesamtheit betrachtet, zu den verzweigten Erdern. Ihr Erdungswiderstand setzt sich aus den Erdungswiderständen mehr oder weniger zahlreicher Tiefen- und Oberflächenerder zusammen.

a) Meßschwierigkeiten

Die genaue Bestimmung des Erdungswiderstandes eines ausgedehnten Rohrnetzes stößt meßtechnisch auf praktische Schwierigkeiten, weil man die örtliche Lage der Rohre meistens nicht genau kennt, die Sperrflächen sich deswegen leicht überdecken können, die ohnehin schon wegen ihrer großen Ausdehnung die Übersichtlichkeit erschweren. Hinzu kommt, daß bei der heutigen starken Inanspruchnahme der Straßenkörper in diesen außer den Wasserrohren noch Gas- und Abflußrohre, Hochspannungs-, Niederspannungs-, Bahn- und Fernmeldekabel und in Großstädten noch Fernheiz- und Rohrpostleitungen verlegt sind, so daß man bei den Messungen kaum aus ihrem Gebiet herauskommt. Abb. 64 zeigt eine der üblichen Anordnungen der Versorgungsleitungen unter der Straßendecke.

Diese Meßschwierigkeiten sind in Stadtgebieten, in denen unkontrollierbare Verbindungen mit anderen Rohrnetzen bestehen oder anzunehmen sind und somit das Meßergebnis außerordentlich beeinträchtigen, nahezu unüberwindlich. In solchen Gebieten, z. B. auf dem Lande, sind die Messungen, sofern man wenigstens die Lage der Rohre kennt und Verbindungen mit anderen Rohrsystemen nicht bestehen, durchführbar. In Stadtgebieten beschränkt man sich meistens darauf, die

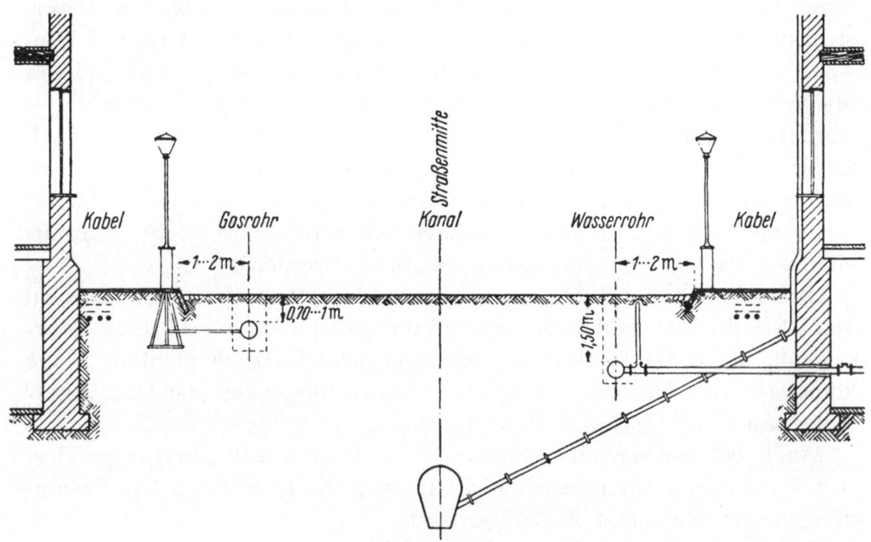

Abb. 64. Anordnung von Gas-, Wasser-Abflußrohren und Kabeln im Straßenkörper

Erdungswiderstände nach Maßgabe vorliegender Verhältnisse nur annähernd zu bestimmen. Die Erfahrungen haben ergeben, daß die annähernde Bestimmung für die praktischen Verhältnisse völlig ausreichend ist.

Abb. 65 zeigt ein Beispiel einer Meßanordnung bei einem kreuzweise verzweigten Wasserrohr. Die Sondenrichtung darf nicht parallel zu einem der Wasserrohre, sondern muß diagonal zur Kreuzung gewählt werden.

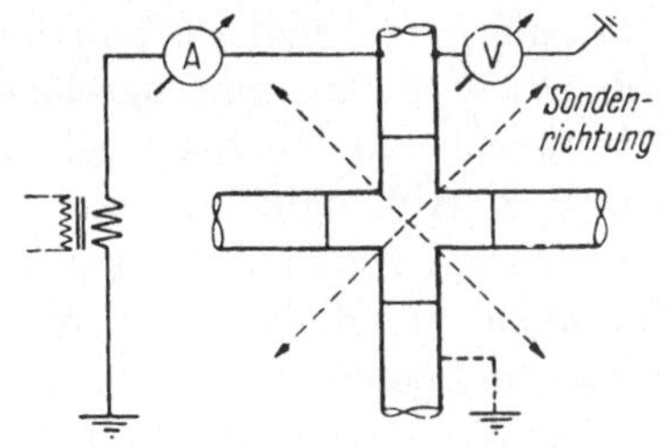

Abb. 65. Meßanordnung zur angenäherten Bestimmung des Erdungswiderstandes eines kreuzweise verlegten Wasserrohrs

b) Übergangswiderstände

Eine wesentliche Rolle bei der Messung und Beurteilung der Erdungswiderstände von Rohrnetzen spielen die Übergangswiderstände an den Flansch-, Muffen- und Schraubverbindungen sowie an sonstigen Stoßstellen. Diese Widerstände sind meistens auf das an den Verbindungsstellen eingefügte elektrisch isolierende Abdichtungsmaterial zurückzuführen. Sie sind oft, jedoch nicht immer, in mehr oder weniger hohem

Maße strom- bzw. spannungsabhängig und werden manchmal bei entsprechenden Spannungen durchschlagen. Die Stromabhängigkeit dieser Übergangswiderstände erklärt sich wie folgt: Das Verhalten des Widerstandes bei zunehmender Spannung gleicht der physikalischen Erscheinung eines elektrischen Durchbruchs an feuchten Leitern mit Faserstruktur, wie z. B. feuchtem Holz, feuchtem geschichtetem Papier, Baumwolle u. ä. Man kommt daher zu der Vermutung, als sei während des Meßvorganges ein im Stromkreis liegender Halbleiter durchschlagen worden. Als solche Halbleiter können die Muffenabdichtungen aus Hanf, Leder und sonstigen geschichteten Stoffen angesehen werden. Die Tatsache, daß eine zweite Messung bei einmal durchschlagenem Halbleiter nicht mehr die ursprünglichen, sondern kleinere Werte ergibt, kann als eine Bestätigung der Vermutung angesehen werden[1].

Besonders hohe Übergangswiderstände sind an den Verbindungen von Abfluß-, Gas- und Heizungsrohren festzustellen, so daß diese Rohrsysteme für Erder in Starkstromanlagen grundsätzlich nicht in Frage kommen. Abb. 66b und c zeigt die Stromabhängigkeit der Übergangswiderstände an Gas- und Heizungsrohren.

Auch bei Wasserrohrverbindungen muß man mit Übergangswiderständen rechnen, wenn auch nicht in dem Maße wie bei den Verbindungen von Gas- und Heizungsrohren.

Die stromabhängige Eigenschaft der Übergangswiderstände führt zur Folgerung, daß man die Erdungswiderstände von Rohrnetzen mit entsprechenden Strömen messen muß. Aus diesem Grunde können meistens die Meßverfahren, die mit kleinen Meßströmen arbeiten (Meßbrücken), nicht angewandt werden. Die Messung erfolgt deshalb zweckmäßig mit Strom und Spannung entsprechender Größe unter besonderer Berücksichtigung von Sicherheitsmaßnahmen (vgl. Abb. 45). Die Kurve in Abb. 66a stellt aus umfangreichen Versuchen des Verfassers gewonnene Mittelwerte von Übergangswiderständen an gemufften Wasserleitungsrohren in Abhängigkeit vom Meßstrom dar. Da der Widerstand bei einem Strom von rd. 5 A einen praktisch konstanten Wert erreicht, muß man auch mit Meßströmen in dieser Größenordnung arbeiten.

Große Beachtung findet die Tatsache, daß in manchen, besonders vor dem Kriege erstellten neuen Wasserrohrnetzen oder -netzteilen Rohre mit isolierenden Deckschichten (Bitumen) oder solche aus elektrisch nicht leitenden Werkstoffen (Zement, Eternit u. ä.) verwendet wurden[2]. Auch Flansche und sonstige Verbindungsstücke aus Isolierstoffen werden neuerdings oft nachträglich eingebaut. Hierdurch kann die Eignung des Wasserrohrnetzes als Erder bedeutend herabgesetzt oder sogar ganz

---

[1] SCHERING: Die Isolierstoffe der Elektrotechnik S. 39. Berlin: Springer 1924.
[2] GÖTTING: Heimische Baustoffe in der Wasserversorgung. Gas- u. Wasserfach Bd. 84 (1941) S. 121.

hinfällig werden, da sie die Erdungswiderstände außerordentlich erhöhen. Da die Erdungswiderstände ausgedehnter metallischer Wasserrohrnetze meistens < 0,1 bis 1 Ω sind, wird man in den Fällen, wo erheblich größere Widerstände festgestellt werden, immer auf isolierende Zwischenteile im Rohrnetz schließen können.

c) Praktische Meßergebnisse

Bei der Messung von Erdungswiderständen an Wasserrohren in Gebäuden muß man sich Klarheit verschaffen, inwieweit andere Rohrleitungen (Gasleitungen u. ä.) innerhalb der Gebäude mit den Wasserrohren in Verbindung stehen. Solche Verbindungen bestehen sehr oft in gasbeheizten Badeöfen oder durch gemeinsame Verlegung der Rohre an Eisenträgern od. dgl. Durch Lösen der Verbindung zwischen dem Straßen- und Hauswasserrohrnetz, was zweckmäßig durch Ausbau der Wassermesser erfolgte, wurden die in Tab. 18 zusammengestellten Ergebnisse erzielt. Wie aus den Meßergebnissen ersichtlich, bestehen zwischen den in den Spalten II und III eingetragenen Widerstandswerten keine nennenswerten Unterschiede. Das ist ein Beweis, daß in allen Fällen das Hauswasserrohrnetz parallele Verbindungen mit anderen Rohrsystemen hatte. Mit solchen Verbindungen ist in großstädtischen Gebäuden, die an mehrere Rohrnetze angeschlossen sind, stets zu rechnen.

Anders liegen die Verhältnisse in ländlichen Siedlungshäusern, wie die in Tab. 19 enthaltenen Meßergebnisse zeigen. Die Unterschiede zwischen den Erdungswiderständen der straßen- und

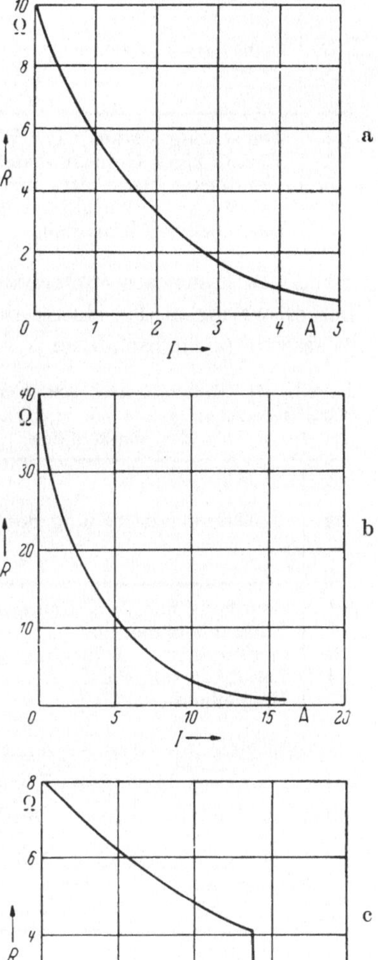

Abb.66. Stromabhängige Übergangswiderstände an gemufften Rohren. a Wasserrohre; b Gasrohre; c Heizungsrohre

hausseitigen Rohre sind hier ganz beträchtlich. In den Fällen, in denen die Widerstandsunterschiede gering sind oder sogar der Erdungswider-

Tabelle 18. *Meßergebnisse von Erdungswiderständen an Wasserleitungen in großstädtischen Häusern, bei denen die Straßen- und Hauswasserrohre durch Aus- und
Einbau des Wassermessers getrennt bzw. verbunden wurden*

Nr.	Nähere Bezeichnung des Hauses	I Erdungswiderstand	II	III
		Straßen-rohr	Haus-rohr	Rohre verbunden
1	Zweistöckiges Haus mit 4 Wohnungen	3,7—10,6	0,24—0,77	0,24
2	Vierstöckiges Geschäftshaus	1—4	0,10—0,36	0,12
3	Vierstöckiges Geschäfts- und Wohnhaus	0,56	0,59	0,45
4	Zweistöckiges Geschäfts- und Wohnhaus	5,4—6,8	3,0	2,8
5	Zweistöckiges Wohnhaus	1,14	0,68	0,6

stand des Hauswasserrohrnetzes geringer ist als der des Straßenrohr-
netzes, waren an das Hauswasserrohrnetz längere im Erdboden verlegte
Wasserrohre angeschlossen.

Tabelle 19. *Meßergebnisse von Erdungswiderständen an Wasserleitungen in Siedlungshäusern, bei denen die Straßen- und Hauswasserrohre durch Aus- und Einbau
der Wassermesser getrennt bzw. verbunden wurden*

Nr.	Nähere Bezeichnung des Hauses	I Erdungswiderstand	II	III
		Straßen-rohr	Haus-rohr	Rohre verbunden
1	Landhaus mit 2 Wohnungen	1,1	30	1,07
2	Einfamilienlandhaus	1,5	4,0	1,1
3	Siedlungshaus, Reihenbauweise . . .	10	105	9,2
4	Landhaus mit Park	1,8	1,0	0,7
5	Doppellandhaus	200	250	115

Tab. 20 zeigt Meßergebnisse von Erdungswiderständen an Wasserrohren mit isolierenden Deckschichten und streckenweise verlegten
Eisen- und Eternitrohren. Die Meßergebnisse sind wie folgt zu bewerten:

Tabelle 20. *Meßergebnisse von Erdungswiderständen in Häusern an Wasserleitungen
verschiedener Baustoffe, die durch Ein- und Ausbau der Wassermesser verbunden
oder getrennt wurden*

Nr.	Nähere Bezeichnung des Hauses	Straßen-rohre	Haus-anschluß-rohre	Erdungs-widerstand Wassermesser	
				ein-	aus-gebaut
1	Vierstöckiges Wohn- und Ge-schäftshaus	Eisen, bit.	Eisen, bit.	0,4	0,4
2	Kleines Siedlungshaus . . .	Eternit	Eisen	5,0	5,0
3	Zweistöckiger Wohnhausblock	Eisen	Eternit	8,0	8,3
4	Landhaus	Eisen	Eisen	0,4	60,0
5	Zweistöckiges Wohnhaus . .	Eisen	Blei	0,5	15
6	Siedlungshaus	Eisen	Eisen, bit.	15	70
7	Siedlungshaus	Eternit	Eisen, bit.	180	200

Zu 1. Da kein Widerstandsunterschied zwischen den Meßergebnissen besteht, ist anzunehmen, daß bei beiden Messungen der Widerstand eines anderen Rohrnetzes mitgemessen wurde.

Zu 2. Die gemessenen Widerstände beziehen sich nur auf das Hausanschlußrohr; das Straßenrohrnetz ist ohne Einfluß.

Zu 3. Die gemessenen Widerstände beziehen sich auf eine hinter die Eternitleitung angeschlossene Eisenrohrverteilungsleitung. Straßen- und Hauswasserrohre sind ohne Bedeutung.

Zu 4 bis 7. Die kleineren Widerstände gelten für das Straßenrohrnetz, die größeren für das Hauswasserrohrnetz.

Tab. 21 zeigt Meßergebnisse von Erdungswiderständen an hauseigenen Wasserrohrnetzen, die nicht an ein öffentliches Wasserrohrnetz angeschlossen sind. Der Gesamterdungswiderstand setzt sich hier immer aus den Erdungswiderständen des Brunnensaugrohres und den mehr oder weniger langen, zum Teil im Erdboden verlegten Verteilungsleitungen zusammen.

Tabelle 21. *Meßergebnisse von Erdungswiderständen an Wasserleitungen hauseigener Wasserversorgungsanlagen*

Nr.	Nähere Bezeichnung des Hauses	Erdungswiderstand		
		Saugrohr	Hausrohre	Rohre verbunden
1	Landhaus	30	400	29
2	Sanatorium	25	15	10
3	Brauerei.	3	2,8	1,5
4	Bauernhof.	12	6	4,5
5	Gartenbaubetrieb.	14	1,2	1,15

Besondere Verhältnisse ergeben sich in Industrie- und Hochhäusern, wo sämtliche Rohrleitungen untereinander und auch mit den elektrisch leitenden Gebäudeteilen so verbunden sind, daß sie gemeinsam als ein einziger Erder angesehen werden können. So wurde z. B. der Erdungswiderstand eines in Stahlskelettbauweise ausgeführten zehnstöckigen Hochhauses zu 0,05 Ω bestimmt. Tab. 22 zeigt die Meßergebnisse der zwischen Stahlskelett und den Rohr- bzw. Leitungssystemen bestimmten Widerstände, die natürlich nur durch die metallischen Leitungen bedingt sind[1].

Tabelle 22. *Widerstände verschiedener Erder gegen ein Stahlskelett eines zehnstöckigen Hochhauses*

Nr.		Widerstand gemessen im	
		Keller	10. Stockwerk
1	Stahlskelett gegen Kaltwasserleitung . .	0,003	0,033
2	Stahlskelett gegen Warmwasserleitung .	0,004	0,024
3	Stahlskelett gegen Heizungsrohre	0,003	0,012
4	Stahlskelett gegen Netznulleiter	0,002	0,020

---

[1] STARCK, W.: Erdungswiderstände in Hochhäusern. Elektrizitätswirtsch. Bd. 31 (1932) S. 418.

J. Auftreten von Berührungsspannungen

1. Anforderungen an elektrische Geräte

Berührungsspannungen im Sinne der VDE-Vorschriften treten auf, wenn durch Schäden oder Fehler an elektrischen Anlagen die der Berührung zugänglichen, nicht zu Betriebsstromkreisen gehörigen leitfähigen Teile eine Spannung gegeneinander oder gegen Erde annehmen. Dieses zu verhindern, ist in erster Linie Aufgabe des Baues und der Konstruktion elektrischer Geräte und Anlagen sowie Sache sorgfältigster Montage.

Elektrische Geräte müssen so konstruiert sein, daß diejenigen Teile, in denen die Elektrizität wirksam ist, der Berührung durch den Benutzer entzogen sind. Um dieser Forderung weitgehendst Rechnung zu tragen, müssen oft alle elektrisch aktiven Teile nach außen völlig abgedeckt sein. Damit sind aber auch diese Teile der Beobachtung von außen entzogen. Es ist somit kaum möglich, die unter dem Einfluß normalen Gebrauchs auftretenden Veränderungen der elektrischen Teile festzustellen. Es muß deshalb dafür Sorge getragen werden, daß solche Veränderungen, soweit wie technisch, praktisch und wirtschaftlich möglich, nicht auftreten, d. h. die elektrisch aktiven Teile müssen innerhalb der Geräte mit ihren als Träger in Frage kommenden Isolierstoffen so gut verbunden werden, daß Lageveränderungen, die Berührungen mit den metallenen Abdeckteilen hervorrufen, möglichst nicht eintreten. Auch gegen Eindringen von Fremdkörpern, die eine leitende Verbindung zwischen den elektrisch aktiven Teilen und der metallenen Abdeckung herbeiführen können, müssen die elektrischen Geräte gesichert sein.

Obwohl diese grundsätzlichen Forderungen bei der Konstruktion der Geräte weitgehendst Beachtung finden, lassen sich Schäden, die zu Körperschlüssen führen, nicht ganz vermeiden. Die Entwicklung hat deshalb einen anderen Weg genommen. Soweit es technisch und wirtschaftlich möglich ist, werden für die Abdeckung der betriebsmäßig unter Spannung stehenden Teile nicht Metalle, sondern Isolierstoffe verwendet. Dieser Bauart ist aber wieder insofern eine natürliche Grenze gesetzt, als Isolierstoffe im allgemeinen nicht die mechanische und thermische Festigkeit besitzen wie Metalle. Es müssen deshalb nach wie vor die mechanisch und thermisch besonders hoch beanspruchten Geräte, wie z. B. Motoren, Heiz- und Kochgeräte, mit Metall abgedeckt werden. Bei allen Geräten, deren Gehäuseteile aus metallenen Abdeckteilen bestehen, muß deshalb auch mit dem Eintreten von Körperschlüssen und somit mit dem Auftreten von Berührungsspannungen gerechnet werden.

2. Allgemein auftretende Fälle

Die nachstehenden Abbildungen sollen die in der Regel auftretenden Fälle, in denen Personen Berührungsspannungen ausgesetzt sind, zeigen.

Abb. 67 zeigt das Auftreten einer Berührungsspannung U_B zwischen dem Motorgehäuse und der Erde, hervorgerufen durch den Körperschluß K am Motor. Die Spannung kann von einem Menschen, der auf der Erde steht und das Motorgehäuse berührt, überbrückt werden.

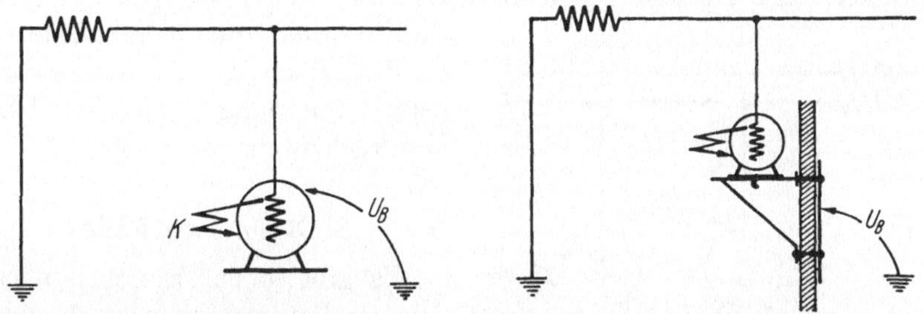

Abb. 67. Berührungsspannung zwischen Motorgehäuse und Erde

Abb. 68. Berührungsspannung zwischen leitenden Konsolteilen und Erde

Abb. 68 zeigt das Auftreten einer Berührungsspannung zwischen einer Konsolkonstruktion und der Erde. Die Spannung wird durch den mit Körperschluß behafteten Motor auf die Eisenkonstruktion übertragen und wirkt sich somit zwischen dieser und der Erde als Berührungsspannung aus, wenn eine auf der Erde stehende Person die Eisenkonstruktion berührt. Sie kann in diesem Falle auch in einem Raum zur Geltung kommen, in dem keine elektrischen Anlagen vorhanden sind.

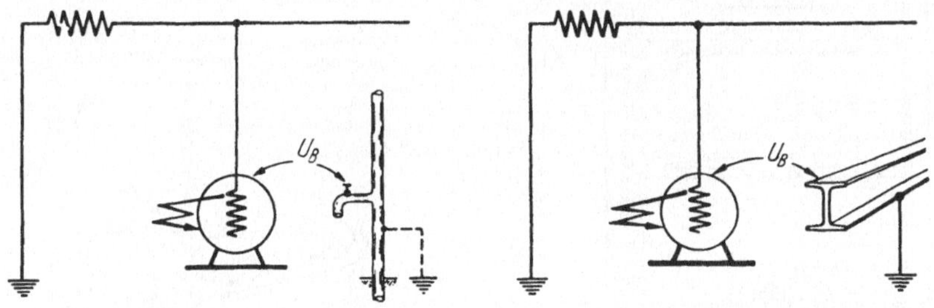

Abb. 69. Berührungsspannung zwischen Motorgehäuse und Wasserhahn

Abb. 70. Berührungsspannung zwischen Motorgehäuse und leitenden Gebäudeteilen

Wie Abb. 69 zeigt, tritt hier durch den Körperschluß K im Motor zwischen Motorgehäuse und dem mit der Erde verbundenen Wasserhahn eine Berührungsspannung auf. Durch einen Menschen, der Motorgehäuse und Wasserhahn gleichzeitig berührt, kann sie überbrückt werden.

Nach Abb. 70 würde zwischen dem Motorgehäuse und dem Eisenträger für den Fall, wenn letzterer von Erde isoliert wäre, keine Berührungsspannung auftreten. Durch die Erdung des Eisenträgers treten jedoch die gleichen Verhältnisse, wie in Abb. 68 gezeigt, ein. Eine Person, die also Motorgehäuse und Eisenträger gleichzeitig berührt, ist somit ebenfalls einer Berührungsspannung ausgesetzt.

In Abb. 71 ist ein Fall dargestellt, in dem eine Spannung zwischen zwei Motorgehäusen besteht. Die Spannung entsteht dadurch, daß die Körperschlüsse K_1 und K_2 in zwei verschiedenen Leitern aufgetreten sind. Würden beide Körperschlüsse in demselben Leiter sein, wäre keine Spannung zwischen den Motorgehäusen vorhanden.

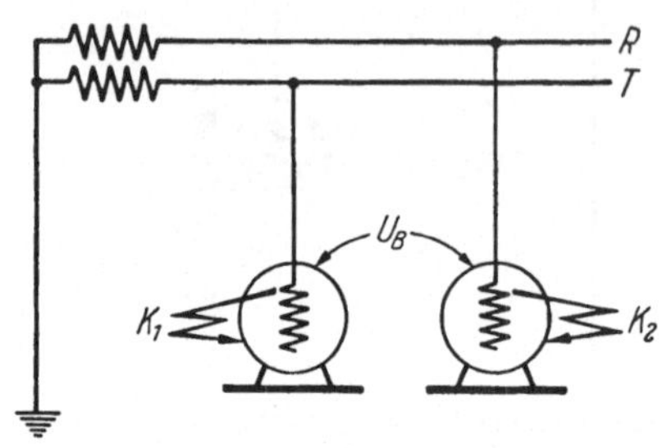

Abb. 71. Berührungsspannung zwischen zwei Motorgehäusen

3. Besondere Fälle

Es gibt in der Praxis je nach den Begleitumständen noch eine ganze Reihe von Fällen, in denen Berührungsspannungen auftreten. Einen besonders großen Umfang nehmen die Fälle ein, in denen Spannungen auf entfernt liegende Anlagenteile oder Gebäude übertragen werden und sich auf diese Weise als Berührungsspannungen auswirken. Die Übertragung der Spannungen erfolgt meistens durch Rohrleitungen, metallische Gebäudeteile und andere mit dem fehlerhaften Anlageteil verbundene leitfähige Leitungen.

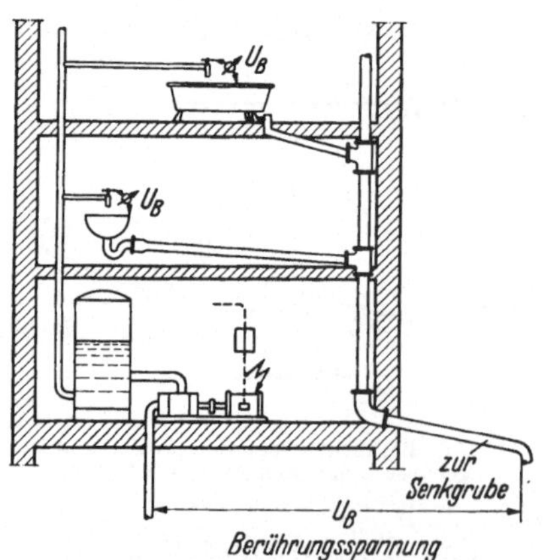

Abb. 72. Berührungsspannung zwischen Wasser- und Abflußrohren eines Hauses

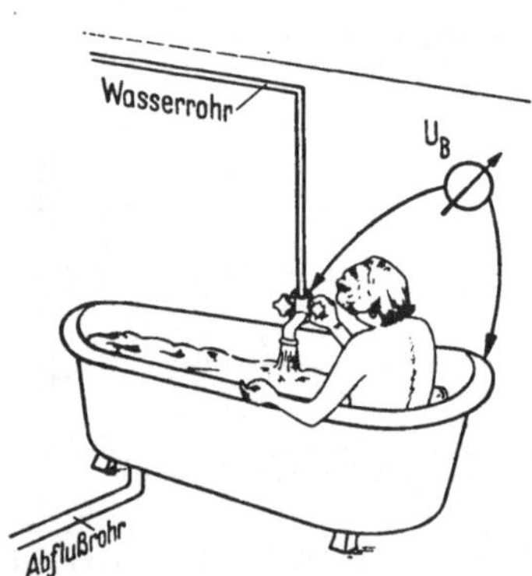

Abb. 73. Berührungsspannung zwischen Badewanne und Wasserleitung

Abb. 72 zeigt die Verschleppung einer von dem fehlerhaften Motor ausgehenden und über das Wasserrohr übertragenen Spannung, die sich im allgemeinen im ganzen Gebäude zwischen dem Wasserrohr einerseits und dem Abflußrohr andererseits, im besonderen aber an den Wasserentnahmestellen als Berührungsspannung auswirkt.

Abb. 73 zeigt einen sehr gefährlichen Fall, das Auftreten einer Berührungsspannung zwischen Badewanne und Wasserrohr. In diesem Falle liegt eine großflächige Elektrode an der dünnen Haut des menschlichen Körpers, so daß der im Bade Sitzende schon bei verhältnismäßig kleinen Spannungen tödlich gefährdet ist. Hinzu kommt, daß die im Bade sitzende Person schon durch kleine Ströme so gelähmt ist, daß sie sich nicht mehr befreien kann und somit die Stromeinwirkung unvermindert anhält.

Abb. 74 zeigt einen Fall, in dem die Netzspannung über eine am Beleuchtungskörper befindliche Klingelleitung auf die Haussignalanlage

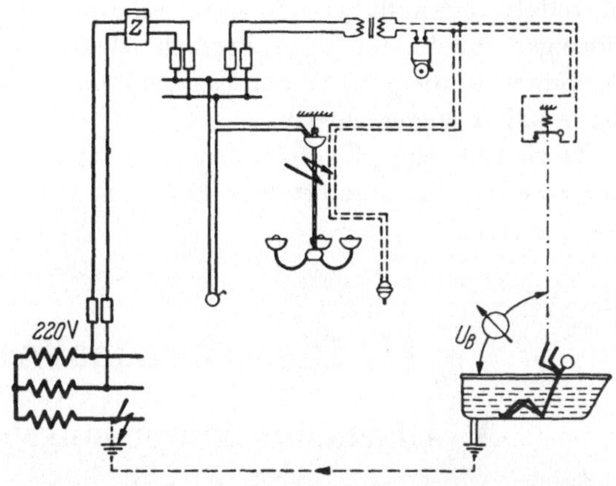

Abb. 74. Tödlich wirkende Berührungsspannung zwischen Badewanne und Zugkontakt durch Übertritt von Netzspannung auf die Fernmeldeanlage

übertrat und sich im Badezimmer eines darüberliegenden Stockwerkes als Berührungsspannung tödlich auswirkte. In Abb. 75 ist die in einem Falle aufgetretene Berührungsspannung zwischen einer Auffangstange des Blitzableiters und einer Hochantenne veranschaulicht, indem die Antenne auf irgendeine Weise mit dem Starkstromnetz in Berührung kam.

Unter Umständen können auch nichtmetallische Gegenstände, wie Holz, Mauerwerk, Fundamente, Steinfußböden u. ä. Teile in feuchtem Zustande, Spannungen gegen Erde annehmen, wenn durch erdschlußbehaftete Leitungen oder Anlageteile Spannungen auf die genannten Teile übertragen werden. Gleichfalls können Spannungen von Starkstromnetzen auf Rundfunk- und Fernmeldeanlagen übertragen

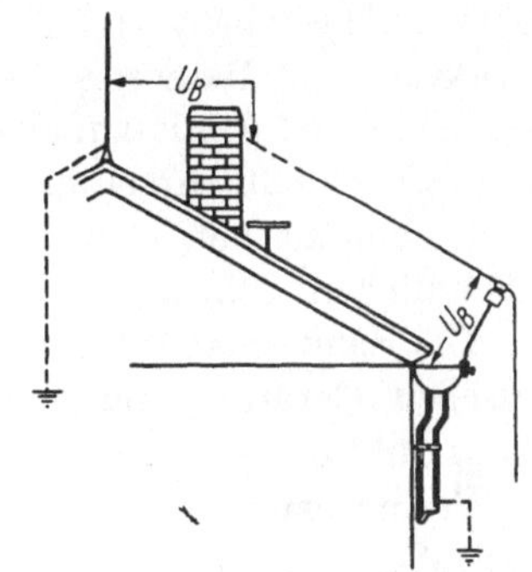

Abb. 75. Gefährliche Berührung einer gegen Erde Netzspannung führenden Antenne

werden, die sich an den verschiedensten Orten als Berührungsspannungen auswirken. Als oftmals erschwerender Umstand kommt in solchen oder ähnlichen Fällen die Tatsache hinzu, daß Personen Berührungsspannungen ausgesetzt sind in solchen Räumen, in denen gar keine elektrischen Einrichtungen vorhanden sind und somit Berührungsspannungen niemals erwartet werden. Gleichfalls wird durch die Möglichkeit, daß mehrere Personen gleichzeitig oder unabhängig voneinander den Berührungsspannungen ausgesetzt sind, der Gefahrenkreis außerordentlich erweitert. Die Tatsache, daß solche Spannungsverschleppungen die vielfältigsten Ursachen haben und somit deren Bekämpfung ganz auf den Einzelfall abgestellt werden muß, erlaubt keine allgemeingültigen Verhütungsmaßnahmen. In Anbetracht dessen, daß sie aber gerade dem Techniker oft die größten Schwierigkeiten bereiten, ist hierauf an anderer Stelle näher eingegangen[1].

Inwieweit eine Übertragung von Spannungen durch Erdungsleitungen oder Nulleiter erfolgen kann, ist im II. Teil, Abschn. F und G, beschrieben.

II. Die Schutzmaßnahmen

A. Allgemeine Anwendungsbedingungen

1. Aufgabe

Die Aufgabe der Schutzmaßnahmen ist der Schutz gegen zu hohe Berührungsspannungen, die bei Schäden an elektrischen Geräten, Maschinen und Anlagen auftreten, sofern diese nicht mit den Mitteln vermieden werden können, die zur Gewährleistung der Sicherheit nach dem jeweiligen Stand der Technik zur Verfügung stehen. Ihre Anwendung ist daher grundsätzlich nur insoweit erforderlich, als die elektrischen Geräte, Maschinen und Anlagen nicht in sich selbst durch ihre Konstruktion und Bauweise die Gewähr bieten, das Eintreten von Körperschlüssen und somit auftretende Berührungsspannungen zu verhindern. Die Schutzmaßnahmen haben somit keinen Selbstzweck, da die Anlagen auch ohne sie betrieben werden können, sondern sollen lediglich einen zusätzlichen Schutz bieten.

Die Schutzmaßnahmen sind nicht dazu bestimmt, Schäden an elektrischen Geräten, Maschinen und Anlagen, die durch unsachgemäße Konstruktion und Bauweise als mehr oder weniger zwangsläufige Erscheinung erwartet werden, ungefährlich zu machen. Anlagen, Geräte und Maschinen müssen nämlich ohnehin so gebaut sein und auch betrieben werden können, daß die Wahrscheinlichkeit von Schäden so gering wie möglich ist.

Ebensowenig ist es Aufgabe der Schutzmaßnahmen, die unmittelbare Berührung betriebsmäßig unter Spannung stehender Teile zu verhindern. Dies ist vielmehr Aufgabe des Berührungsschutzes.

---

[1] SCHRANK, W.: Sicherheitsmaßnahmen gegen Übertritt von Netzspannung auf Fernmeldeanlagen. Elektrotechn. Anz. Bd. 56 (1939) S. 19; Berührungsspannungen in Rundfunkempfangsanlagen. Funktechnik Bd. 2 (1947) Heft 19 S. 15.

2. Anwendungsbereich

Die Grundlage für den Anwendungsbereich der Schutzmaßnahmen boten bisher der § 3 Abs. c der Vorschriften nebst Ausführungsregeln für die Errichtung von Starkstromanlagen mit Betriebsspannungen unter 1000 V, VDE 0100/5.57 und der § 4 in den Leitsätzen für Schutzmaßnahmen, VDE 0140/1932. Nach diesen VDE-Bestimmungen waren in Anlagen mit Betriebsspannungen über 250 V gegen Erde Schutzmaßnahmen überall anzuwenden. Dagegen wurden in Anlagen mit Betriebsspannungen über 65 V bis 250 V gegen Erde Schutzmaßnahmen nur dann gefordert, wenn die Möglichkeit einer *besonderen Gefährdung* vorlag. Sinngemäß ist unter einer *besonderen Gefährdung* der Gefahrenzustand zu verstehen, in dem eine Lebensgefahr für den Menschen besteht oder zu erwarten ist.

Der Begriff *besondere Gefährdung* ist in den VDE-Vorschriften auf 1. die Höhe der Spannung gegen Erde, 2. den Übergangswiderstand des Menschen zur Erde und 3. die Größe der Berührungsfläche des menschlichen Körpers abgestellt.

Unter Höhe der Spannung gegen Erde ist in Netzen ohne geerdeten Netzpunkt die höchste Spannung zu verstehen, die im Fehlerfalle gegen Erde auftreten kann.

Der Übergangswiderstand des Menschen zur Erde ist wesentlich von der elektrischen Leitfähigkeit des Fußbodens abhängig. Auch bei einer an sich sonst schlechten Leitfähigkeit des Standortes kann der Übergangswiderstand des Menschen zur Erde z. B. durch Feuchtigkeit, Wärme, Schweißbildung, chemische Einflüsse u. ä. herabgesetzt werden. Es ist daher zweckmäßig, die Räume je nach der Leitfähigkeit ihres Fußbodenbelages und der sonstigen Umstände, welche die an sich sonst schlechte Leitfähigkeit heraufsetzen oder den Übergangswiderstand des Menschen zur Erde herabsetzen können, in Gefahrenklassen einzuteilen.

Die Größe der Berührungsfläche des menschlichen Körpers spielt insofern eine Rolle, als zwischen einer Berührung und einer Umfassung unterschieden werden muß. Bei einer Umfassung entsteht nämlich ein gewisser Anpreßdruck, der insofern von Bedeutung ist, als durch denselben eine Vergrößerung der Berührungsfläche erzeugt wird. Es ist somit für die Beurteilung einer besonderen Gefährdung nicht gleichgültig, ob ein Mensch ein mit Körperschluß behaftetes Gerät nur *berührt*, und zwar *antippt*, oder *großflächig berührt* oder sogar *betriebsmäßig umfaßt*. Eine großflächige Berührung liegt z. B. vor, wenn Maschinengehäuse od. dgl. mit der vollen Handfläche berührt werden können, während die Betätigung von Schaltern, Bürstenabhebevorrichtungen u. ä. mittels Handrädern oder Griffen eine betriebsmäßige Umfassung erfordert.

Tabelle 23. *Anwendungsbereich der Schutzmaßnahmen*

Schutzmaßnahmen nach den VDE-Bestimmungen in den nachstehend genannten Räumen sind bei folgenden Spannungen gegen Erde erforderlich:

Kennzeichnung des Raumes	Spannungen gegen Erde			
	bis 65 V	über 65—150 V	über 150—250 V	über 250 V
Klasse A Trockene Wohn-, Büro- und Werkstatträume mit Holzfußboden, Linoleumbelag u. dgl. (isolierend)	Schutzmaßnahmen nicht erforderlich	Schutzmaßnahmen nicht erforderlich		Schutzmaßnahmen stets erforderlich
Klasse B Trockene Räume mit Fußboden aus Stein, Fliesen, Holzzement (Steinholz), Lehm, Sand, Beton ohne Eisen u. dgl.		Schutzmaßnahmen erforderlich bei betriebsmäßiger Umfassung	großflächiger Berührung	
Klasse C Räume mit Fußböden aus Eisenbeton, Erde oder Metall, mit anderem gut leitfähigen Standort, feuchte Räume, Betriebsstätten im Freien, Badezimmer usw.		Schutzmaßnahmen erforderlich bei betriebsmäßiger Umfassung als auch großflächiger Berührung		
Klasse D Kessel, Rohre und ähnliche enge Räume mit gut leitenden Bauteilen	Bei Wechselstrom für Handleuchten Kleinspannung. Für Elektrowerkzeuge Kleinspannung oder Anschluß über Isoliertransformatoren oder Aufstellung des Motors außerhalb des Raumes und Einbau von Isolierzwischenteilen, z. B. zwischen Motor und Biegewelle, erforderlich. Bei Gleichstrom wird Kleinspannung (Batterie) empfohlen			

In der Tab. 23 ist in übersichtlicher Weise zusammengestellt, wann und wo nach den eingangs erwähnten VDE-Vorschriften Schutzmaßnahmen angewandt werden müssen[1]. Darüber hinaus können noch Schutzmaßnahmen erforderlich sein, wenn sich in Räumen der Klassen A und B Teile befinden, die eine mehr oder weniger gute leitende Verbindung nach Erde haben (Zentralheizkörper, Gasherde, Wasserzapfstellen, Abflußbecken u. ä.) und mit einer gleichzeitigen Berührung oder Umfassung einer dieser Teile und den elektrischen Geräten oder Anlageteilen durch Personen gerechnet werden muß. Wenn auch nach den VDE-Vorschriften aus der Anwesenheit der geerdeten Teile noch keine

---

[1] Löbl, O.: Erdung, Nullung und Schutzschaltung S. 17. Berlin: Springer 1933.

Verpflichtung zur Anwendung von Schutzmaßnahmen hergeleitet werden konnte, so wurden von den Elektrizitätswerken meist schon Schutzmaßnahmen vorgeschrieben oder wenigstens empfohlen[1]. Vom Sicherheitsstandpunkt aus betrachtet, müßten Schutzmaßnahmen in diesen Räumen je nach den Begleitumständen mit gleichem Recht wie in den Räumen der Klasse C angewendet werden, da oftmals die gleichen, wenn nicht sogar größere Gefahrenmomente vorliegen. In solchen Fällen, in denen elektrische Geräte im Handbereich oder in Reichweite geerdeter Teile verwendet werden und eine gleichzeitige Berührung oder sogar Umfassung betriebsmäßig erfolgt oder zu erwarten ist, sollte man Schutzmaßnahmen ohne Berücksichtigung des Standortes stets anwenden, wie z. B. bei elektrischen Geräten in Gaststätten hinter den metallenen Schanktischen, in Werkstätten an geerdeten Maschinenteilen u. dgl.

Um in Zweifelsfällen eine objektive Beurteilung des Gefahrengrades zu erhalten, empfiehlt es sich, die Prüfung auf Schutzbedürftigkeit durch eine Messung der Berührungsspannung oder des Standort-Übergangswiderstandes unter Berücksichtigung der jeweiligen Betriebsverhältnisse vorzunehmen (vgl. I, E, S. 22). So war z. B. die Frage der Schutzbedürftigkeit von Elektroherden für eine Lagersiedlung von Wassersportlern zu prüfen. Obwohl die Fußböden der Sommerhäuschen, sowie auch diese selbst, aus Holz bestanden, mußte der Tatsache Rechnung getragen werden, daß die Sportler mit *nassen* und *unbekleideten* Füßen ihre Räume betreten und die elektrischen Kocheinrichtungen bedienen. Diese Tatsache, als auch der Umstand, daß die Leitfähigkeit der Fußböden der fast zu ebener Erde am Wasser liegenden Häuschen durch aufsteigende Feuchtigkeit heraufgesetzt, also der Übergangswiderstand des Standortes durch diese Verhältnisse herabgesetzt werden könnte, rechtfertigte eine objektive Untersuchung. Der Befund ergab, daß bei Berücksichtigung dieser besonders ungünstigen Verhältnisse mit einem Standort-Übergangswiderstand von rd. 5000 Ω zu rechnen war. Nach Tab. 12 wären aber keine Schutzmaßnahmen erforderlich gewesen, wenn die Spannung des Netzes 127 V gegen Erde betragen hätte, da ein Übergangswiderstand bis zu 3100 Ω zugelassen werden kann, ohne daß die Berührungsspannung 65 V übersteigt. Da im vorliegenden Falle aber mit einer Spannung von 220 V gegen Erde gerechnet werden mußte, wurde der entsprechende Grenzwert von 7750 Ω weit unterschritten. Die Berührungsspannung würde dann, der Widerstand des mensch-

---

[1] Nach den Technischen Anschlußbedingungen der BEWAG werden in ihrem Versorgungsgebiet in Abweichung von Tab. 23 Schutzmaßnahmen auch dann gefordert, wenn die Möglichkeit einer besonderen Gefährdung im Sinne der VDE-Bestimmungen vorliegt, die die Tab. 23 nicht enthält. Es werden sowohl Beispiele als auch konkrete Fälle angegeben, die nunmehr auch in VDE 0100/...58 berücksichtigt sind.

lichen Körpers mit 3000 Ω eingesetzt, nach Gl. (1)

$$U_B = \frac{220}{3000 + 5000} \cdot 3000 = 83 \text{ V}$$

betragen. Man entschloß sich deshalb, zusätzliche Schutzmaßnahmen durchzuführen, obwohl nach Tab. 23 keine Verpflichtung zur Anwendung von Schutzmaßnahmen bestand.

An diesem praktischen Beispiel sollte lediglich gezeigt werden, daß eine objektive Beurteilung alle Zweifel beseitigt. Für die allgemeinen Verhältnisse genügt es aber, die Schutzbedürftigkeit nach Tab. 23 und die im Anschluß daran angeführten Gesichtspunkte zu entscheiden.

Nach VDE 0100/ . . . 58 ist zwar der Anwendungsbereich der Schutzmaßnahmen erweitert, aber auch vereinfacht worden. So ist die 150-V-Spannungsgrenze und der Unterschied zwischen der betriebsmäßigen Umfassung und der großflächigen Berührung entfallen. Nach diesen VDE-Bestimmungen sind in Anlagen mit Spannungen über 250 V gegen Erde nach wie vor Schutzmaßnahmen überall anzuwenden, und in Anlagen mit Spannungen über 65 bis 250 V gegen Erde sind nur trockene Räume von der Verpflichtung zur Anwendung von Schutzmaßnahmen *ausgenommen*, die

> einen *isolierenden* Fußboden haben und in denen sich *keine* im Handbereich der zufälligen Berührung zugänglichen *geerdeten* Teile (Wasser-, Gas- und Heizungsanlagen) befinden und die nur *Wohn-* oder *Büro*zwecken dienen.

Unter diese Ausnahme fallen aber nicht Büroräume, in denen elektrische Büromaschinen so aufgestellt sind, daß eine gleichzeitige Berührung mehrerer Büromaschinen möglich ist; im allgemeinen also Büromaschinensäle in Verwaltungsgebäuden, statistischen Ämtern usw.

Ausdrücklich sei erwähnt, daß auch in allen sonstigen Räumen, die nicht Wohn- oder Bürozwecken dienen, wie z. B. Werkstätten, medizinischen Behandlungsräumen, Krankenhausräumen, Massage-Instituten, Friseur- und Kosmetikräumen, auch bei isolierendem Fußboden und auch ohne Vorhandensein geerdeter Teile, Schutzmaßnahmen für erforderlich angesehen werden. Auch gelten solche Räume, in denen Schutzmaßnahmen zwar nicht erforderlich sind, trotzdem aber Anwendung finden, als gefährdete Räume, d. h., es ist nicht zulässig, in solchen Räumen für einzelne Betriebsmittel Schutzmaßnahmen anzuwenden und für andere zu unterlassen.

Von der Einbeziehung in die Schutzmaßnahmen sind Betriebsmittel ausgenommen, die entweder im allgemeinen nicht berührt werden oder einer laufenden Überwachung unterliegen. Als solche gelten Metallumhüllungen und Rohre elektrischer Leitungen in trockenen Wohn- und Büroräumen auch mit *nicht isolierenden* Fußböden, Zähler und in Verbindung mit Zählern Schaltuhren und Relais, Stahl- und Stahlbetonmasten und Dachständer in Freileitungsnetzen. An diesen Betriebsmitteln ist es manchmal auch gar nicht möglich, mit technisch einwandfreien und wirtschaftlich tragbaren Mitteln Schutzmaßnahmen anzuwenden.

Der von verschiedenen Seiten vertretenen Auffassung, man soll Schutzmaßnahmen grundsätzlich in allen Räumen vorschreiben, konnte nicht entsprochen werden. Mit der Erweiterung des Anwendungsbereichs steigen auch die Fehlerquellen und es ist zu befürchten, daß bei einer übersteigerten Anwendung der Sicherheitsgrad zurückgehen könnte.

3. Arten und Zweckbestimmung

Die VDE-Vorschriften unterscheiden folgende Arten von Schutzmaßnahmen:

1. Kleinspannung, 2. Schutzisolierung, 3. Schutztrennung, 4. Schutzerdung, 5. Nullung, 6. Schutzleitungssystem, 7. Fehlerspannungsschutzschaltung, 8. Fehlerstromschutzschaltung.

Erfahrungsgemäß wird der richtigen Anwendung und Durchführung der Schutzmaßnahmen oft nicht die erforderliche Aufmerksamkeit zugewendet, da die Anlagen ja auch ohne sie betrieben werden können. Weil sie aber zum Schutze des Menschen erforderlich sind, muß ihnen sogar größte Aufmerksamkeit geschenkt werden, damit sie ihren Zweck — das Auftreten, Bestehenbleiben oder die Überbrückung gefährlicher Berührungsspannungen — erfüllen können. Damit die genannten Arten der Schutzmaßnahmen den angestrebten Zweck erfüllen, sind in den VDE-Vorschriften eingehende Festlegungen getroffen. In diesen Festlegungen ist im einzelnen umschrieben, welche Bedingungen jeweilig erfüllt werden müssen, um die Wirksamkeit der verschiedenen Arten von Schutzmaßnahmen sicherzustellen.

Die in den VDE-Vorschriften aufgestellten Bedingungen erstrecken sich grundsätzlich nur auf den Schutz von Menschenleben. Für Tiere, die im allgemeinen gegen die Einwirkung des elektrischen Stromes empfindlicher als Menschen sind, werden die Schutzmaßnahmen nicht immer einen ausreichenden Schutz bieten. Soll indessen der Schutz auch auf Tiere ausgedehnt werden, so sind wesentlich andere Bedingungen zugrunde zu legen, zu denen hauptsächlich eine Begrenzung der Berührungsspannung auf höchstens 24 V zu rechnen ist.

In den folgenden Abschnitten sollen die VDE-mäßigen Bedingungen in bezug auf ihre praktische Durchführung eine eingehende Erläuterung erfahren.

B. Kleinspannung

1. Wirkungsweise

Für Kleinspannung als Schutzmaßnahme kommen Spannungen zur Verwendung, die für Menschen und z. T. auch für Tiere als ungefährlich bezeichnet werden können. Genormte Kleinspannungswerte sind 24 und 42 V. Durch die Anwendung dieser kleinen Spannungen wird verhindert, daß eine gefährliche Berührungsspannung überhaupt auftritt.

Als Schutzorgane dienen Transformatoren oder Umformer mit elektrisch voneinander getrennten Wicklungen sowie Akkumulatorenbatterien. Abb. 76 zeigt das Prinzip der Kleinspannung als Schutzmaßnahme.

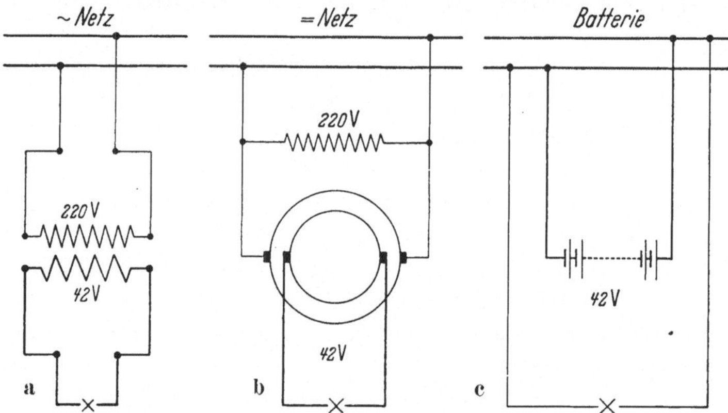

Abb. 76. Prinzip der Kleinspannung. a Transformator; b Umformer; c Akkumulator

2. Anwendung

Kleinspannung wird als Schutzmaßnahme für Handlampen bei ihrer Verwendung in Kesseln, Behältern und Rohrleitungen aus gut leitenden Baustoffen und ähnlichen engen Räumen, soweit Wechselstromanschluß zur Verfügung steht, gefordert und bei Gleichstrom empfohlen[1]. Darüber hinaus findet sie für den Betrieb von einzelnen Haarbehandlungsgeräten, Backofen-[2] und Faßausleuchten[3] Anwendung.

Für elektrische Spielzeuge, das sind solche Geräte, die nach ihrer Bauart und ihrem Wesen nicht als Gebrauchsgegenstände anzusehen sind, kommt mit Ausnahme von Heiz- und Kochgeräten, sofern diese den Vorschriften für Elektrowärmegeräte mit Betriebsspannungen bis

---

[1] VDE 0100/5. 57, § 12 Abs. h.

[2] In Bäckereien mit Wechsel- bzw. Drehstromanschluß werden von den Gewerbeaufsichtsämtern in Übereinstimmung mit den Berufsgenossenschaften für die Backofenleuchten die Anwendung der Kleinspannung gefordert.

[3] VDE 0100/5. 57, § 18 Abs. i.

250 V (VDE 0720) unterliegen, grundsätzlich nur Kleinspannung in Frage[1].

Die teilweise oder grundsätzliche Anwendung der Kleinspannung als Schutzmaßnahme in den genannten Fällen geschieht deswegen, weil in diesen Fällen der Schutz auch auf die Möglichkeit der unmittelbaren Berührung betriebsmäßig unter Spannung stehender Teile aus-

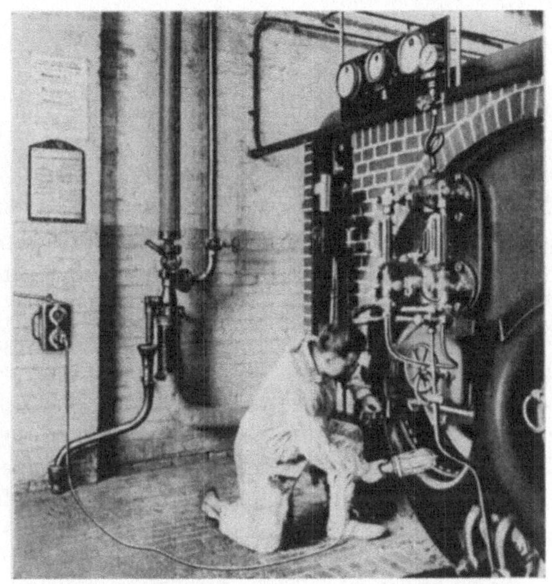

Abb. 77. Kleinspannung für Handlampe im Kesselhaus

gedehnt werden soll und die Betriebsspannung selbst — also nicht allein die Berührungsspannung — auf einen ungefährlichen Wert herabgesetzt werden muß. Abb. 77 zeigt ein Anwendungsbeispiel der Kleinspannung.

3. Bedingungen

a) Schutztransformatoren

Die zur Herabsetzung der Netzspannung auf Kleinspannung in Wechselstromnetzen benötigten Umspanner heißen Schutztransformatoren[2].

Der Netzteil der Schutztransformatoren muß mindestens nach Schutzart P 20 (vgl. DIN 40050) ausgeführt sein, d. h. es muß ein Schutz gegen Eindringen kleiner fester Fremdkörper gewährleistet sein.

---

[1] VDE 0100, § 15 Abs. c.
[2] VDE 0550/5. 57, Teil 2/2. 55.

Damit bei einem etwaigen Drahtbruch ein Übertritt der Netzspannung auf die Kleinspannungsseite verhindert wird, müssen die Wicklungen auf getrennten Spulenkörpern aufgebracht sein. Von dieser Forderung kann abgesehen werden, wenn Spulenkörper und der die Wicklungen tragende Zwischenflansch aus einem Stück gepreßt sind oder durch zusätzliche Zwischenlagen bei einem aufgeschobenen Zwischenflansch eine Verbindung beider Wicklungen mit Sicherheit verhindert wird.

Sofern das Gehäuse des Schutztransformators nicht aus Isolierstoff, sondern aus Metall besteht, muß entweder

1. die Anbringung in einem Raum erfolgen, in dem Schutzmaßnahmen nicht erforderlich sind, oder

2. der Transformator außer Handbereich liegen, oder

3. das Gehäuse durch eine andere Schutzmaßnahme geschützt werden.

Schutztransformatoren dürfen als Einphasentransformatoren nur einen zweipoligen, als Dreiphasentransformatoren nur einen dreipoligen Netzanschluß besitzen, jedoch können Anzapfungen der Primärwicklung *vorgesehen* werden.

Ortsveränderliche Schutztransformatoren müssen entweder eine von Zug entlastete fest angeschlossene Anschlußleitung von höchstens 2 m Länge besitzen oder eine angebaute Gerätesteckvorrichtung haben.

Um im Kurzschlußfalle auf der Kleinspannungsseite eine übermäßige Erwärmung der Wicklungen, die zu einem Übertritt von Netzspannung auf die Kleinspannungsseite Veranlassung geben kann, zu verhindern, müssen die Transformatoren entweder

1. *unbedingt kurzschlußsicher* sein, d. h. durch inneren Spannungsabfall muß eine Überschreitung des Kurzschlußstromes, der eine übermäßige Erwärmung der Wicklungen zur Folge haben kann, verhindert werden, oder

2. *bedingt kurzschlußsicher* sein, d. h. durch Überstromschutzorgane muß der Kurzschluß zur Abschaltung gebracht werden. Nennstromstärke und Bauart der Überstromschutzorgane müssen auf dem Leistungsschild angegeben sein.

Bei unbedingt kurzschlußsicheren Transformatoren, gekennzeichnet durch Ⓥ (d. h. verkohlungssicher) darf die Leerlaufspannung 42 V nicht übersteigen. Bei Transformatoren für Spielzeuge darf bei den *bedingt* und *unbedingt* kurzschlußsicheren Transformatoren die Leerlaufspannung 33 V nicht überschreiten. Auch durch Serienschaltung etwa mehrerer unabhängiger Spannungsstufen dürfen in keinem Falle höhere als die genannten Spannungen erzielbar sein. Die Transformatoren müssen im allgemeinen den Regeln für Kleintransformatoren (VDE 0550) und im besonderen den Sonderbestimmungen für Schutztransformatoren entsprechen. Abb. 78 zeigt einen Handlampen-Schutztransformator.

b) Umformer

In Gleichstromnetzen ist die Umwandlung der Netzspannung in Kleinspannung über rotierende Umformer oder Zerhacker mit nachgeschaltetem Schutztransformator möglich. Für diese Umwandler gilt sinngemäß das gleiche wie für Schutztransformatoren.

Für den Fall, daß ein Umformer für die Herabsetzung der Netzgleichspannung auf Kleinspannung nicht zur Verfügung steht, können Einankerumformer mit elektrisch nicht getrennten Wicklungen verwendet werden, wenn die vom Umformer abgegebene Wechselspannung einem Schutztransformator mit entsprechendem Übersetzungsverhältnis

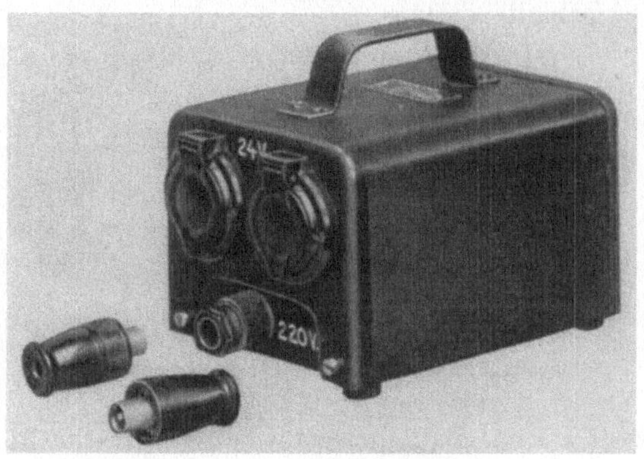

Abb. 78. Handlampen-Schutztransformator

zugeführt wird. Solche Umformer sind meistens leichter zu haben. Ihre abgegebene Wechselspannung beträgt ungefähr 70% der Netzgleichspannung, so daß bei einer Gleichspannung von 220 V eine Wechselspannung von etwa 150 V zu erwarten ist.

c) Akkumulatoren

An Stelle von Transformatoren oder Umformern können auch Akkumulatorenbatterien für die Erzeugung der Kleinspannung verwendet werden. Werden die Batterien vom Gleichstromnetz geladen, so müssen sie während der Ladezeit vom Kleinspannungsstromkreis allpolig abgeschaltet werden. Einer gleichzeitigen Ladung und Entladung steht jedoch nichts im Wege, wenn die Ladeeinrichtung vom Netz durch einen Schutztransformator oder Umformer abgetrennt ist, so daß galvanische Verbindungen mit dem Netz nicht bestehen und die Spannung 42 V nicht übersteigt. Bei unmittelbarer Ladung der Batterien aus dem Gleichstromnetz empfiehlt sich der Einbau eines doppelpoligen Umschalters, so daß bei Benutzung der Batterie eine zwangsläufige Abtrennung vom Netz erfolgt.

d) Kleinspannungsstromkreis

Der Kleinspannungsstromkreis soll im allgemeinen nur eine beschränkte Ausdehnung haben, damit ein Übertritt von Netzspannung durch Annäherungen oder Berührung von Netzleitungen verhindert wird.

Das zur Verwendung gelangende Installationsmaterial muß mindestens für 250 V geeignet sein und in bezug auf Isolierfestigkeit den VDE-Bestimmungen (VDE 0100) genügen.

Auf eine Absicherung des Kleinspannungsstromkreises kann nur dann verzichtet werden, wenn die Stromquelle als unbedingt kurzschlußsicher anzusprechen ist und der Kurzschlußstrom die Leitungen nicht unzulässig erwärmt[1]. In allen übrigen Fällen (Mehrzahl) müssen entsprechende Sicherungen eingebaut werden.

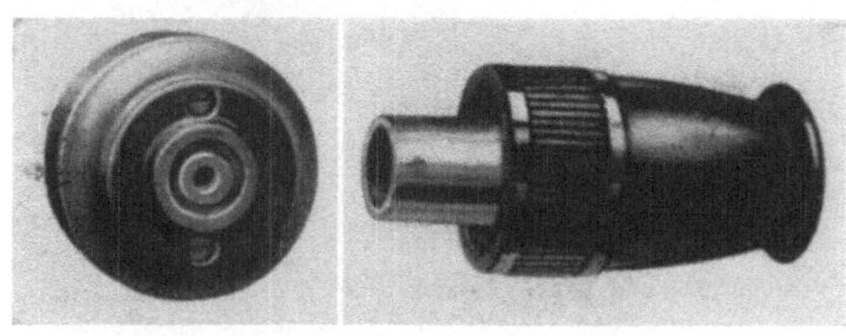

Abb. 79. Steckvorrichtung für Kleinspannung

Die Stecker für Kleinspannungsgeräte dürfen für Steckdosen höherer Spannung nicht passen. Bei leichten Isolierstoffsteckern wird das erreicht durch Verwendung eines dritten Blindstiftes oder durch entsprechende Formgebung. Abb. 79 zeigt eine Steckvorrichtung für Kleinspannung. Bei Steckern schwererer Ausführung werden dem Schutzkragen entsprechende Formen gegeben.

4. Anwendungsgrenze

In Anbetracht der niedrigen Übertragungsspannung muß die Anwendung der Kleinspannung mit Rücksicht auf eine wirtschaftlich noch tragbare Leitungsbemessung auf die Versorgung einzelner Glühlampen und Geräte beschränkt bleiben. Schutztransformatoren werden deshalb auch nur für Einphasenanschluß bis 1 kVA und für Drehstromanschluß bis 3,5 kVA hergestellt. Lediglich für Sonderzwecke sind Leistungen von 1,5 kVA bei Einphasenstrom und 5 kVA bei Drehstrom vorgesehen.

5. Beurteilung

Die Kleinspannung stellt einen ausgezeichneten Berührungsspannungsschutz dar. Auch in den Fällen, in denen die VDE-Vorschriften

---

[1] Schrank, W.: Die feuersicherheitstechnische Ausführung von Kleinspannungsanlagen. Elektrotechn. Anz. Bd. 52 (1935) S. 971.

ihre Anwendung nicht fordern, sondern nur empfehlen, kann zur Anwendung nicht dringend genug geraten werden. Die Kosten für die Anschaffung von Schutztransformatoren und besonders Umformern oder Akkumulatorenbatterien können zwar erheblich erscheinen, dürfen im Interesse der Unfallverhütung jedoch nicht gescheut werden.

C. Schutzisolierung

1. Wirkungsweise

Die Schutzisolierung als Schutzmaßnahme kann entweder durch eine Isolierung des Menschen vom Anlageteil oder von der Erde erfolgen. Um eine Isolierung des Menschen vom Anlageteil zu erreichen, werden die der Berührung zugänglichen leitfähigen Teile, die durch Körperschlüsse Berührungsspannungen annehmen können, meistens mit einer haltbaren Isolierschicht umpreßt. Dem gleichen Zweck dienen die isolierstoffgekapselten Geräte. Auch können einzelne schutzbedürftige Geräteteile von anderen der Berührung nicht zugänglichen oder durch andere Maßnahmen geschützten Teile durch Einbau isolierender Zwischenstücke voneinander isoliert werden[1]. Eine Isolierung des Menschen von der Erde erfolgt durch Isolierung seines Standortes. Auch durch isolierende Abdeckung der Anlagenteile oder sonstigen Vorrichtungen, durch welche die Anlagenteile der Berührung entzogen werden, kann der erstrebte Zweck erfüllt werden. In jedem Fall soll die Isolierung verhindern, daß Berührungsspannungen von einem Menschen überbrückt werden können.

2. Anwendung

Weitgehendste Anwendung findet die Schutzisolierung durch Herstellung völlig isolierstoffgekapselter Geräte sowie durch isolierende Umpressung von Schaltergriffen, Handrädern und durch isolierende Umhüllung metallummantelter Leitungen[2]. Sie nimmt in diesem Falle eine Sonderstellung ein, da überhaupt weitere zusätzliche Schutzmaßnahmen entbehrlich werden, weil die Frage einer auftretenden Berührungsspannung gegenstandslos geworden ist.

---

[1] VDE 0100/5.57, § 15 Abs. f Ziff. 3.

[2] Obwohl in VDE 0140/1932, § 5 die Mantelisolierung der kabelähnlichen Leitungen als Isolierung im Sinne der Schutzmaßnahmen anerkannt ist, kann ein ausreichender Isolationswert in feuchten und durchtränkten Räumen für die Dauer oft in Frage gestellt sein. Man sollte daher bei Verwendung kabelähnlicher Leitungen in solchen Fällen — und das ist ja die zweckbedingte Mehrzahl aller Fälle — den Isolationswert der Mantelisolierung als Schutzmaßnahme nicht überschätzen, falls die Mantelisolierung aus einer Faserstoffbeflechtung besteht. Für kunststoffisolierte Mäntel bestehen diese Bedenken nicht.

Die Isolierung des Standortes wird meistenteils bei größeren Maschinen, Schaltanlagen und ähnlichen Betriebseinrichtungen, deren sonstiger Berührungsspannungsschutz nur mit erheblichem Aufwand durchgeführt werden kann, angewendet. Sie erfolgt durch isolierenden Belag des Fußbodens[1] und notwendigenfalls auch der Wände[2].

Die Entziehung der Berührung kann entweder durch Aufstellung der Anlagenteile außer Reichweite oder durch isolierende Abdeckungen erfolgen.

3. Bedingungen

Die Schutzisolierung gilt im Sinne der VDE-Vorschriften grundsätzlich nur dann als Schutzmaßnahme, wenn der Isolierbaustoff zwischen dem zu schützenden Anlageteil und der Erde liegt. Die Betriebsisolierung des elektrisch aktiven Leiters — auch nicht eine besonders sorgfältige — gilt im Sinne der Schutzmaßnahmen nicht als Isolierung. Eine sorgfältige Isolierung des elektrisch aktiven Leiters muß nämlich ohnehin vorhanden sein.

Die Isolierung als Schutzmaßnahme setzt für die Verwendung einen durch mechanische und thermische Beanspruchung sowie durch Alterung unbeeinflußten Baustoff voraus. Lackierung und Emaillierung von Metallteilen sowie die wetterfeste Umhüllung von Leitungen gelten nicht als Isolierung.

a) Isolierstoffgeräte

Elektrische Verbrauchs- und Schaltgeräte aus Isolierstoffen werden in den verschiedensten Ausführungen hergestellt. Im prinzipiellen Aufbau werden grundsätzlich zwei Bauarten unterschieden:

1. Isolierstoffgeräte, bei denen die elektrisch aktiven Teile unmittelbar in den schützenden Isolierstoff gelagert sind,

2. Isolierstoffgeräte, bei denen die im Fehlerfalle unmittelbar Spannung annehmenden, nicht zum Betriebsstromkreise gehörigen leitfähigen Teile durch zusätzliche Isolierung der Berührung von außen entzogen sind.

---

[1] Unter einem isolierenden Belag des Fußbodens im Sinne der Standortisolierung wird ein solcher verstanden, der in erster Linie dem Zweck einer Schutzmaßnahme dient. Hierunter fallen also nicht isolierende Fußböden schlechthin, bei denen unter gewissen Voraussetzungen zusätzliche Schutzmaßnahmen überhaupt nicht erforderlich sind. Vgl. S. 320 und W. SCHRANK: Die Auswahl von Fußbödenbelägen vom Standpunkt ihrer elektrischen Isolierfähigkeit. Parkett Bd. 7 (1958) S. 32.

[2] Aus dem in § 5 von VDE 0140 genannten Anwendungsbeispiel der Isolierung durch isolierende Wandbekleidung ist zu entnehmen, daß auch die Überbrückung der Berührungsspannungen, die zwischen den zu schützenden Teilen und den in Reichweite befindlichen leitenden Gebäudeteilen im Fehlerfalle auftreten können, verhindert werden soll.

Zu den unter 1. genannten Geräten gehören fast alle Schaltgeräte, wie isolierstoffgekapselte Dosen- und Hebelschalter, Motorschutzschalter u. ä. Abb. 80 zeigt eine ganze Schaltanlage aus isolierstoffgekapselten Geräten. Bei der Auswahl solcher Geräte ist zu beachten, daß nicht etwa Grundplatten od. dgl. aus Metall bestehen, so daß trotzdem wieder Berührungsspannungen über feuchtes Mauerwerk oder leitende Gebäudeteile auftreten können.

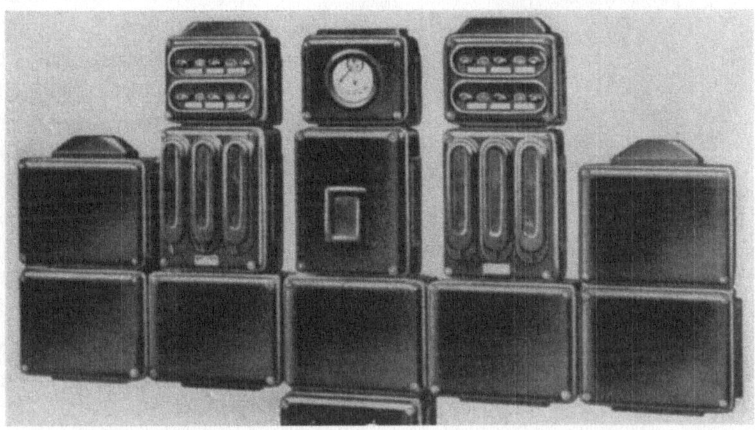

Abb. 80. Isolierstoffgekapselte Schaltanlage

Die unter 2. genannten Isolierstoffgeräte kann man nochmals unterteilen in

a) solche Geräte, deren Gehäuse völlig aus Isolierstoff bestehen,

b) solche Geräte, deren Gehäuse ganz oder teilweise zwar aus Metall, aber durch zusätzliche Isolierung von den im Fehlerfalle unmittelbar Spannung annehmenden, nicht zum Betriebsstromkreis gehörigen Teile elektrisch isoliert sind[1].

Die unter a) genannten Geräte haben meist Bauformen kleineren Ausmaßes und sind betriebsmäßig keinen hohen mechanischen Beanspruchungen ausgesetzt. Abb. 81 zeigt ein Beispiel solcher Bauart.

---

[1] Diese Schutzart ist unter der Bezeichnung „Doppelisolierung" auch in den internationalen CEE-Vorschriften enthalten. Derartige Geräte erfahren hinsichtlich der Schutzmaßnahmen insofern eine Sonderbehandlung, als äußere Schutzmaßnahmen, wie Erdung, Nullung oder Schutzschaltung, nicht angewendet werden sollen. Konsequenterweise dürfen sie deshalb auch keine Schutzleiter und auch nicht einmal eine Anschlußschraube für den Schutzleiter haben. Vgl. W. SCHRANK: Schutzeinrichtungen und Schutzmaßnahmen an Elektrowerkzeugen. Technik Bd. 2 (1947) S. 185.

Die unter b) genannten Geräte sind meistens größeren mechanischen Beanspruchungen unterworfen, so daß sie aus diesem Grunde mit Metall abgedeckt sind. Die Isolierung als Schutzmaßnahme ist äußerlich nicht immer leicht erkennbar[1]. Abb. 82 zeigt eine elektrische Handbohrmaschine, bei der die zusätzliche Isolierung als Schutzmaßnahme angewandt ist. Der elektrische Teil ist vollständig in ein Isolierstoffgehäuse eingebaut. Die elektrische Isolierung des mechanischen Teiles erfolgt durch einen auf die Ankerwelle aufgezogenen Isolierstoffzapfen. Die das Ständerpaket sichernde Madenschraube (oben) ist versenkt und von außen verkittet. Ein Spannungsübertritt auf den metallenen mechanischen Teil ist somit nach technischem Ermessen nicht zu erwarten.

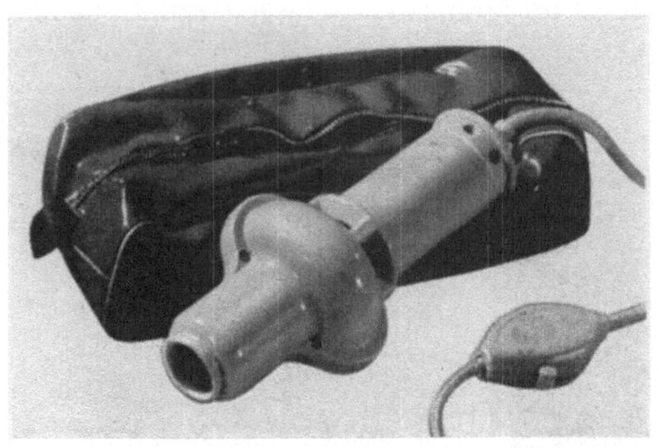

Abb. 81. Isolierstoffverkleidetes Gerät leichter Bauart

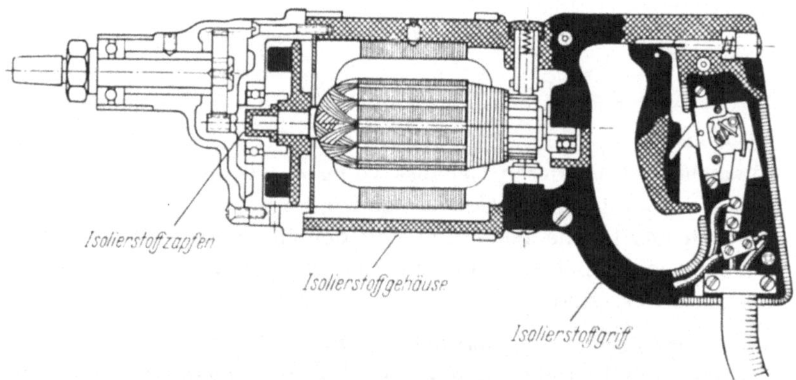

Abb. 82. Schnitt durch eine isolierstoffgekapselte Handbohrmaschine

Abb. 83 zeigt in schematischer Darstellung das Prinzip der Schutzisolierung an solchen Betriebsmitteln und die Anlegung der Prüfspannungen.

---

[1] Soweit VDE-Vorschriften nach 1951 aufgestellt wurden, erhalten derartig doppelisolierte Geräte eine VDE-mäßige äußerliche Kennzeichnung durch das Symbol ⊡. An den Geräten dürfen *keine* Einrichtungen für den Anschluß von Schutzleitungen vorhanden sein. Fest angeschlossene Leitungen dürfen *keinen* Schutzleiter enthalten.

Im einzelnen müssen schutzisolierte Betriebsmittel den in den jeweiligen VDE-Gerätevorschriften festgelegten Bestimmungen entsprechen und mit dem Zeichen der Schutzisolierung ⊡ nach DIN 40014 gekennzeichnet sein.

Da die Schutzisolierung eine vollkommen selbständige Schutzmaßnahme darstellt, sind an schutzisolierten Betriebsmitteln weitere Schutzmaßnahmen, die einen Schutzleiter benötigen, nicht nur überflüssig, sondern können den Wert der Schutzisolierung auch beeinträchtigen. Aus diesem Grunde dürfen schutzisolierte Geräte keine Anschlußstellen für einen Schutzleiter haben, und etwa festangeschlossene bewegliche Leitungen dürfen keinen Schutzleiter enthalten, jedoch muß bei Steckeranschluß der Stecker ein Schutzkontaktstecker sein. Das ist notwendig, weil der Anschluß von schutzisolierten Geräten auch an Schutzkontaktsteckdosen möglich sein muß. Es ist auch zulässig, daß solche Stecker, die zusammen mit der am schutzisolierten Gerät festangeschlossenen beweglichen Anschlußleitung ohne Schutzleiter ein unteilbares Ganzes bilden, z. B. solche aus Weichgummi und thermoplastischen Isolierstoffen, keine Schutzkontaktstücke zu haben brauchen, sie müssen aber doch in Schutzkontaktsteckdosen passen. Derartige Anschlußleitungen mit solchen Steckern dürfen nur für schutzisolierte Geräte verwendet und nur an diese angeschlossen in Verkehr gebracht werden.

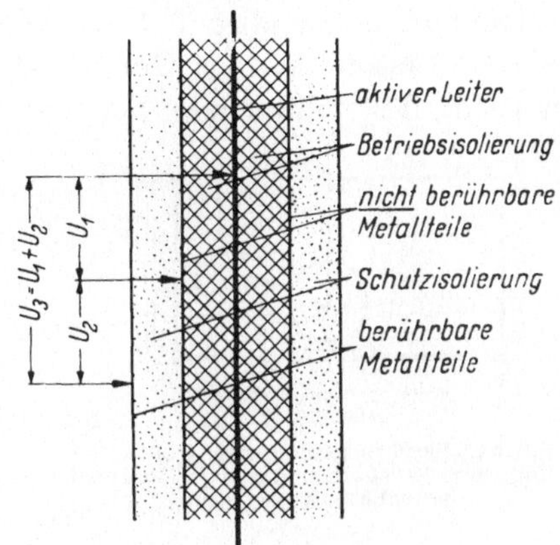

Abb. 83. Prinzip der Schutzisolierung, $U_3 = U_1 + U_2 =$ Prüfspannung für Betriebs- und Schutzisolierung

Bei der Auswechslung von Anschlußleitungen ohne Schutzleiter (z. B. Reparaturen) ist es zulässig, Anschlußleitungen mit Schutzleiter zu verwenden, jedoch dürfen die Schutzleiter nicht an das schutzisolierte Gerät angeschlossen werden, wozu an sich auch keine Möglichkeit besteht, diese aber aus Unkenntnis der Sachlage geschaffen werden könnte.

Bei der Konstruktion isolierstoffgekapselter Geräte muß als oberster Grundsatz die Forderung stehen, daß die Isolierung eine Schutzmaßnahme darstellen muß und somit weitere zusätzliche Schutzmaßnahmen entbehrlich werden.

b) Isolierung des Standortes

Die Isolierung des Standortes kommt als Schutzmaßnahme grundsätzlich nur für *ortsfeste* Anlagenteile in Betracht. Die isolierten Be-

dienungsstandorte müssen so hergestellt sein, daß der Bedienende erst
mit den leitenden Teilen in Berührung kommen kann, wenn er den isolierten Standort betreten hat. Die Bedienungsstandorte können auch
aus leitendem Werkstoff bestehen, der mit den zu schützenden Teilen
leitend zu verbinden ist. Das gefahrlose Betreten dieser Standorte muß
durch eine isolierende Umrandung von solcher Breite sichergestellt
werden, daß Berührungsspannungen beim Betreten nicht überbrückt
werden können.

Für die Isolierung des Standortes kommen isolierender Fußbodenbelag und notwendigenfalls isolierende Wandbekleidung in Betracht.
Als Isolierstoffe können Gummi, trockenes Holz u. ä. Stoffe verwendet
werden. Als vollwertiges Schutzmittel gilt die Isolierung des Stand-

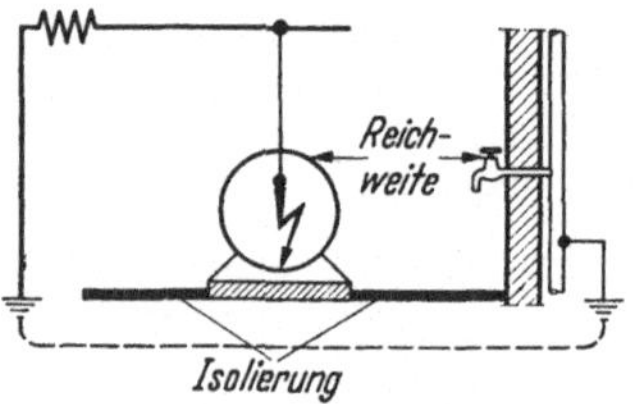

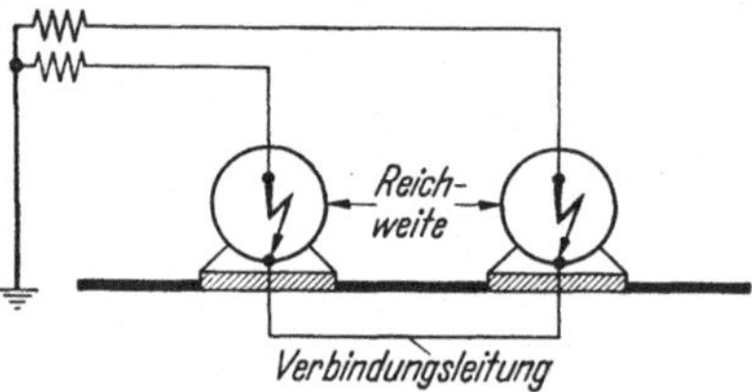

Abb. 84. Berührungsspannung trotz Isolierung des Standortes durch in Reichnähe
befindliche Wasserleitung

Abb. 85. Leitende Verbindung zwischen den der
gleichzeitigen Berührung zugänglichen Anlageteilen verhindert Berührungsspannungen

ortes nur dann, wenn eine praktisch auf Jahre ausreichende isolierende
Beschaffenheit des Baustoffes gewährleistet ist. Z. B. müssen isolierende
Matten, die unter dem Einfluß normalen Gebrauchs den isolierenden
Bedürfnissen nicht mehr genügen, rechtzeitig erneuert werden. Die Iso-
lierung des Standortes stellt keine Schutzmaßnahme dar, wenn in
Reichnähe sich andere geerdete Teile befinden, so daß Berührungsspan-
nungen trotz Isolierung des Standortes überbrückt werden können, wie
Abb. 84 zeigt. Wenn die Isolierung des Standortes einen Schutz bieten
soll, müssen je nach den örtlichen Begleitumständen die Mittel an-
gewandt werden (z. B. Entfernung oder Abdeckung geerdeter Teile in
Reichweite), die eine Überbrückung von Berührungsspannungen mit
Sicherheit verhindern.

Um auch die Überbrückung von Berührungsspannungen in den
Fällen zu verhindern, in denen die Isolierung des Standortes an mehreren,
der gleichzeitigen Berührung aber zugänglichen Anlageteilen angewandt
wird, müssen die leitenden und zu schützenden Anlagenteile leitend
untereinander verbunden werden (Abb. 85). Wird diese Verbindung
unterlassen, so können, je nach den Netzverhältnissen, zwischen den
Anlagenteilen Berührungsspannungen in Höhe der Außenleiterspannung
(380 oder 440 V) auftreten, während normalerweise nur die Spannung
des Netzes gegen Erde als höchste Berührungsspannung wirksam werden

kann. Ferner ist zu beachten, daß die durch Standortisolierung geschützten Anlagenteile nicht mit leitenden Gebäudekonstruktionen oder leitendem Mauerwerk in Verbindung stehen, da dann wieder Berührungsspannungen an andere Stellen verschleppt werden können, z. B. müssen Maschinen gegen Eisenbetonfundamente isoliert werden.

c) Entziehung der Berührung

In Anlagen, in denen Teile als Schutz gegen Berührungsspannungen durch Aufstellung außer Reichweite der allgemeinen Berührung entzogen werden sollen, ist zu beachten, daß Berührungsspannungen nicht auf leitende Gebäude- oder Konstruktionsteile, die ihrerseits wieder der Berührung zugänglich sind, übertragen werden (Abb. 86). Das gleiche

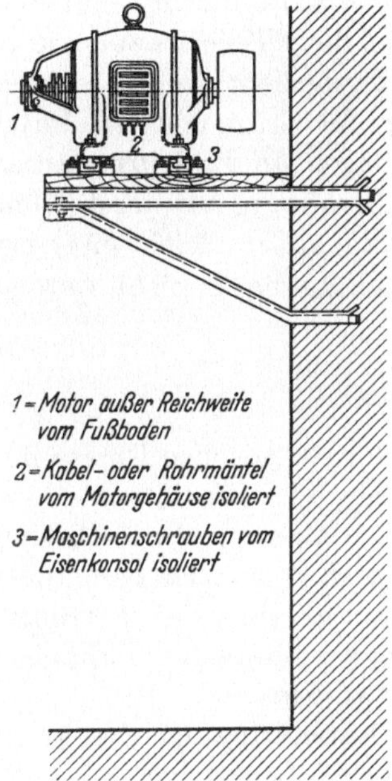

Abb. 86. Entziehung der Berührung durch Aufstellung des Motors außer Reichweite

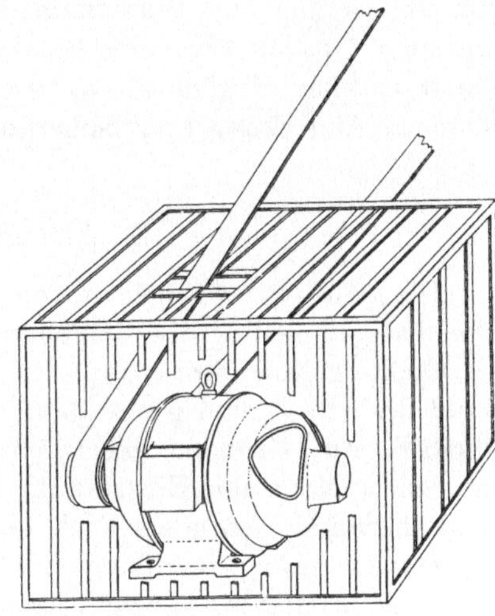

Abb. 87. Entziehung der Berührung durch isolierende Abdeckung des Motors

gilt, wenn durch isolierende Abdeckungen die Anlagenteile der Berührung entzogen werden sollen. Darüber hinaus ist hier noch folgendes zu beachten:

1. Ausreichende mechanische Festigkeit und stabile Konstruktion der Abdeckvorrichtungen,

2. soweit die Abdeckvorrichtungen mit den der Berührung zu entziehenden und somit zu schützenden Anlageteilen in Verbindung stehen, müssen sie aus nichtleitenden Baustoffen (Holz od. dgl.) bestehen,

3. metallische Konstruktionsteile der Abdeckvorrichtungen dürfen nicht mit den zu schützenden Teilen in leitender Verbindung stehen,

4. die Abdeckungen dürfen die Abkühlung der Betriebseinrichtungen
(z. B. Motoren) nicht beeinträchtigen.

Für die Abdeckvorrichtungen werden zweckmäßig Holzverschläge
mit genügend breiten Luftschlitzen verwendet (Abb. 87). Staubdichte
Abdeckungen, wie man sie leider oft in Sägewerken, Mühlen, Spinne-
reien und ähnlichen Betrieben mit großer Staubentwicklung findet, sind
im Interesse einer ausreichenden Kühlung unbedingt zu vermeiden.
Auch muß bei der isolierenden Abdeckung darauf geachtet werden, daß
nicht andere mit den zu schützenden Teilen in leitender Verbindung
stehenden Schaltgeräte (Anlasser, Schalter u. ä.) auf irgendeine Weise
(z. B. über Rohrmäntel, Kabelarmierungen) der Berührung trotzdem
noch zugänglich sind. Notwendigenfalls müssen diese Teile entweder auch
abgedeckt werden oder, wenn sie betriebsmäßig bedient werden müssen,
aus Isolierstoffen bestehen. Das gilt besonders für Griffe und Handräder
zur Betätigung von Bürstenabhebevorrichtungen an Schleifringläufer-
motoren. Oftmals kann eine Entziehung der Berührung nur durch Kombination aller Möglichkeiten, also Aufstellung außer Reichweite, isolierende Abdeckung und Isolierung der Schaltorgane, erreicht werden.

4. Anwendungsgrenze

Die mehr oder weniger großen Ausmaße der elektrischen Geräte und
die dadurch bedingte Formgebung der Isolierpreßstoffteile setzen der
Herstellung isolierstoffgekapselter Geräte eine Grenze. Die Isolierung
muß deshalb vorläufig auf Bauformen kleineren Ausmaßes beschränkt
bleiben. Aus Gründen der mechanischen und thermischen Festigkeit
muß sie auch da eine Einschränkung erfahren, wo die Geräte mechanisch
und thermisch besonders hoch beansprucht werden.

Der Isolierung des Standortes sowie der Entziehung der Berührung
sind bei ortsfesten Anlagen grundsätzlich keine Grenzen gesetzt.

5. Beurteilung

Die Isolierung der Geräte kann als ein idealer und sicherer Schutz
angesprochen werden, wenn die Konstruktionen genügend ausgereift
sind. Sie kommt der idealen Forderung — Herstellung körperschlußsicherer Geräte und somit Entbehrung zusätzlicher äußerer Schutzmaßnahmen — am allernächsten[1]. Die Isolierung muß deshalb zu einer
ersten Qualitätsforderung elektrischer Maschinen und Geräte erhoben
werden.

---

[1] PASSAVANT, H.: Über Anlagen und Apparate für Niederspannung. Elektrizitätswirtsch. Bd. 25 (1926) Heft 418 S. 413.

Auf die Isolierung des Standortes werden manchmal ganz unberechtigt hohe Erwartungen gesetzt. Die Isolierung des Standortes muß aber oft mit Vorsicht als Schutzmaßnahme gewählt werden, weil

1. andere geerdete Teile sich oftmals in Reichnähe befinden oder nachträglich gebracht werden, so daß Berührungsspannungen trotz Isolierung des Standortes überbrückt werden können,

2. sie oftmals als Betriebsanweisung aufzufassen ist, die von dem Arbeiter erfüllt werden muß. Eine Betriebsanweisung kann aber, wie die Erfahrungen immer wieder ergeben, eine technische Sicherheitsmaßnahme niemals ersetzen.

Ihre Anwendung darf daher grundsätzlich nur bei ortsfesten Anlageteilen in Erwägung gezogen werden. Bei ortsveränderlichen Geräten ist sie mit einem großen Unsicherheitsfaktor behaftet und somit abzulehnen.

Die Entziehung der Berührung durch Aufstellung der Anlagenteile außer Reichweite oder durch isolierende Abdeckungen bietet einen sehr zweckmäßigen und billigen Schutz, wenn die örtlichen Verhältnisse genügend berücksichtigt werden.

D. Schutztrennung

1. Wirkungsweise

Die Schutzwirkung besteht in der galvanischen Trennung zwischen dem Stromkreis des Stromverbrauchsgerätes und dem speisenden Netz. Während die Außenleiter eines Netzes gewöhnlich eine Spannung gegen Erde haben, ist dieses bei dem Stromkreis, an den das schutzgetrennte Gerät angeschlossen ist, nicht der Fall.

2. Anwendung

Die Schutztrennung findet vorzugsweise Anwendung beim Betrieb von Elektrowerkzeugen auf Baustellen, Schiffswerften, in und an Kesseln und ähnlichen Orten, an denen andere Schutzmaßnahmen vielleicht umständlich oder nicht betriebssicher genug sind. Vereinzelt wird sie auch angewendet für den Betrieb von Kleinstgeräten, wie z. B. Rasierapparaten.

3. Bedingungen

Als Schutzorgan dienen Trenntransformatoren nach VDE 0550, die durch das Zeichen $\frac{0}{0}$ gekennzeichnet sind[1]. Das Übersetzungsverhältnis ist meistens 1:1, jedoch darf die Sekundärspannung 250 V nicht über-

---

[1] Trenntransformatoren sind auch unter der Bezeichnung „Isoliertransformatoren" bekannt. Im übrigen können auch Motorgeneratoren als Schutzorgane verwendet werden.

steigen. Ortsfeste Transformatoren müssen mit einer Anschlußklemme für den Schutzleiter versehen sein, während ortsveränderliche Transformatoren schutzisoliert ausgeführt sein müssen. Trenntransformatoren dürfen nur für den Anschluß eines und nicht mehrerer Geräte geeignet sein. Aus diesem Grunde darf nur eine Steckdose am Transformator angebracht sein[1]. Der Sekundärstromkreis darf weder geerdet noch mit anderen Anlageteilen leitend verbunden sein. An besonders gefährdeten Orten, wie z. B. in Kesseln, auf Stahlgerüsten und Schiffsrümpfen, ist das Gehäuse des Stromverbrauchsgerätes zusätzlich durch einen besonderen Leiter mit dem Standort zu verbinden (Abb. 88). Bei Arbeiten

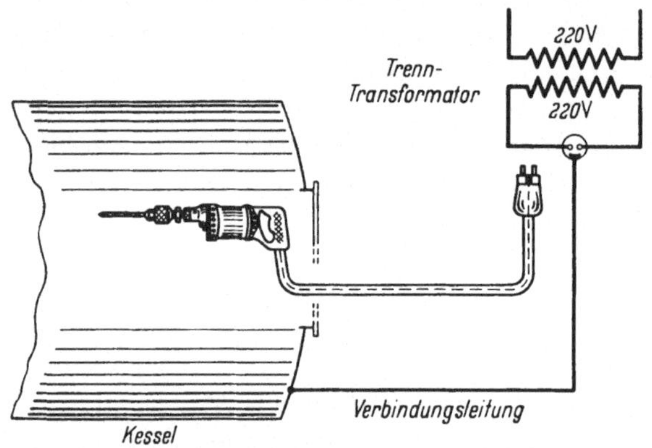

Abb. 88. Isolierung einer Handbohrmaschine bei der Verwendung im Kessel durch Anschluß an Trenntransformator und Verbindung des Gehäuses mit dem Kessel

in Kesseln ist außerdem der Trenntransformator außerhalb des Kessels anzubringen. Bewegliche Leitungen für den Anschluß der Stromverbrauchsgeräte müssen mindestens der Ausführung NMH nach VDE 0250 § 33 entsprechen.

4. Anwendungsgrenze

Die Schutztrennung kann in Anlagen bis höchstens 500 V Betriebsspannung angewendet werden. Die max. Leistung der Stromverbrauchsgeräte ergibt sich aus der Bestimmung, daß die primär- und sekundärseitigen Ströme 15 A nicht überschreiten dürfen. Mit Rücksicht auf die Tatsache, daß die Schutztrennung nur so lange wirksam ist, als auf der Sekundärseite kein Erdschluß besteht und deshalb die Ausdehnung der sekundärseitig angeschlossenen Leitungen beschränkt werden muß, kann sie nur an örtlich begrenzten Stellen angewendet werden.

---

[1] Diese Steckdose soll nach VDE 0100/...58 keine Schutzkontakte besitzen. In diesem Falle muß die Verbindungsleitung entgegen Abb. 88 unmittelbar an das Metallgehäuse des Stromverbrauchsgeräts, z. B. Bohrmaschine, angeschlossen werden.

5. Beurteilung

Die Schutztrennung wurde bis vor einiger Zeit als eine umstrittene Schutzmaßnahme angesehen. Das lag vor allem daran, daß ihre Anwendungsbedingungen nicht genügend festgelegt waren und sie deshalb oft zu Beanstandungen bezüglich ihrer Wirksamkeit Anlaß gab. Wenn aber die Bedingungen eingehalten werden und sie tatsächlich auf Einzelfälle beschränkt bleibt, ist sie als eine völlig ausreichende Schutzmaßnahme anzusprechen.

E. Schutzerdung

1. Wirkungsweise

Die durch Schutzerdung zu schützenden Anlagenteile werden über eine Erdungsleitung mit einem Erder, dem sogenannten *Schutzerder*, leitend verbunden. Im Fehlerfalle (Körperschluß) wird an den durch Schutzerdung geschützten Teilen grundsätzlich nur dann eine Spannung gegen Erde auftreten, wenn ein Fehlerstrom die Schutzerdung durchfließt. Der Erdungswiderstand des Schutzerders wird daher so bemessen, daß entweder an ihm unter dem Einfluß des Fehlerstromes kein größerer Spannungsabfall als 65 V bestehenbleiben kann, oder die Fehlerstelle von den Sicherungsorganen in hinreichend kurzer Zeit selbsttätig abgeschaltet wird. Es kann somit keine höhere Berührungsspannung als 65 V auftreten oder bestehenbleiben.

2. Anwendung

Durch Schutzerdung können grundsätzlich alle Anlagenteile, Geräte und Motoren gegen gefährliche Berührungsspannungen geschützt werden. Sie kann in allen Netzen, ob ohne oder mit geerdetem Netzpunkt, angewendet werden, sofern nicht in Nulleiternetzen ausschließlich die Nullung als Schutzmaßnahme durchgeführt wird (vgl. II, F, S. 137). Das gegebene Anwendungsgebiet sind solche Versorgungsgebiete, in denen im Versorgungsbereiche bereits vorhandene Erder als Schutzerder herangezogen werden können (Wasserrohrnetze, Kabelbleimäntel, Eisenkonstruktionen u. ä.) oder mit Rücksicht auf eine besonders gute Leitfähigkeit des Erdreichs die Herstellung von besonderen Schutzerdern (Rohr-, Band- oder Plattenerder) mit wirtschaftlich tragbaren Mitteln durchführbar ist.

3. Bedingungen

a) Allgemeine Erdungsbedingungen

Um die vorgeschriebene Wirkungsweise und somit den beabsichtigten Berührungsspannungsschutz sicherzustellen, müssen bei Anwendung der

Schutzerdung eine Reihe von Bedingungen erfüllt werden. Diese Bedingungen finden ihren Ausdruck in der Bemessung der Erdungswiderstände für die Schutzerder. Die Voraussetzung für die richtige Bemessung der Erdung ist die Kenntnis der durch sie abzuleitenden Stromstärke. Die Stromstärke ist aber wieder abhängig von den Abschaltströmen der vorgeschalteten Sicherungsorgane $(2,5 \cdot I_n)$[1] und von den Netzverhältnissen. Nach den Leitsätzen für Schutzmaßnahmen (VDE 0140) darf der Erdungswiderstand für Schutzerder in Netzen ohne geerdeten Netzpunkt nicht größer als

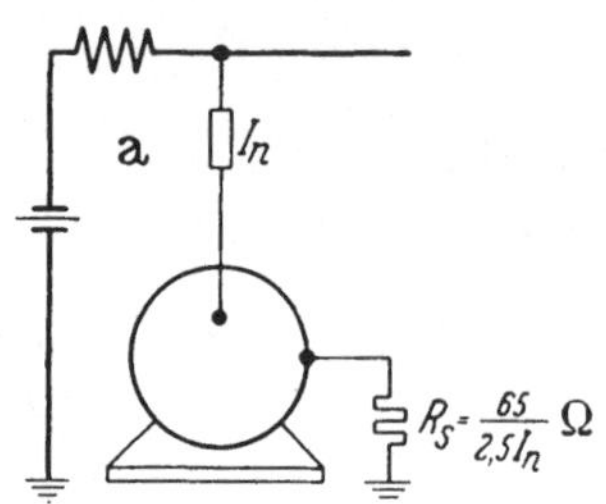

$$R_s = \frac{65\,\text{V}}{\text{Abschaltstrom}} \qquad (26)$$

(Abb. 89a) und in Netzen mit geerdetem Netzpunkt nicht größer als

$$R_s = \frac{\text{halbe Spannung gegen Erde}}{\text{Abschaltstrom}} \qquad (27)\,[2]$$

sein. Dabei ist vorausgesetzt, daß bei

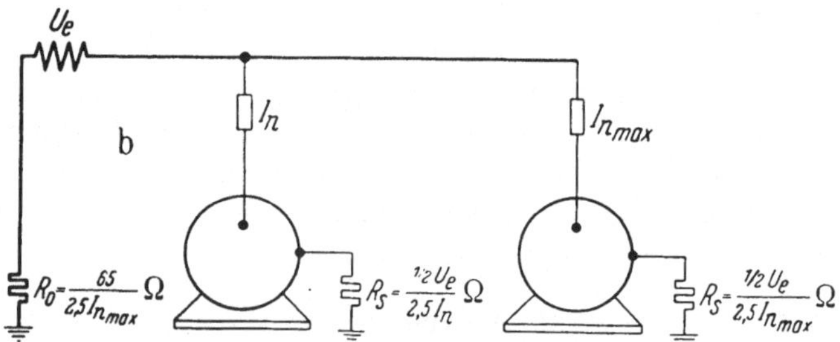

Abb. 89. Bemessung der Schutzerdung.
a in Netzen ohne geerdeten Netzpunkt. b in Netzen mit geerdetem Netzpunkt

Anwendung von Gl. (27) der Erdungswiderstand des betriebsmäßig geerdeten Netzpunktes (Betriebserdung) nicht größer als

$$R_0 = \frac{65\,\text{V}}{\text{Abschaltstromstärke des größten geerdeten Stromverbrauchers}} \qquad (28)$$

ist (Abb. 89b).

Aus diesen allgemeinen Bedingungen ist schon ersichtlich, daß die Bemessung der Schutzerder außer von den Abschaltstromstärken der Sicherungen auch von der Schaltung der Netze und ihrer Spannungen gegen Erde abhängig ist.

---

[1] In den nachstehenden Rechnungsbeispielen ist als Abschaltstrom noch der 2,5fache Wert der Sicherungsstromstärke eingesetzt. Er ist entsprechend VDE 0100/...58 durch den Faktor k zu ersetzen.

[2] Nach VDE 0100/...58 ist die Gl. (27) nicht mehr anzuwenden. In Netzen, in denen als Schutz- und Betriebserder jedoch ein Wasserrohrnetz verwendet wird, kann die Gl. (33) angewendet werden.

b) Erdungsbedingung in Netzen ohne geerdeten Netzpunkt

Es sollen zunächst die Bedingungen bei Anwendung der Schutzerdung in Netzen ohne betriebsmäßig geerdeten Netzpunkten betrachtet werden.

In folgenden zwei Zahlenbeispielen soll untersucht werden, welche Berührungsspannung an einem vorschriftswidrig geerdeten Motor im Fehlerfalle auftritt und wie die Schutzerdung bemessen sein muß, wenn die Berührungsspannung die zulässige Grenze nicht überschreiten soll.

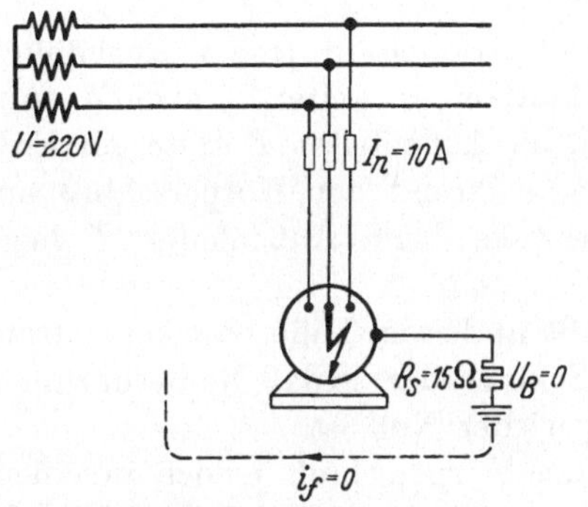

Abb. 90. Keine Berührungsspannung, wenn Fehlerstrom Null ist

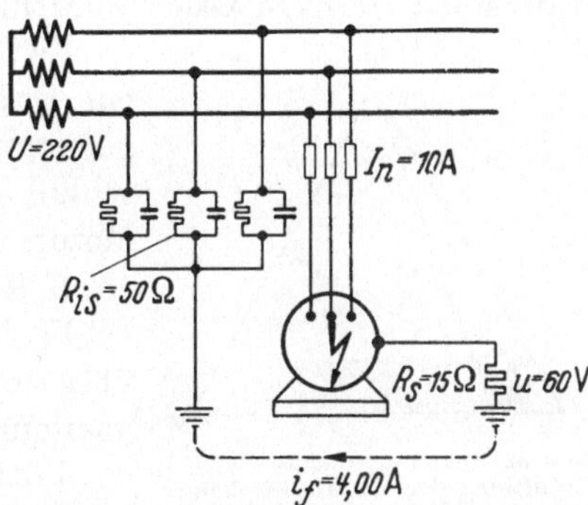

Abb. 91. Schließung des Fehlerstromes über Kapazitäts- und Isolationswiderstände des Netzes

1. Zahlenbeispiel. Die Leistung des Motors sei 1,7 kW, sein Strom bei Vollast, wenn er an ein Drehstromnetz mit einer verketteten Spannung von 220 V angeschlossen ist, somit

$$I = \frac{N}{\sqrt{3}\,U\cos\varphi\,\eta} = \frac{1{,}7\cdot 1000}{\sqrt{3}\cdot 220\cdot 0{,}8\cdot 0{,}8} = 7\ \text{A}.$$

Da normale Anlaufbedingungen angenommen werden sollen, genügt eine Absicherung mit 10 A normalen Sicherungen. Der Erdungswiderstand des Schutzerders sei $R_s = 15\ \Omega$. Welche Berührungsspannung tritt nun an dem Motor auf, wenn ein Körperschluß im Motor eintritt? Wie eingangs schon erwähnt, tritt grundsätzlich nur dann eine Berührungsspannung auf, wenn ein Fehlerstrom die Schutzerdung durchfließt. Nach Abb. 90 ist das nicht der Fall, somit ist die Berührungsspannung Null.

Die Verhältnisse werden jedoch anders, wenn sich der Fehlerstrom über die Kapazitäts- und Isolationswiderstände des Netzes und den Erdungswiderstand des Schutzerders schließt, wie Abb. 91 zeigt. Wird der Ohmsche Widerstandsanteil (der kapazitive kann vernachlässigt werden) mit $R_{is} = 50\ \Omega$/Außenleiter angenommen, dann ergibt sich durch die Parallelschaltung von R_{is} und R_s ein Kombinationswiderstand von 11,5 Ω. Es liegt also ein unsymmetrisch belastetes Drehstromsystem vor, dessen Spannungen in Abb. 92 graphisch ermittelt sind, indem die verketteten Spannungen im Verhältnis der Widerstände geteilt wurden, um den Sternpunkt und somit die Phasenspannungen zu finden. Am Widerstand R_s liegt die Spannung von 60 V, die gleich der Berührungsspannung U_B ist. Es fließt somit ein Fehlerstrom von

$$i_f = \frac{60}{15} = 4\,\text{A}.$$

In den folgenden Beispielen soll der Einfachheit halber der Isolationswiderstand vernachlässigt werden.

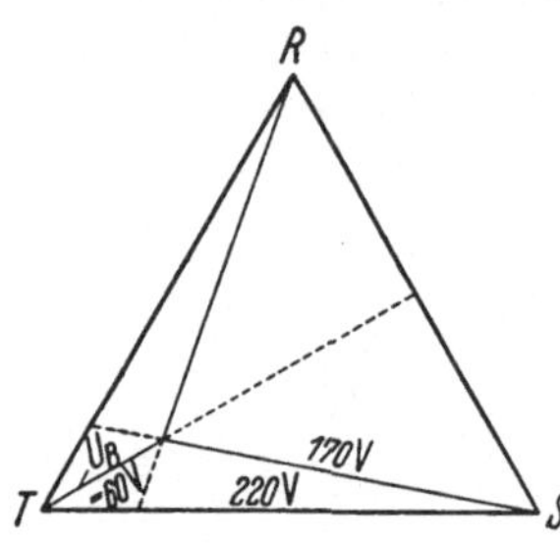

Abb. 92. Spannungsdiagramm zur Ermittlung der Berührungsspannung unter Berücksichtigung der Isolationswiderstände in Abb. 91.

Es kann nämlich in jedem Augenblick ein Erdschluß eines Leiters eintreten. Angenommen im Außenleiter T trete ein Erdschluß ein, während der Körperschluß am Motor ebenfalls beim Außenleiter T liege (Abb. 93).

Es fließt in diesem Falle aber kein Strom über den Schutzerder, so daß die Berührungsspannung wieder Null ist.

Tritt der Körperschluß jedoch in einem der beiden anderen Außenleiter ein, z. B. im Leiter R, so ist der Fehlerstrom, wenn der im Netz befindlichen Erdschlußstelle

der Erdungswiderstand $R_e = 5\,\Omega$ ist,

$$i_f = \frac{U}{R_e + R_s} = \frac{220}{5 + 15} = 11\,\text{A},$$

wie Abb. 94 zeigt. Am Schutzerder tritt dann ein Spannungsabfall von

$$u = i_f R_s = 11 \cdot 15 = 165\,\text{V}$$

auf, während am Erdungswiderstand der Erdschlußstelle die Restspannung $220 - 165 = 55$ V liegt. Die Spannung $u = 165$ V ist zwar streng-

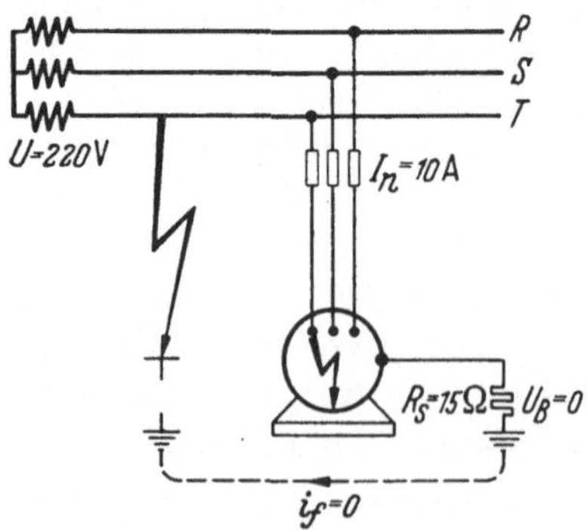

Abb. 93. Keine Berührungsspannung, wenn Körper- und Erdschluß im gleichen Leiter eintreten

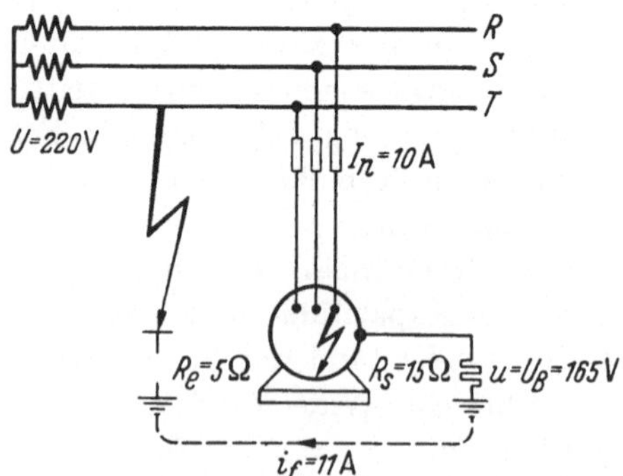

Abb. 94. Schließung des Fehlerstromes über den Widerstand der Erdschlußstelle

genommen noch nicht die Berührungsspannung; denn die Berührungsspannung ist um den Spannungsabfall am Übergangswiderstand des Standortes kleiner. Nach allgemeiner Vereinbarung werden jedoch bei der Bemessung von Schutzerdern diese Spannungen gleichgesetzt; also ist die gesuchte Berührungsspannung

$$U_B = u = 165\ \text{V}.$$

2. Zahlenbeispiel. Es soll jetzt untersucht werden, welchen Erdungswiderstand die Schutzerdung haben muß, damit die zulässige Berührungsspannungsgrenze von 65 V nicht überschritten wird. Es seien wieder die gleichen Verhältnisse angenommen. Nach der VDE-mäßigen Bemessungsformel muß bei der Absicherung des Motors mit 10 A ein Erdungswiderstand von

$$R_s = \frac{65\ \text{V}}{\text{Abschaltstrom}} = \frac{65}{2,5\,I_n} = \frac{65}{25} = 2,6\ \Omega$$

erreicht werden. Es sei gleich der ungünstigste Fall, also Erdschluß eines Außenleiters angenommen. Der Erdungswiderstand der im Netz befind-

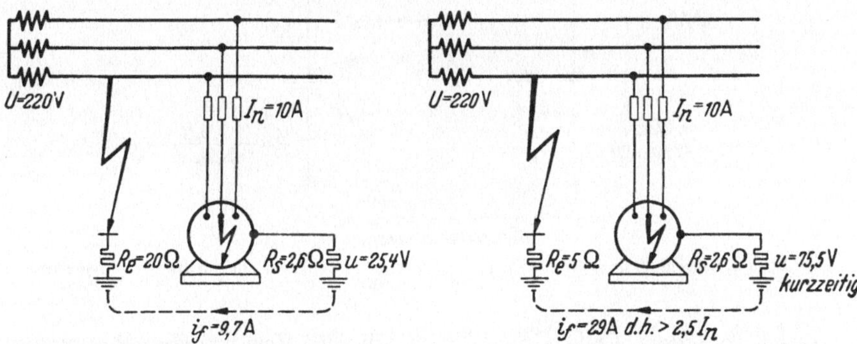

Abb. 95. Keine unzulässige Berührungsspannung bei Bemessung der Schutzerdung nach Gl. (26)

Abb. 96. Erreichung des Abschaltstromes bei Bemessung der Schutzerdung nach Gl. (26)

lichen Erdschlußstelle betrage 20 Ω. Nach Abb. 95 tritt dann am Schutzerder eine Spannung von

$$u = \frac{U}{R_e + R_s}\,R_s = \frac{220}{20 + 2,6} \cdot 2,6 = 25,4\ \text{V}$$

auf. Da vereinbarungsgemäß $u = U_B$ gesetzt werden soll, ist die gesuchte Berührungsspannung in diesem Falle nur 25,4 V.

Verringert sich der Erdungswiderstand der im Netz befindlichen Erdschlußstelle von 20 auf 5 Ω, dann fließt ein Fehlerstrom nach Abb. 96 von

$$i_f = \frac{U}{R_e + R_s} = \frac{220}{5 + 2,6} = 29\ \text{A},$$

wobei wieder der Netzwiderstand vernachlässigt ist.

Bei diesem Fehlerstrom wird die Sicherung von 10 A, da ihr Abschaltstrom das

$$\frac{i_f}{I_n} = \frac{29}{10} = 2{,}9 \text{ fache}$$

des Sicherungsnennstromes beträgt, in hinreichend kurzer Zeit den Fehler abschalten. Innerhalb der Abschaltzeit tritt am Schutzerder eine Spannung von

$$u = i_f\,R_s = 29\cdot 2{,}6 = 75{,}5\ \text{V}$$

auf; diese Spannung ist jedoch nicht als Berührungsspannung zu werten, da unter ihrer kurzzeitigen Einwirkung noch keine Gefahr für den menschlichen Organismus besteht.

Folgerung. Wie die beiden Zahlenbeispiele zeigen, gewährleistet die Bemessung der Schutzerdung nach der VDE-mäßigen Bemessungs-

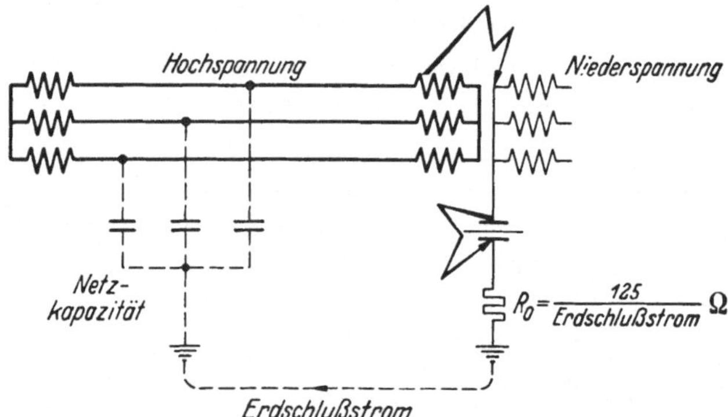

Abb. 97. Erdschlußstrom des Hochspannungsnetzes durchfließt die niederspannungsseitige Betriebserdung

formel in jedem Falle einen ·Schutz, da die Berührungsspannung entweder in hinreichend kurzer Zeit abgeschaltet oder aber, wenn die Voraussetzungen für das Zustandekommen des Abschaltstromes fehlen, eine Überschreitung der Berührungsspannungsgrenze von 65 V verhindert wird.

c) Erdungsbedingung in Netzen mit geerdetem Netzpunkt

α) Betriebserdung

Die Bemessung der Betriebserdung erfolgt nach zwei Gesichtspunkten, und zwar

1. Schutz bei Übertritt der Hochspannung auf die Niederspannungsseite und

2. Schutz bei Erdschluß auf der Niederspannungsseite.

Zu 1. Bei einem Übertritt der Hochspannung auf die Niederspannungseite durchfließt der Erdschlußstrom des Hochspannungsnetzes die niederspannungsseitige Betriebserdung (Abb. 97). Ist eine Durchschlagsicherung vorhanden, so wird diese durchschlagen. Der Erdungswiderstand der Betriebserdung ist deshalb so zu bemessen, daß an der Betriebserdung keine höhere Berührungsspannung als 125 V (höchstzulässige Berührungsspannung in Hochspannungsanlagen) auftritt[1]. Diese an sich hohe Berührungsspannung wird zugelassen, da ein Übertritt von Hochspannung auf die Niederspannungsseite außerordentlich selten ist und die Einhaltung kleinerer Erdungswiderstände wirtschaftlich oft nicht mehr tragbar ist. Der Erdungswiderstand der Betriebserdung darf somit

$$R_0 = \frac{125 \text{ V}}{\text{Erdschlußstrom des Hochspannungsnetzes}} \tag{29}$$

nicht überschreiten.

Als Erdschlußstrom des Hochspannungsnetzes ist in kompensierten Hochspannungsnetzen der Reststrom und in unkompensierten Netzen der kapazitive Erdschlußstrom einzusetzen. Ist jedoch die Abschaltstromstärke der Hochspannungssicherung oder des Überstromschalters kleiner als der Erdschlußstrom, so kann diese, falls der Erdschlußstrom diese Überstromschutzorgane durchfließt, für die Bemessung der Betriebserdung zugrunde gelegt werden.

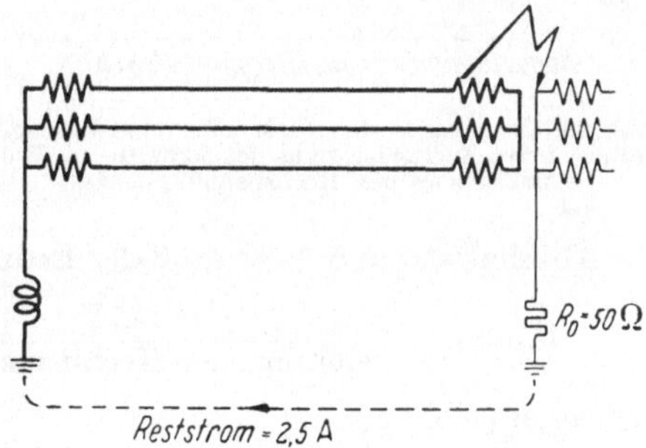

Abb. 98. Bemessung der Niederspannungs-Betriebserdung in kompensierten Hochspannungsnetzen

Zahlenbeispiele. Ein Hochspannungsnetz von 15 kV ist mit einer Erdschluß-Löschspule kompensiert, so daß ein Reststrom von 2,5 A die niederspannungsseitige Betriebserdung durchfließt (Abb. 98). Der Erdungswiderstand der Betriebserdung muß dann mindestens

$$R_0 = \frac{125 \text{ V}}{\text{Reststrom des Hochpsannungsnetzes}} = \frac{125}{2,5} = 50\ \Omega$$

betragen.

Der kapazitive Erdschlußstrom in Hochspannungsnetzen beträgt nach der von PETERSEN angegebenen empirischen Formel[2]

$$I_e = \frac{U}{10\,000} \frac{l}{100} c, \tag{30}$$

worin U = die verkettete Spannung in Volt, l = die Leitungslänge in km und c = ein von der Bauart des Netzes abhängiger Faktor bedeuten. Für c ist bei Freileitungen ohne Erdseil etwa 2,5, für Freileitungen mit Erdseil etwa 3 einzusetzen. Für Kabel schwankt der Wert zwischen

---

[1] VDE 0141/7. 55, § 15.
[2] WEBER, H.: Der Erdschluß in Hochspannungsnetzen S. 16. München u. Berlin: Oldenbourg 1934.

50 bis 100. Demnach beträgt der kapazitive Erdschlußstrom eines 50 km langen 15-kV-Hochspannungsnetzes in Freileitungsausführung ohne Erdseil rd. 1,9 A und des gleichen Netzes in Kabelausführung bei $c = 75$ rd. 56 A. Folglich ist nach Abb. 99 die Betriebserdung nach der Formel

$$R_0 = \frac{125\,\text{V}}{\text{kapazitiver Erdschlußstrom des Hochspannungsnetzes}}$$

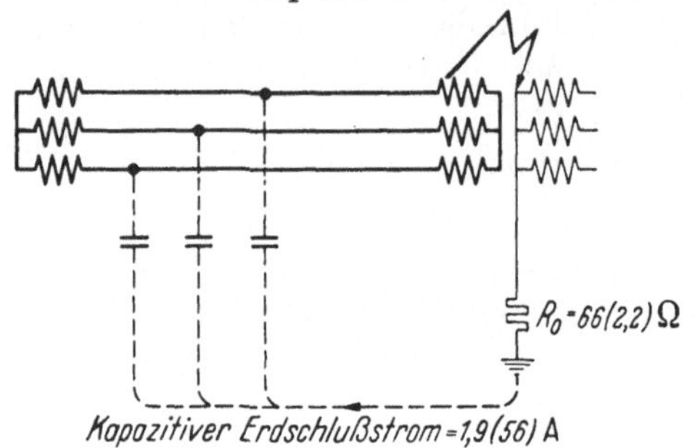

Abb. 99. Bemessung der Niederspannungs-Betriebserdung unter Zugrundelegung des kapazitiven Erdschlußstromes des Hochspannungsnetzes

zu bemessen. Für den ersten Fall ergibt sich ein Wert von

$$R_0 = \frac{125}{1,9} = 66\,\Omega$$

und für den zweiten Fall ein Wert von

$$R_0 = \frac{125}{56} = 2,2\,\Omega.$$

Durchfließt der Erdschlußstrom aber die Hochspannungssicherung und beträgt ihr Abschaltstrom 5 A, so muß der Erdungswiderstand derBetriebserdung

$$R_0 = \frac{125\,\text{V}}{\text{Abschaltstrom der Hochspannungssicherung}} = \frac{125}{5} = 25\,\Omega$$

betragen (Abb. 100).

Folgerung. Aus der Anwendung der Bemessungsformeln unter Berücksichtigung der Netzverhältnisse ergaben sich ganz verschiedene Erdungswiderstände für die Betriebserdung. Der Erdungswiderstand ist in jedem Falle lediglich von der Größe des Erdschlußstromes, dieser aber wieder von Schaltung, Bauart, Ausdehnung und Spannung des Hochspannungsnetzes abhängig. Bei Kabelnetzen wird durch Verbindung der Bleimäntel mit der Betriebserdung oft eine wesentliche Entlastung des Betriebserders erreicht werden können, so daß nur ein geringerer Teil des errechneten Erdschlußstromes über den Betriebserder fließt. Die VDE-Vorschriften empfehlen deshalb auch, in

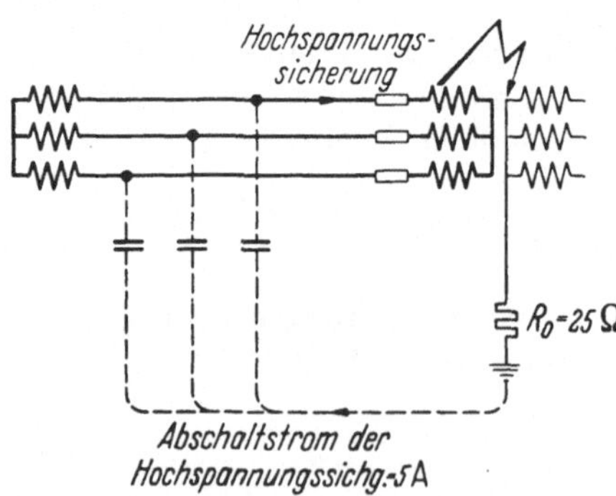

Abb. 100. Bemessung der Niederspannungs-Betriebserdung, wenn der Erdschlußstrom des Hochspannungsnetzes die Hochspannungssicherung durchfließt

Kabelnetzen die Bleimäntel der Hoch- und Niederspannungskabel gut leitend zu verbinden und an die Betriebserdung anzuschließen. Da infolge

der Bleimantelerdungen die Betriebserdung vom Erdschlußstrom nicht
voll beansprucht wird, genügt meistens schon für die Betriebserdung ein
Erdungswiderstand von 20 Ω. Die Betriebserdung soll in diesen Fällen
in erster Linie den Zweck haben, im Erdreich fließende Fremdströme aufzunehmen, um die Bleimäntel und Kabelbewehrungen vor Anfressungen
durch Fremdströme zu schützen.

Zu 2. Bei einem Erdschluß auf der Niederspannungsseite kann in
Mehrleiteranlagen die Spannung der gesunden Außenleiter gegen Erde
ihren betriebsmäßigen Wert übersteigen. Um das zu verhindern, muß
grundsätzlich der niederspannungsseitige Netzmittelpunkt (Sternpunkt)
geerdet werden.

Die Spannungserhöhung ist lediglich von der Nullpunktsverlagerung
abhängig, diese jedoch wieder durch die Höhe des Erdungswiderstandes
der Betriebserdung und dem durch sie fließenden Erdschlußstrom bedingt. Da der betriebsmäßig größte zu erwartende Erdschlußstrom dann
eintritt, wenn der am höchsten abgesicherte schutzgeerdete Anlagenteil
Körperschluß erhält, muß dieser Strom, der gleich dem Abschaltstrom
I_{max}, d. h. dem 2,5fachen Wert der Sicherungsnennstromstärke des
größten geerdeten Anlagenteils ist, der Bemessung der Betriebserdung
zugrunde gelegt werden. Nun ist der Anwendungsbereich der Schutzmaßnahmen in hohem Maße von der Spannung des Netzes gegen Erde
abhängig. Als VDE-mäßige Grenzwerte sind die Spannungen 65 V,
150 V und 250 V festgelegt (vgl. Tab. 23). Um nun den Anwendungsbereich der Schutzmaßnahmen nicht unnötig zu erweitern, muß die
Betriebserdung in den jeweiligen Netzen so bemessen werden, daß diese
Grenzspannungen möglichst nicht wesentlich überschritten werden. Da
die gebräuchlichsten Netze, in denen Betriebserdungen hergestellt werden, Drehstromnetze mit einer verketteten Spannung von 380 V oder
220 V sind, sollen für die rechnerische Bemessung der Betriebserdung
diese beiden Netzarten zugrunde gelegt werden.

380-V-Drehstromnetz mit Sternpunktserdung

Die Spannungen der drei Außenleiter gegen Erde betragen im fehler-
freien Zustande des Netzes 220 V. Damit bei Erdschluß eines Außenleiters die Spannungen der gesunden Außenleiter 250 V gegen Erde nicht
übersteigen, darf sich der Nullpunkt nicht mehr als um 52,5 V verlagern,
wie Abb. 101a zeigt[1].

---

[1] Bei der Nullpunktsverlagerung ist vorausgesetzt, daß sich der Nullpunkt
in Richtung eines Dreieckpunktes verschiebt, was bei einem Erdschluß eines
Außenleiters der Fall ist. Eine Verschiebung in anderer Richtung braucht nicht
berücksichtigt zu werden, da solche Verschiebungen nur auftreten, wenn ein Erdschluß an einem zwischen den Außenleitern liegenden Widerstand eintritt. In solchen Fällen wird aber der Erdschlußstrom durch Widerstände begrenzt, oder aber,
da solche Erdschlüsse meistens nur in gesicherten Anschlußanlagen auftreten
können, die Sicherung abschmelzen.

Folglich müßte die Betriebserdung zu

$$R_0 = \frac{52{,}5\,\mathrm{V}}{I_{max}}$$

bemessen werden.

220-V-Drehstromnetz mit Sternpunktserdung

Die Spannungen der drei Außenleiter gegen Erde sind im fehler-freien Netzzustand 127 V. Damit bei einem Erdschluß eines Außenleiters die Spannungen der gesunden Außenleiter gegen Erde 150 V nicht über-

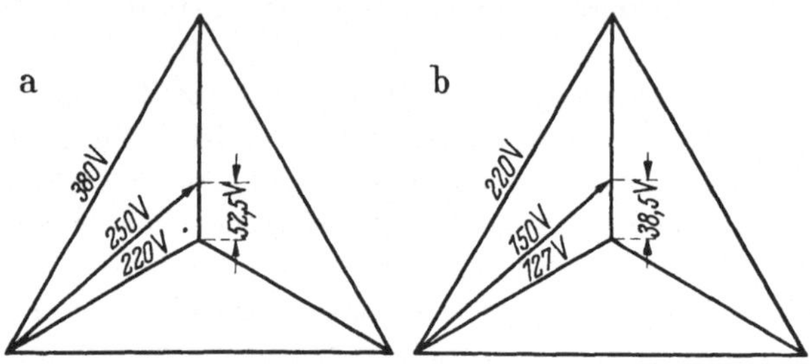

Abb. 101. Zulässige Nullpunktsverlagerungen in Drehstromnetzen.
a im 380/220-V-Netz. b im 220/127-V-Netz

schreiten, darf sich der Nullpunkt nicht um mehr als 38,5 V verlagern (Abb. 101 b). Folglich müßte die Betriebserdung einen Wert von

$$R_0 = \frac{38{,}5\,\mathrm{V}}{I_{max}}$$

haben.

220-V-Drehstromnetz mit Außenleitererdung

Die Spannung des Netzes gegen Erde ist gleich der Betriebsspannung 220 V und kann auch im Fehlerfalle nicht überschritten werden. Die Bemessung der Betriebserdung müßte mit Rücksicht auf die VDE-mäßig festgelegte Bemessungsformel Gl. (27) für die Schutzerdung den Wert von

$$R_0 = \frac{110\,\mathrm{V}}{I_{max}}$$

haben, damit die Abschaltbedingung sichergestellt ist.

Folgerung. Damit bei der Bemessung der Betriebserdung nicht mit drei verschiedenen Spannungswerten, und zwar 52,5 V, 38,5 V und 110 V gerechnet zu werden braucht, sind in den VDE-Vorschriften diese Werte zusammengefaßt und durch einen Mittelwert, und zwar 65 V, ersetzt worden. Folglich hat die Bemessung der Betriebserdung in allen Netz-arten nach der Gl. (28)

$$R_0 = \frac{65\,\mathrm{V}}{I_{max}}$$

zu erfolgen[1]. Die Spannungen gegen Erde werden dann etwas höher als 250 V bzw. 150 V liegen, jedoch ist der Unterschied nicht so erheblich.

β) Schutzerdung

Die Bemessungsformel für Schutzerder in Netzen mit geerdetem Netzpunkt ist auf die Erreichung des Abschaltstromes abgestellt, im Gegensatz zu der Bemessungsformel für Schutzerder in Netzen ohne geerdeten Netzpunkt, bei der das Schwergewicht auf die Einhaltung der Berührungsspannungsgrenze gelegt wurde.

In folgenden Zahlenbeispielen soll untersucht werden, ob und welche Abschaltströme bei vorschriftswidriger Schutzerdung zustande kommen und wie die Schutzerdung bemessen werden muß, wenn der Abschaltstrom mit Sicherheit erreicht werden soll.

1. Zahlenbeispiel. In einem 3×220-V-Drehstromnetz mit Sternpunktserdung sei der größte schutzgeerdete Verbraucher mit $I_n = 25$ A gesichert. Die Betriebserdung ist demzufolge nach Gl. (28)

$$R_0 = \frac{65\,\mathrm{V}}{I_{\max}} = \frac{65}{2,5 \cdot 25} = 1\,\Omega.$$

Hinsichtlich des Abschaltstromes seien zwei Grenzfälle betrachtet, und zwar

1. Schutzerdung eines mit 6 A gesicherten und
2. Schutzerdung eines mit 25 A gesicherten

Verbrauchers. Die Schutzerdung eines jeden Verbrauchers sei $R_s = 15\,\Omega$. Welcher Strom durchfließt die Stromkreissicherung, wenn ein Körperschluß am Gerät eintritt? In beiden Fällen ist

$$I_a = \frac{U_e}{R_0 + R_s} = \frac{127}{1 + 15} = 7,95\,\mathrm{A},$$

wobei der Netzwiderstand zunächst vernachlässigt sei. Der erforderliche Abschaltstrom von $2,5\,I_n$ wird also in beiden Fällen nicht erreicht. Folglich tritt eine Berührungsspannung von

$$U_B = I_a\,R_s = 7,95 \cdot 15 = 119\,\mathrm{V}$$

auf.

Werden diese Schutzerdungen jedoch im 380-V-Drehstromnetz mit Sternpunktserdung oder im 220-V-Netz mit Außenleitererdungen durchgeführt, so ist, da die Betriebserdung wieder den gleichen Wert hat,

$$I_a = \frac{U_e}{R_0 + R_s} = \frac{220}{1 + 15} = 13,75\,\mathrm{A}.$$

Der erforderliche Abschaltstrom wird also ebenfalls nicht erreicht,

---

[1] Löbl, O.: Erdung, Nullung und Schutzschaltung S. 45/46. Berlin: Springer 1933.

so daß eine Berührungsspannung von

$$U_B = I_a\,R_s = 13{,}75 \cdot 15 = 206\ \text{V}$$

bestehenbleibt (Abb. 102).

2. Zahlenbeispiel. Um eine Abschaltung der fehlerhaften Verbraucher zu erreichen, müßte der Erdungswiderstand der Schutzerdung ganz allgemein den Wert

$$R_s = \frac{U_e}{I_a} - \frac{65}{I_{\max}} \tag{31}$$

haben, worin $I_a = 2{,}5\,I_n$ bedeutet. Es seien wieder die beiden Grenzfälle herangezogen, also ein mit 6 A und ein mit 25 A abgesichertes Gerät. Da die Betriebserdung wieder mit Rücksicht auf die Zulässigkeit von Schutzerdungen bis zu $I_n = 25$ A zu $R_0 = 1\ \Omega$ bemessen ist, müßte im 220-V-Netz mit Sternpunktserdung für das mit 6 A gesicherte Gerät eine Schutzerdung von

$$R_s = \frac{127}{2{,}5 \cdot 6} - \frac{65}{2{,}5 \cdot 25} = 7{,}5\ \Omega$$

und für das mit 25 A gesicherte Gerät eine Schutzerdung von

$$R_s = \frac{127}{2{,}5 \cdot 25} - \frac{65}{2{,}5 \cdot 25} = 1\ \Omega$$

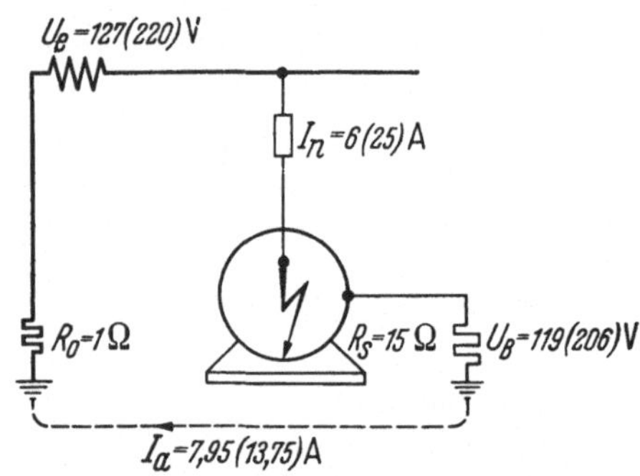

Abb. 102. Unzulässige Berührungsspannung bei vorschriftswidriger Bemessung der Schutzerdung

gewählt werden. Der Abschaltstrom ist dann bei Vernachlässigung des Netzwiderstandes im ersten Falle

$$I_a = \frac{U_e}{R_0 + R_s} = \frac{127}{1 + 7{,}5} = 15\ \text{A}$$

und im zweiten Falle

$$I_a = \frac{127}{1 + 1} \approx 62{,}5\ \text{A},$$

das ist in beiden Fällen das

$$\frac{15}{6} = \frac{62{,}5}{25} = 2{,}5\ \text{fache}$$

des Sicherungsnennstromes (Abb. 103a). Im 380-V-Netz mit Sternpunktserdung oder im 220-V-Netz mit Außenleitererdung könnte der Erdungswiderstand der Schutzerdung für das mit 6 A gesicherte Gerät gemäß Gl. (31)

$$R_s = \frac{220}{2{,}5 \cdot 6} - \frac{65}{2{,}5 \cdot 25} = 13{,}7\ \Omega$$

und für das mit 25 A gesicherte Gerät

$$R_s = \frac{220}{2{,}5 \cdot 25} - \frac{65}{2{,}5 \cdot 25} = 2{,}5\ \Omega$$

betragen. Der Abschaltstrom ist dann im ersten Falle

$$I_a = \frac{220}{1 + 13{,}7} = 15 \text{ A}$$

und im zweiten Falle

$$I_a = \frac{220}{1 + 2{,}5} = 62{,}5 \text{ A}.$$

Das ist wieder in beiden Fällen das 2,5fache der Sicherungsnennstromstärke. Da also $I_a = 2{,}5\, I_n$ ist, wäre die Abschaltbedingung erfüllt (Abb. 103 b).

3. Zahlenbeispiel. In dem vorhergehenden Zahlenbeispiel wurde bei der Berechnung des Erdungswiderstandes auf Abschaltstrom der Ohmsche Netzwiderstand und induktive Widerstand des Erdschlußstromkreises vernachlässigt. Es soll deshalb untersucht werden, welchen Einfluß die Vernachlässigung auf die Erreichung des Abschaltstromes und auf die Höhe der Berührungsspannung hat. Ganz allgemein soll sein

$$I_a = 2{,}5\, I_n$$

$$= \frac{U_e}{\sqrt{(R_0 + R_s + r_n)^2 + (\omega L)^2}}, \quad (32)$$

worin U_e = treibende Spannung, R_0 und R_s die Erdungswiderstände der Betriebs- und Schutzerdung, r_n = der Ohmsche Netzwiderstand und ωL = der induktive Widerstand des Erdschlußstromkreises bedeuten.

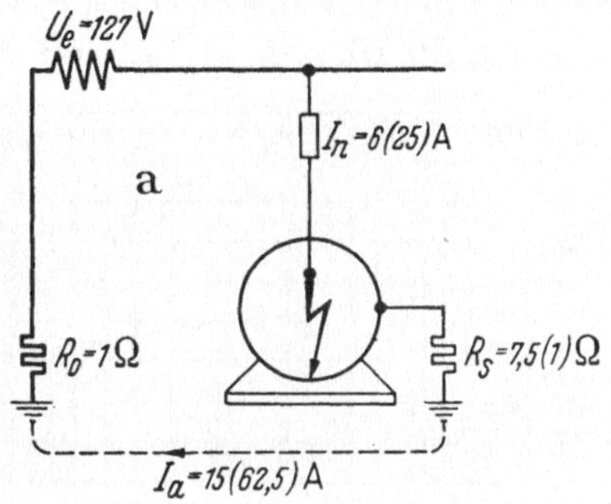

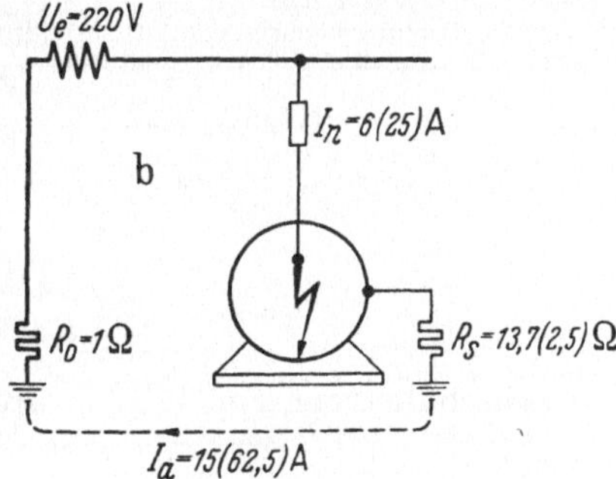

Abb. 103. Zur Bemessung der Schutzerdung nach Gl. (31).
a im 220/127-V-Netz. b im 380/220-V-Netz

Es sei angenommen, daß die schutzgeerdeten Geräte an eine Freileitung von 1 km einfache Länge, vom Netzspeisepunkt aus betrachtet, angeschlossen sind. Die Betriebserdung sei mit Rücksicht auf die Anwendung der Schutzerdungen in Stromkreisen bis zu 25 A gemäß Gl. (28) zu

$$R_0 = \frac{65}{2{,}5 \cdot 25} = 1\,\Omega$$

bemessen. Das Freileitungsseil sei Kupfer von $F = 16 \text{ mm}^2$ Querschnitt. Sonstige Zu- und Ableitungen seien vernachlässigt. Es seien wieder die beiden Grenzfälle betrachtet, also Schutzerdung eines 6 A und eines 25 A gesicherten Verbrauchers. Die Erdungswiderstände der Schutzerdungen sind nach Gl. (31) bemessen und betragen im 220-V-Netz mit Sternpunktserdung im ersten Falle 7,5 Ω und im zweiten Falle 1 Ω. Außer diesen bekannten Widerständen ergeben sich noch der Ohmsche Widerstand des Freileitungsseils zu

$$r_n = \frac{l}{\varkappa F} = \frac{1000}{57 \cdot 16} = 1,1\ \Omega$$

und der induktive Widerstand der Schleife Leiter-Erde entsprechend einem Halbmesser des Freileitungsseils von 2,5 mm nach Abb. 104[1] zu $\omega L = 0,8\ \Omega$. Hieraus ergibt sich die Impedanz für den ersten Fall zu

$$z = \sqrt{(R_0 + R_s + r_n)^2 + (\omega L)^2} = \sqrt{(1 + 7,5 + 1,1)^2 + (0,8)^2} = 9,6\ \Omega$$

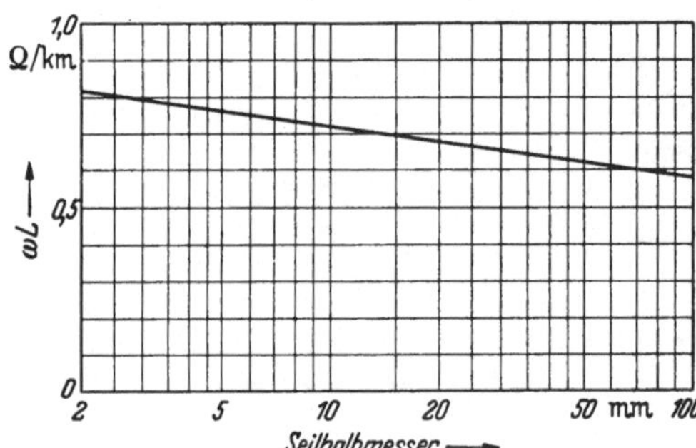

Abb. 104. Induktiver Widerstand der Schleife Freileitung-Erde nach O. MAYR

und daraus der Abschaltstrom

$$I_a = \frac{U_e}{z} = \frac{127}{9,6} = 13,2\ \mathrm{A}.$$

Für den zweiten Fall ist die Impedanz

$$z = \sqrt{(1 + 1 + 1,1)^2 + (0,8)^2} = 3,24\ \Omega$$

und daraus der Abschaltstrom

$$I_a = \frac{127}{3,24} = 39,2\ \mathrm{A}.$$

Der Abschaltstrom von $2,5\ I_n$ wird also in beiden Fällen nicht mehr erreicht. Deshalb tritt im ersten Falle eine Berührungsspannung von

$$U_B = 7,5 \cdot 13,2 = 99\ \mathrm{V}$$

und im zweiten Falle eine Berührungsspannung von

$$U_B = 1 \cdot 39,2 = 39,2\ \mathrm{V}$$

auf (Abb. 105a).

Im 380-V-Netz mit Sternpunktserdung oder im 220-V-Netz mit Außenleitererdung ergibt sich für den ersten Fall ein Abschaltstrom gemäß den nach Gl. (31) errechneten Erdungswiderständen von 13,7 Ω für das mit 6 A und 2,5 Ω für das mit 25 A gesicherte Gerät von

$$I_a = \frac{220}{\sqrt{(1 + 13,7 + 1,1)^2 + (0,8)^2}} = 13,9\ \mathrm{A}$$

[1] WALTER, M.: Kurzschlußströme in Drehstromnetzen S. 37. München u. Berlin: Oldenbourg 1935.

und für den zweiten Fall von

$$I_a = \frac{220}{\sqrt{(1 + 2,5 + 1,1)^2 + (0,8)^2}} = 47 \text{ A}.$$

Der erforderliche Abschaltstrom wird also ebenfalls nicht mehr erreicht, und es tritt im ersten Fall eine Berührungsspannung von

$$U_B = 13,7 \cdot 13,9 = 190 \text{ V}$$

und im zweiten Fall eine Berührungsspannung von

$$U_B = 2,5 \cdot 47 = 117 \text{ V}$$

auf (Abb. 105b).

Folgerung. Während bei den mit 6 A gesicherten Geräten in beiden Netzen 87 bzw. 92% des erforderlichen Abschaltstromes erreicht wurden, betrug der Abschaltstrom bei den mit 25 A gesicherten Geräten nur 63 bzw. 75% des geforderten Wertes. Die Begrenzung des Abschaltstromes ist, von den Erdungswiderständen abgesehen, im wesentlichen durch den Ohmschen Netzwiderstand bedingt, während der Einfluß des induktiven Widerstandes vernachlässigt werden kann. Man verwendet deshalb für die Bemessung der Schutzerdung nicht die im Zahlenbeispiel 2 angeführte Gl. (31), bei der eine Spannung von $U_c - 65$ V zugrunde

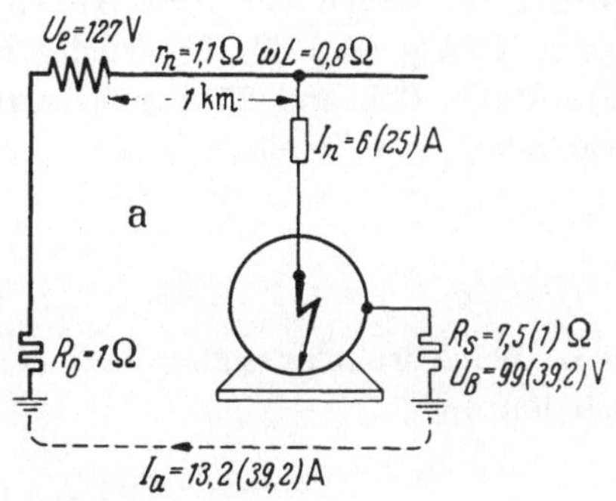

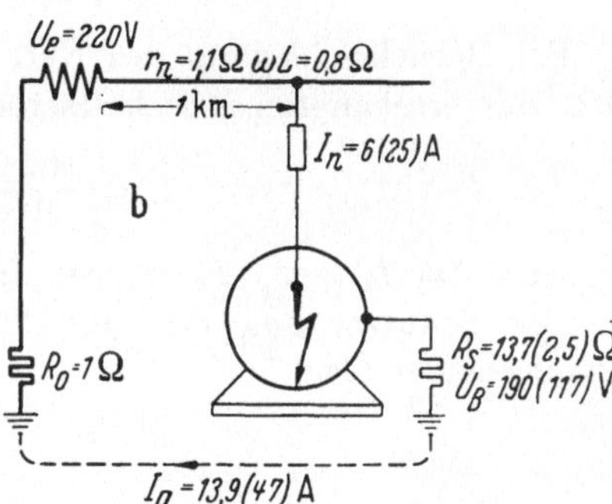

Abb. 105. Zur Bemessung der Schutzerdung nach Gl. (31) und Berücksichtigung des Netzwiderstandes.
a im 220/127-V-Netz.   b im 380/220-V-Netz.

gelegt war, sondern eine Formel, bei der nur etwa 70% des Spannungswertes zugrunde gelegt ist. In Netzen mit einer Spannung von 220 V gegen Erde ergibt sich somit ein Wert von

$$\frac{220 - 65}{100} \cdot 70 = 110 \text{ V}.$$

Hieraus ergibt sich die VDE-mäßige Gl. (27)

$$R_s = \frac{\text{halbe Spannung gegen Erde}}{I_a}.$$

In Netzen mit einer Spannung bis zu 130 V gegen Erde entspricht dieser Spannungswert zahlenmäßig der höchstzulässigen Berührungsspannung, so daß, wenn die Schutzerdung nach der Gl. (27) berechnet wird, auch in

den Fällen, in denen der Netzwiderstand die Abschaltung in Frage stellen
würde, die zulässige Berührungsspannung nicht überschritten werden
kann.

4. Zahlenbeispiel. Es soll untersucht werden, welchen Erdungswiderstand eine Schutzerdung haben muß, wenn der Abschaltstrom mit
Sicherheit erreicht werden soll. Der Erdungswiderstand der Betriebserdung sei wegen der Anwendung der Schutzerdung in Stromkreisen
bis zu 25 A gemäß Gl. (28) wieder $R_0 = 1\ \Omega$. Es seien wieder die beiden
Grenzfälle, 6 A und 25 A gesichertes Gerät, betrachtet. Der Erdungswiderstand der Schutzerdung des mit 6 A gesicherten Geräts muß dann
in einem 220-V-Netz mit Sternpunktserdung

$$R_s = \frac{1/2 \cdot 127}{2,5 \cdot 6} = 4,25\ \Omega$$

sein. Bei Vernachlässigung des Netzwiderstandes ergibt sich ein Abschaltstrom

$$I_a = \frac{127}{1 + 4,25} = 24,2\ \text{A}.$$

Bei Berücksichtigung des Netzwiderstandes würden sich nur etwa
70% des errechneten Abschaltstromes, also

$$I'_a = \frac{24,2 \cdot 70}{100} = 17\ \text{A}$$

ergeben. Da $I_a > 2,5\ I_n$ ist, ist die Abschaltbedingung erfüllt.

Die Schutzerdung des mit 25 A gesicherten Geräts muß einen
Erdungswiderstand von

$$R_s = \frac{1/2 \cdot 127}{2,5 \cdot 25} = 1\ \Omega$$

haben. Somit ergibt sich bei Vernachlässigung des Netzwiderstandes
ein Abschaltstrom

$$I_a = \frac{127}{1 + 1} = 63,5\ \text{A}$$

und bei Berücksichtigung des Netzwiderstandes

$$I'_a = \frac{63,5 \cdot 70}{100} = 44,5\ \text{A}.$$

In diesem Falle ist $I'_a < 2,5\ I_n$, folglich ist die Abschaltbedingung nicht
erfüllt. Es kann aber nur eine Berührungsspannung von

$$U_B = 63,5 \cdot 1 = 63,5\ \text{V}$$

auftreten.

Im 380-V-Netz mit Sternpunktserdung oder im 220-V-Netz mit
Außenleitererdung muß die Schutzerdung bei dem mit 6 A gesicherten
Gerät zu

$$R_s = \frac{110}{2,5 \cdot 6} = 7,3\ \Omega$$

bemessen werden. Es ergibt sich unter Vernachlässigung des Netzwiderstandes ein Abschaltstrom

$$I_a = \frac{220}{1 + 7,3} = 26,5 \text{ A}.$$

Bei Berücksichtigung des Netzwiderstandes ist

$$I_a' = \frac{26,5 \cdot 70}{100} = 18,5 \text{ A}.$$

Da $I_a' > 2,5\,I_n$ ist, ist die Abschaltbedingung erfüllt.

Die Schutzerdung des mit 25 A gesicherten Geräts muß zu

$$R_s = \frac{110}{2,5 \cdot 25} = 1,76\,\Omega$$

bemessen werden. Es ergibt sich wieder ein Abschaltstrom, wenn der Netzwiderstand unberücksichtigt bleibt

$$I_a = \frac{220}{1 + 1,76} = 80 \text{ A}$$

und bei Berücksichtigung des Netzwiderstandes

$$I_a' = \frac{80 \cdot 70}{100} = 56 \text{ A}.$$

Die Abschaltbedingung ist nicht erfüllt, weil $I_a' < 2,5\,I_n$ ist. Folglich tritt eine Berührungsspannung von

$$U_B = 56 \cdot 1,76 = 98,5 \text{ V}$$

auf.

Folgerung. In den Fällen, in denen der Netzwiderstand den Abschaltstrom begrenzt, so daß die Abschaltbedingung $I_a' \gtrless 2,5\,I_n$ nicht eingehalten und gleichzeitig die Berührungsspannungsgrenze von 65 V überschritten wird, ist die Schutzerdung mit einem Unsicherheitsfaktor behaftet. Da diese Möglichkeiten im allgemeinen nur in 380-V-Netzen mit Sternpunktserdung, in denen meistens nicht die Schutzerdung, sondern die Nullung als Schutzmaßnahme angewendet wird, und in 220-V-Netzen mit Außenleitererdung, die selten hergestellt werden, unter ungünstigen Bedingungen vorkommen können, muß in Einzelfällen eine Verminderung des im Erdschlußstromkreis befindlichen Widerstandes angestrebt werden.

5. Zahlenbeispiel. Um den Unsicherheitsfaktor, mit dem die Schutzerdung bei Bemessung des Erdungswiderstandes nach Gl. (27) in 380-V-Drehstromnetzen mit Sternpunktserdung und in 220-V-Netzen mit Außenleitererdung in Einzelfällen behaftet ist, zu beseitigen, kann die Bemessung der Schutzerdung nach Gl. (26) erfolgen. Es sei wieder die Betriebserdung mit $R_0 = 1\,\Omega$ angenommen. Die Schutzerdung für ein mit 25 A gesichertes Gerät hätte nach Gl. (26) einen Erdungswiderstand von

$$R_s = \frac{65}{2,5 \cdot 25} = 1\,\Omega.$$

Es ergibt sich bei Vernachlässigung des Netzwiderstandes ein Abschaltstrom

$$I_a = \frac{220}{1+1} = 110 \text{ A}.$$

Angenommen der Netzwiderstand begrenze den Strom auf 70%, dann ist

$$I_a' = \frac{110 \cdot 70}{100} = 77 \text{ A}.$$

Da $I_a' > 2,5\, I_n$ ist, gilt die Abschaltungsbedingung als erfüllt.

6. Zahlenbeispiel. Es soll noch ermittelt werden, welchen Einfluß
die Erdung eines hoch abgesicherten Verbrauchers hat, für den die
Schutzerdung mit Rücksicht auf eine schon festliegende Bemessung der
Betriebserdung nicht mehr zulässig ist. Die Betriebserdung in einem
380-V-Netz mit Sternpunktserdung habe mit Rücksicht auf die Zulässigkeit von Schutzerdungen in Stromkreisen bis zu 25 A den Wert $R_0 = 1\,\Omega$.
Es handele sich um einen mit 80 A abgesicherten Pumpenmotor, der
zwangsläufig über Saug- und Druckrohre gut geerdet ist. Der Erdungswiderstand möge $R_s = 0,5\,\Omega$ betragen. Dieser Erdungswiderstand
würde an sich der Gl. (27) entsprechen, da für die Schutzerdung in
80-A-Stromkreisen ein Wert von

$$R_s = \frac{110}{2,5 \cdot 80} = 0,5\,\Omega$$

gefordert wird. Der Abschaltstrom ist unter
Vernachlässigung des Netzwiderstandes

$$I_a = \frac{220}{1+0,5} = 146 \text{ A}.$$

Die Abschaltbedingung ist nicht erfüllt, da
$I_a < 2,5\, I_n$ ist. Abgesehen davon, daß am
Motor eine Berührungsspannung von

$$U_B = 0,5 \cdot 146 = 73 \text{ V}$$

auftritt, verursacht der Erdschlußstrom eine
Verlagerung des Nullpunkts, da an der Betriebserdung eine Spannung
von

$$U_e = R_0\, I_a = 1 \cdot 146 = 146 \text{ V}$$

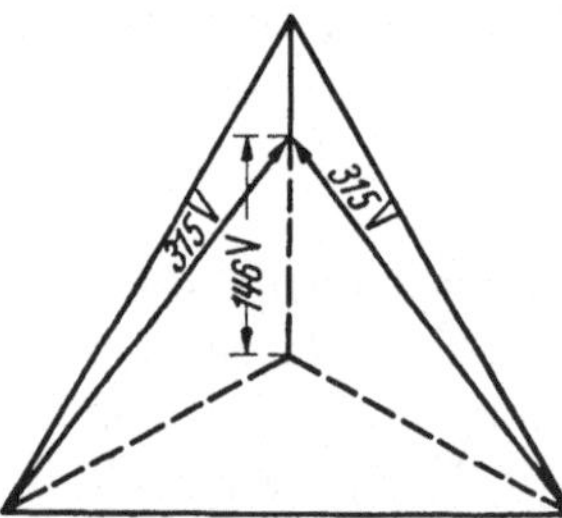

Abb. 106. Unzulässige Spannungserhöhung der Außenleiter gegen
Erde bei einer Schutzerdung, die
mit Rücksicht auf die Bemessung
der Betriebserdung nicht mehr
zulässig ist

liegt. Damit steigt aber auch die Spannung der gesunden Außenleiter
gegen Erde. Wie Abb. 106 zeigt, nehmen die beiden gesunden Außenleiter eine Spannung von 315 V gegen Erde an.

Folgerung. Damit die Spannungen der Außenleiter ihre Grenzwerte
(250 V bzw. 150 V) nicht wesentlich übersteigen, sind Schutzerdungen
grundsätzlich nur bis zu *den* Sicherungsnennstromstärken zulässig, für
welche die Betriebserdung ausgelegt ist. Da zwangsläufig gute Erdungen
an hoch abgesicherten Verbrauchern nicht immer verhindert werden

können, müssen netzseitig andere Maßnahmen angewendet werden, die
ein Bestehenbleiben einer wesentlich höheren Spannung als 250 V gegen
Erde verhindern können[1] (s. S. 142).

4. Vergleich der Erdungsbemessungsformeln

Der Vergleich der VDE-mäßigen Bemessungsformeln zeigt, daß die
Größe des Erdungswiderstandes der Betriebs- und Schutzerdung grundsätzlich durch die Abschaltstromstärken der jeweilig verwendeten Sicherungsnennstromstärke bedingt ist. Lediglich bei Schutzerdungen in
Netzen mit geerdetem Netzpunkt ist der Erdungswiderstand der Schutzerdung noch von der jeweiligen Spannung des Netzes gegen Erde abhängig. In der Tab. 24 sind die erforderlichen Werte für die Erdungswiderstände von Schutzerdern in Abhängigkeit von den Nenn- und

Tabelle 24. *Erforderliche Schutzerderwiderstände nach den Bemessungsformeln*

$R_s = \dfrac{65\,\text{V}}{I_a}$ Erdungswiderstand bei		$I_n =$ Sicherungsnennstrom $I_{a_1} =$ Abschaltstrom $2{,}5\,I_n$ $I_{a_2} =$ Abschaltstrom $3{,}5\,I_n$			$R_s = \dfrac{\text{halbe Spannung gegen Erde}}{I_a}$ Erdungswiderstand bei $2{,}5\,I_n$ | $3{,}5\,I_n$ in Netzen mit Spannungen			
$2{,}5\,I_n$	$3{,}5\,I_n$	I_n	I_{a_1}	I_{a_2}	380/220 V	220/127 V	380/220 V	220/127 V
1	2	3	4	5	6	7	8	9
4,3	3,1	6	15	21	7,3	4,2	5,2	3,0
2,6	1,86	10	25	35	4,4	2,5	3,15	1,82
1,7	1,24	15	37,5	52,5	2,9	1,7	2,1	1,21
1,3	0,93	20	50	70	2,2	1,3	1,57	0,9
1,0	0,74	25	62,5	87,5	1,75	1,0	1,26	0,72
0,75	0,53	35	67,5	122,5	1,25	0,73	0,9	0,52
0,42	0,31	60	150	210	0,73	0,42	0,52	0,3

Abschaltstromstärken der Sicherungen und den Netzverhältnissen zusammengestellt. Zu der Tabelle sei zunächst bemerkt, daß auch der
Vollständigkeit halber die Erdungswiderstände eingetragen sind, die
sinngemäß bei der Anwendung der Tab. 15 eingehalten werden müßten.
Die Erdungswiderstände in den Spalten 1 und 7 bzw. 2 und 9 weisen
keine wesentlichen Unterschiede auf, da für ihre Berechnung entweder
65 V oder 127/2 V zugrunde gelegt wird. Sie können deshalb praktisch
als gleich gelten. Die in Spalte 6 bzw. 8 eingetragenen Werte gelten
auch für 220-V-Drehstromnetze mit Außenleitererdung.

Die Bemessungsformel entsprechend Gl. (26) kann übrigens in allen
Fällen, also in allen Netzen, ob ohne oder mit geerdetem Netzpunkt,
unabhängig von der Spannung des Netzes gegen Erde angewendet

[1] VDE 0140/1932, § 20, s. a. Fußnoten S. 136 u. 145.

werden. Sie liefert jedoch in einigen Fällen, in denen eine höhere Spannung für die Bemessung des Schutzerders zugrunde gelegt werden kann, teurere Erdungen; dafür bietet sie aber auch einen erhöhten Sicherheitsgrad. In Anbetracht der Freizügigkeit ihrer Anwendung kann sie als *Hauptbemessungsformel* bezeichnet werden[1].

5. Begrenzte Anwendung der Schutzerdung bei Verwendung von Einzelerdern

Der Anwendung der Schutzerdung sind insofern Grenzen gesetzt, als es möglich ist, die erforderlichen Erdungswiderstände zu erreichen. Die Bemessungsformeln finden ja ihren Ausdruck darin, daß der Erdungswiderstand um so kleiner werden muß, je größer die Abschaltstromstärken der in Frage kommenden Stromkreissicherungen sind. Nun ist aber die Erreichung von Erdungswiderständen in der Größenordnung, wie in Tab. 24 angegeben, meistens mit mehr oder weniger großen Schwierigkeiten verbunden und oft sogar unmöglich. Die VDE-Vorschriften empfehlen deshalb auch die Anwendung der Schutzerdung nur in Stromkreisen bis zu einer Abschaltstromstärke von 35 A, d. h. an Anlageteilen, die bis zu 10 A gesichert sind. Aber auch hier ist die Schutzerdung noch mit einem Unsicherheitsfaktor behaftet, wenn als Schutzerder sogenannte neutrale Erder (Rohr-, Band- oder Plattenerder) verwendet werden müssen, deren Erdungswiderstand in mehr oder weniger hohem Maße von der Bodenbeschaffenheit und den Witterungseinflüssen abhängig ist.

Abgesehen von diesem Unsicherheitsfaktor sprechen auch wirtschaftliche Gründe gegen die Anwendung der Schutzerdung bei Verwendung neutraler Erder, denn die Erdung durch neutrale Erder ist eine kostspielige Schutzmaßnahme. Soll beispielsweise für einen mit 10 A gesicherten Motor eine Schutzerdung von 2,6 Ω hergestellt werden, so müßte bei Ackerboden mit einem spezifischen Erdungswiderstand von 100 Ωm ein Rohrerder nach Gl. (22) eine Länge von $l = 0,9\,\dfrac{100}{2,6} = 34,5$ m haben, d. h. praktisch müssen 7 bis 8 Rohre von je 5 m Länge in genügenden Abständen in die Erde getrieben und parallel geschaltet werden. Soll der gleiche Erdungswiderstand durch einen Banderder erzielt werden, so muß nach Gl. (23) ein Band von $l = 2,1\,\dfrac{100}{2,6} = 81$ m Länge verlegt werden. Um einen ausreichenden Sicherheitsgrad zu erhalten, müßten noch mit Rücksicht auf die zeitlich bedingte Veränderung des Erdungswiderstandes mindestens um etwa 30% geringere Werte gefordert werden, was auch einen entsprechend größeren Materialaufwand bedingt. Es würden dann etwa 44 m Rohr von 1 bis 2″ Durchm.

---

[1] LÖBL, O.: Erdung, Nullung und Schutzschaltung S. 52. Berlin: Springer 1933.

oder etwa 100 m Bandeisen von 50 mm² Querschnitt benötigt. Von einer wirtschaftlichen Anwendung der Schutzerdung in solchen Fällen kann bei dem Aufwand dieser Mittel keine Rede sein. Dabei ist hier noch verhältnismäßig gut leitender Ackerboden vorausgesetzt. Bei Sandboden würden sich praktisch unüberwindliche Schwierigkeiten ergeben.

Für die Herstellung der Betriebserdung ergeben sich grundsätzlich die gleichen Schwierigkeiten. Indessen braucht aber eine Betriebserdung in einem Netz nur einmal hergestellt zu werden, so daß der Kostenaufwand[1] im Hinblick auf die Baukosten des Netzes schon gerechtfertigt, somit technisch und wirtschaftlich vertretbar ist, im Gegensatz zu Schutzerdungen, die an jedem zu schützenden Gerät durchgeführt werden müssen.

Wenn man bedenkt, daß zur Herstellung eines Erders von 5 Ω Erdungswiderstand bei einem spezifischen Bodenwiderstand von 200 Ωm für Band- oder Seilerder mindestens 75 kg, für Rohrerder etwa 200 kg und für Plattenerder sogar rd. 2500 kg Stahl benötigt werden, wobei — nebenbei bemerkt — sich der Arbeitsanteil umgekehrt wie der Werkstoffaufwand verhält, wenn man vom Plattenerder absieht, der ohnehin für kleinere Erdungswiderstände nicht in Betracht kommt, dann kann nicht mehr von einer Wirtschaftlichkeit der Schutzerdung gesprochen werden.

Aus diesen Gründen kann die Schutzerdung mittels Einzelerders, der eigens für die Zwecke der Schutzerdung hergestellt werden muß, nicht in Betracht kommen[2]. Die Schutzerdung ist daher nur bei Mitbenutzung von bereits vorhandenen Erdern (Wasserrohrnetze, leitende Gebäudeteile u. ä.) wirtschaftlich anwendbar[3].

---

[1] GOSSLAND, L.: Kosten und Wirksamkeit von Erdungen bei Nieder- und Mittelspannungs-Freileitungsnetzen. Proc. Instn. Electr. Engrs. Bd. 97 (1950) S. 563. Referat ETZ Bd. 73 (1952) S. 98.

[2] SCHRANK, W.: Erdungen in Transformatorenstationen. ETZ Bd. 70 (1949) S. 42; Betriebs- und Revisionserfahrungen mit den VDE-mäßigen Schutzmaßnahmen in den letzten 25 Jahren. Elektrotechniker Bd. 2 (1950) S. 311.

[3] Es soll jedoch nicht übersehen werden, daß es auch Ausnahmefälle gibt, in denen die Schutzerdung mittels Einzelerder sehr gut wirtschaftlich durchführbar ist. Einen solchen Ausnahmefall bildet z. B. das Urstromtal der Elbe im Versorgungsgebiet der Hamburgischen Electricitätswerke. Während man in anderen Gebieten mit spezifischen Erdungswiderständen im günstigsten Falle mit 100 Ωm rechnen kann, liegt in diesem Gebiet der spezifische Erdungswiderstand nach Messungen von H. HARDER bei etwa 25 bis 35 Ωm. Bei diesen Bodenverhältnissen ist es durchaus möglich, brauchbare Erdungswiderstände mit einem verhältnismäßig geringen Werkstoffaufwand herzustellen und insbesondere dann, wenn man sich dünner Staberder mit einem Durchmesser von 7 bis 8 mm bedient. Bei diesen günstigen Bodenverhältnissen ist z. B. für einen Erder von 5 Ω Erdungswiderstand nur ein Aufwand von 2,5 bis 4 kg Stahl erforderlich. Da außerdem die Witterungseinflüsse in diesem Gebiet vernachlässigbar sind, ist mit einem nahezu konstanten Erdungswiderstand zu rechnen. Diese Verhältnisse stellen aber wirklich nur eine Ausnahme dar.

6. Erweiterte Anwendung der Schutzerdung bei Verwendung von Wasserrohrnetzen und Kabelbleimänteln

Eine Möglichkeit einer erweiterten Anwendung der Schutzerdung, als es bei Verwendung von Einzelerdern technisch und wirtschaftlich zulässig ist, bietet die Mitverwendung bereits vorhandener Erder, insbesondere ausgedehnter Frischwasserrohrnetze oder Kabelbleimäntel, als Schutz- und Betriebserder. Besonders durch Kombination beider Erder ergeben sich ausgezeichnete Erdungsmöglichkeiten.

Für die Verwendung von Wasserrohrnetzen als Erder in Starkstromanlagen sind die vom Deutschen Verein von Gas- und Wasserfachmännern (VDGW) und der Vereinigung Deutscher Elektrizitätswerke (VDEW) unter Mitwirkung des VDE aufgestellten Richtlinien VDE 0190/5.57 maßgebend. Nach diesen Richtlinien können Wasserrohrnetze als Schutz- und Betriebserder in Wechsel- und Drehstromnetzen herangezogen werden, wenn der Erdungswiderstand nach den VDE-Vorschriften ausreichend ist und die im Stromkreis liegenden Wassermesser zuverlässig überbrückt werden[1].

Die im Berliner Wasserrohrnetz durchgeführten umfangreichen Erdungswiderstandsmessungen finden ihre Bestätigung in Ergebnissen, die auch aus Netzen in anderen Städten bekanntgeworden sind. Meistens besitzen die Wasserrohrnetze solche geringe Erdungswiderstände, daß die Schutzerdung der größten Zahl von elektrischen Energieverbrauchern, die bis zu 20 oder 25 A gesichert sind, zugelassen werden kann[2].

Wie auf S. 70 schon nachgewiesen, ist der Erdübergangswiderstand ausgedehnter Wasserrohrnetze meistens $< 1\,\Omega$. In großstädtischen Häusern war auch meistens kein Unterschied festzustellen, ob der Wassermesser eingebaut war oder nicht, so daß das Haus-Wasserrohrnetz infolge Verbindung mit anderen Rohrsystemen noch einen sehr kleinen Erdungswiderstand hatte.

Von verschiedenen Stellen wird die Auffassung vertreten, daß eine Unterbrechung der Wasserleitung im Hause zu befürchten ist und eine besondere Sammelerdungsleitung, die vor dem Wassermesser (straßenseitig) anzuschließen ist, zu verlegen ist. Diese Maßnahme, also die Verlegung eines besonderen Erdungsleiters, würde die Schutzwirkung nicht erhöhen, abgesehen von den nicht unerheblichen Kosten. Eher würde eine Verminderung der Schutzwirkung eintreten, da eine Unterbrechung

---

[1] Bei vorübergehender Unterbrechung von Wasserleitungsrohren sind die Wasserinstallateure anzuweisen, vor und für die Dauer der Unterbrechung eine behelfsmäßige Rohrüberbrückung selbst anzubringen. Sie hat in erster Linie den Zweck, den an der Unterbrechungsstelle Arbeitenden zu schützen, der sich sonst in den Fehlerstromkreis einschalten würde.

[2] SIMON, L.: Erdung am Wasserrohrnetz. Elektrizitätswirtsch. Bd. 56 (1957) S. 562, Referat ETZ-B Bd. 10 (1958) S. 219.

des Schutzleiters ebensogut eintreten kann wie eine Unterbrechung der Wasserleitung, bloß mit dem Unterschied, daß die Unterbrechung des Schutzleiters im ordnungsmäßigen Betriebszustand nicht bemerkt wird und somit lange Zeit bestehen kann, während Unterbrechungen des Wasserrohres immer nur kurzzeitig sein können. Die beste Schutzwirkung wird deshalb durch unmittelbaren und kürzesten Anschluß der zu schützenden Geräte an das Wasserrohr erreicht.

Um einen höchsten Grad an Sicherheit zu erreichen, wird es oft zweckmäßig sein, alle im Berührungsbereich liegenden Rohrsysteme und leitenden Gebäudeteile in die Erdung einzubeziehen und untereinander zu verbinden, auch wenn die anderen Rohrsysteme nicht als Schutzerder benötigt werden[1], was auch vom Standpunkt des Gebäudeblitzschutzes zweckmäßig ist[2].

Es ist allerdings zu beachten, daß in manchen, besonders neuen Wasserrohrnetzen oder -netzteilen Wasserrohre mit isolierenden Deckschichten oder solche aus Eternit in zunehmendem Umfang verwendet werden. Auch Isolierflansche aus nichtleitenden Werkstoffen werden oft nachträglich eingebaut. Dadurch kann die Eignung des Wasserrohrnetzes als Schutzerder bedeutend herabgesetzt oder auch ganz hinfällig werden. Es ist also notwendig, daß der Einbau solcher isolierenden Teile dem Interessenten zur Kenntnis gelangt, damit notwendigenfalls die Isolierzwischenstücke durch Leitungen ausreichenden Querschnitts betriebsmäßig überbrückt werden können[3].

Neuerdings werden auch Wasserleitungsrohre aus Kunststoffen hergestellt, die über dem Rohr eine Kupferbandierung besitzen. Die Bandierung dient ausschließlich dem Zweck der Mitverwendung des Kunststoffwasserrohres für Erdungszwecke. Über der Kupferbandierung befindet sich noch ein Kunststoffmantel als Korrosionsschutz. Erfahrungen mit diesen Rohren liegen bisher nicht vor. Die Verbindung der Kupferbandage soll jedoch bei Verbindung der Rohre und Anschluß von normalen Armaturen zwangsläufig sichergestellt sein.

Bei der Verwendung von Wasserrohrnetzen als Schutz- und Betriebserder ist es jedoch zweckmäßig, die Anwendung der Schutzerdung *nicht* bis an ihre theoretische Grenze auszunutzen. Durch eine zu hohe Inanspruchnahme in bezug auf Erdschlußströme können die Wasserrohre an den Muffen unzulässig erwärmt werden, was besonders bei Bleidichtungen

---

[1] KROHNE, E.: Betriebserfahrungen mit Erdungs-, Nullungs- und Schutzschaltungseinrichtungen in der großstädtischen Elektrizitätsversorgung. ETZ Bd. 58 (1937) S. 1153. Vgl. auch S. 148.

[2] SCHRANK, W.: Statistik der von 1925 bis 1937 in der Schweiz erfolgten Gebäudeblitzschläge. ETZ Bd. 61 (1940) S. 878.

[3] Vgl. auch S. 68 und W. RYF: Erfahrung mit der Erdung von Starkstromanlagen bei Verwendung isolierender Schraubmuffen in Wasserleitungsrohren. Bull. schweiz. elektrotechn. Ver. Bd. 37 (1946) Heft 24.

zu Betriebsstörungen führen kann[1]. Es empfiehlt sich deshalb, die Schutzerdung über Wasserrohre nur in Stromkreisen bis zu 25 A anzuwenden.

Um alle Vorteile bei Inanspruchnahme eines Wasserrohrnetzes als Schutzerder auszunutzen, empfiehlt es sich, das gleiche Wasserrohrnetz auch als Betriebserder zu verwenden. Damit fließt der Fehlerstrom hauptsächlich über das Wasserrohrnetz und weniger über das Erdreich. Die Erdungsbedingung gilt als erfüllt, wenn der Widerstand der Leiterschleife (Summe der Widerstände von Betriebs- und Schutzerder, Leitungen und Stromquelle) nicht größer ist als

$$R_{Sch} = \frac{\text{Spannung des Netzes gegen Erde}}{\text{Sicherungsabschaltstromstärke}} . \tag{33}$$

Dieser Widerstand soll künftig als *Schleifenwiderstand* bezeichnet werden.

7. Prüfung der Schutzerdung

a) Prüfung durch Messung und Feststellung der Wirksamkeit

Die Schutzerdung ist einer Prüfung vor Inbetriebsetzung des schutzgeerdeten Anlagenteils und regelmäßigen Nachprüfungen zu unterziehen. Nach den VDE-Vorschriften hat die Prüfung entweder durch eine Messung des Erdungswiderstandes oder durch Feststellung der Wirksamkeit zu erfolgen.

Für die Messung des Erdungswiderstandes können die in I, H angeführten Methoden angewandt werden, wobei etwa erforderliche Sicherheitsmaßnahmen besonders sorgfältig zu beachten sind.

Die Prüfung auf Wirksamkeit erfolgt meistens in der Form, daß ein künstlicher Körperschluß an dem schutzgeerdeten Gerät durchgeführt und das Ansprechen der Überstromschutzorgane beachtet wird. Diese Methode kann grundsätzlich nur in solchen Netzen angewandt werden, in denen ein Netzpunkt *betriebsmäßig* geerdet ist. Sie liefert brauchbare positive Ergebnisse, wenn

1. das Überstromschutzorgan der Art und Nennstromstärke des betriebsmäßig verwendeten Organs entspricht und

2. die Abschaltung ohne merkbare Verzögerung, d. h. augenblicklich erfolgt.

In Netzen ohne geerdeten Netzpunkt wird im Normalzustand des Netzes die Prüfung der Schutzerdung auf Wirksamkeit *immer negativ* verlaufen. Der Erdschlußstrom ist im allgemeinen durch den Kapazitäts- und Isolationszustand des Netzes bedingt, dieser aber zeitlich und örtlich sehr verschieden und in den meisten Fällen für die Erreichung des Ab-

---

[1] BÖNINGER, G.: Bemerkungen zum Aufsatz von E. Krohne: Betriebserfahrungen mit Erdungs-, Nullungs- und Schutzschaltungseinrichtungen in der großstädtischen Elektrizitätsversorgung. ETZ Bd. 59 (1938) S. 510.

schaltstromes unzureichend. Kommt der Abschaltstrom trotzdem zustande, was beispielsweise durch Erdschluß eines Außenleiters möglich ist, so arbeitet auf dem Prüfstromkreis eine größere treibende Spannung (Außenleiterspannung) als die Berührungsspannung.

Verlagert sich später der Erdschluß derart, daß die treibende Spannung oberhalb der zulässigen Berührungsspannung, jedoch unterhalb der Außenleiterspannung ist, oder vergrößert sich der Erdungswiderstand der im Netz befindlichen Erdschlußstelle, so ist die Abschaltung in Frage gestellt und die Berührungsspannungsgrenze kann überschritten werden[1].

Da bei der Prüfung auf Wirksamkeit in Netzen ohne geerdeten Netzpunkt einerseits Schutzerdungen mit *unzureichendem* Erdungswiderstand als *zulässig*, andererseits Schutzerdungen mit *ausreichendem* Erdungswiderstand als *unzulässig* bewertet werden können, ist es wichtig, in diesen Netzen die Schutzerdungen durch eine *Messung* des Erdungswiderstandes zu beurteilen.

Die Prüfung auf Wirksamkeit, so einfach und bequem sie durchzuführen ist, hat den Nachteil, daß sie kein objektives Maß bietet. Man kann aber in der Praxis nicht auf sie verzichten. Das gilt besonders für die Fälle, in denen ein Wasserrohrnetz als Schutz- und Betriebserder verwendet wird.

Bekanntlich erfordert die Bestimmung des Erdungswiderstandes eines ausgedehnten Wasserrohrnetzes eine an sich etwas umständliche Meßanordnung und stößt in der Großstadt auf Schwierigkeiten, weil man aus dem Gebiet der Sperrflächen nicht herauskommt. Aus diesem Grunde kann ein auf dieser Grundlage beruhendes Meßverfahren für eine ausreichende und schnelle Beurteilung der Erdungsverhältnisse nicht in Frage kommen.

Eine Möglichkeit, nach der man von einer Messung des Erdungswiderstandes absehen kann, bietet das Verfahren, die Beurteilung und Prüfung der Schutzerdung durch Messung des Schleifenwiderstandes vorzunehmen, wie es im Versorgungsgebiet der Berliner Kraft- und Licht- (BEWAG) Akt.-Ges. angewandt wird.

Als Beurteilungsstab für die Güte der angewandten Schutzerdung muß bei der Messung die Einhaltung eines Schleifenwiderstandes angesehen werden, der sich aus den Erdungswiderständen der Betriebs- und Schutzerdung und dem Netzwiderstand zusammensetzt. Dessen zulässige Größe wird durch die treibende Spannung gegen Erde und durch den erforderlichen Abschaltstrom der in Frage kommenden Stromkreissicherung bestimmt.

---

[1] SCHRANK, W.: Bemerkungen zum Aufsatz von W. Zimmermann: Über die Schutzmaßnahmen gegen zu hohe Berührungsspannungen. ETZ Bd. 61 (1940) S. 983.

In einem Drehstromnetz mit einer verketteten Spannung von 220 V und geerdetem Transformatorsternpunkt ergeben sich für den Schleifenwiderstand unter Zugrundelegung der festgesetzten Abschaltstromstärken und der wirksamen Spannung gegen Erde von etwa 127 V die doppelten Widerstandswerte als nach der entsprechenden Erdungsbemessungsformel.

Diese Widerstände müssen also erreicht werden, wenn die Erdungsbedingungen als erfüllt gelten sollen. Die Meßanordnung, die zur Ermittlung dieser Widerstände angewandt wird, geht aus Abb. 107 hervor. Der Widerstand ist danach

$$R_{Sch} = \frac{U_1 - U_2}{I}, \qquad (34)$$

worin U_1 die Spannung gegen Erde (Phasenspannung) bei offenem Prüfstromkreis, U_2 die Spannung am Meßwiderstand im geschlossenen Stromkreis und I den Meßstrom bedeuten.

Der Meßstrom darf etwa 5 A nicht unterschreiten (vgl. Abb. 66 a), weil die Widerstände von gemufften Wasserleitungsröhren strom- bzw. spannungsabhängig sind.

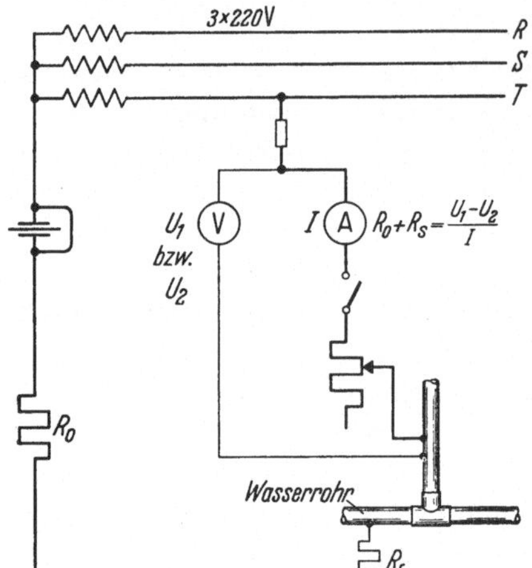

Abb. 107. Meßanordnung zur Bestimmung des Schleifenwiderstandes

Wird die Schutzerdung durch die Messung des Schleifenwiderstandes beurteilt, so werden auch die Grenzfälle erfaßt, in denen trotz VDE-mäßiger Bemessung der Schutzerdung das Zustandekommen des Abschaltstromes durch den Einfluß des Netzwiderstandes in Frage gestellt ist, weil bei der Messung der gesamte Widerstand des Erdschlußstromkreises erfaßt wird.

b) Schleifenwiderstandsmeßgeräte

Obwohl die Messung des Schleifenwiderstandes denkbar einfach ist, kann sie dem in der Praxis stehenden Installateur nicht zugemutet werden, da sie zeitraubend ist. Auch wurde es als unbequem empfunden, das Resultat erst aus der Messung durch Rechnung zu ermitteln. Um dem Installateur eine Prüfung des Schleifenwiderstandes zu ermöglichen, wurden Geräte entwickelt, mit denen eine schnelle und einfache Erfassung des Schleifenwiderstandes ohne Rechnung möglich ist.

Das den Schleifenwiderstandsmeßgeräten[1] zugrunde liegende Meßverfahren entspricht in vollem Umfange den VDE-Vorschriften, wenn
es durch Fachleute angewendet wird. Im Prinzip beruht es darauf,
den Schleifenwiderstand eines Stromkreises, bestehend aus dem inneren

Widerstand der Stromquelle (Netztransformator) zuzüglich des Widerstandes der
von hier ausgehenden und zu den Verbrauchern führenden und über Schutz-
und Betriebserder wieder zurücklaufenden
Leitungen, durch eine Spannungsdifferenz-
und Strommessung zu erfassen. Der
Schleifenwiderstand läßt sich dann nach
dem Ohmschen Gesetz bestimmen, weil
der auf den belasteten Leitungen des

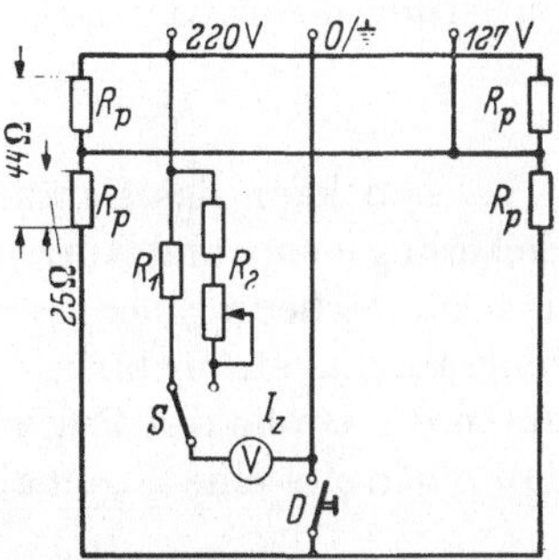

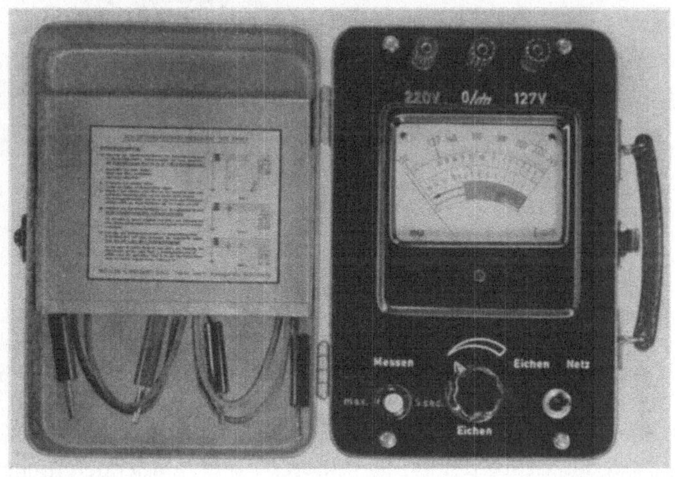

Abb. 108. Prinzipschaltung und Ausführungsform eines Schleifenwiderstandsmeßgerätes zur Bestimmung von Schleifenwiderständen in Drehstromnetzen 220/127 V und 380/220 V

Stromkreises auftretende Spannungsabfall ein Maß für deren Widerstand ist, und zwar ergibt er sich aus Gl. (34).

Die Prinzipschaltung und die Ausführungsform des vom Verfasser
für die BEWAG entwickelten Gerätes zeigt Abb. 108. Die Wirkungsweise beruht auf dem Grundgedanken, den Schleifenwiderstand durch
eine Spannungsdifferenz- und Strommessung zu bestimmen, wobei

---

[1] SCHRANK, W.: Das Schleifenwiderstands-Meßgerät zum Prüfen elektrischer
Anlagen. ETZ-B Bd. 7 (1954) S. 429 [Berichtigung zu Bild 9 in ETZ-B Bd. 8
(1955) S. 64].

etwaige Abweichungen der Betriebsspannung von der Nennspannung
kompensiert werden, so daß die Messung von den üblichen Schwankungen
der Spannung unabhängig ist. Setzt man während der Messung die
Spannung als konstant voraus, so ergibt sich aus Gl. (33) die zulässige
Sicherungsnennstromstärke zu

$$I_n = \frac{\text{treibende Spannung gegen Erde}}{\text{Schleifenwiderstand} \cdot k}.$$

d. h., man kann das Gerät sowohl in Schleifenwiderständen als auch in
Sicherungsnenn- und Kurzschlußstromstärken eichen (k ist der Faktor, mit
dem die Sicherungsnennstromstärke zu multiplizieren ist, um die Sicherungsabschaltstromstärke zu erreichen). Der Meßstrom ist im wesentlichen
durch die Größe des Prüfwiderstandes R_p bestimmt und ist so gewählt,
daß einerseits eine Stromabhängigkeit von Erdungswiderständen nicht

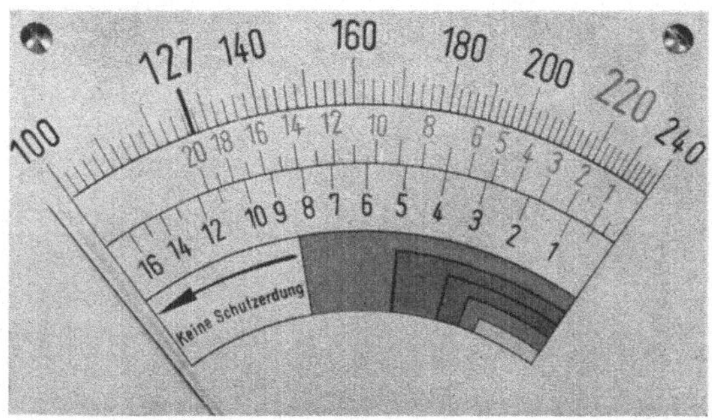

Abb. 109. Skala des Schleifenwiderstandsmeßgerätes

mehr besteht, andererseits ein vorzeitiges Abschmelzen von Sicherungen
während des Prüfvorganges nicht erfolgt. Er liegt in der Größenordnung
von 10 A. Bei konstanter Spannung wäre der Spannungsabfall an R_p
ein Maß für die Größe des Schleifenwiderstandes, da sich die Spannung
entsprechend der Größe der Widerstände aufteilt. Da jedoch nicht immer
mit einer konstanten Spannung gerechnet werden kann, diese vielmehr
an den verschiedenen Orten eines Netzes erfahrungsgemäß zwischen
$\pm 5\%$ schwankt, muß zum Ausgleich dieser Schwankungen der Zeiger
des Instrumentes mit Hilfe des regelbaren Widerstandes R_2 vor jeder
Messung auf einen Fixpunkt eingestellt werden.

Die Skala des Meßgeräts (Abb. 109) hat drei Teilungen. Die obere
Teilung ist als Spannungszeigerskala[1] ausgebildet, die mittlere als

---

[1] In solchen Netzteilen, in denen der mit der Messung Beauftragte noch keine
Gewißheit über die tatsächlich durchgeführte Sternpunktserdung hat, somit die
Spannung gegen Erde von der Nullpunktslage innerhalb des Spannungsdreiecks
abhängig sein kann, empfiehlt es sich, vor jeder Messung die Spannung gegen Erde
zu kennen. Hierdurch werden Zweifelsfälle vermieden und keine sinnlosen Messungen ausgeführt.

Ω-Skala. Die untere Farbenskala, die in den Kennfarben[1] der Sicherungen angelegt ist, gestattet, die Erfüllung der Erdungsbedingung unmittelbar abzulesen. Bei Anschluß des Gerätes zwischen einem Außenleiter und dem zu prüfenden Erder überzeuge man sich zunächst von der Spannungshöhe gegen Erde, indem man den Umschalter S auf R_1 schaltet und auf der oberen Teilung der Skala die Spannung abliest. Bewegt sich die Spannung in der Größenordnung von etwa 120 bis 135 V, was bei sternpunktgeerdeten 220-V-Drehstromnetzen der Fall ist, so schalte man den Umschalter S auf R_2 um und reguliere mit R_2 den Zeiger des Instrumentes auf seinen Fixpunkt ein. Dann betätige man den Druckkontakt D und lese nun entweder auf der mittleren Teilung der Skala den Schleifenwiderstand ab oder beachte die Einspielung des Zeigers auf der Farbenskala. Die Erdungsbedingung gilt für die Sicherungsnennstromstärke und alle kleineren als erfüllt, in deren Feld der Zeiger einspielt.

Die Meßgenauigkeit ist bedingt durch das Verhältnis

$$\eta = \frac{\text{Meßwiderstand in } \Omega}{\text{Schleifenwiderstand}}.$$

η wird in bezug auf den Vergleich von zwei Widerständen um so günstiger, je mehr sich der Schleifenwiderstand dem Wert des Meßwiderstandes nähert. Wird z. B. ein Zeigerinstrument mit einem zulässigen Fehler von 1% vom Endausschlag (Klasse 1,0) verwendet, so würde der Fehler unter Berücksichtigung von η für den Fall, wenn der Schleifenwiderstand 1 Ω beträgt, also ein sehr ungünstiges Verhältnis, etwa 11% betragen[2].

Das für die BEWAG entwickelte Meßgerät ist auf die Verwendung in 220- und 380-V-Drehstromnetzen mit Sternpunktserdung zur Messung der Schleifenwiderstände entsprechend den Abschaltstromstärken von 6- bis 25-A-Sicherungen abgestellt. Der Anwendungsbereich kann jedoch sowohl auf andere Netze mit geerdetem Netzpunkt als auch auf andere Sicherungsnennstromstärken ausgedehnt werden. Abb. 110 zeigt die äußere Form eines weiteren Schleifenwiderstandsmeßgerätes, das sich von dem vorhergenannten im wesentlichen insofern unterscheidet, als es mit einer Vorprüfeinrichtung versehen ist. Um nämlich dem zu prüfenden Objekt nicht gleich den vollen Prüfstrom aufdrücken zu müssen, weil bei unzulässig hohen Erdungswiderständen, die vor der Prüfung unbekannt sind, gefahrbringende Spannungen an geerdeten Anlageteilen auftreten können, ist eine Vorprüfung mit einem kleinen

---

[1] Die Kennfarben der Sicherungen sind aus drucktechnischen Gründen hier nicht angelegt worden. Die fünf Felder von rechts nach links hat man sich farbig vorzustellen.

[2] Im allgemeinen kommt man bei der Messung von Schleifenwiderständen mit einer Meßgenauigkeit von $\pm$ 20% aus.

Prüfstrom möglich. Erst wenn sich bei der Vorprüfung keine Beanstandungen ergeben, wird mit dem vollen Prüfstrom gemessen.

Die Gehäuse der gezeigten Meßgeräte bestehen entweder ganz aus Isolierstoff oder auch Blech mit isolierender Auskleidung. Somit ist durch Schutzisolierung größte Sicherheit gegen Körperschluß des Gerätes gegeben.

Die entwickelten und nicht zuletzt für den praktischen Gebrauch des Installateurs bestimmten Schleifenwiderstandsmeßgeräte sind in Installateurkreisen noch viel zuwenig bekannt. Sie bieten aber gerade

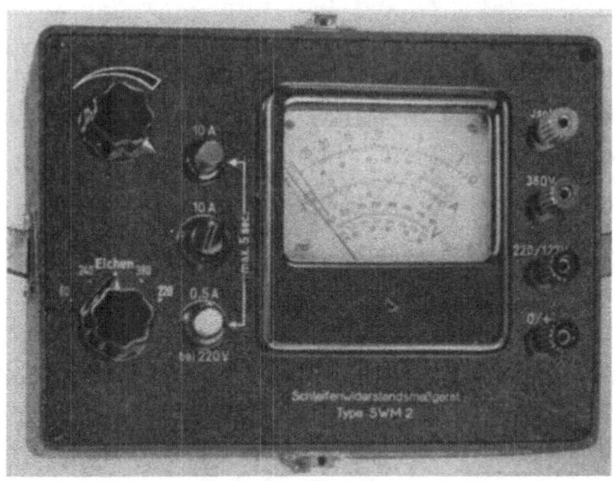

Abb. 110. Schleifenwiderstandsmeßgerät mit Vorprüfeinrichtung

für den Installateur so viele Erleichterungen, so daß er sich ihrer bedienen sollte, zumal die Elektrizitätswerke — soweit sie von ihrem Prüfungsrecht Gebrauch machen — als auch die Aufsichtsbehörden in zunehmendem Umfange diese Geräte verwenden. Schon allein der Vorteil einer einheitlichen Beurteilung durch ein und dasselbe Meßverfahren schützt den Installateur, als Errichter elektrischer Anlagen, vor Beanstandungen[1].

8. Beurteilung der Schutzerdung

Bei der Durchführung von Schutzerdungen als Schutzmaßnahme sind neben den betriebs- und sicherheitstechnischen auch die wirtschaftlichen Gesichtspunkte zu berücksichtigen. Während die betriebstechnischen Gesichtspunkte meistens durch die Netzverhältnisse bedingt sind, ist der Sicherheitsgrad durch die Erfüllung der VDE-Vorschriften ge-

---

[1] SCHRANK, W.: Die praktische Anwendung von Schleifenwiderstands-Meßgeräten. Elektro-Anz. H. 44 (1955) S. 413.

geben. Inwieweit die Anwendung der Schutzerdung wirtschaftlich ist, hängt im allgemeinen von den verschiedensten Begleitumständen, im besonderen von der Möglichkeit der Mitbenutzung bereits vorhandener Erder, wie Wasserrohrnetze u. dgl., ab.

Die wirtschaftliche Anwendung der Schutzerdung ist im allgemeinen von folgenden Voraussetzungen abhängig.

1. Mitbenutzung eines ausgedehnten metallischen Frischwasserrohrnetzes als Schutzerder und Betriebserder.

2. Vor- und Nachprüfung des Schleifenwiderstandes mittels der beschriebenen Meßgeräte oder anderer Meßanordnungen.

3. Die erforderlichen Installationsmaßnahmen, wie Überbrückungen der Wassermesser, Anschluß der Erdungsleitungen an Geräte, Rohre und gegebenenfalls Kabelbleimäntel, müssen sauber und gewissenhaft ausgeführt werden, wie es bei allen Schutzmaßnahmen nicht dringend genug gefordert werden kann.

4. Begrenzte Anwendung der Schutzerdung auf Stromkreise, die höchstens bis 25 A gesichert sind.

Wenn diese Gesichtspunkte beachtet werden, kann die Schutzerdung als eine billige, bequeme, einfache und auch betriebssichere Schutzmaßnahme gelten.

Die bisherigen Erfahrungen, die mit der erweiterten Anwendung der Schutzerdung gemacht wurden, sind als günstig zu beurteilen. Die Maßnahmen sind schnell, einfach und zuverlässig vom Installateur durchgeführt worden und wirkten sich insbesondere günstig auf die Gesamtherstellungskosten der Anlagen und damit auf die Anschlußbewegung aus.

F. Nullung

1. Wirkungsweise

Die durch Nullung zu schützenden Anlagenteile werden mit dem geerdeten Netznulleiter leitend verbunden. Dadurch soll erreicht werden, daß jeder Körperschluß zu einem Kurzschluß und somit in kurzer Zeit zur Abschaltung des fehlerhaften Anlagenteils durch die Überstromschutzorgane führt. Das ist erreichbar, wenn der Fehlerstrom mindestens das 2,5fache des Sicherungsnennstromes des nächst vorgeschalteten Sicherungsorgans beträgt. Nach Abb. 111 treibt die Spannung U einen Kurzschlußstrom I_K über die Fehlerstelle F, der sich über den metallischen Widerstand des Nulleiters schließt und dadurch die Sicherung zum Abschmelzen bringt, so daß der Anlagenteil von dem gegen Erde Spannung führenden Außenleiter abgeschaltet wird.

2. Anwendung

Die Nullung als Schutzmaßnahme kommt grundsätzlich nur in
Netzen mit einem geerdeten Nulleiter zur Anwendung. Durch Nullung
können alle in diesen Netzen angeschlossenen schutzbedürftigen Anlagenteile gegen gefährliche Berührungsspannungen geschützt werden.

3. Bedingungen

a) Allgemeine Bedingungen

Damit der im Körperschlußfalle sich bildende Fehlerstrom mit
Sicherheit zur Abschaltung des fehlerhaften Anlagenteils führt, darf
der Nulleiter *keine* Sicherungen er-
halten. Darüber hinaus stellen die
VDE-Vorschriften ganz bestimmte
Bedingungen, die erfüllt werden
müssen, wenn die Nullung ihren
schutztechnischen Aufgaben gerecht
werden soll. Obwohl durch die
Nullung einerseits jede Berührungsspannung, die durch einen Körperschluß an einem genullten Gerät
hervorgerufen werden könnte, durch
Ansprechen der Sicherungsorgane

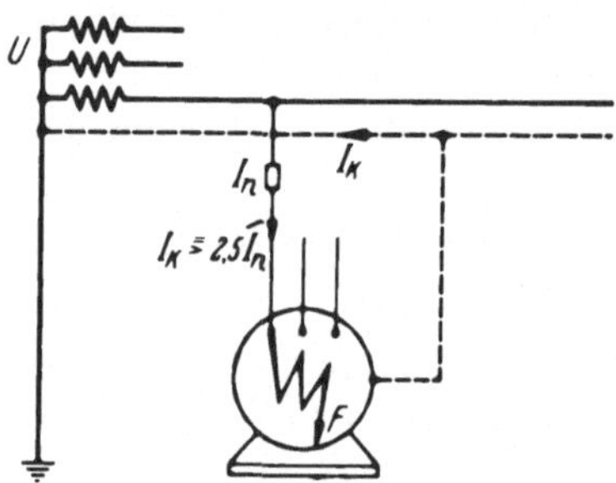

Abb. 111. Wirkungsweise der Nullung

abgeschaltet wird, können andererseits neue Berührungsspannungen
entstehen, die ohne Nullung nicht vorhanden sein würden[1]. Die Mittel,
die angewendet werden müssen, um die Entstehung neuer Berührungsspannungen zu verhindern, sind im allgemeinen in den VDE-Vorschriften
durch die Aufstellung der drei Nullungsbedingungen festgelegt. Die
Notwendigkeit der Einhaltung der Nullungsbedingungen wird oft verkannt. Sie sind aber so wichtig, daß unter keinen Umständen auf die
Erfüllung verzichtet werden kann, sofern von der Nullung nicht grundsätzlich abgesehen werden soll. Die Problemstellung ist somit nicht die
eigentliche Durchführung der Nullung, sondern die VDE-mäßige Einhaltung der Nullungsbedingungen. Diese Bedingungen sollen daher einer
eingehenden Betrachtung unterzogen werden.

b) Erste Nullungsbedingung

Die Leitungsquerschnitte sind so zu bemessen, daß bei Kurzschluß
zwischen Außenleiter und dem Nulleiter mindestens der 2,5fache Nennstrom der nächsten vorgeschalteten Sicherung zum Fließen kommt. In
Netzen mit Betriebsspannungen von 220/127 V und darunter ist diese

---

[1] Löbl, O.: Erdung, Nullung und Schutzschaltung S. 62. Berlin: Springer
1933.

Abschaltung nicht erforderlich, wenn bei gleichem Werkstoff das Verhältnis des Querschnittes eines Außenleiters zu dem des Nulleiters den Wert 1,6 nicht überschreitet.

Tritt an einem genullten Gerät ein satter Körperschluß ein, so fließt über die Fehlerstelle ein Kurzschlußstrom I_K, der die vorgeschaltete Sicherung zum Abschmelzen bringen soll. Das wird erreicht, wenn die Leitungsquerschnitte so bemessen sind, daß der 2,5fache Wert des Sicherungsnennstromes zustande kommt. Es muß also die Sicherungsnennstromstärke

$$I_n \lesseqgtr \frac{I_K}{2,5} \tag{35}$$

sein. Die Größe des Kurzschlußstromes ist von der Höhe der treibenden Spannung und von der Anzahl und Größe der im Kurzschlußstromkreis liegenden Widerstände abhängig. Ganz allgemein ist also

$$I_K = \frac{\text{treibende Spannung}}{\text{Widerstand des Kurzschlußstromkreises}} . \tag{36}$$

Abb. 112 zeigt die Kurzschlußverhältnisse in einem großstädtischen Drehstromkabelnetz 380/220 V. Wie aus den eingetragenen Werten, insbesondere aber aus der Kurve ersichtlich, werden in jedem Falle die für die Nullung in Frage kommenden Abschaltstromstärken mit mehrfacher Sicherheit erreicht.

Anders liegen die Verhältnisse in solchen Netzen oder Netzteilen, in denen die Kurzschlußstromstärken durch die Widerstände langer Leitungen begrenzt werden. Das ist besonders in ausgedehnten Freileitungsnetzen der Fall. Hinzu kommt bei solchen Netzen, sofern sie mit Wechsel- oder Drehstrom betrieben werden, der induktive Widerstand der Leitungen. Während der Ohmsche

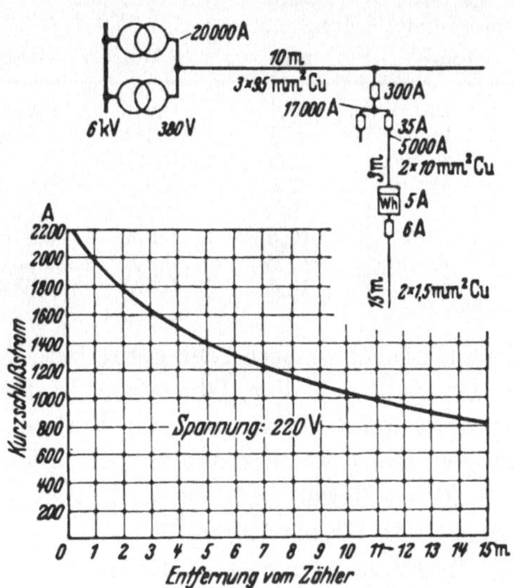

Abb. 112. Kurzschlußverhältnisse in einem großstädtischen Drehstromkabelnetz 380/220 V

Widerstand lediglich durch Querschnitt, Werkstoff und Länge der Leiter bedingt ist, ist der induktive Widerstand außer von der Leitungslänge von dem Abstand der Leiter und von dem Leitungsdurchmesser abhängig. Ganz allgemein ist die Induktivität

$$L = l\left(0,92 \log \frac{D}{d/2} + 0,1\right) 10^{-3} \,\text{Henry}, \tag{37}$$

worin $l =$ die Leitungslänge vom Speisepunkt bis zur Kurzschlußstelle in km, $D =$ der Abstand der Leitungen voneinander in cm und $d =$ der Leitungsdurchmesser in cm bedeuten. Der induktive Widerstand ermittelt sich aus der Induktivität durch Multiplikation mit der Kreisfrequenz ω, für Wechselstrom von 50 Per/s, also

$$\omega L = 2\,\pi\,50\,L = 314\,L\,.$$

Da für Freileitungen bis 1 kV der Mindestabstand der Leiter D für Kupferleitungen meistens 40 cm und für Aluminiumleitungen 50 cm gewählt wird, sind in der Tab. 25 die in Frage kommenden induktiven Widerstände für 1 km Leitungsschleife zusammengestellt[1]. Man erkennt aus der Zusammenstellung, daß der induktive Widerstand mit wachsendem Abstand und abnehmendem Leitungsdurchmesser zunimmt. Ferner ist zu ersehen, daß der Unterschied der induktiven Widerstände für ein und dieselbe Leitungslänge bei den verschiedenen Abständen und

Tabelle 25. *Induktiver Widerstand von Freileitungen pro km Schleife*

Leiterquerschnitt mm²	Seildurchmesser mm	ωL bei Leiterabstand von			ωL-Mittel	
		35 cm	40 cm	50 cm		
10	4,1	0,675	0,694	0,72	0,696	
16	5,1	0,648	0,664	0,695	0,69	0,67
25	6,3	0,62	0,637	0,665	0,664	
35	7,5	0,6	0,619	0,645	0,622	
50	9,0	0,578	0,592	0,621	0,63	
70	10,5	0,559	0,575	0,601	0,579	
95	12,5	0,536	0,552	0,58	0,556	0,58
120	14,0	0,521	0,538	0,565	0,541	

Leitungsdurchmessern sehr gering ist. Da sich außerdem der induktive Widerstand mit dem Ohmschen Widerstand geometrisch zusammensetzt, ist somit der Einfluß der Veränderung für die praktischen Rechnungen meist zu vernachlässigen. Man kann deshalb für Leitungen von 10 bis 35 mm² mit einem Mittelwert von 0,67 Ω/km und für Leitungen von 50 bis 120 mm² mit einem Mittelwert von 0,58 Ω/km bei den in Frage kommenden Leiterabständen rechnen.

1. Zahlenbeispiel. Es sei angenommen, daß die Kupferleitungsquerschnitte einer Freileitung von $U = 220$ V mit Rücksicht auf den Spannungsabfall zu $F = 50$ mm² gewählt werden müßten. Die einfache Leitungslänge vom Speisepunkt bis zum letzten Abnehmer betrage $l = 1500$ m, der Abstand der Leitungen untereinander sei 50 cm. Der

---

[1] Soll die Induktivität zwischen dem Nulleiter und einem nicht unmittelbar benachbarten Außenleiter berücksichtigt werden, dann ergeben sich Leitungsabstände bis zu 1 m.

Ohmsche Widerstand ist somit

$$r = \frac{2\,l}{F\,\varkappa} = \frac{1500 \cdot 2}{50 \cdot 57} = 1{,}03\ \Omega\,.$$

Der Mittelwert des induktiven Widerstandes ist nach Tab. 25 für $l = 1$ km 0,58 Ω, für 1,5 km also

$$\omega\,L = 1{,}5 \cdot 0{,}58 = 0{,}87\ \Omega\,.$$

Folglich ist der Gesamtwiderstand

$$z = \sqrt{r^2 + (\omega\,L)^2} = \sqrt{1{,}03^2 + 0{,}87^2} = 1{,}36\ \Omega$$

und daraus der Kurzschlußstrom

$$I_K = \frac{U}{z} = \frac{220}{1{,}36} = 162\ \text{A}\,.$$

Die Sicherung darf somit höchstens einen Nennstrom von

$$I_n = \frac{I_k}{2{,}5} = \frac{162}{2{,}5} = 65\ \text{A}$$

haben, d. h. es darf keine größere Sicherung als 60 A verwendet werden.

Mit Rücksicht auf die Abschaltbedingung müssen die Leitungen oftmals, wie auch im vorhergehenden Zahlenbeispiel, erheblich unter-sichert werden, d. h. sie werden schlecht ausgenützt. Errechnen sich zu große Leitungsquer-schnitte, so können Zwischen-sicherungen eingebaut werden. Die Abschaltung kann auch durch Schalter erfolgen, deren Auslöse-organe durch den Nulleiterstrom betätigt werden (vgl. S. 142).

Wird die Abschaltung nicht erreicht, so ergeben sich folgende Verhältnisse: Es sei angenommen,

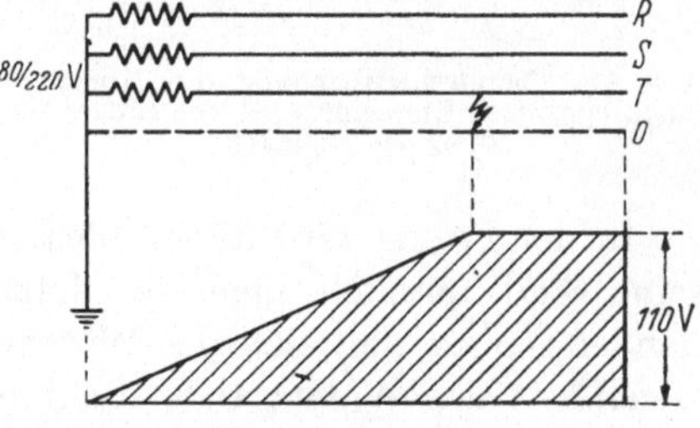

Abb. 113. Berührungsspannung des Nulleiters durch einpoligen Kurzschluß bei einseitiger Erdung des Nulleiters

daß in einem 380/220-V-Drehstromnetz ein einpoliger Kurzschluß ein-tritt. Unter dem Einfluß des Kurzschlußstromes entsteht in dem be-troffenen Außenleiter und dem Nulleiter ein Spannungsabfall. Unter der Voraussetzung, daß Außenleiter und Nullleiter aus gleichem Werk-stoff und Querschnitt bestehen und die Induktivität des Netzes ver-nachlässigt wird, teilt sich die Phasenspannung $U_{Ph} = 220$ V gleichmäßig auf beide Leiter auf. Der Nulleiter nimmt somit eine Berührungs-spannung U_B an, die an der Kurzschlußstelle die halbe Phasenspannung, also 110 V beträgt (Abb. 113).

Diese Spannung nimmt von der Kurzschlußstelle bis zum geerdeten Netzpunkt (Sternpunkt des Transformators) linear ab und ist dort Null. Jenseits der Kurzschlußstelle ist eine Berührungsspannung von

110 V wirksam. Alle genullten Geräte nehmen also nach Maßgabe ihrer Entfernung von der Netzstation bzw. Kurzschlußstelle eine mehr oder weniger hohe Berührungsspannung gegen Erde an.

Um diese Berührungsspannung zu vermindern, ist der Nulleiter nicht nur am Anfang, sondern auch an seinem Ende zu erden. Für den Fall, daß beide Erdungswiderstände gleich groß sind, würde sich bei einem einpoligen Kurzschluß die Spannung von 110 V halbieren, also nur 55 V betragen (Abb. 114). Die in der Mitte zwischen den beiden Erdern angeschlossenen genullten Geräte würden dann keine Berührungsspannung aufweisen.

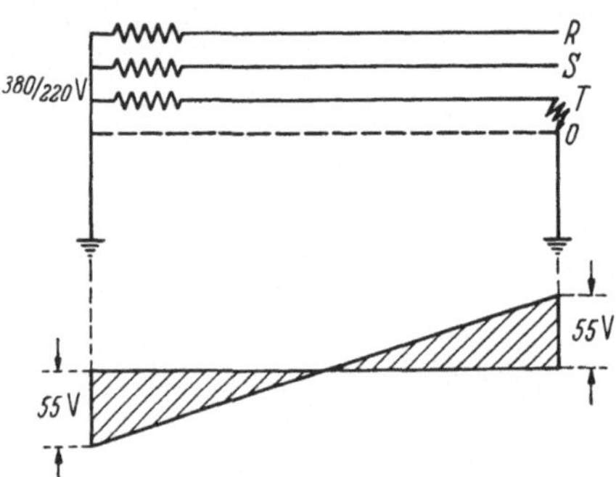

Abb. 114. Berührungsspannung des Nulleiters durch einpoligen Kurzschluß bei zweiseitiger Erdung des Nulleiters

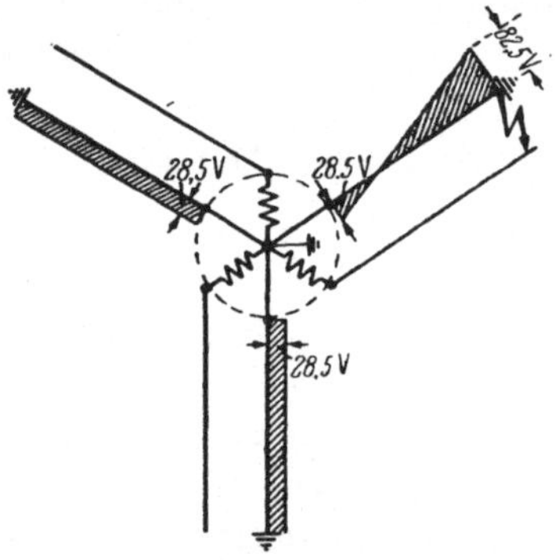

Abb. 115. Berührungsspannung des Nulleiters durch einpoligen Kurzschluß bei Parallelschaltung mehrerer Nulleitererder

In der Praxis wird dieser Idealfall jedoch meistens nicht vorhanden sein. Sind nämlich mehrere Netzausläufer mit Nulleitererdern vorhanden, so werden sich die Widerstandsverhältnisse so verlagern, daß Gleichheit der Widerstände nicht mehr gegeben ist, weil sich je nach Lage der Kurzschlußstelle die Widerstände parallel schalten.

In Abb. 115 ist angenommen, daß die Erdungswiderstände der drei Netzausläufererdungen unter sich gleich groß sind und jede den Wert der am Transformator befindlichen Erdung hat. Tritt in einem Netzausläufer ein Kurzschluß ein, so werden sich die übrigen drei Erdungswiderstände parallel schalten, so daß an der Kurzschlußstelle eine Berührungsspannung von

$$U_B = 110 \cdot \frac{3}{4} = 82{,}5 \,\text{V}$$

entsteht. Der Punkt des Nulleiters, der keine Spannung gegen Erde hat, liegt nicht mehr in der Mitte zwischen den Erdungen, sondern hat sich im selben Verhältnis, wie die Erdungswiderstände zueinander stehen, nach dem Nulleiterende verschoben.

In den bisherigen Fällen ist angenommen, daß sich die Phasenspannung von 220 V gleichmäßig auf Außenleiter und Nulleiter aufteilt. Das ist jedoch dann nicht mehr der Fall, wenn die Widerstände der beiden Leitungen verschieden sind. Da meistens für den Nulleiter ein geringerer Querschnitt als für den Außenleiter verlegt wird, da der Nulleiter normalerweise nur den Ausgleichsstrom führt, wird sich bei einem Kurzschluß auch die Phasenspannung entsprechend den durch die Leiterquerschnitte bedingten Widerständen aufteilen. Beträgt beispielsweise das Querschnittsverhältnis 1,6, was einem Außenleiterquerschnitt von 16 mm² und einem Nulleiterquerschnitt von 10 mm² entspricht, so entfällt auf den Nulleiter ein Spannungsabfall von

$$u_0 = \frac{220}{1 + 1,6} \cdot 1,6 = 135 \text{ V},$$

d. h. die Berührungsspannung entsprechend Abb. 115 wäre nicht mehr 82,5 V, sondern

$$U_B = 135 \cdot \frac{3}{4} = 101 \text{ V}.$$

Bei Ungleichheit der Nulleitererdungen untereinander und der Leitungsquerschnitte ergeben sich folgende Verhältnisse:

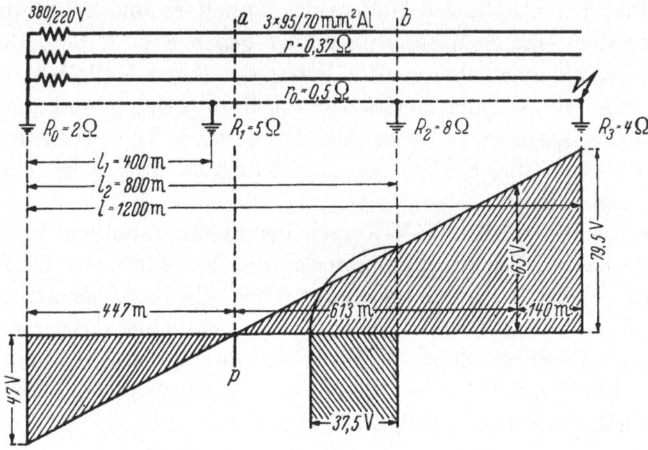

Abb. 116. Berührungsspannung des Nulleiters durch einpoligen Kurzschluß bei Mehrfacherdung des Nulleiters und ungleichen Leitungsquerschnitten

2. Zahlenbeispiel. Abb. 116 zeigt ein Nulleiternetz, dessen Gesamtlänge $l = 1200$ m ist. Von den Punkten a und b sind Stichleitungen abgezweigt. In Abständen von je 400 m sind Nulleitererder verschiedener Erdungswiderstände errichtet. Die Querschnitte der Außenleiter und des Nulleiters sind verschieden. Es sei angenommen, daß am Ende der Leitung ein einpoliger Kurzschluß eintritt. Es ergeben sich dann die Berührungsspannungen wie folgt: Der spannungslose Punkt p befindet sich im Abstand

$$p = \frac{\dfrac{l_1}{R_1} + \dfrac{l_2}{R_2} + \dfrac{l}{R_3}}{\dfrac{1}{R_0} + \dfrac{1}{R_1} + \dfrac{1}{R_2} + \dfrac{1}{R_3}} = \frac{\dfrac{400}{5} + \dfrac{800}{8} + \dfrac{1200}{4}}{\dfrac{1}{2} + \dfrac{1}{5} + \dfrac{1}{8} + \dfrac{1}{4}} = \frac{480}{1,075} = 447 \text{ m}$$

von dem Speisepunkt. Zwischen Anfang und Ende des Nulleiters besteht eine Spannung

$$u_0 = \frac{U_{Ph}}{r + r_0}\, r_0 = \frac{220}{0,37 + 0,5} \cdot 0,5 = 126,5 \text{ V}.$$

Die Berührungsspannung am Ende des Nulleiters ist dann

$$U_{Be} = \frac{l - p}{l}\, u_0 = \frac{1200 - 447}{1200} \cdot 126,5 = 79,5 \text{ V}$$

und am Anfang des Nulleiters

$$U_{Ba} = \frac{p}{l - p}\, U_{Be} = \frac{447}{1200 - 447} \cdot 79,5 = 47 \text{ V}.$$

Die vom Punkt a abgehende Stichleitung, die mit dem spannungslosen Punkt p zusammenfällt, hat keine, während die vom Punkt b abgehende Stichleitung 37,5 V Spannung gegen Erde hat. Aus dem Spannungsschaubild ist ersichtlich, daß 1060 m des Nulleiters eine Spannung unter 65 V und 140 m eine Spannung über 65 V gegen Erde haben. Die durch die Erde fließenden Ströme werden naturgemäß den Nulleiter entlasten. Dadurch wird die Neigung der Spannungslinie geringer und somit auch die Berührungsspannung kleiner. Der Unterschied ist jedoch unwesentlich, so daß man die Entlastung des Nulleiters durch die Erdströme vernachlässigen kann.

Folgerung. Da in 380/220-V-Netzen bei einem einpoligen Kurzschluß die höchstzulässige Berührungsspannung des Nulleiters von 65 V immer überschritten wird, bleibt nichts weiter übrig, als die Abschaltbedingung in voller Höhe zu fordern, d. h. bei einem einpoligen Kurzschluß im Netz müssen die vorgeschalteten Sicherungen sofort die Fehlerstelle abschalten[1]. Für 2×220-V-Gleichstromnetze gilt die gleiche Forderung.

In Nulleiternetzen mit 220/127 V treten nur die

$$\frac{1}{\sqrt{3}} = 0{,}58 \text{ fachen}$$

Spannungen auf. Übersteigt das Querschnittsverhältnis, wie in der Nullungsbedingung gefordert, nicht den Wert von 1,6, so kann sich die Spannung auch nur in diesem Verhältnis auf Außenleiter und Nulleiter aufteilen, d. h. der Spannungsabfall am Nulleiter kann höchstens

$$u_0 = \frac{127}{1 + 1,6} \cdot 1,6 = 78 \text{ V}$$

[1] Abschaltung in sicherungslosen Netzen, vgl. G. Bach: Sichern und Ausbrennen von Niederspannungsmaschennetzen. ETZ Bd. 61 (1940) S. 935.

betragen. Wird wieder das gleiche Widerstandsverhältnis nach Abb. 115 zugrunde gelegt, so ergibt sich an der Kurzschlußstelle eine Berührungsspannung von

$$U_B = \frac{78}{4} \cdot 3 = 58{,}5 \text{ V} .$$

Erst bei einem sehr ungünstigen Widerstandsverhältnis von etwa $1:6$ wird die Berührungsspannung

$$\frac{78}{6} \cdot 5 = 65 \text{ V}$$

erreichen und bei noch ungünstigeren Verhältnissen die zulässige Grenze überschreiten. Mit diesen ungünstigen Umständen braucht jedoch nicht gerechnet zu werden.

Folgerung. In 220/127-V-Drehstromnetzen ist die Abschaltbedingung bei einem einpoligen Kurzschluß vom Standpunkt des Berührungsspannungsschutzes nicht unbedingt erforderlich, wenn das Verhältnis des Querschnittes eines Außenleiters zu dem des Nulleiters den Wert 1,6 nicht überschreitet. In den VDE-Vorschriften wird aber empfohlen, bei Freileitungen bis 50 mm² den Querschnitt des Nulleiters gleich dem der Außenleiter zu wählen.

Für 2×110-V-Gleichstromnetze finden sinngemäß die gleichen Betrachtungen Anwendung.

c) Zweite Nullungsbedingung

Der Nulleiter ist zu erden, und zwar im allgemeinen in der Nähe der Station; in Freileitungsnetzen jedoch noch mindestens an den Netzausläufern und bei Installationen im Freien, falls genullt wird, auch an seinem Ende. Sind im Bereich des Stromverteilungsnetzes besonders gute Erder (Wasserleitungen) vorhanden, so sind diese mit dem Nulleiter zu verbinden.

Erhält in einem Nulleiternetz ein Außenleiter Erdschluß, so nimmt

1. der Nulleiter eine Berührungsspannung gegen Erde an und

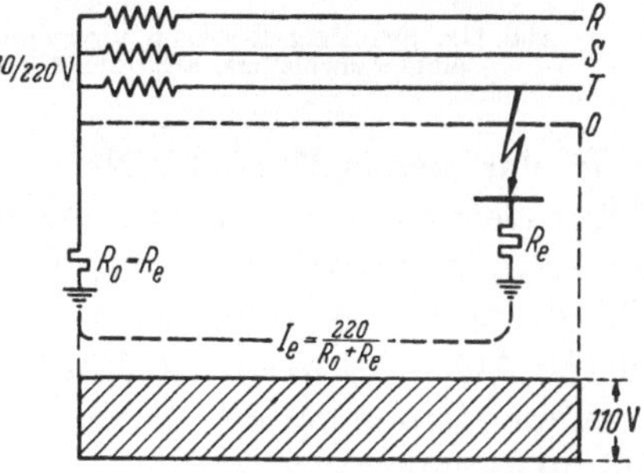

Abb. 117. Berührungsspannung des Nulleiters durch Erdschluß eines Außenleiters

2. die Spannung der gesunden Außenleiter gegen Erde zu.

Wie Abb. 117 zeigt, treibt die Spannung $U_{Ph} = 220$ V einen Erdschlußstrom I_e über den Erdungswiderstand der Erdschlußstelle R_e, der sich über den Erdungswiderstand des Nulleitererders R_0 schließt. An dem Erdungswiderstand des Nulleiters tritt somit eine Berührungsspannung von

$$U_B = \frac{U_{Ph}}{R_e + R_0}\, R_0$$

auf. Sind die Erdungswiderstände gleich groß, so wird sich die Spannung gleichmäßig auf die beiden Widerstände aufteilen, so daß, wenn der Spannungsabfall auf dem Außenleiter vernachlässigt wird, am Nullleiter eine Berührungsspannung von 110 V besteht. Je größer R_0 und je kleiner R_e, um so größer wird die Berührungsspannung des Nullleiters.

Gleichzeitig steigt aber auch die Spannung der gesunden Außenleiter gegen Erde. Mit Rücksicht darauf, daß durch einen Erdschluß

1. der Nulleiter keine unzulässig hohe Berührungsspannung annimmt und

2. die Spannung der gesunden Außenleiter gegen Erde ihre Grenzwerte 250 bzw. 150 V nicht wesentlich übersteigen,

darf sich der Nullpunkt des Netzes nicht beliebig verlagern. Wie Abb. 118a

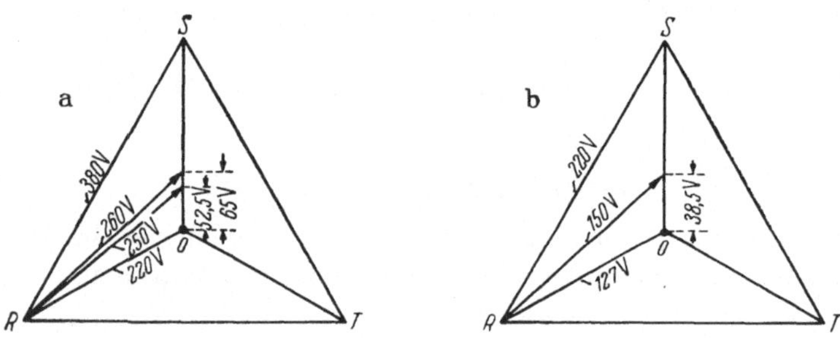

Abb. 118. Spannungsdiagramm zur zulässigen Nullpunktsverlagerung bei Erdschluß eines Außenleiters. a im 380/220-V-Netz. b im 220/127-V-Netz

zeigt, darf sich in 380/220-V-Netzen hinsichtlich der Spannungserhöhung der Außenleiter der Nullpunkt nur um 52,2 V, im Hinblick auf die noch zulässige Berührungsspannung des Nulleiters aber um 65 V verlagern. Die Spannung der gesunden Außenleiter ist dann nicht 250 V, sondern 260 V. Abb. 118b zeigt den Einfluß der Nullpunktsverlagerung auf die Spannungserhöhung der gesunden Außenleiter und die Höhe der Berührungsspannung des Nulleiters in einem 220/127-V-Netz.

Damit also die Spannung der gesunden Außenleiter in 380/220-V-Netzen 250 V und in 220/127-V-Netzen 150 V[1] und somit die Be-

---

[1] Obwohl in 220/127-V-Netzen eine Spannungserhöhung der gesunden Außenleiter nach den VDE-Vorschriften nicht berücksichtigt zu werden braucht, ist es jedoch zweckmäßig, sie auf 150 V zu begrenzen, da nach VDE 0140/1932 von der Höhe der Spannung gegen Erde der Umfang der zu treffenden Schutzmaßnahmen abhängig ist.

rührungsspannung der Nulleiter mit Sicherheit 65 V nicht übersteigen, darf sich der Netznullpunkt in 380/220-V-Netzen nicht um mehr als 52,5 V und in 220/127-V-Netzen nicht mehr als um 38,5 V verlagern. Diese Verlagerung ist grundsätzlich nur durch das Verhältnis der Erdungswiderstände

$$\frac{\text{Betriebserdung}}{\text{Erdschlußstelle}}$$

bedingt. Folglich ist die Betriebserdung nach der Formel

$$R_0 = \frac{\text{zulässige Nullpunktsverlagerung in V}}{\text{Erdschlußstrom in A}} \tag{38}$$

zu bemessen. Da andererseits aber wieder der Erdschlußstrom von der Widerstandssumme Betriebserdung + Erdschlußstelle abhängt, ist man angewiesen, die Höhe des Erdschlußstromes durch folgende Bedingungen zu begrenzen:

1. Um grundsätzlich die Erdschlußgefahr zu vermindern, sind reine Schutzerdungen ohne Verbindung mit dem Nulleiter unzulässig[1],

2. damit Erdschlüsse über sehr kleine Erdungswiderstände nicht auftreten, sind besonders gute Erder (Wasserrohre) mit dem Nulleiter zu verbinden.

Unter der Voraussetzung, daß diese Bedingungen eingehalten werden und nicht besonders ungünstige Umstände vorliegen, nimmt man an, daß sattere Erdschlüsse über kleinere Erdungswiderstände als 5 Ω kaum eintreten werden. Mit Rücksicht auf diese Annahme darf der Erdungswiderstand der Betriebserdung in 380/220-V-Netzen

$$R_0 = \frac{52,5}{220 - 52,5} \cdot 5 = 1,56 \,\Omega \tag{39}$$

und in 220/127-V-Netzen

$$R_0 = \frac{38,5}{127 - 38,5} \cdot 5 = 2,2 \,\Omega, \tag{40}$$

im Mittel also

$$R_0 \approx 2 \,\Omega,$$

---

[1] In Anschlußanlagen sind Ausnahmen zulässig, wenn für die Erdung ein Wasserrohrnetz verwendet wird und der Netznulleiter an mehreren Stellen, besonders an den Ausläuferenden, an die Hauptrohre des gleichen Wasserrohrnetzes betriebsmäßig angeschlossen ist, so daß sich der Fehlerstromkreis nicht über Erdungswiderstände, sondern über die metallischen Wasserrohre mit dem angeschlossenen Nulleiter schließen kann. Von dieser Maßnahme sollte aber nicht allgemein Gebrauch gemacht werden, da nicht immer leicht beurteilt werden kann, ob es sich um das gleiche Wasserrohrnetz handelt. Bei Wasserrohrnetzen mit streckenweise verlegten Zement- oder Eternitrohren kommt diese Ausnahme schon gar nicht in Betracht; es sei denn, daß der Installationsnulleiter in dem jeweiligen Gebäude an das Wasserrohrnetz zusätzlich angeschlossen wird. Grundsätzlich sollte sich diese Ausnahme nur auf niedrig abgesicherte Verbraucher (etwa 10 A) beschränken, so daß auch noch im Falle einer metallischen Unterbrechung der Wasserleitung ein ausreichender Abschaltstrom erreicht wird.

nicht übersteigen. Inwieweit kleinere Erdungswiderstände gefordert oder größere zugelassen werden können, hängt lediglich von der Größe des zu erwartenden Erdschlußstromes ab, der durch die Erdungswiderstände im Versorgungsgebiet des Netzes liegenden Erder, die nicht mit dem Nulleiter betriebsmäßig verbunden werden können oder sollen (Gasrohre, Luftkabel u. ä.), bedingt ist. Abb. 119 zeigt die Abhängigkeit der Betriebserdung von dem Erdungswiderstand des Erdschlusses.

Folgerung. Der Erdungswiderstand der Betriebserdung ist mindestens so zu bemessen, daß bei Erdschluß eines Außenleiters die Berührungsspannung des Nulleiters 65 V mit Sicherheit nicht übersteigt. Das ist der Fall, wenn der Erdungswiderstand der Betriebserdung analog Abb. 119 etwa

$$R_0 = \frac{65}{U_{Ph} - 65} R_e \approx \frac{R_e}{2,5}, \qquad (41)$$

also den 2,5 ten Teil *des* Erdungswiderstandes beträgt, über den mit einem Erdschluß gerechnet werden muß.

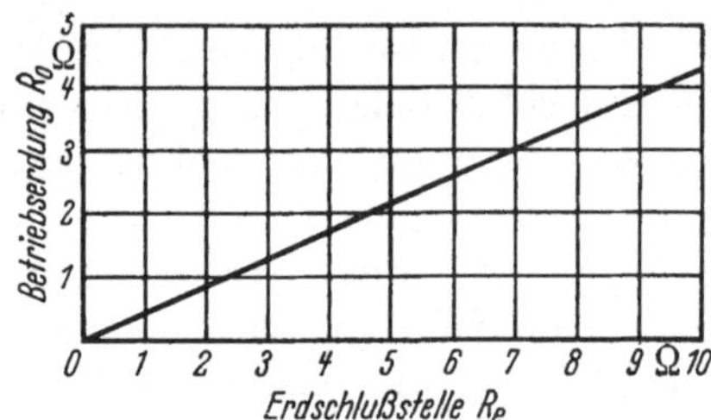

Abb. 119. Abhängigkeit des Nullleitererdungswiderstandes von dem Erdungswiderstand der Erdschlußstelle

d) Dritte Nullungsbedingung

Der Nulleiter ist ebenso sorgfältig wie die Außenleiter zu verlegen. Tritt eine Unterbrechung des Nulleiters ein, so entstehen fast stets Berührungsspannungen am Nulleiter. Je nach dem Gefahrengrad sind zu unterscheiden:

1. Nulleiterunterbrechung zwischen zwei Erdungen,
2. Nulleiterunterbrechung hinter der letzten Erdung,
3. Nulleiterunterbrechung mit Außenleiterberührung.

Mit Ausnahme des Falles unter 3. ist die Berührungsspannung in den anderen Fällen durch unsymmetrische Belastung des Nulleiters bedingt. Bei völliger Symmetrie tritt keine Berührungsspannung auf. Das ist aber ganz selten der Fall, so daß bei einer Nulleiterunterbrechung immer mit Berührungsspannungen gerechnet werden muß.

Zu 1. Im ersten Falle ist die Höhe der Berührungsspannung

1. von dem Widerstand der zwischen Außenleiter und Nulleiter angeschlossenen eingeschalteten Geräte,
2. von dem Erdungswiderstand der Betriebserdung und
3. von dem Erdungswiderstand der Netzausläufererdung

abhängig. Der Widerstandswert der eingeschalteten Geräte bestimmt meistens in erster Linie den Erdschlußstrom und somit die Höhe der Berührungsspannung, wie Abb. 120 zeigt.

Zu 2. Der zweite Fall wirkt sich hinsichtlich der Höhe der Berührungsspannung ungünstiger aus. Die Berührungsspannung entsteht hier dadurch, daß die Spannung durch eingeschaltete einphasig an-

geschlossene Geräte, Glühlampen, Zählerspulen usw. auf den Nulleiter übertragen wird (Abbildung 121). Während einerseits im ersten Falle der Widerstandswert der einphasigen Belastung entsprechend klein sein muß, führt im zweiten Falle schon der hohe Widerstand einer Glühlampe oder Zählerspule zu gefährlichen Berührungsspannungen des Nulleiters. Andererseits tritt im zweiten

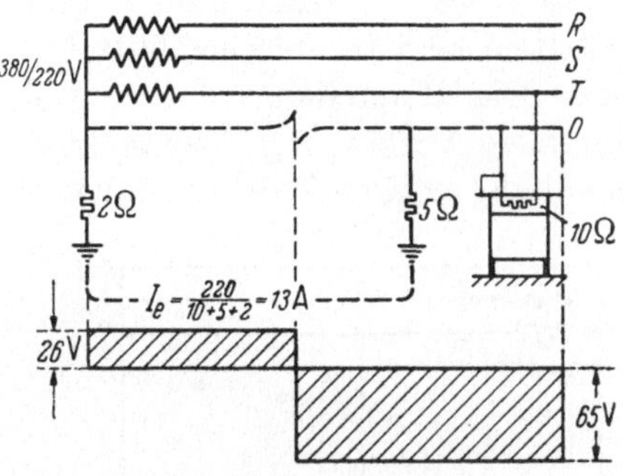

Abb. 120. Berührungsspannung des Nulleiters durch Nulleiterbruch zwischen zwei Erdungen

Falle nur hinter der Bruchstelle des Nulleiters eine Berührungsspannung auf, während im ersten Falle der Nulleiter in seiner ganzen Ausdehnung eine Spannung gegen Erde annimmt.

Zu 3. Die Verhältnisse bei einem Nulleiterbruch werden noch verwickelter, wenn das Ende des Nulleiters auf einen Außenleiter fällt. Dieser Zustand erzeugt stets gefährliche Berührungsspannungen, wie Abb. 122 zeigt. Um dieses Gefahrenmoment zu vermeiden, muß der Nulleiter in Freileitungsnetzen stets unterhalb der Außenleiter verlegt werden (Abb. 123). Und zwar einmal deshalb, weil der Querschnitt des Nulleiters meistens geringer ist als die Querschnitte der Außenleiter und insofern mit einem Bruch des Nulleiters leichter zu rechnen ist als mit

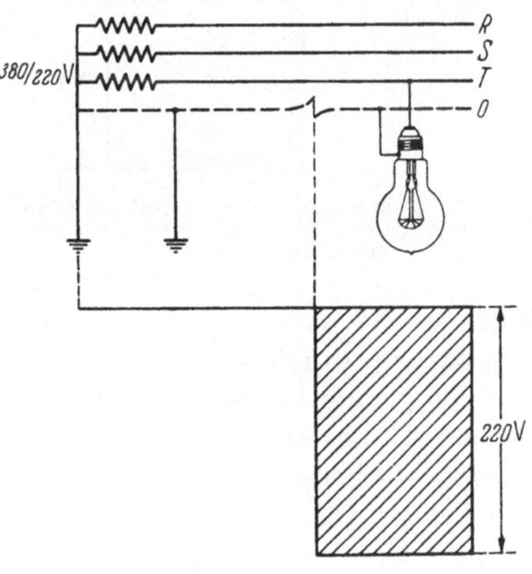

Abb. 121. Berührungsspannung des Nulleiters durch Nulleiterbruch hinter der letzten Erdung

einem Bruch der Außenleiter. Zweitens deshalb, weil ein Außenleiterbruch bei Berührung des Nulleiters meistens einen Kurzschluß zur Folge hat, so daß bei erfüllter 1. Nullungsbedingung die Leitungsstrecke durch Abschmelzen der Sicherung abgeschaltet wird. Drittens schließlich deshalb, weil ein normaler Nulleiterbruch nicht unbedingt Be-

rührungsspannungen zur Folge haben muß (symmetrische Belastung),
aber bei Berührung des Nulleiterendes mit dem Außenleiter stets Berührungsspannungen auftreten[1].

Zu 1 bis 3. Grundsätzlich gibt es gegen die Unterbrechung des
Nulleiters kein technisches Mittel, welches wirtschaftlich gerechtfertigt
wäre. Die Herstellung einer auf Jahre hinaus einwandfreien stromführenden Verbindung, insbesondere bei Aluminiumleitungen, ist zwar
technisch möglich, wirtschaftlich jedoch nicht ganz einfach. Hinzu

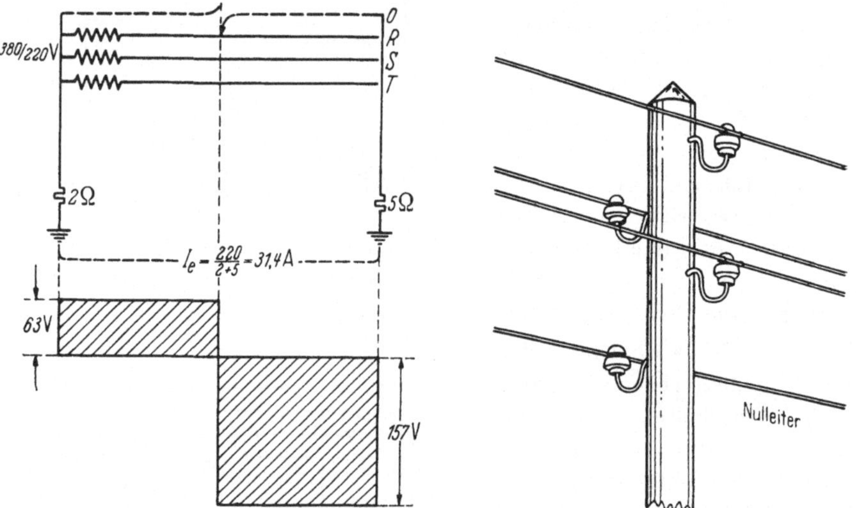

Abb. 122. Berührungsspannung des Nulleiters durch
Nulleiterbruch und Berührung des Nulleiterendes
mit einem Außenleiter

Abb. 123. Richtige Anordnung des Nulleiters
an Freileitungsmasten

kommen die hohen mechanischen Beanspruchungen, denen die Frei-
leitungsseile durch Winddruck, Rauhreif und Eislast ausgesetzt sind
und die gerade bei Aluminiumleitungen infolge des geringen Gewichts
leichter zu Bewegungen und Schwingungen führen, so daß eine zuver-
lässigere Befestigung an den Isolatoren als bei Kupferleitungen unum-
gänglich ist. Die bei den Schwermetallen einfachen üblichen Drahtbunde
können bei Leichtmetalleitungen keinen genügenden Schutz gegen
Lockerung und Beschädigung gewähren. Andererseits sei aber vor allzu

---

[1] Es kann aber auch ein Außenleiter reißen. Um den sich hieraus wieder ergebenden Gefahren zu begegnen, kann nach einem Vorschlag des Rheinisch-Westfälischen Elektrizitätswerkes der Nulleiter unterhalb der Außenleiter so angeordnet werden, daß er diese von Mast zu Mast kreuzt. Bei Bruch eines Außenleiters wird dieser dann stets entweder auf einen anderen Außenleiter oder auf den
kreuzweise verlegten Nulleiter fallen, was eine Abschaltung bewirkt, sofern die
1. Nullungsbedingung erfüllt ist. Vgl. O. HEINISCH: Über Schutzmaßnahmen in
Niederspannungsanlagen. Mitt. Ver. Elektrizitätswerke 1914 Heft 373/374.

starren Bunden, wie z. B. Massivbügelbunden, gewarnt. Bei den unvermeidlichen Schwingungen werden die Leistungsseile an den Bügelbunden besonders hoch beansprucht. Bei stärkeren Schwingungen sind vielfach Ermüdungserscheinungen und Leitungsbrüche eingetreten. Aus diesem Grunde empfehlen sich Seilbügelbunde und allenfalls solche Klemmenbunde, die neben der Stabilität auch die erforderliche Elastizität haben. Bei den Endbundklemmen, deren Anwendung bekanntlich den Vorteil hat, den Bund zwecks Nachspannung der Leitung leicht zu lösen, sind solche mit besonderer Schrägführung der Seilrillen vorzuziehen, da sonst Knickstellen zu befürchten sind[1].

Die Erfahrungen haben ergeben, daß in Kabelnetzen kaum eine Nulleiterunterbrechung zu befürchten ist, und wenn eine eintritt, wirkt sie sich wegen der besseren Erdungsmöglichkeiten (Verbindung des Nulleiters mit dem Kabelbleimantel) meistens nicht als Berührungsspannung aus. In Freileitungsnetzen muß allerdings mit einer Nulleiterunterbrechung gerechnet werden.

Folgerungen. Um die Gefahr, die ein Nulleiterbruch zur Folge haben kann, zu vermindern, müssen folgende Gesichtspunkte unbedingt beachtet werden:

1. Sorgfältigste und höchste Bruchsicherheit verbürgende Verlegung des Nulleiters, so daß die Gefahr einer Unterbrechung grundsätzlich vermindert wird.

2. Bei betriebsmäßigen Unterbrechungsstellen müssen zwangsläufig die Außenleiter abgeschaltet werden[2].

3. Erdung des Nulleiters außer an seinem Anfang auch noch mindestens an den Netzausläufern, da eine Erdung der Netzausläufer nicht nur mit Rücksicht auf einen einpoligen Kurzschluß, sondern auch wegen der Unterbrechung des Nulleiters erforderlich ist[3].

4. Bei Freileitungen Verlegung des Nulleiters unterhalb der Außenleiter.

5. Möglichst symmetrische Lastverteilung[4].

---

[1] BEHRENS, P., L. LUX u. J. NEFZGER: Aluminium-Freileitungen, 6. Aufl., S. 129 u. 211. Berlin: Aluminium-Zentrale 1943.

[2] VDE 0100/5.57, § 11 Abs. g.

[3] Nach VDE 0140/1932, § 11 genügen für die Netzausläufererdungen Erdungswiderstände von etwa 5 Ω. Größere Längen als 50 m Band brauchen jedoch nicht verlegt zu werden.

[4] Große unsymmetrische Belastungen verursachen hohe Nulleiterströme und somit hohe Spannungsabfälle am Nulleiter. In schwierigen Fällen, insbesondere also bei großen Einphasenlasten, kann man die Nulleiterströme durch Einbau von Zickzack-Drosselspulen im Netz oder auch in den Anschlußanlagen aufheben und somit eine Entlastung des Nulleiters erreichen. Diese Möglichkeit der Nulleiterentlastung ist viel zuwenig bekannt, so daß ihre vorteilhafte Wirkung in Nulleiternetzen bisher wenig ausgenützt wird. Vgl. H. LANGREHR: Verteilung von Einphasenlasten. AEG-Mitt. 1932 S. 57.

e) Erfüllung der Nullungsbedingungen durch Stationsschutzschalter

In den Fällen, in denen die erste und zweite Nullungsbedingung nicht eingehalten werden können, sind andere Mittel anzuwenden, um bei einpoligen Kurzschlüssen und Erdschlüssen auftretende Berührungsspannungen des Nulleiters zu verhindern[1]. Sind beispielsweise

1. die erforderlichen Abschaltstromstärken der Sicherungsorgane infolge sehr langer Leitungen nicht erreichbar, oder

2. infolge sehr schlechter Bodenleitfähigkeiten die erforderlichen Erdungswiderstände mit wirtschaftlich tragbaren Mitteln nicht zu erreichen, oder

3. im Versorgungsbereich des Netzes besonders gute Erder vorhanden, die nicht mit dem Nulleiter verbunden werden können oder sollen (z. B. Luftkabel, Gaskandelaber), so daß mit Erdschlußströmen gerechnet werden muß, die eine unzulässige Nullpunktsverlagerung nach sich ziehen,

dann sind die Nullungsbedingungen nicht erfüllt. In diesen Fällen müssen Stationsschutzschalter (ST-Schalter) zwischen dem Speisepunkt und den abgehenden Netzleitungen eingebaut werden. Es werden unterschieden: ST-Schalter mit

1. Nulleiterüberstromauslösung oder
2. Fehlerspannungsauslösung oder
3. Nulleiterüberstrom- und Fehlerspannungsauslösung.

Außerdem können sämtliche ST-Schalter mit Überstromauslösung (Wärme- und Kurzschlußauslösung) in den Außenleitern versehen werden.

Die ST-Schalter *ohne* Überstromauslösung in den Außenleitern sind nur dann zu verwenden, wenn im Netz bereits vorhandene Sicherungsorgane, die den Überstromschutz der Außenleiter übernehmen, bereits eingebaut sind. Diese Schalter werden also meistens für nachträglichen Einbau in Frage kommen.

Die ST-Schalter *mit* Überstromauslösung in den Außenleitern werden zweckmäßig bei Neuanlagen eingebaut. Ein weiterer Überstromschutz der Außenleiter ist dann im allgemeinen nicht erforderlich, wenn die Kurzschlußfestigkeit der Auslöser den auftretenden Betriebsbeanspruchungen hinsichtlich der Kurzschlußleistung des Netzes gewachsen ist.

Die Arbeitsweise des ST-Schalters ist nach Abb. 124 folgende: Der Außenleiterstrom durchfließt den Wärme- (*1*) und Kurzschlußauslöser (*2*). Bei Überstrom bewegt sich das freie Ende des Wärmeauslösers nach oben, trifft auf den Auslösestift und dreht die Auslöserwelle (*3*); das Klinkenschloß wird freigegeben und die Schalterwelle (*4*) in die Ausschaltstellung gezogen. Bei Kurzschluß bewirkt der Kurzschlußauslöser

---

[1] Löbl, O.: Erdung, Nullung und Schutzschaltung S. 83. Berlin: Springer 1933.

ebenfalls eine Drehung der Schalterwelle und bringt den Schalter zur Abschaltung. Der aus einem Bimetallstreifen bestehende Nulleiterüberstromauslöser (*5*) wird von einem kleinen Stromwandler (*6*), dessen Primärwicklung vom Nulleiterstrom durchflossen wird, beheizt. Bei Überstrom im Nulleiter bewirkt der Auslöser über ein Hebelgelenk die Abschaltung. Der Fehlerspannungsauslöser (*7*) ist ebenfalls als Bimetallstreifen ausgebildet. Er wird über einen Spannungswandler (*8*) beheizt, der primärseitig an der zu überwachenden Spannung, also zwischen dem Nulleiter und einem Erder (*H*), angeschlossen ist. Überschreitet diese Spannung, also die Berührungsspannung des Nulleiters, eine gewisse Zeit den Einstellwert, so erfolgt ebenfalls Abschaltung. Die Abschaltung ist meistens allpolig mit der Maßgabe, daß der im Nulleiter liegende Schaltkontakt nacheilt. Bis auf den Kurzschlußauslöser arbeiten alle Auslöser zeitverzögert. Auslösestrom und zum Teil auch Auslösezeit sind einstellbar[1].

ST-Schalter können mit einer automatischen Wiedereinschaltvorrichtung gekuppelt werden, die derart arbeitet, daß der Schalter nach erfolgter Auslösung und nach einer kleinen Betriebspause sich selbsttätig wieder einschaltet. Es werden zwei Bauarten von Wiedereinschaltvorrichtungen unterschieden:

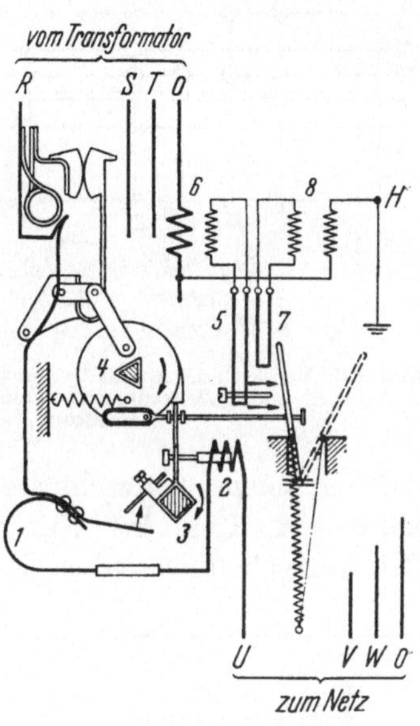

Abb. 124. Stationsschutzschalter mit Überstromauslösern in den Außenleitern, Nulleiterüberstrom- und Fehlerspannungsauslösung

1. Wiedereinschaltung ohne Rücksichtnahme auf die Ursache der Abschaltung. Ist der Fehler in der Betriebspause nicht beseitigt, so erfolgt wieder eine Auslösung und das Spiel beginnt so lange von neuem, bis die eingestellte Höchstzahl der Wiedereinschaltungen erreicht ist.

2. Wiedereinschaltung unter Berücksichtigung der thermischen Beanspruchung der Wärmeauslöser durch die Fehlerursache, und zwar in ähnlicher Weise, wie ein Wiedereinschaltversuch von einem gut ausgebildeten Schaltwärter durchgeführt werden würde.

Im Hinblick darauf, daß bei der unter 1. genannten Bauart durch die wiederholten Einschaltungen u. U. schwere Störungen im Netz auftreten können, verdient die unter 2. genannte Bauart den Vorzug.

---

[1] VDE 0663/12.52, § 12.

Je nach den Umständen, ob der ST-Schalter

1. die Erfüllung der ersten Nullungsbedingung, 2. die Erfüllung der zweiten Nullungsbedingung, 3. die Erfüllung beider Nullungsbedingungen garantieren soll, müssen Auslöserart gewählt und Auslöseströme bzw. Auslösezeiten eingestellt werden.

Zu 1. Zur Erfüllung der Abschaltbedingung gemäß der ersten Nullungsbedingung durchfließt bei einem einpoligen Kurzschluß der Kurzschlußstrom den Nulleiterüberstromauslöser. Er muß deshalb so eingestellt werden,

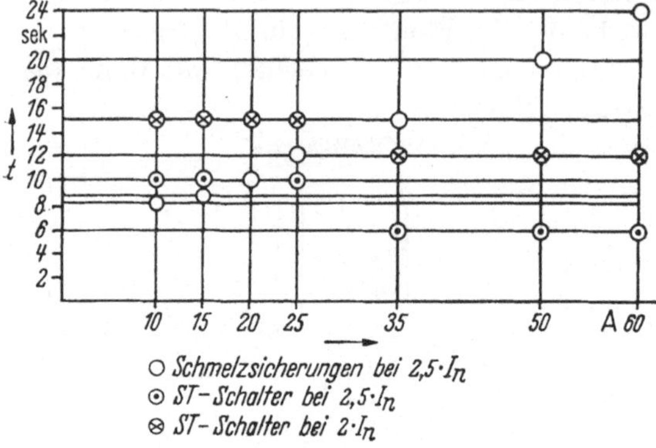

Abb. 125. Vergleich der Abschaltzeiten von normalen Schmelzsicherungen und Nulleiterüberstromauslösern beim 2,5fachen Nennstrom

daß einpolige Kurzschlüsse auch bei den ungünstigsten Netzverhältnissen, d. h. bei Kurzschluß am Ende der Leitung in *kurzer Zeit* abgeschaltet werden. Der Begriff *kurze Zeit* ist in den VDE-Vorschriften zahlenmäßig nicht festgelegt. Abb. 125 zeigt einen Vergleich der Abschaltzeiten von Sicherungen und Nulleiterüberstromauslösern beim 2,5fachen Nennstrom (2,5 I_n). Der Vergleich ist zulässig, weil die VDE-Vorschriften die unbedingte Abschaltung durch Sicherungen beim 2,5fachen Sicherungsnennstrom verlangen, wenn kein ST-Schalter eingebaut ist. Der Vergleich zeigt, daß bei den kleinen Nennstromstärken die Abschaltzeiten des ST-Schalters mit den festgelegten Werten für Sicherungen praktisch übereinstimmen, wenn der 2,5fache Wert des Auslösernennstromes erreicht wird. Bei größeren Nennstromstärken

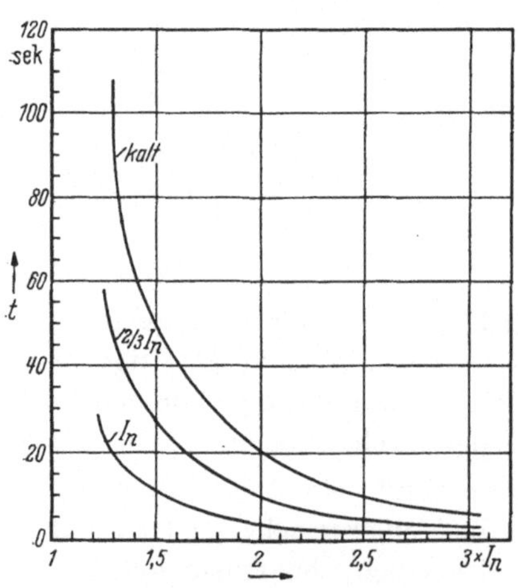

Abb. 126. Strom-Zeit-Kennlinien eines Nulleiterüberstromauslösers

liegen die Abschaltzeiten für den ST-Schalter noch günstiger. Auch bei Einstellung des Auslösers auf 2 I_n wird noch eine Abschaltung in genügend kurzer Zeit erreicht. Andererseits können aber durch höhere Einstellung des Auslösers noch wesentlich kürzere Zeiten erreicht werden;

dies ist aber mit Rücksicht auf die Selektivität gegenüber Hausanschluß-
sicherungen meist nicht statthaft. Die Einstellung des Nulleiterüberstromauslösers erfolgt deshalb am besten auf den Wert

$$I_n = \frac{\text{kleinster zu erwartender Kurzschlußstrom}}{2{,}5}. \tag{42}$$

In Abb. 126 sind Strom-Zeit-Kennlinien eines Nulleiterüberstromauslösers dargestellt, und zwar aufgenommen aus dem kalten und betriebs-
warmen Zustand des Auslösers nach längerer Belastung mit dem Einstellstrom I_n und nach längerer Belastung mit $2/3\,I_n$. Die abgelesene
Auslösezeit wird nur dann benötigt, wenn der einpolige Kurzschluß am
Ende der Leitung eintritt. Liegt der Kurzschluß aber näher am Speisepunkt, so sinkt die Abschaltzeit etwa umgekehrt mit dem Quadrat des
auftretenden Kurzschlußstromes. Auf jeden Fall ist bei einer Einstellung
des Auslösers nach Gl. (41) stets eine genügend schnelle Abschaltung
gewährleistet.

Zu 2. Bei Erdschluß eines Außenleiters muß der ST-Schalter zur
Erfüllung der zweiten Nullungsbedingung das Netz abschalten, wenn
durch eine unzulässige Nullpunktsverlagerung die Spannung der gesunden Außenleiter ihre Grenzwerte gegen Erde und somit die Berührungsspannung des Nulleiters 65 V übersteigt. Diese Abschaltung kann nicht
durch den Nulleiterauslöser erfolgen, da der gesamte Erdschlußstrom
diesen Auslöser nicht durchfließt[1]. Die Abschaltung fällt deswegen dem
Fehlerspannungsauslöser zu. Da die Berührungsspannung des Nulleiters
über den Hilfserder unmittelbar dem Spannungswandler des Fehlerspannungsauslösers zugeführt wird, der Auslöser jedoch bei höchstens
65 V ansprechen muß, ist zu beachten, daß

1. der Hilfserder mit Rücksicht auf das Spannungsgefälle des Betriebserders in angemessener Entfernung von ihm errichtet wird und

2. der Erdungswiderstand des Hilfserders so bemessen wird, daß der
Auslösestrom des Fehlerspannungsauslösers bei 65 V Berührungsspannung mit Sicherheit erreicht wird.

Eine sichere Abschaltung ist gewährleistet, wenn der Hilfserder an
der Sperrflächengrenze des Betriebserders (vgl. II, H, S. 177) errichtet
wird und der Erdungswiderstand nicht mehr als 50 Ω beträgt (Abb. 127).
Die Abschaltung muß dann bei 65 V Berührungsspannung in einer Zeit
von 0,2 bis 30 s und über 65 bis 125 V Berührungsspannung in höchstens 10 s erfolgen. Falls eine Zeiteinstellung vorhanden ist, müssen diese
Auslösezeiten berücksichtigt werden.

---

[1] Soll indessen der ST-Schalter lediglich das Bestehenbleiben einer wesentlich
höheren Spannung als 250 V zwischen Außenleitern und Erde in Netzen *ohne*
Nulleiter verhindern, so werden auch Erdschlüsse vom Nulleiterüberstromauslöser
erfaßt, wenn der Auslöser in die Betriebserdleitung eingeschaltet wird (s. a. Fußnote S. 136).

Zu 3. In den Fällen, in denen ST-Schalter die Abschaltbedingungen der ersten und zweiten Nullungsbedingung erfüllen sollen, muß der Schalter, mit beiden Auslösearten versehen sein. Es wird dann jede Berührungsspannung des Nulleiters, ob durch einpoligen Kurzschluß oder Erdschluß eines Außenleiters entweder durch den Nulleiterüberstrom- oder Fehlerspannungsauslöser zur Abschaltung gebracht. Bei Unterbrechung des Nulleiters wird allerdings nur dann eine Abschaltung erfolgen, wenn das am Speisepunkt verbleibende Nulleiterende eine Spannung über dem Einstellwert des Fehlerspannungsauslösers hat. Das wird oft, aber nicht immer der Fall sein.

Während bei den ST-Schaltern mit Nulleiterüberstrom- und Fehlerspannungsauslöser die Abschaltung durch diese Auslöser eingeleitet

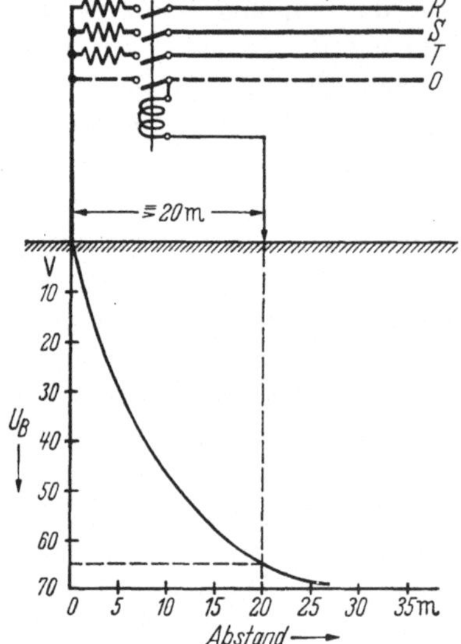

Abb. 127. Anordnung des Hilfserders für ST-Schalter

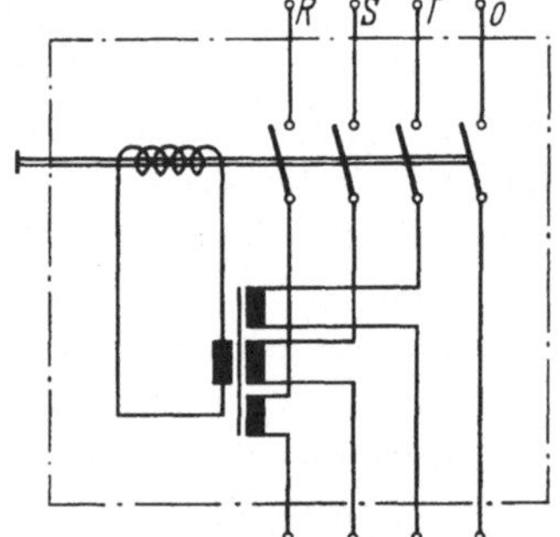

Abb. 128. Schaltung eines ST-Schalters nach dem Differentialstromprinzip

wird, wird bei dem ST-Schalter mit Fehlerstromauslöser die bei einem einpoligen Fehlerstrom auftretende Unsymmetrie des Drehstromsystems als Auslösekriterium benutzt. Die Auslösung erfolgt durch den Differenzstromauslöser, der die Summe der Ströme in den drei Außenleitern vergleicht[1]. Abb. 128 zeigt die Schaltung eines solchen Schalters.

In Netzen mit mehreren Stichleitungen kann im Fehlerfalle ein erheblicher Teil des Fehlerstromes nicht über die zugeordneten Nulleiter, sondern z. B. über ein Wasserrohrnetz fließen, das an mehreren Stellen mit dem Nulleiter verbunden ist. In diesem Falle kann die Schutzwirkung eines ST-Schalters mit Nulleiterüberstromauslösung in Frage gestellt sein, während die Schutzwirkung des ST-Schalters mit Diffe-

---

[1] RUFF, H.: Stations-Fehlerstrom-Schutzschalter. Siemens-Z. Bd. 31 (1957) S. 129.

renzstromauslösung unabhängig von der Aufteilung des Nulleiterstromes erhalten bleibt.

Da die betriebsmäßig auftretende Unsymmetrie kaum mehr als 50% der Nennlast erreichen wird, kann man den Differenzstromauslöser auf Werte einstellen, die wesentlich unterhalb des Nennstromes der Stromsicherungen in den Außenleitern liegen. Für die Anpassung der Auslösung an die jeweiligen Netzverhältnisse stehen mehrere Einstellbereiche zur Verfügung.

1. Zahlenbeispiel. Es soll untersucht werden, ob und gegebenenfalls welch ein ST-Schalter vor ein 380/220-V-Freileitungsnetz einzubauen ist. Leitungsstrecken, Sicherungen, Querschnitte, Widerstände, Kurz- und Erdschlußstellen sind in Abb. 129 eingezeichnet. Beim Kurzschluß in K_1 setzt sich der Kurzschlußstromkreis aus den Ohmschen Widerständen des Außenleiters von $A-B$ und dem Nulleiter von $C-D$ sowie aus dem induktiven Widerstand der Schleife $A-B-C-D$ zusammen, wenn die Impedanz des Netztransformators vernachlässigt wird. Gesamter Ohmscher Widerstand der Schleife ist also

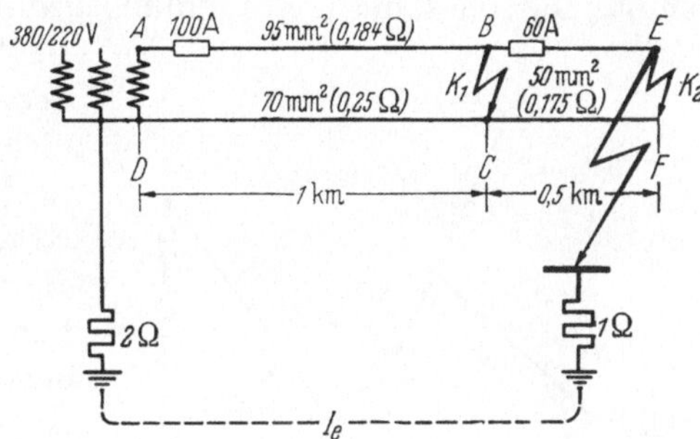

Abb. 129. Einfaches Netzbild zur Untersuchung auf Notwendigkeit eines ST-Schalters

$$0{,}184 + 0{,}25 = 0{,}434\ \Omega.$$

Der induktive Widerstand beträgt bei den praktisch vorkommenden Leitungsabständen nach Tab. 25 $\omega L = 0{,}58\ \Omega/\text{km}$. Folglich ist die Impedanz der Strecke $A-B-C-D$

$$Z = \sqrt{0{,}434^2 + 0{,}58^2} = 0{,}725\ \Omega,$$

daraus der Kurzschlußstrom in K_1

$$I_{K_1} = \frac{220}{0{,}725} = 300\ \text{A}.$$

Da die Leitung am Speisepunkt mit 100 A abgesichert ist, ist die Abschaltbedingung erfüllt, weil bei einem einpoligen Kurzschluß der 2,5-fache Sicherungsnennstrom zum Fließen kommt. Ein ST-Schalter ist also zunächst noch nicht notwendig.

Beim Kurzschluß in K_2 setzt sich der Kurzschlußstromkreis aus den Ohmschen und induktiven Widerständen der Strecke $A-B-E-F-C-D$ zusammen. Gesamter Ohmscher Widerstand der Schleife

$$0{,}184 + 0{,}175 + 0{,}175 + 0{,}25 = 0{,}784\ \Omega,$$

induktiver Widerstand der Schleife

$$0{,}58 + (0{,}5 \cdot 0{,}58) = 0{,}87\,\Omega\,.$$

Folglich ist die Impedanz der Schleife

$$Z = \sqrt{0{,}784^2 + 0{,}87^2} = 1{,}17\,\Omega\,,$$

daraus der Kurzschlußstrom in K_2

$$I_{K_2} = \frac{220}{1{,}17} = 188\,\text{A}\,.$$

Da an der Verjüngungsstelle der Leitung eine Zwischensicherung von 60 A eingebaut ist, ist die Abschaltbedingung erfüllt, weil bei einem einpoligen Kurzschluß der 2,5fache Sicherungsnennstrom zum Fließen kommt. Da somit die erste Nullungsbedingung als erfüllt gilt, ist ein ST-Schalter vom Standpunkt der ersten Nullungsbedingung nicht erforderlich.

Da im Versorgungsbereich des Netzes jedoch gute Erder liegen, die nicht mit dem Nulleiter verbunden werden sollen (Gleisanlagen), ist mit Erdschluß eines Außenleiters zu rechnen. Tritt der Erdschluß am Ende der Leitung ein, so fließt ein Erdschlußstrom, wenn man die Induktivität vernachlässigt, da sie hierbei ohnehin keinen großen Einfluß hat (vgl. S. 110), von

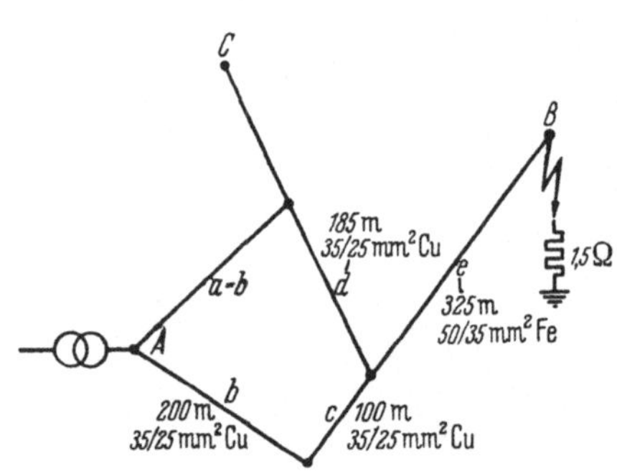

Abb. 130. Ortsnetzbild mit Ring- und Stichleitung zur Untersuchung auf Notwendigkeit eines ST-Schalters

$$I_e = \frac{220}{1 + 2 + 0{,}184 + 0{,}175} = 65{,}5\,\text{A}\,.$$

Der Nulleiter nimmt somit eine Berührungsspannung

$$U_B = R_0 I_e = 2 \cdot 65{,}5 = 131\,\text{V}$$

gegen Erde an. Die zweite Nullungsbedingung ist also nicht erfüllt. Demzufolge ist ein ST-Schalter mit Fehlerspannungsauslösung einzubauen.

2. Zahlenbeispiel. Abb. 130 zeigt ein Ortsnetz, das von einem Transformator mit 380/220 V gespeist wird. Es soll gleichfalls die Notwendigkeit eines ST-Schalters untersucht werden. Die erforderlichen Daten sind in der Abbildung eingetragen. Der Belastungsschwerpunkt des Netzes wird durch eine Ringleitung aus Kupfer versorgt, während zu den Belastungspunkten C und B Stichleitungen aus Stahl verlegt sind. Es ist sofort zu erkennen, daß der kleinste zu erwartende Kurzschlußstrom in Punkt B auftritt. Für den Punkt B ist also die Kurzschlußstromstärke zu berechnen. Der Einfachheit halber soll die Induktivität des Netzes vernachlässigt werden. In der Tabelle sind zunächst die errechneten Leitungswiderstände der einzelnen Leitungsstrecken eingetragen. Die Teilstrecken a, d und b, c des Ringes liegen

Leitungsstrecke	a	b	c	d	e
Außenleiter.	0,10	0,10	0,05	0,09	0,465
Nulleiter	0,14	0,14	0,07	0,13	0,664

in der Kurzschlußbahn parallel. Der resultierende Widerstand des Ringes ist somit

$$\frac{1}{\dfrac{1}{0,1+0,9}+\dfrac{1}{0,1+0,5}}+\frac{1}{\dfrac{1}{0,14+0,3}+\dfrac{1}{0,14+0,07}}=0,202\ \Omega\,.$$

Der Gesamtwiderstand der Stichleitung ist

$$0,465+0,664=1,129\ \Omega\,.$$

Folglich ist der gesamte Widerstand der Schleife

$$0,202+1,129=1,331\ \Omega\,.$$

Daraus ergibt sich der Kurzschlußstrom

$$I_K=\frac{220}{1,331}=165\ \mathrm{A}\,.$$

Da die Leitung mit 80 A abgesichert ist, gilt die erste Nullungsbedingung als unerfüllt. Es ist somit entweder vor die Stichleitung e eine Zwischensicherung oder vor die ganze Anlage ein ST-Schalter mit Nulleiterüberstromauslöser einzubauen. Der Auslöser ist gemäß Gl. (42) auf einen Nennstrom

$$I_n=\frac{165}{2,5}=66\ \mathrm{A}\,,$$

also rd. 60 A einzustellen.

Es soll ferner noch im Punkt B mit der Möglichkeit eines Erdschlusses über einen Erdungswiderstand von 1,5 Ω gerechnet werden. Die Betriebserdung habe einen Erdungswiderstand von $R_0=2\ \Omega$. Es ergibt sich ein Widerstand des Erdschlußstromkreises von

$$\frac{1}{\dfrac{1}{0,1+0,09}}+\frac{1}{\dfrac{1}{0,1+0,05}}+0,465+1,5+2=4,049\ \Omega\,,$$

und somit ein Erdschlußstrom

$$I_e=\frac{220}{4,049}=54\ \mathrm{A}\,.$$

Am Erdungswiderstand der Betriebserdung tritt somit eine Berührungsspannung

$$U_B=I_e\,R_0=54\cdot2=108\ \mathrm{V}$$

auf, die auch der Nulleiter annimmt. Die zweite Nullungsbedingung ist somit auch nicht erfüllt. Demzufolge muß der ST-Schalter neben der

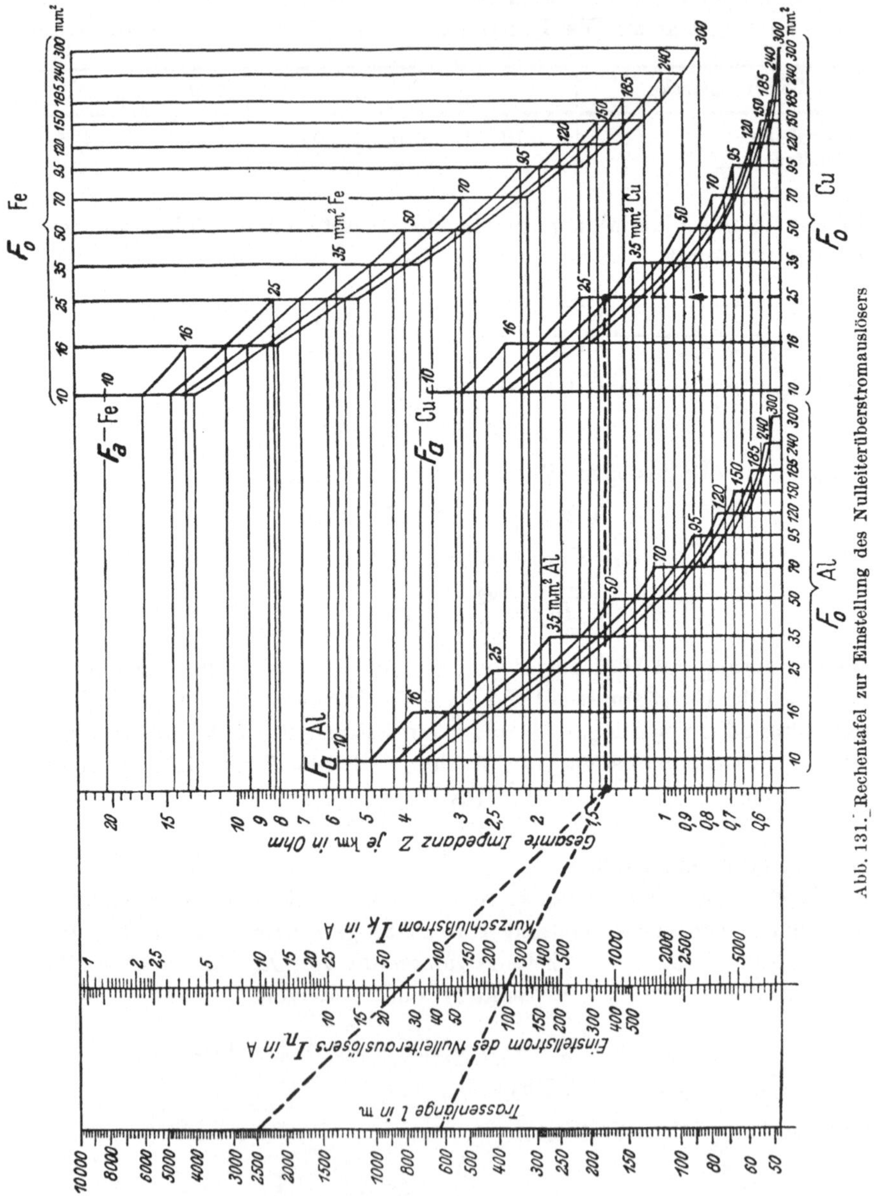

Abb. 131. Rechentafel zur Einstellung des Nulleiterüberstromauslösers

Nulleiterüberstromauslösung zur Erfüllung der zweiten Nullungsbedingung noch eine Fehlerspannungsauslösung haben.

Vereinfachte Berechnung. Eine Möglichkeit, diesen Rechnungsgang zu vereinfachen, bietet die Benutzung der in Abb. 131 dargestellten Rechentafel[1]. An Hand der Rechentafel kann die Berechnung für den Einstellstrom des Nulleiterauslösers vereinfacht durchgeführt werden, wenn die Phasenspannung, d. h. die Spannung zwischen Außenleiter und Nulleiter, 220 V beträgt und folgende Bedingungen erfüllt sind: Sowohl der Außenleiter als auch der Nulleiter müssen auf der ganzen Länge der Strecke je in einem gleichbleibenden Querschnitt verlegt sein. Der Nulleiter kann jedoch einen anderen Querschnitt haben als der Außenleiter. Nulleiter und Außenleiter müssen aus dem gleichen Werkstoff bestehen. Diese Verhältnisse sind in der Praxis sehr oft anzutreffen.

Die Rechentafel ist sowohl für die Berechnung des Einstellstroms bei Kupfer- als auch bei Aluminium- und Stahlleitungen verwendbar. Der induktive Widerstand der Leitungen ist berücksichtigt, und zwar wurde ein Wechselstrom von 50 Per/s und ein Leiterabstand von 50 cm zugrunde gelegt. Bei den anderen üblichen Leiterabständen von Niederspannungsleitungen sind die Abweichungen des Ergebnisses nur gering.

Bei der Verwendung der Rechentafel geht man von der Kurvenschar der rechten Tafelhälfte aus, die dem vorhandenen Leitungsmaterial entspricht (vgl. den mit Pfeilrichtung eingetragenen Linienzug). Man geht in dieser Kurvenschar auf der Linie des vorhandenen Nulleiterquerschnitts F_0 senkrecht bis zur Kurve des Außenleiterquerschnitts F_a. Von dem Schnittpunkt der beiden Linien geht man waagerecht weiter bis zu der Leiter, auf der die Impedanzwerte Z je km Trassenlänge angegeben sind. Die Verbindung des hier gefundenen Punktes durch eine Gerade mit dem Punkt der linken Leiter, der die Trassenlänge der Strecke angibt, schneidet auf der mittleren Leiter dort, wo der Kurzschlußstrom I_k für einen Kurzschluß am Ende der Strecke (d. h. für den ungünstigsten Fall) und der Einstellstrom I_n des Nulleiter-Auslösers abgelesen werden können. I_n ist hierbei als der 2,5te Teil von I_k eingetragen, bietet also auch bei kleinen Ungenauigkeiten in der Ermittelung Gewähr für eine genügend schnelle Abschaltung, wie sie in den VDE-Vorschriften gefordert wird. Ergibt sich für I_n ein Wert, der höher als 50% der Außenleiterstromstärke ist, so ist eine Einstellung auf 50% der Außenleiterstromstärke zu empfehlen, wenn kein besonderer Grund für eine höhere Einstellung, z. B. tatsächlich höhere Belastung des Nulleiters oder die Forderung einer gesteigerten Selektivität, vorliegt. Trifft eine der eingangs genannten Bedingungen nicht zu, so ist die Berechnung entsprechend den angezogenen Zahlenbeispielen durchzuführen.

---

[1] Bissinger, P.: Rechnerisch-zeichnerisches Verfahren zur Ermittlung der zulässigen Absicherungen und des prozentualen Spannungsabfalls in Niederspannungsanlagen 380/220 V. Elektrizitätswirtsch. Bd. 49 (1950) S. 347.

3. Zahlenbeispiel. Dieses Beispiel soll die wirtschaftlichen Vorteile des ST-Schalters aufzeigen. Die Länge des einseitig gespeisten Freileitungsnetzes ist $l = 3000$ m. Außenleiterquerschnitt $F_a = 35$ mm² Cu, Nulleiterquerschnitt $F_0 = 16$ mm² Cu. Betriebsspannung $U = 380/220$ V. Nennstromstärke der Stationsschmelzsicherung $I_n = 60$ A. Bei einem einpoligen Kurzschluß am Leitungsende tritt nach dem Nomogramm Abb. 131 ein Kurzschlußstrom $I_k = 45$ A auf. Die Sicherung schmilzt also nicht ab. Am Nulleiter liegt somit eine Spannung

$$u_0 = I_k \frac{l}{\varkappa F_0} = 45 \cdot \frac{3000}{57 \cdot 16} = 148 \text{ V}.$$

Bei zweiseitiger Erdung des Nulleiters und gleichgroßen Erdungswiderständen (Abb. 114) wird sich im günstigsten Falle diese Spannung halbieren, so daß am Anfang und Ende des Netzes mit einer dauernd anstehenden Berührungsspannung von je

$$U_B = \frac{u_0}{2} = \frac{148}{2} = 74 \text{ V}$$

zu rechnen ist. Also trotzdem zu *hohe* Berührungsspannung. Um diese Spannung auf den zulässigen Wert herabzusetzen oder eine Abschaltung zu erzwingen, können folgende Maßnahmen getroffen werden:

a) Die Sicherungsnennstromstärke wird auf

$$I_n'' = \frac{I_k}{2,5} = \frac{45}{2,5} = 18 \approx 15 \text{ A}$$

herabgesetzt. Dies bedeutet aber auch eine Herabsetzung der Leistungsfähigkeit des gesamten Netzes, die vorher mit 100% angenommen werden soll, auf

$$\frac{I_n''}{I_n} \cdot 100 = \frac{15}{60} \cdot 100 = 25 \text{ \%},$$

also denkbar *schlechteste Leitungsausnutzung*.

b) Das Verhältnis des Nulleiterquerschnitts zu den Außenleiterquerschnitten wird derart gewählt, daß der Nulleiter niemals eine höhere Spannung als $u_0 = U_B = 65$ V annehmen kann[1]. Der Nulleiter muß dann einen Querschnitt von

$$F_0'' = \frac{U/\sqrt{3} - u_0}{u_0} F_a = \frac{220 - 65}{65} \cdot 35 = 83,5 \approx 95 \text{ mm}^2$$

---

[1] Obwohl im Sinne der Vergleichsgrundlage u_0 mit $2 \cdot 65 = 130$ V eingesetzt werden müßte — der Nulleiterquerschnitt brauchte dann nur auf 25 mm² erhöht zu werden —, ist aber zu bedenken, daß im Störungsfalle die Spannung u_0 bis zur handwerksmäßigen Behebung der Störung dauernd ansteht, weil eine Abschaltung nicht erfolgen kann, im Gegensatz zu der unter a) beschriebenen Maßnahme, bei der zwar $u_0 = 148$ V ist, aber nur während der Abschaltzeit der Sicherung besteht. Es ist deshalb durchaus richtig, im vorliegenden Falle u_0 nur mit 65 V einzusetzen. Auch bei dem denkbar ungünstigsten Widerstandsverhältnis bzw. bei einseitiger Erdung des Nulleiters kann dann U_B niemals größer als 65 V sein.

erhalten. Er muß also rd. 6mal so stark als vorgesehen und 2,7mal so stark sein als die Außenleiter. Das bedingt einen Mehraufwand an Leitungskupfer von

$$G = \frac{l\,(F_0'' - F_0)\,\gamma}{1000} \cdot \frac{3000 \cdot (95 - 16) \cdot 8,9}{1000} = 2100\ \text{kg}.$$

Bezogen auf das gesamte Leitungskupfergewicht des Netzes von 3226 kg ist dies ein Mehraufwand von

$$\frac{2100}{3226} \cdot 100 = 65\,\%,$$

also denkbar *größte Kupferverschwendung*.

c) Durch Einbau eines ST-Schalters mit Nulleiterüberstromauslösung und Einstellung des Auslösers gemäß Abb. 131 auf $I_n = 18$ A wird bei dem eingangs ermittelten Kurzschlußstrom eine Abschaltung erfolgen. Die *hundertprozentige Leistungsfähigkeit* des Netzes bleibt somit bei dem *geringsten Kupferaufwand* erhalten.

Folgerungen. Durch Einbau von ST-Schaltern kann in allen Fällen die Erfüllung der ersten und zweiten Nullungsbedingung *garantiert* werden. In den Fällen, in denen mit Rücksicht auf die Erfüllung der Abschaltbedingung die Leitungsquerschnitte stärker bemessen werden müßten, als es der zulässige Spannungsabfall erfordert, die Leitungen somit sehr schlecht ausgenutzt sind, kann durch Einbau von ST-Schaltern erheblich an Leitungswerkstoffen gespart werden. Der Einbau ist deshalb oft nicht nur vom sicherheitstechnischen, sondern auch vom wirtschaftlichen Standpunkt aus zu empfehlen, als wenn versucht wird, mit großem Aufwand die Erfüllung der Nullungsbedingungen ohne ST-Schalter zu erreichen.

f) Erfüllung der Nullungsbedingungen durch Hausanschluß-Schutzschalter

In ausgedehnten Freileitungsnetzen können bei Erfüllung der Nullungsbedingungen durch Stations-Schutzschalter u. U. unangenehme Betriebsunterbrechungen eintreten, wenn Anschlußanlagen abgeschaltet werden, in denen im Zeitpunkt der Abschaltung gar keine Gefährdung besteht. Andererseits können aber Anschlußanlagen, deren Nulleiter eine unzulässige hohe Berührungsspannung haben, nicht immer vom ST-Schalter abgeschaltet werden, z. B. bei Unterbrechung des Netznullleiters. Um solchen Betriebsverhältnissen gerecht zu werden, können vor jede Anschlußanlage Hausanschluß-Schutzschalter (HS-Schalter) eingebaut werden. Die Arbeitsweise des HS-Schalters ist nach Abb. 132 folgende: Der vom Netz kommende Strom fließt durch den kombinierten Wärme- und Kurzschlußauslöser (*1*) zur Anschlußanlage. Bei Überlastung bewegt sich der Auslösestift (*2*) je nach Erwärmung des Auslöserbimetall-

streifens mehr oder weniger nach oben, wirkt auf die Wellenfeder, die
das Kniehebelgelenk der Freiauslösung durchdrückt und den Schalter
zur Auslösung bringt. Bei Kurzschluß erfolgt die Bewegung des Aus-
lösestiftes sofort, ohne daß eine Erwärmung des Auslösers nötig ist, da
die beiden Schenkel des Bimetallstreifens infolge der entgegengesetzten
Ströme sich elektrodynamisch abstoßen. Die Fehlerspannungsspule (*3*),
die zwischen dem Nulleiter und einem Hilfserder liegt, wirkt ebenfalls
auf die Wellenfeder und somit auf die Freiauslösung, so daß bei einer
gefährlichen Berührungsspannung des Nulleiters unverzögerte Abschaltung der Anschlußanlage er-
folgt.

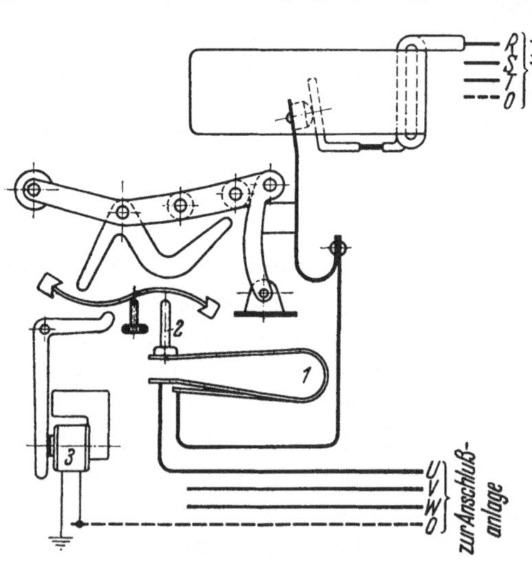

Abb. 132. Hausanschluß-Schutzschalter mit Überstrom-
und Fehlerspannungsauslösung

Eine Vorstellung der
betrieblichen Vorteile bei
Anwendung von HS-Schal-
tern gegenüber dem ST-
Schalter gewinnt man am
besten, wenn man noch
einmal das Spannungs-
gefälle des Nulleiters in
Abb. 116 betrachtet, das
durch einen einpoligen
Kurzschluß entstanden ist.
Es sei dabei angenommen,
daß dieses Netz durch
einen ST-Schalter mit
Nulleiterüberstromaus-
lösung abgeschaltet wird.
Von der 1200 m langen
Strecke haben 1060 m eine Spannung von < 65 V und 140 m eine Spannung von > 65 V gegen Erde, wobei die Stichleitungen noch nicht
berücksichtigt sind. Es wäre also nur notwendig, die Leitungsstrecke
abzuschalten, die eine Spannung von mehr als 65 V gegen Erde hat.
Der ST-Schalter würde indessen aber die ganze Leitungsstrecke ab-
schalten, was unerwünscht ist. Durch Einbau von HS-Schaltern, unter
Verzicht auf den ST-Schalter, wird erreicht, daß nur *die* Anschluß-
anlagen abgeschaltet werden, deren Nulleiter eine Spannung über dem
Ansprechwert der Fehlerspannungsspule haben, während alle übrigen
Anlagen weiter in Betrieb bleiben.

Zur Erklärung der sicherheitstechnischen Vorteile betrachtet man
noch einmal das Spannungsgefälle des Nulleiters in Abb. 121, das durch
einen Nulleiterbruch hinter der letzten Erdung entstanden ist. Der
ST-Schalter würde hier nicht abschalten, da das am Speisepunkt verbleibende Nulleiterende praktisch keine Berührungsspannung hat, wäh-

rend die Anschlußanlagen hinter der Bruchstelle des Nulleiters eine sehr
hohe Berührungsspannung haben. Indessen würden durch HS-Schalter
alle Anschlußanlagen hinter der Bruchstelle des Nulleiters abgeschaltet
werden.

Damit der HS-Schalter seinen sicherheitstechnischen Aufgaben gerecht werden kann, muß er die Anschlußanlage allpolig, also auch den
Nulleiter, abschalten. Die Fehlerspannungsspule liegt an der zu überwachenden Spannung des Nulleiters, also zwischen dem Nulleiter der
Anschlußanlage und einem Hilfserder, wie Abb. 133 zeigt. Der Erdungswiderstand des Hilfserders kann bis zu einigen $100\,\Omega$ betragen (vgl.
S. 171).

Folgerung. Im Hinblick auf eine betriebssichere Abschaltselektivität
bietet der Einbau von HS-Schaltern in ausgedehnten Freileitungsnetzen gegenüber dem ST-
Schalter erhebliche Vorteile. Das gilt besonders
für solche Netze, in denen
durch ST-Schalter sehr oft
eine Abschaltung erfolgen
würde. Außerdem können
durch HS-Schalter die Gefahren der Nulleiterunterbrechung einwandfrei beherrscht werden. Ihre Anwendung ist besonders in
älteren Freileitungsnetzen

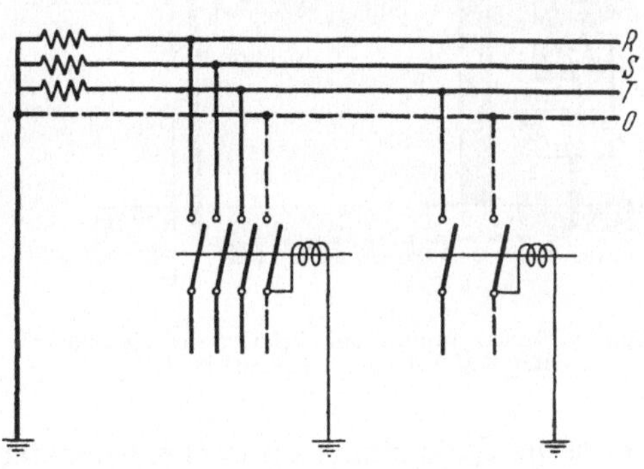

Abb. 133. Anordnung der HS-Schalter

zu empfehlen, in denen öfter mit Nulleiterunterbrechungen gerechnet
werden muß.

4. Kabelmäntel als Nulleiter

a) Bleimäntel

Anläßlich der Umschaltung von Drehstrom-Dreileiternetzen ohne
Nulleiter auf Drehstrom-Vierleiternetze mit Nulleiter müssen nicht
immer die vorhandenen Dreileiterkabel gegen Vierleiterkabel ausgewechselt werden, sondern der Bleimantel des Kabels kann als Nullleiter verwendet werden[1].

Gegen die Verwendung in umzustellenden Netzen und Anlagen bestehen keine grundsätzlichen Bedenken, wenn die Erfüllung der Nullungsbedingung hierdurch nicht in Frage gestellt und zusätzliche Verbindungen am vorhandenen metallischen Wasserleitungsrohrnetz her

---

[1] Die dadurch bedingten höheren Übertragungsverluste werden in Kauf genommen.

gestellt werden. Beispielsweise hat das Elektrizitätswerk Innsbruck den Bleimantel als Nulleiter in größerem Umfange verwendet und befriedigende Ergebnisse erzielt[1].

Auch im Versorgungsgebiet der Berliner Kraft- und Licht-(BEWAG) Akt.-Ges. wird von der Verwendung des Bleimantels als Nulleiter bei den umzustellenden Netzen und Anlagen Gebrauch gemacht.

Die Verwendung wird grundsätzlich von einer Prüfung abhängig gemacht. Wie Abb. 134 zeigt, wird der Kabelbleimantel über einen Stromtransformator belastet und Belastungsstrom und Spannungsabfall gemessen. Der sich aus dieser Messung ergebende Widerstand wird mit dem der Rechnung zugänglichen Widerstand des Bleimantels verglichen. Wenn sich während der Belastungsprüfung irgendwelche Widerstandsveränderungen oder sonstige Erscheinungen, die auf eine ungenügende Verbindungsstelle schließen lassen, nicht zeigen und der gemessene Widerstand mit dem errechneten größenordnungsmäßig übereinstimmt, wird das Kabel zur Verwendung freigegeben.

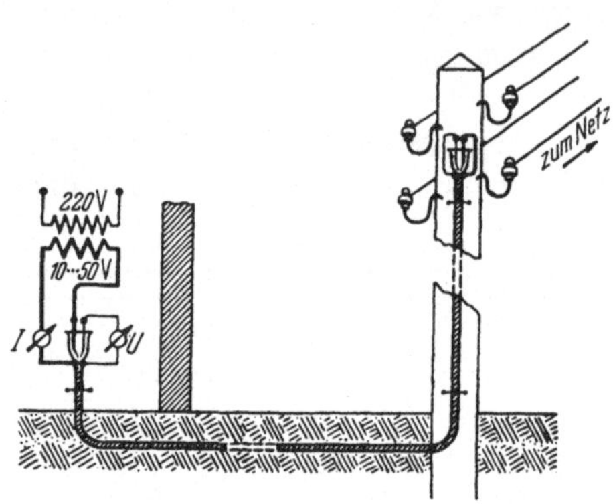

Abb. 134. Meßanordnung zur Prüfung des Kabelbleimantels auf Verwendbarkeit als Nulleiter

Tabelle 26. *Einfluß der Meßschaltung auf das Meßergebnis bei der Messung von Kabelbleimantelwiderständen*

Nr.	Stromkreis	Prüfstrom A	Spannungsabfall V	Leistung W	$\frac{U}{I}$	$\frac{N}{I^2}$
1	Nur Bleimantel	50	9,0	360	0,18	0,14
2	Bleimantel + 1 Leiter . .	50	6,0	300	0,12	0,12
3	Bleimantel + 2 Leiter . .	50	5,5	275	0,11	0,11
4	Bleimantel + 3 Leiter . .	50	5,0	250	0,10	0,10

Tab. 26 zeigt Meßergebnisse an einem 15 m langen Dreileiterkabel von $3 \times 10 \text{ mm}^2$ Cu, aus denen der Einfluß der Meßschaltung auf den Widerstandswert hervorgeht. Wie die Ergebnisse zeigen, besteht bei dem Stromkreis 1 ein Einfluß der Induktivität. Diese Schaltung ist deshalb nicht anzuwenden. Tab. 27 zeigt Meßergebnisse an Kabeln verschiedenen Querschnitts und die Beurteilung. Wie ersichtlich, müssen

---

[1] CROCE, A.: Umbau von Dreileiterkabelnetzen auf Vierleiternetze. (Der Bleimantel als Nulleiter.) Elektrotechn. u. Masch.-Bau Bd. 54 (1936) S. 497.

Tabelle 27. *Praktische Meßergebnisse von Bleimantelwiderständen an Kupferkabeln verschiedener Länge und Querschnitte*

Leiter-querschnitt des Kabels mm²	Länge des Kabels m	Querschnitt des Bleimantels mm²	Prüfstrom A	Spannungs-abfall am Blei-mantel V	Widerstand des Bleimantels in Ω		Beurteilung
					Sollwert	Istwert	
3×6	35	21,2	1,5	22,5	0,33	15,0	nicht verwendbar
3×10	41	23,7	80	29,3	0,346	0,366	geeignet
3×16	90	26,3	30	21,6	0,684	0,72	geeignet
3×25	68	40	18	38,6	0,34	2,15	nicht verwendbar
3×35	38	44,4	165	30	0,171	0,182	geeignet
3×50	55	51,8	152	35	0,212	0,23	geeignet
3×70	36	67,5	245	29,4	0,106	0,12	geeignet
3×95	29	79,5	295	29,5	0,098	0,10	geeignet
3×95	95	79,5	300—3	100—160	0,322	0,33—53	nicht geeignet[1]

außer dem Leiterquerschnitt noch Länge und Bleimantelquerschnitt bekannt sein. Ist die örtliche Lage des Kabels bekannt, so kann die Länge mittels Aufmaßes festgestellt werden, anderenfalls muß sie durch Rechnung aus der Widerstandsbestimmung einer Kabelader ermittelt werden. Der Bleimantelquerschnitt muß von Fall zu Fall ermittelt werden, da er außer von dem Leiterquerschnitt noch von der Form der Kabeladern — ob rund oder sektorförmig — und von dem Her-

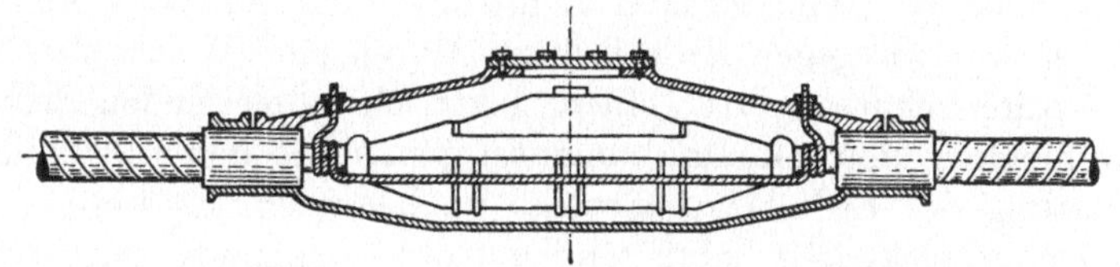

Abb. 135. Ordnungsmäßig überbrückte Kabelmuffe bei Verwendung des Kabelbleimantels als Nulleiter

stellungsjahr abhängig ist. Seine Bestimmung erfolgt am besten durch Messung der Dicke und des Durchmessers des Kabelbleimantels, und zwar möglichst an beiden Kabelenden.

Enthält das Kabel überbrückte Muffen, so ist zu beachten, daß im Hinblick auf die Durchschaltung des Bleimantels die verwendeten Überbrückungsleitungen mit Rücksicht auf die Gefahr einer Nulleiterunterbrechung meist unzureichend sind und einer Verstärkung bedürfen. Abb. 135 zeigt eine einwandfreie Durchschaltung des Bleimantels an

---

[1] In diesem Falle sank der Prüfstrom nach 1 min von 300 A auf 3 A. Die nähere Untersuchung ergab, daß eine unzuverlässige Muffenüberbrückung durchgebrannt war. Nach Herstellung einer einwandfreien Überbrückung konnte das Kabel verwendet werden.

einer Muffe, bei der auch die Muffe selbst noch durch Einlötung der Überbrückungsleitung zur Stromführung herangezogen wird.

In den Fällen, in denen auf Grund der Meßergebnisse eine Verwendung des Bleimantels als Nulleiter nicht verantwortet werden kann, muß das Dreileiterkabel entweder durch ein Vierleiterkabel ersetzt oder der Netzteil, soweit es die Anschlüsse der Motoren[1] zulassen, mit zwei Außenleitern und dem Nulleiter betrieben werden.

b) Aluminiummäntel

Bereits seit langem wurde die besondere Eignung von Aluminium als Material für Kabelmäntel anerkannt, jedoch bereitete die Fertigung aluminiumummantelter Kabel wegen der größeren Steifigkeit des Aluminiums anfänglich große Schwierigkeiten. Nach Überprüfung aller Fertigungsmöglichkeiten und Überwindung der Anfangsschwierigkeiten ist man dazu übergegangen, den Aluminiummantel genau wie einen Bleimantel warm um die Kabelseele zu pressen. Der Mantel erhält nach entsprechender Nachbehandlung ein sehr feines kristallines Gefüge und wird dadurch weich und biegsam.

Durch jahrzehntelange Erfahrungen auf dem Gebiete des Korrosionsschutzes von Kabeln sind ausreichende Sicherheiten für die Lebensdauer der Aluminiummantelkabel gegeben.

Während der Bleimantel bereits nach kurzer Zeit eine verhältnismäßig gute zusätzliche Erdung gewährt, ist das bei allen Aluminiummänteln nicht der Fall. Sie sind vielmehr durch den Korrosionsschutz mehr oder weniger gegen Erde isoliert. Durch eine Weiterentwicklung des Korrosionsschutzes durch einen elektrisch halbleitenden Schutz ist es aber möglich, den Aluminiummantel genau wie den Bleimantel zur Verbesserung der Erdungsverhältnisse zu benutzen. Es werden Kabel mit und ohne elektrisch halbleitenden Korrosionsschutz hergestellt.

Auf Grund dieses hohen Sicherheitsgrades ist die Verwendung des Aluminiummantels als alleiniger Nulleiter zulässig, wenn die selbstverständlichen Voraussetzungen erfüllt sind. So muß z. B. der Aluminiummantel mindestens dem jeweiligen Nulleiterquerschnitt leit-

---

[1] Nach einem Vorschlag von W. Schwarz können Drehstrommotoren auch in Netzen mit zwei Außenleitern und einem Nulleiter unter gewissen Bedingungen betriebssicher arbeiten. Vgl. auch die Deutsche Patentschrift 691427: Schaltung von Drehstrommotoren in Sternschaltung an zwei Hauptleitern und Nulleiter ($2 \times 380/220$ V) mittels Kondensatorschaltung.

Auch mit Hilfe von sog. Phasenumkehrtransformatoren, d. s. Transformatoren in Sparsonderschaltung, welche die Spannung von $2 \times 380/220$ V entweder auf $3 \times 380/220$ V mit geerdetem Sternpunkt oder auf 3×220 V mit geerdetem Außenleiter (die Erdung erfolgt über den Netznulleiter) umwandeln, ist ein Betrieb von Drehstrommotoren möglich. Im Netznulleiter fließt dann bei symmetrischer sekundärseitiger Belastung der $\sqrt{3}$-fache Außenleiterstrom, was notwendigenfalls bei der Querschnittsbemessung des Nulleiters zu beachten ist.

wertgleich sein und die Kabel müssen den VDE-Vorschriften VDE 0286/10.56 entsprechen. In den Muffen ist der abgesetzte Aluminiummantel durch ein Kupferseil zu überbrücken, und durch Verbinden des Nulleiters mit dem vorhandenen metallischen Wasserleitungsrohrnetz oder durch sonstige Erdungsmaßnahmen ist die Einhaltung der Nullungsbedingungen zu ermöglichen[1].

5. Verbindung von Wasserrohren mit dem Nulleiter

In solchen Fällen, in denen bei der Nullung ein höherer Grad von Sicherheit geboten ist, hat es sich als vorteilhaft erwiesen, alle in den Häusern vorhandenen Erdungen an den Nulleiter anzuschließen. Dadurch werden Spannungsunterschiede zwischen den verschiedenen Rohrsystemen, die der gleichzeitigen Berührung zugänglich sind, vermieden. Diese Forderung muß erst recht dann erhoben werden, wenn die Wasserleitungsrohre hohe Erdungswiderstände aufweisen, wie es vorkommt, wenn straßenseitig Isolierstoffrohre, in Gebäuden jedoch Metallwasserrohre verlegt sind. Durch die Einbeziehung der Wasserrohre in die Erdungsanlage wird somit eine wesentlichs Erhöhung der Sicherheit gegen Gefährdung von Personen durch Berührungsspannungen erreicht, auch wenn das Wasserrohrnetz *nicht* als Erder für den Nulleiter benötigt wird. Leider wird dieser vom Standpunkt der Sicherheit erhobenen Forderung nicht von allen Stellen das nötige Verständnis entgegengebracht. Es gibt indessen aber keinen stichhaltigen Grund, sich dieser Forderung zu verschließen; das um so weniger, als gerade diese einfache Maßnahme geeignet ist, die Verschleppung von Berührungsspannungen weitgehendst zu unterbinden, ohne daß dadurch irgendwelche Benachteiligungen entstehen, wenn man von den in Gleichstromnetzen ohnehin unvermeidlichen Korrosionserscheinungen absieht, für den Fall, wenn auch der Nulleiter eines Gleichstromnetzes mit angeschlossen wird[2]. Es kann deshalb nicht dringend genug gefordert werden, daß sich die für die einzelnen Rohrnetze zuständigen Betriebsverwaltungen im Interesse der Unfallverhütung verständigen und wenigstens bei Neu- oder Umbauten von Gebäuden, die mit Wechsel- oder Drehstrom versorgt werden, einen planmäßigen Zusammenschluß aller Rohrnetze durchführen (vgl. S. 119).

Auf der anderen Seite können aber neue Schwierigkeiten entstehen, wenn die Verbindungsleitungen den zu erwartenden Strombeanspruchungen nicht gewachsen sind. Tritt z. B. im Netz eine Nulleiterunterbrechung ein, so kann über die Verbindungsleitung ein mehr oder weniger großer Ausgleichsstrom fließen, diese unzulässig erwärmen, so daß beim

---

[1] Bock, K., u. L. Heinhold: Kabel sind auch für kleinere Ortsnetze wirtschaftlich. Siemens-Z. Bd. 31 (1957) S. 231.

[2] Schrank, W.: Erdungen an Wasserleitungen. ETZ Bd. 61 (1940) S. 908.

Zusammentreffen ungünstiger Umstände Brände entstehen können. Um diesen Gefahren zu begegnen, muß die Verbindung, die zweckmäßig in der Nähe des Hausanschlusses erfolgt, hinsichtlich ihrer Leitfähigkeit dem Nulleiter gleichwertig sein. Ihr Kupferquerschnitt soll im allgemeinen bei Verlegung über der Erde 16 mm², und bei Verlegung in der Erde 50 mm² betragen, es sei denn, daß ein etwaiger Fehlerstrom durch hohe Erdungswiderstände der Wasserrohre begrenzt wird, so daß mit geringeren Querschnitten auszukommen ist. Der mechanischen Festigkeit, die durch die Verlegungsart bedingt ist, muß jedoch Rechnung getragen werden.

Bestehen indessen in Anschlußanlagen zwangsläufige Verbindungen des Nulleiters mit geerdeten Anlagenteilen — geerdete Anlagenteile müssen ja gemäß der zweiten Nullungsbedingung genullt werden —, so müßte, um bei Unterbrechung des Netznulleiters übermäßige Erwärmungen des schwächeren Installationsnulleiters zu verhindern, der Querschnitt des Installationsnulleiters gleich dem des Netznulleiters sein. Das verursacht naturgemäß hohe Kosten und ist in kleineren Anschlußanlagen praktisch kaum durchführbar. Um trotzdem die Überlastungsgefahr zu verhindern, können solche Anlagenteile über mehrpolige Schalter, deren Auslöseorgan vom Nulleiterüberstrom betätigt wird, betrieben werden. Hierfür kommen handelsübliche mehrpolige Installations-Selbstschalter oder sonstige

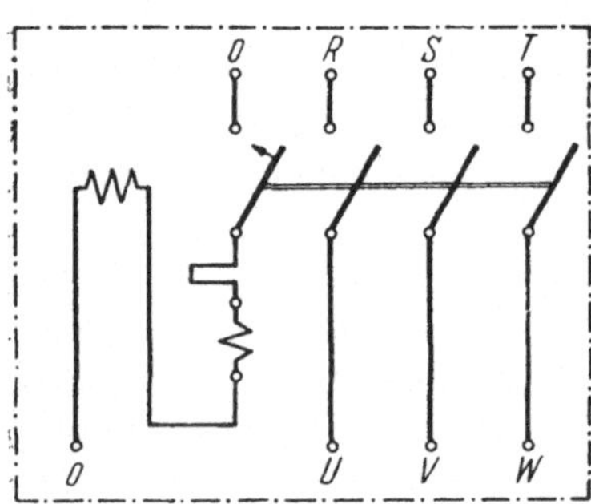

Abb. 136. Selbstschalter mit Überstromauslösung im Nulleiter

Überstromschalter entsprechender Nennstromstärken in Frage, die den Nulleiter bei Überstrom mit abschalten, mit der Maßgabe, daß der im Nulleiter liegende Schaltkontakt beim Einschalten voreilt bzw. beim Ausschalten nacheilt (Abb. 136). Von dieser Möglichkeit wird bisher viel zuwenig Gebrauch gemacht, wie auch überhaupt der Gefahr zu hoher Ausgleichsströme über Verbindungsleitungen in Installationen mit verhältnismäßig kleinen Leitungsquerschnitten zuwenig Beachtung geschenkt wird. Ausreichende Maßnahmen sind aber mit Rücksicht auf die Brandgefahr, besonders in feuergefährdeten Räumen, unerläßlich[1].

---

[1] RIESEN, E.: Brandschäden durch in genullte Apparategehäuse eingeführte armierte Isolierrohre. Bull. schweiz. elektrotechn. Ver. Bd. 42 (1951) S. 63 [Referat: Elektrotechniker Bd. 3 (1951) S. 235]. — UEBELE, W., u. O. OSPELT: Zwei Brandfälle in schutzgeerdeten Netzen, die durch das Verbinden des Nulleiters mit der Wasserleitung hervorgerufen wurden. Bull. schweiz. elektrotechn. Ver. Bd. 48 (1957) S. 847 und Bd. 49 (1958) S. 69.

6. Prüfung der Nullung

Eine Prüfung der Nullung als Schutzmaßnahme erfolgt am einfachsten durch Feststellung der Wirksamkeit wie bei der Schutzerdung in Netzen mit geerdetem Netzpunkt. Bei Herstellung eines künstlichen Körperschlusses müssen also die vorgeschalteten Sicherungen sofort abschalten. Bei großen Sicherungsnennstromstärken ist diese Prüfung aber nicht zu empfehlen, weil, abgesehen von dem etwaigen Verlust einer Sicherung, die Prüfung mit einer gewissen Gefahr verbunden ist. Es empfiehlt sich deshalb, die Prüfung durch eine Messung des Schleifenwiderstandes vorzunehmen. Als Meßschaltung kann die gleiche Schaltung wie bei der Bestimmung des Schleifenwiderstandes, entsprechend Abb. 107, verwendet werden. Der Schutzerder wird in diesem Falle durch den Nulleiter ersetzt. Gemäß Gl. (34) wird dann der Schleifenwiderstand R_{sch} errechnet. Es ist dann der zu erwartende Kurzschlußstrom nach Gl. (36)

$$I_k = \frac{\text{treibende Spannung}}{R_{sch}}.$$

Der Sicherungsnennstrom darf somit nach Gl. (35) nicht größer als

$$I_n = \frac{I_k}{\text{Faktor } k \text{ nach Tab. 15}}$$

sein. Um diese Prüfung zu vereinfachen, können auch die im Abschn. F, S. 122, beschriebenen Schleifenwiderstandsmeßgeräte verwendet werden, wenn sie für die in Frage kommenden Strom- und Spannungsverhältnisse ausgelegt sind.

Die Prüfung auf Einhaltung der Nullungsbedingungen erfordert entsprechende Messungen im Netz. Die Messungen sind in Anlehnung an die schon ausgeführten Zahlenbeispiele durchzuführen.

7. Anwendungsgrenze der Nullung

Von einer begrenzten Anwendung der Nullung kann, sofern die Nullungsbedingungen eingehalten werden, grundsätzlich nicht gesprochen werden. Im Gegenteil, sie *muß* sogar angewendet werden an solchen Anlagenteilen, die konstruktiv mit anderen Erdern so verbunden sind, daß mit dem Eintreten von Erdschlüssen gerechnet werden muß (z. B. Pumpenmotoren, Heißwasserspeicher, Kühlanlagen, Krane u. ä.), vorausgesetzt, daß im selben Netz die Nullung allgemein als Schutzmaßnahme angewendet wird.

In solchen Nulleiternetzen, in denen die Nullungsbedingungen nicht eingehalten werden, darf auch nicht genullt werden. Das gilt oftmals für ältere Freileitungsnetze, die mit Rücksicht auf die Leistungserhöhung auf eine höhere Betriebsspannung umgeschaltet werden, ohne daß dabei auf die Einhaltung der Nullungsbedingungen geachtet wird. Hier müssen dann andere Schutzmaßnahmen angewendet werden. Maßgebend für die Entscheidung, ob in einem Netz die Nullung zulässig ist oder nicht, ist stets das zuständige Elektrizitätswerk oder Versorgungsunternehmen, da ihm bekannt sein muß, ob die Nullungsbedingungen eingehalten sind oder nicht.

8. Beurteilung der Nullung

Ein Nullungssystem, das den VDE-mäßigen Bedingungen entspricht, bietet eine völlig ausreichende Sicherheit gegen Berührungsspannungen. Zugleich ist die Nullung auch eine Schutzmaßnahme, die mit dem geringsten Aufwand wirtschaftlicher Mittel durchgeführt werden kann. Die wirtschaftlichen Vorteile kommen allerdings nur dem Stromabnehmer zugute. Obwohl die Nullung hinsichtlich ihrer Einfachheit, Bequemlichkeit und Billigkeit von einer anderen Schutzmaßnahme kaum überboten werden kann, verpflichtet sie doch das Elektrizitätswerk zur unbedingten Einhaltung der Nullungsbedingungen. Diese Bedingungen sind in Kabelnetzen leichter zu erfüllen als in Freileitungsnetzen, doch kann man sich durch Einbau von Stations- oder Hausanschluß-Schutzschaltern sehr gut helfen.

Bei der Verwendung von Kabelmänteln als Nulleiter sind bisher nachteilige Erscheinungen nicht bekanntgeworden.

Die Einbeziehung von Rohrsystemen in die Nulleiteranlage hat sich oft als notwendig erwiesen. Von dieser Maßnahme sollte daher, soweit technisch und wirtschaftlich möglich, weitgehendster Gebrauch gemacht werden. Die Nullung wird dann zu einer äußerst sicheren Schutzmaßnahme werden.

G. Schutzleitungssystem

1. Wirkungsweise

Alle zu schützenden Anlagenteile sowie alle im Versorgungsbereich des Netzes befindlichen Rohrleitungen, leitfähigen Gebäudeteile, Kabelbleimäntel u. dgl., werden durch Leitungen untereinander verbunden. Dieses Leitungssystem, welches das Schutzleitungssystem bildet, ist zu erden.

Es werden drei Ausführungsarten von Schutzleitungssystemen unterschieden, und zwar:

1. Schutzleitungssystem mit Isolationskontrolle, 2. Schutzleitungssystem ohne Isolationskontrolle, 3. Schutzleitungssystem mit einem Netzpunkt verbunden.

Zu 1. Bei Eintritt eines Körperschlusses an einem an das Schutzleitungssystem angeschlossenen Anlageteil bricht die Spannung des vom Erdschluß betroffenen Leiters gegen Erde zusammen, wenn das Netz im

Normalzustand von Erde isoliert ist. Die gesunden Leiter führen jetzt eine höhere Spannung gegen Erde als im Normalzustand. Z. B. führen jetzt die gesunden Leiter eines Drehstromnetzes die verkettete Spannung gegen Erde, so daß die Isolation der Anlage mit der $\sqrt{3}$fachen Spannung beansprucht wird. Dadurch entsteht die Möglichkeit weiterer Erdschlüsse, d. h. Doppelerdschlüsse, die Kurzschlüsse bedeuten, also zur Abschaltung und somit zu Betriebsstörungen führen. Der Betrieb kann zwar bei einem Erdschluß meistens noch eine Zeitlang aufrechterhalten bleiben, das rechtzeitige Erkennen des Erdschlusses und seine Meldung sind aber vom Standpunkt einer sicheren Betriebsführung unbedingt erforderlich.

Tritt an einem mit dem Schutzleitungssystem verbundenen Anlageteil ein Körperschluß ein, so wird dieser von der Isolationskontrolle angezeigt. Eine Berührungsspannung ist noch nicht vorhanden. Sie kann nur auftreten, wenn ein weiterer Erdschluß in einem der noch gesunden Leiter über einen mit dem Schutzleitungssystem nicht verbundenen Erder eintritt. Tritt vor Beseitigung des Fehlers ein weiterer Körperschluß an einem geschützten Anlageteil, und zwar in einem der

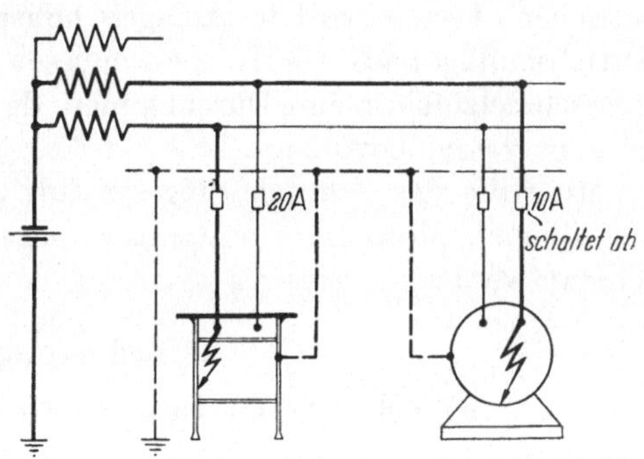

Abb. 137. Kurzschluß im Schutzleitungssystem

anderen Leiter als bei dem ersten auf, so entsteht ein Kurzschluß. Durch den Kurzschluß wird einer der fehlerhaften Anlageteile, und zwar der am schwächsten abgesicherte, abgeschaltet (Abb. 137).

Zu 2. Bei dem Schutzleitungssystem ohne Isolationskontrolle ergeben sich die gleichen Verhältnisse wie bei der Schutzerdung. Das Schutzleitungssystem bildet dann eine Sammelerdleitung. Bei richtiger Bemessung des Erdungswiderstandes der Sammelerdleitung kann die Berührungsspannung 65 V nicht übersteigen, oder die Fehlerstelle wird durch Ansprechen des Sicherungsorgans selbsttätig abgeschaltet.

Zu 3. Wird das Schutzleitungssystem mit einem Netzpunkt verbunden, so ergibt sich die gleiche Wirkungsweise wie bei der Nullung, d. h. jeder Körperschluß wird zum einpoligen Kurzschluß und durch die Sicherung abgeschaltet.

2. Anwendung

Wegen der Überwachung des Isolationszustandes und der räumlich zu begrenzenden Ausdehnung des Schutzleitungssystems kommt diese

Schutzmaßnahme nur für kleinere Verteilungsanlagen mit eigener Stromquelle in Betracht. Das gegebene Anwendungsgebiet sind Fabriken, größere Bürohäuser u. ä. Gebäude, die entweder eine eigene Stromerzeugung haben oder die Energie über Transformatoren mit elektrisch getrennten Wicklungen aus einem öffentlichen Versorgungsnetz beziehen.

Darüber hinaus wird das Schutzleitungssystem mit Isolationskontrolle auch aus betriebstechnischen Gründen bevorzugt angewandt. Wenn z. B. in einem fortlaufenden Fabrikationsgang ein Motor bei Körperschluß nicht sofort außer Betrieb gesetzt werden darf, wird man zweckmäßig von einer durch Schalt- oder Sicherungsorgane abschaltend wirkenden Schutzmaßnahme absehen. Das gleiche gilt für Wasserhaltungen im Bergbau[1] und für Motoren in den Eigenbedarfsanlagen von Kraft- und Umspannwerken als auch ähnlichen Versorgungsbetrieben. Ferner wird in Anlagen hoher Kurzschlußleistung und mit betriebsmäßig häufigen Körperschlüssen (z. B. Niederfrequenz-Induktionsschmelzöfen beim Durchtropfen des Schmelzgutes) das Schutzleitungssystem bevorzugt.

Mit Hilfe des Schutzleitungssystems können alle in diesen Anlagen befindlichen Motoren, Geräte usw. gegen Berührungsspannungen geschützt werden.

3. Bedingungen

a) Schutzleitungssystem mit Isolationskontrolle

Mit Rücksicht auf den Umfang der Schutzmaßnahmen und auf die Verwendung von Leitungsbaustoffen für Spannungen bis 250 V gegen Erde empfiehlt es sich, keine höheren Betriebsspannungen als 250 V zu verwenden, andernfalls Schutzmaßnahmen an *allen* Anlagenteilen durchgeführt und Leitungsbaustoffe für Spannungen über 250 V gegen Erde verwendet werden müssen. Da kein Netzpunkt, auch nicht der Sternpunkt, geerdet werden darf, ist mit dem Auftreten der vollen Betriebsspannung gegen Erde zu rechnen.

Sofern das Schutzleitungssystem durch Verbindung mit Rohrsystemen schon geerdet ist und der Erdungswiderstand nicht mehr als 20 bis 30 Ω beträgt, ist eine weitere Erdung nicht notwendig.

Um das Auftreten von Berührungsspannungen im Falle eines Doppelerdschlusses zu verhindern, müssen sämtliche im Versorgungsbereich

---

[1] VDE 0118/V, 44, § 6. Vgl. ROLLAND: Ist das Vierleiterdrehstromsystem für unterirdische Betriebe im Steinkohlenbergbau geeignet? Elektr. i. Bergbau Bd. 11 (1936) S. 41. — Verein zur Überwachung der Kraftwirtschaft der Ruhrzechen: Erdung oder Nullung? ETZ Bd. 60 (1939) S. 940. — W. SCHRANK: Erdung oder Isolierung des Transformatorsternpunktes. Elektrotechnik Bd. 2 (1948) S. 347. — A. STORMANNS: Schutz gegen Berührungs- und Brandgefahr an elektrischen Anlagen unter Tage. Glückauf Bd. 86 (1950) S. 889 [Referat: ETZ Bd. 72 (1951) S. 586].

liegenden Erder, also auch solche, die zu Erdungszwecken sonst nicht herangezogen werden (Gas- und Heizungsrohre u. ä.), mit dem Schutzleiter verbunden werden, so daß ein Doppelerdschluß zu einem Kurzschluß führt. Neutrale Schutzerdungen, d. h. Schutzerdungen ohne Verbindung mit dem Schutzleiter, dürfen nicht ausgeführt werden.

Um grundsätzlich die Möglichkeit von Doppelerd- oder Kurzschlüssen herabzusetzen, muß jeder Erdschluß von einer Überwachungseinrichtung angezeigt werden, so daß er sofort beseitigt werden kann. Abb. 138 zeigt ein Schutzleitungssystem mit einer Isolationskontrolle in Form von

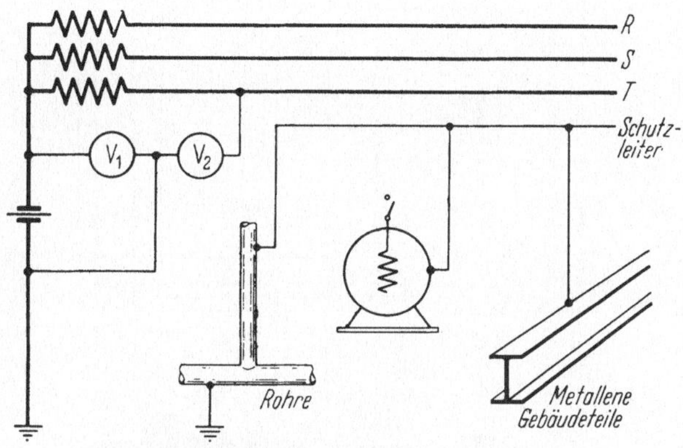

Abb. 138. Schutzleitungssystem mit Isolationskontrolle in Form von zwei Spannungsmessern

zwei in Reihe geschalteten Spannungsmessern V_1 und V_2, die einerseits an den Transformatorsternpunkt und andererseits an den Außenleiter T angeschlossen sind. Die Verbindungsleitung zwischen den Spannungsmessern ist geerdet. Im normalen Betriebszustand zeigen die Spannungsmesser die halbe Phasenspannung an. Bei Erdschluß im Außenleiter T zeigt der Spannungsmesser V_1 die ganze Phasenspannung und V_2 Null an. Bei Erdschluß in den Außenleitern R oder S zeigt V_1 die ganze Phasenspannung und V_2 die verkettete Spannung an. Bei Durchschlag der Spannungssicherung zeigt V_1 keine und V_2 die ganze Phasenspannung an.

Eine Isolationskontrolle mit optischer Anzeige- und akustischer Meldevorrichtung zeigt Abb. 139. Drei in Stern geschaltete Spannungsmesser V und drei Phasenglimmlampen L_R, L_S, L_T liegen an den Klemmen eines Fünfschenkel-Spannungswandlers. Die Hilfswandler vor den Glimmlampen dienen zur Erreichung der Zündspannung. Das Hilfsrelais H, das durch die Sternpunkt-Erdspannung im Fehlerfalle erregt wird, legt die Erdschlußmeldelampe L_E an die verkettete Spannung. Gleichzeitig ertönt das Tonzeichen. Das Tonzeichen kann durch den Umschalter K abgestellt werden, während die Meldelampe weiterbrennt. Ein Spannungsmesser sowie das Verlöschen einer der drei Phasenlampen zeigen den mit Erdschluß behafteten Leiter an. Ist der Erdschluß behoben, so schaltet das Hilfsrelais ab und das Tonzeichen ertönt erneut über den zweiten Kontakt des Umschalters. Die Erdschlußmeldelampe

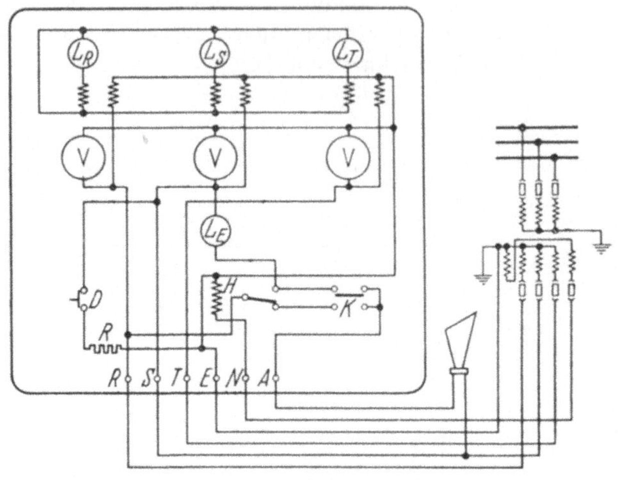

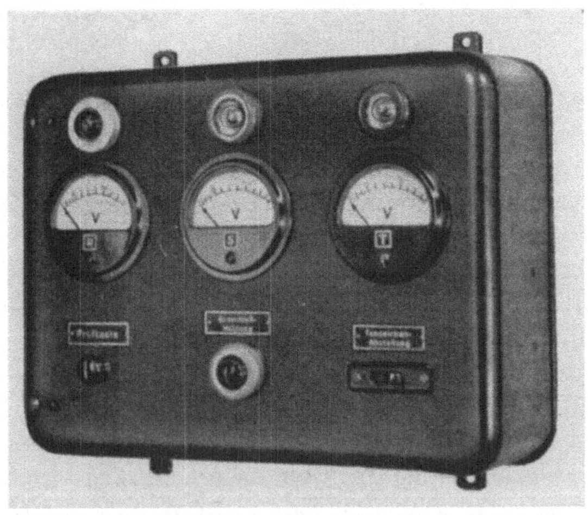

Abb. 139. Schaltung und Ansicht der Erdschlußmeldetafel für die Isolationskontrolle
mit optischer Anzeige- und akustischer Meldevorrichtung

erlischt, die Spannungsmesser und die Phasenlampen zeigen die Wiederherstellung des ordnungsmäßigen Betriebszustandes an. Das Tonzeichen wird wieder umgeschaltet und die Kontrolleinrichtung ist wieder betriebsbereit. Zur Prüfung auf Bereitschaft ist eine Prüftaste D angeordnet, bei deren Betätigung ein künstlicher Erdschluß über den Wider-

stand R hergestellt wird und somit das Arbeiten der Einrichtung überwacht werden kann.

Sehr anschaulich und praktisch ist das Asymmeter als Isolationskontrolle. Dieses zeigt die Verschiebung des Netzsternpunktes gegen
das Erdpotential an. Es besitzt als Skala ein gleichseitiges Dreieck,
welches das Spannungsdreieck versinnbildlicht (Abb. 140). Eine kleine
rote Scheibe, die über dem Skalenblatt schwebt, stellt die Lage des
Erdpotentials dar. Die Drehbewegung von drei Spannungsmeßwerken,
deren Anschlußschaltung Abb. 140b, zeigt, wird über Kokonfäden auf
die kleine Erdpotentialscheibe übertragen. Im spannungslosen Zustand
wirken auf die rote Scheibe drei gleich große mechanische Zugkräfte

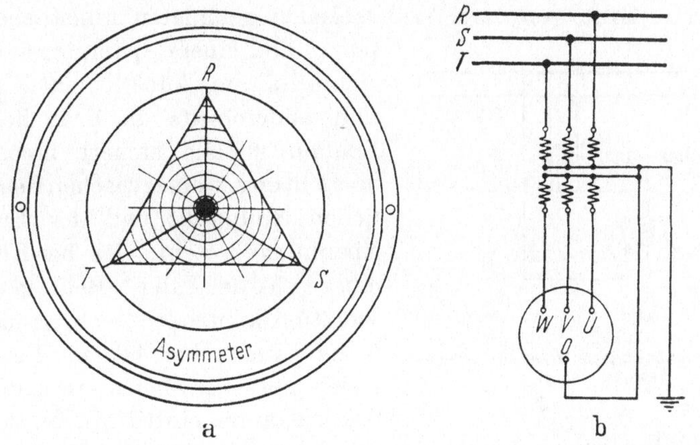

Abb. 140. Erdspannungsasymmeter nach GOSSEN. a Skala. b Anschlußschaltung

in Richtung der Dreieckspunkte. Im Normalbetrieb wirken die elektrischen Zugkräfte den mechanischen entgegen, so daß die rote Scheibe
in der Mitte bleibt. Im Erdschlußfall fällt die elektrische Zugkraft in
dem erdschlußbehafteten Leiter aus, so daß die übrigbleibende mechanische Zugkraft die rote Scheibe in den zugehörigen Dreieckspunkt
zieht. Die Lage der Scheibe entspricht dadurch der jeweiligen Lage des
Erdpotentials im Spannungsdreieck.

Alle genannten Einrichtungen überwachen lediglich die Symmetrie
des Netzes und versagen bei symmetrischen Erdschlüssen aller Art.
Auch ist kein eindeutiger Schluß auf die Art des Fehlers zulässig, denn
jede Anzeige kann auch durch sonstige, vielleicht harmlose Unsym-
metrien hervorgerufen werden. W. BENDER gibt ein Verfahren an, nach
dem der Isolationswiderstand etwa zahlenmäßig erfaßt wird[1]. Die sehr

[1] BENDER, W.: Erdschlußüberwachung von Drehstromnetzen und Generatoren. ETZ Bd. 64 (1943) S. 313.

einfache Meßanordnung besteht aus einer zwischen Transformatorsternpunkt und einem Außenleiter angeschlossenen Reihenschaltung
eines Ohmschen und kapazitiven Widerstandes von solchem Wert, wie
etwa die Ableitwiderstände des Netzes sind, und einem Strommesser,
dessen Skala in $k\Omega$ geeicht werden kann und der zwischen Erde und
dem Mittelpunkt der Widerstandskombination liegt.

Als Isolationskontrolle in Gleichstromanlagen kann z. B. zwischen
den Polleitungen und Erde je ein Spannungsmesser geschaltet werden.
Im Normalbetrieb zeigen die Spannungsmesser gleiche Spannungswerte
an. Bei Eintritt eines Isolationsfehlers zeigt der Spannungsmesser des
erdschlußbehafteten Poles die kleinere Spannung an. Abb. 141 zeigt eine
Isolationskontrolle mit akustischer Anzeige. Die Anordnung besteht aus
einem mit Hilfe von zwei Widerständen gebildeten künstlichen Nullpunkt und einem Spannungsrelais, das einerseits am künstlichen Nullpunkt
und andererseits an Erde liegt. Das Spannungsrelais steuert eine Meldevorrichtung, wenn zwischen dem künstlichen Nullpunkt und der Erde eine
Spannung besteht, was bei Erdschluß eines Poles der Fall ist. Beide genannten
Isolationskontrollen werden unzuverlässig, wenn bei beiden Polen eine
gleich große Verschlechterung des Isolationszustandes eintritt. Steht in Gleich-

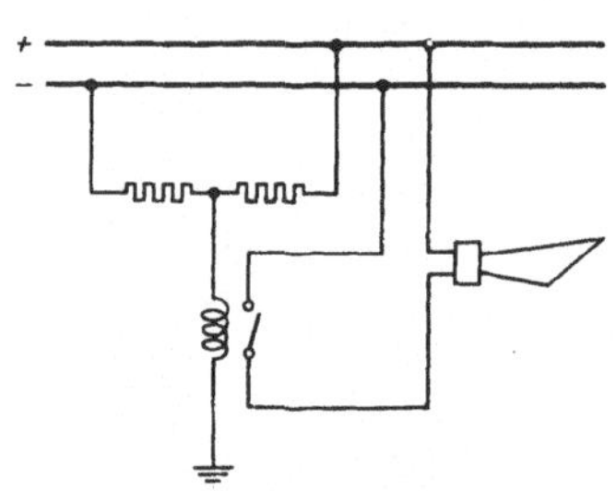

Abb. 141. Isolationskontrolle für Gleichstromanlagen

stromanlagen noch eine Hilfswechselspannung zur Verfügung, so ist
auch die absolute Größe des Isolationswiderstandes zu erfassen. Solche
Einrichtungen bestehen im wesentlichen aus einem Isolationsstrom-
messer, einem wattmetrischen Wechselstromrelais, einem Isoliertrans-
formator und einem Kondensator, die von einer Wechselspannung
erregt werden[1].

b) Schutzleitungssystem ohne Isolationskontrolle

In diesem Falle sind die Erdungsbedingungen für die Schutzerdung
zu beachten und dementsprechend zu verfahren. Je nachdem, ob ein
Netzpunkt geerdet ist oder nicht, ist der Erdungswiderstand des Schutzleitungssystems zu bemessen. Der Erdungswiderstand des Schutzleitungssystems und gegebenenfalls auch der Betriebserdung müssen

---

[1] BÜTOW: Die Überwachung des Isolationszustandes nichtgeerdeter Gleichstromnetze mit einem wattmetrischen Instrument. ETZ Bd. 52 (1931) S. 502.

FÄLKER, K.-H.: Isolationswächter für Drehstromnetze unter 1000 V mit
Schutzleitungssystem. Siemens-Z. Bd. 32 (1958) S. 198.

POSERN, J.: Isolationsmeßeinrichtungen für das Schutzleitersystem bei
Spannungen unter 1000 V. Dtsch. Elektrotechn. Bd. 12 (1958) S. 32.

dann den Bemessungsformeln für Schutz- und Betriebserder entsprechen (vgl. E, S. 98).

c) Schutzleitungssystem mit einem Netzpunkt verbunden

In diesem Falle gleicht das Schutzleitungssystem der Nullung. Es müssen die gleichen Bedingungen wie bei der Nullung, d. h. die Nullungsbedingungen, eingehalten werden (vgl. F, S. 128).

4. Prüfung des Schutzleitungssystems

Die Prüfung des Schutzleitungssystems mit Isolationskontrolle erfolgt durch Herstellung eines künstlichen Erdschlusses. Die Überwachungseinrichtung muß dann ansprechen.

Für die Prüfung von Schutzleitungssystemen ohne Isolationskontrolle können die gleichen Methoden wie bei der Prüfung von Schutzerdung und Nullung angewendet werden.

5. Anwendungsgrenze

Die Anwendung des Schutzleitungssystems mit Isolationskontrolle muß auf kleinere Anlagen beschränkt bleiben. Für größere, besonders sehr verzweigte Anlagen kann es schon deshalb nicht verwendet werden, weil die von der Isolationskontrolle angezeigten Fehler nicht so leicht gefunden werden können und somit die Möglichkeit eines Doppelerdschlusses sehr wahrscheinlich ist.

Der Anwendung des Schutzleitungssystems ohne Isolationskontrolle, je nachdem, ob mit oder ohne Verbindung eines Netzpunktes, sind die gleichen Grenzen wie bei Schutzerdung und Nullung gesetzt, d. h. es müssen die erforderlichen Erdungswiderstände mit wirtschaftlichen Mitteln erreichbar bzw. die Nullungsbedingungen mit den zur Verfügung stehenden Mitteln sichergestellt sein.

6. Beurteilung

Das Schutzleitungssystem, das eine Zwischenlösung von Schutzerdung und Nullung darstellt, kann in Verbindung mit einer Isolationskontrolle nur als eine bedingt sichere Schutzmaßnahme angesprochen werden. Der Isolationszustand muß dauernd überwacht werden und angezeigte Fehler müssen sofort, d. h. durch einen jederzeit erreichbaren Betriebsmonteur beseitigt werden. Der Sicherheitsgrad ist deshalb auch von der mehr oder weniger großen menschlichen Zuverlässigkeit des Monteurs abhängig; es sei denn, daß mit einem zweiten Erdschluß über einen anderen Erder als das Schutzleitungssystem mit Sicherheit nicht gerechnet zu werden braucht. Das ist aber, wie die Erfahrungen ergeben haben, selten der Fall.

Für die Beurteilung des Schutzleitungssystems ohne Isolationskontrolle gilt das bereits über Schutzerdung und Nullung Gesagte.

H. Fehlerspannungsschutzschaltung

1. Entwicklung und Wirkungsweise

Die Erkenntnis, daß in Versorgungsgebieten ohne ausgedehnte Wasserrohrnetze durch Einzelerder ein wirksamer Schutz gegen Berührungsspannungen nicht erreicht werden kann und in Freileitungsnetzen mit Nulleiter die Einhaltung der Nullungsbedingungen oft Schwierigkeiten macht, gab dem Rheinisch-Westfälischen Elektrizitätswerk Veranlassung, den Fehlerstrom über eine Spule zu leiten und deren magnetische Kraft zur Auslösung eines Schalters zu verwenden[1]. Diese Schaltung ist unter der allgemeinen Bezeichnung „Schutzschaltung", im besonderen auch nach den Erfindern O. Heinisch und A. Riedl vom Rheinisch-Westfälischen Elektrizitätswerk „RWE (Heinisch-Riedl-)Schutzschaltung" genannt, zu einem feststehenden Begriff geworden.

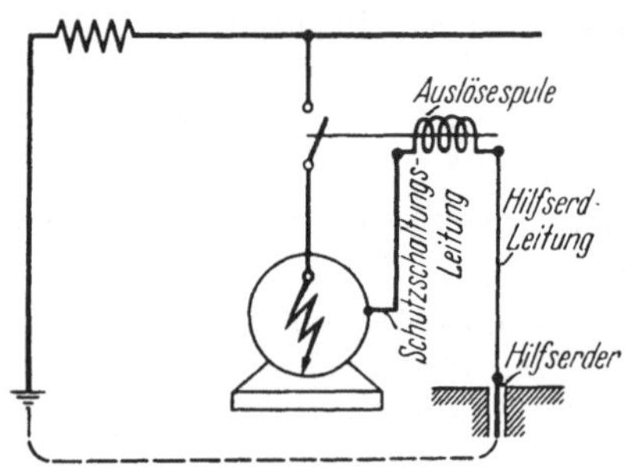

Abb. 142. Wirkungsweise der Schutzschaltung

Der zu schützende Anlagenteil wird über eine Leitung (Schutzschaltungsleitung) mit der Auslösespule (Fehlerspannungsspule) eines Schalters, des sog. Schutzschalters, verbunden. Die Auslösespule wird andererseits über eine Leitung (Hilfserdleitung) an den Erder (Hilfserder) angeschlossen (Abb. 142). Erhält der auf diese Weise angeschlossene Anlagenteil Körperschluß oder tritt ein unzulässiger Isolationsfehler ein, so daß eine Spannung zwischen den zu schützenden Teilen und der Erde auftritt, dann treibt diese Spannung einen Strom durch die Auslösespule und bringt somit den Schalter zum Auslösen. Eine Wiedereinschaltung des Schutzschalters ist zufolge der Freiauslösung erst möglich, wenn der Fehler am Anlagenteil beseitigt wird. Einen Schutzschalter dieser Art zeigt Abb. 143. Das wesentlichste Bauelement des Schutzschalters ist neben der Prüfeinrichtung (vgl. S. 186) die Auslösespule. Je nach Fabrikat des Schalters liegen die Ansprechwerte für die Auslösespule zwischen 4 bis 20 V und 15 bis 60 mA. In Netzen mit geerdetem Netzpunkt schließt sich der Fehlerstromkreis über die Betriebserdung; es entsteht ein Fehlerstrom

$$i_f = \frac{\text{Spannung gegen Erde}}{\sqrt{(R + R_h + R_0)^2 + (\omega L)^2}}. \tag{43}$$

In der Formel bedeuten: $R =$ Ohmscher und $\omega L =$ induktiver Widerstand der Auslösespule, $R_h =$ Erdungswiderstand des Hilfserders und

---

[1] Heinisch, O.: Sicherheitsschaltung für feuchte Räume. ETZ Bd. 35 (1914) S. 32.

$R_0 = $ Erdungswiderstand der Betriebserdung. In Netzen ohne geerdeten Netzpunkt kann sich der Fehlerstromkreis über die Kapazitäts- und Isolationswiderstände des Netzes schließen. Die Spannung zwischen dem schutzgeschalteten Anlagenteil und der Erde ist in jedem Falle

$$u_e = i_f \sqrt{(R + R_h)^2 + (\omega L)^2}. \tag{44}$$

Ist nach Gl. (43) der Widerstand der Auslösespule genügend groß, so ist die Auslösung des Schalters und somit die Wirksamkeit der Schutz-

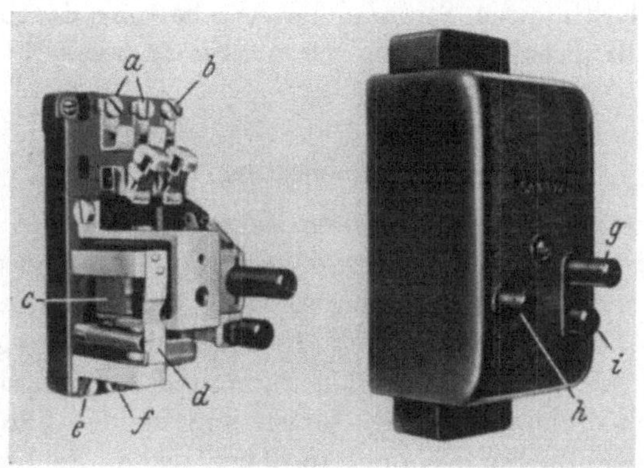

Abb. 143. Ansicht eines Schutzschalters. Es bedeuten: *a* Zuleitungsanschluß, *b* Hilfserder-anschluß, *c* Auslösespule, *d* Prüfvorrichtung, *e* Schutzschaltungsleitungsanschluß, *f* Ableitungsanschluß, *g* Einschaltdruckknopf, *h* Prüftaste, *i* Ausschaltdruckknopf

schaltung in weitem Maße von dem Erdungswiderstand des Hilfserders unabhängig. Abb. 144 zeigt die Abhängigkeit der Ansprechspannung u_e vom Erdungswiderstand des Hilfserders R_h. Aus der Kennlinie ist ersichtlich, daß bei

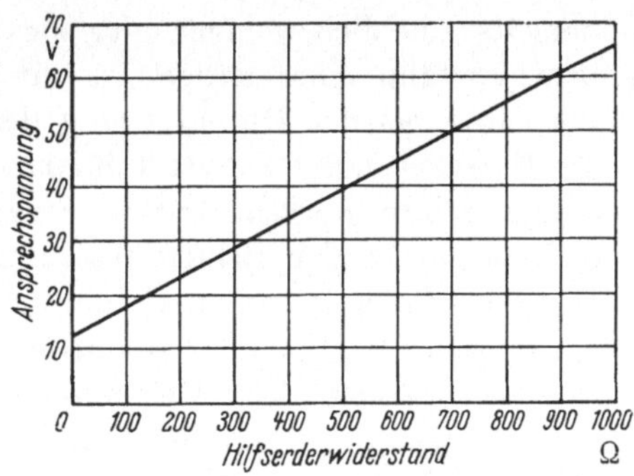

Abb. 144. Abhängigkeit der Ansprechspannung vom Erdungswiderstand des Hilfserders

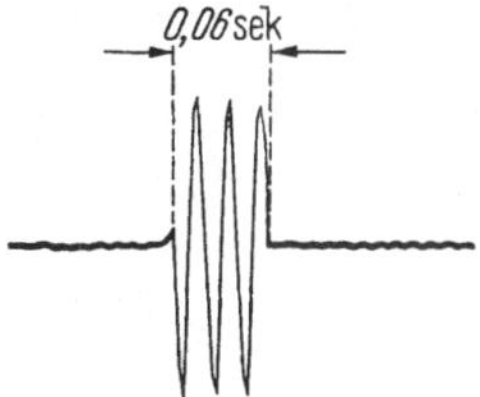

Abb. 145. Abschaltoszillogramm eines Schutzschalters

einem Erdungswiderstand von 800 Ω noch eine Auslösung erfolgt und die Ansprechspannung noch unter 65 V liegt. Die Abschaltzeit ist außerordentlich gering und beträgt meistens weniger als 0,1 s, wie das Oszillogramm (Abb. 145) zeigt. Die praktische Unabhän-

gigkeit vom Erdungswiderstand und die schnelle Abschaltung ist
ein wesentlicher Vorteil gegenüber Schutzerdung und Nullung, die
immer sehr geringe Erdungswiderstände erfordern. Im übrigen unterscheidet sich die Schutzschaltung von der Schutzerdung und Nullung
grundsätzlich insofern, als die unverzögerte Abschaltung des fehlerhaften Anlagenteils durch die zwischen den zu schützenden Teilen und
der Erde auftretende Spannung mit Hilfe der Fehlerspannungsauslösung
erfolgt, im Gegensatz zur Erdung und Nullung, bei denen erst unter dem
Einfluß eines bestimmten Stromes die Abschaltung durch Überstromschutzorgane, die ihrer Natur nach gar nicht dazu bestimmt sind, herbei-
geführt wird.

2. Anwendung

Die Schutzschaltung kann in allen Netzen angewendet werden. Ihre
Anwendung ist besonders in Netzen ohne Nulleiter, in denen die Schutzerdung nicht oder nicht mehr durchgeführt werden kann, am Platze.
Aber auch in Netzen mit Nulleiter, in denen die Nullung als Schutzmaßnahme nicht zugelassen werden kann und Schutzerder nicht zur
Verfügung stehen, kann sie mit Vorteil angewendet werden. Schließlich kann sie noch in Sonderfällen, in denen andere Schutzmaßnahmen
aus irgendwelchen Gründen nicht durchgeführt werden können, in mehr
oder weniger abgeänderter Form zur Anwendung gelangen.

3. Bedingungen

a) Allgemeine Bedingungen

Obwohl die Schutzschaltung einerseits erheblich weniger oder sogar
praktisch unabhängig vom Erdungswiderstand eines Erders ist, sind
andererseits wieder gewisse Besonderheiten bei der Durchführung der
Schaltung zu beachten, die durch die Eigenart dieser Schutzmaßnahme
bedingt sind und deren Vernachlässigung ihre Wirksamkeit in Frage
stellen können. Das wesentlichste Bauelement der Schutzschaltung,
der Schutzschalter, muß in sich selbst zuverlässig gebaut und auch vor
äußeren Einwirkungen, die seine mechanische Wirksamkeit beeinträchtigen könnten, geschützt sein. Um diesen Verhältnissen Rechnung zu
tragen, sind in den Fällen, in denen die Schalter erhöhten Beanspruchungen, und zwar sowohl mechanischer Art als auch durch Feuchtigkeit, Verstaubung u. ä., ausgesetzt sind, die entsprechenden Ausführungen zu verwenden. Außerdem muß Vorsorge getroffen werden, daß
die Wirksamkeit der Schaltung nicht durch leitende Überbrückungen
der Auslösespule aufgehoben wird. Hierauf muß um so mehr Bedacht
genommen werden, als in Anbetracht der niedrigen Auslösestrom-
stärken schon Überbrückungen mit verhältnismäßig hohen Wider-

ständen die Auslösung verhindern oder erschweren können[1]. Je nachdem, ob die zu schützenden Anlagenteile von Erde isoliert oder mit geerdeten Teilen in mehr oder weniger hohem Maße leitend verbunden
sind, müssen die Bedingungen eingehalten werden, die allein den beabsichtigten Berührungsspannungsschutz sicherstellen können.

b) Schutzschaltung bei von Erde isolierten Anlagenteilen

Abb. 146 zeigt die übliche Ausführung der Schutzschaltung an einem
Gerät, das durch seine Aufstellung praktisch von Erde isoliert ist. Würden Schutzschaltungs- und Hilfserdleitung blank verlegt werden, so wäre
mit einer leitenden Verbindung der
beiden Leitungen zu rechnen, so daß

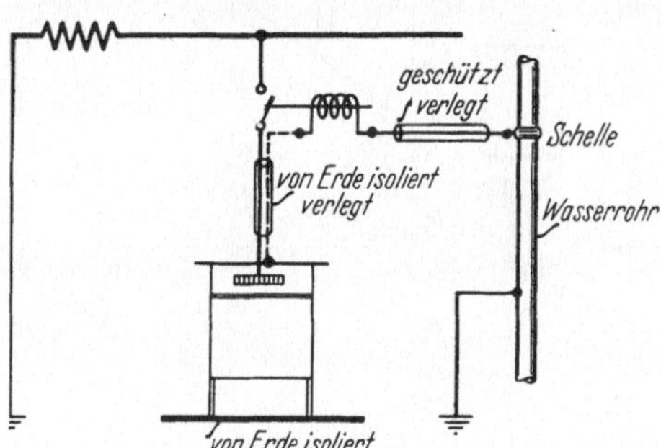

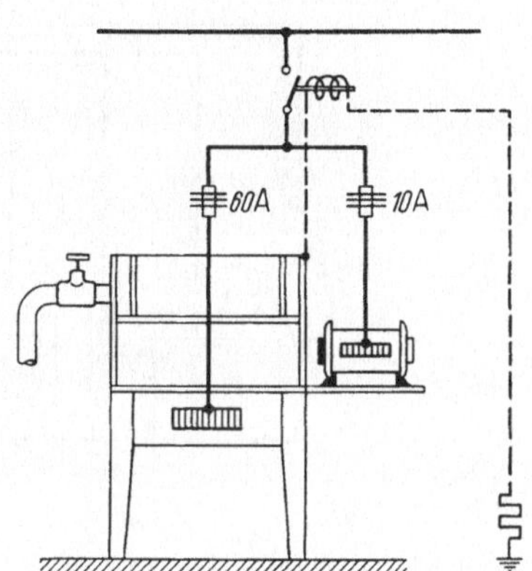

Abb. 146. Übliche Ausführung der Schutzschaltung bei von Erde isolierten Geräten

Abb. 147. Schutzschaltung von Geräten mit mehreren Stromkreisen

ein Kurzschluß der Fehlerspannungsspule eintreten kann. Der Schalter
könnte somit nicht zur Auslösung kommen und die Berührungsspannung
würde bestehenbleiben. Um die Möglichkeit einer leitenden Verbindung
zwischen den beiden Leitungen auszuschließen, muß die Schutzschaltungsleitung von Erde isoliert, also genausogut wie die energieführenden Leitungen verlegt werden. Einer blanken Verlegung der Hilfserdleitung steht an sich nichts im Wege. Es ist aber zweckmäßig, die
Hilfserdleitung mit Rücksicht auf fernzuhaltende Beschädigungen geschützt (Leitung in Rohr od. dgl.) zu verlegen. Erfahrungsgemäß werden
oft einzelne ungeschützt verlegte Leitungen aus Unkenntnis ihres Verwendungszweckes entfernt, so daß in solchen Fällen jede Schutzmaßnahme aufgehoben ist.

Die Durchführung der Schutzschaltung an solchen Geräten, die zwei
oder mehr Stromkreise enthalten (z. B. elektrisch beheizte und elektromotorisch angetriebene Wasch- und Bügelmaschinen), deren Gehäuse
also konstruktiv vereinigt sind, zeigt Abb. 147. Der Schutzschalter muß

---

[1] DITTRICH, F.: Über Schutzleiter für Schutzschaltung. ETZ Bd. 56 (1935)
S. 585 bis 679.

hier stets in die gemeinsame Zuleitung eingebaut werden. In diesem Falle könnte natürlich auch jedem Stromkreis ein Schutzschalter zugeordnet werden. Das ist jedoch nicht notwendig, da im Fehlerfalle stets beide Schalter auslösen würden. Der fehlerfreie Stromkreis läßt sich aller-

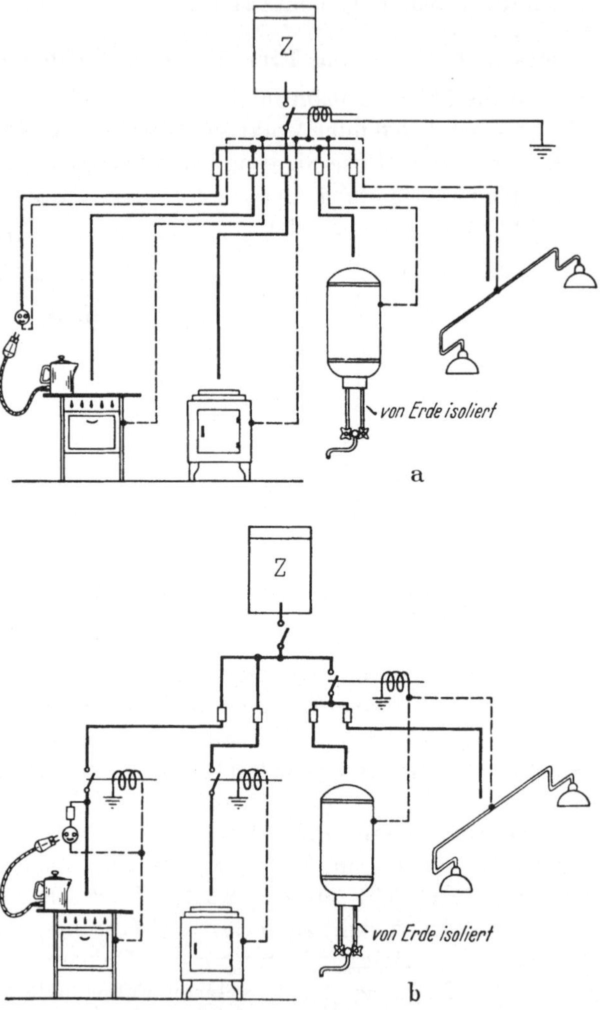

Abb. 148. Schutzschaltung mehrerer Geräte, die von Erde isoliert sind. a Zentrale Anordnung des Schutzschalters. b Dezentrale Anordnung der Schutzschalter

dings wieder einschalten, was aber mit Rücksicht auf die Betriebsweise solcher Geräte kaum von Vorteil ist.

Der Gedanke liegt nahe, auch eine größere Anzahl von Geräten und schutzbedürftigen Anlagenteilen an eine gemeinsame Schutzschaltungsleitung anzuschließen, wie Abb. 148a zeigt.

Diese Maßnahme ist jedoch nur nach sorgfältigster Prüfung aller Begleitumstände durchführbar, da stets bei einem Fehler in nur einem Gerät die ganze Anlage abgeschaltet wird, was meistens zu unangenehmen Betriebsstörungen führen kann. Es ist daher zweckmäßiger, jedem Anlagenteil einen besonderen Schutzschalter zuzuordnen oder allenfalls nur eine kleine Gruppe zusammenfassen (Abb. 148b).

In größeren Anlagen werden die Schutzschalter oft in die zentral gelegene Verteilungsanlage eingeordnet, wie beispielsweise Abb. 149 zeigt. Bei dieser Bauweise ist zu beachten, daß die einzelnen Schutzschaltungsleitungen keine leitenden Parallelverbindungen untereinander, z. B. über Rohrmäntel od. dgl. erhalten, da sonst im Fehlerfalle alle Schutzschalter auslösen. Da im allgemeinen nur die Geräte und nicht die Rohrleitungen schutzgeschaltet werden, sind die Rohrmäntel vom Gerätekörper zu isolieren. Sollen die Rohrleitungen in die Schutzschaltung einbezogen werden, so dürfen sie selbstverständlich untereinander und gegen Erde keine leitende Verbindung haben. Sie sind deshalb auch von der Verteilungsanlage zu isolieren, wenn diese aus leitenden Baustoffen besteht. Die Verteilungsanlage selbst kann

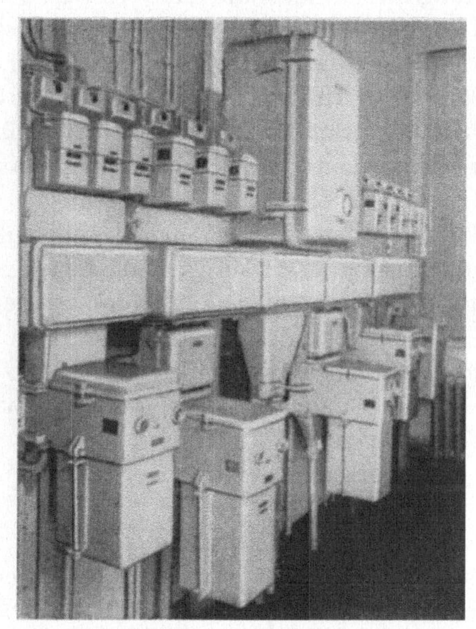

Abb. 149. Einordnung von Schutzschaltern (Ölfernschalter mit Fehlerspannungsauslöser) in eine gußeisengekapselte Verteilungsanlage

nicht ohne weiteres in die Schutzschaltung einbezogen werden. Soll dies aber doch erfolgen, so müssen sorgfältige und wohlüberlegte Isolierungsmaßnahmen der einzelnen Bauelemente vorgenommen werden, die eine gegenseitige Beeinflussung der Schalter und Kurzschlüsse der Fehlerspannungsspulen ausschließen.

Der Anschluß der Hilfserdleitung erfolgt am besten an das nächstliegende Wasserrohr, dessen Erdungswiderstand für die Zwecke der Schutzschaltung fast immer ausreichend ist. Steht ein Wasserrohr oder ein anderer geeigneter Erder nicht zur Verfügung, so muß natürlich ein besonderer Erder, an den ja keine großen Anforderungen hinsichtlich des Erdungswiderstandes gestellt werden, errichtet werden. Der Nulleiter eines Netzes darf als Hilfserder nicht verwendet werden, da er selbst eine mehr oder weniger hohe Spannung gegen Erde annehmen und auch unterbrochen werden kann. Auch Gasrohre, Abflußrohre u. ä. unzuverlässige Erder sollte man nicht als Hilfserder heranziehen.

c) Schutzschaltung geerdeter Anlagenteile

Unter geerdeten Anlagenteilen sollen hier solche verstanden werden, die nicht absichtlich, sondern zwangläufig mit geerdeten Teilen verbunden sind. Die zwangläufige Erdung ist meistens durch den Verwendungszweck und die Aufstellung der schutzbedürftigen Geräte und Motoren bedingt. Solche Geräte sind hauptsächlich Pumpenmotoren für Frisch- und Abwässer, Brennstoff, Milch usw., Heißwasserspeicher, Durchlauferhitzer, fest an ein Wasserrohr angeschlossene Waschmaschinen, elektromotorisch angetriebene und gasbeheizte Bügelmaschinen, Kühlanlagen in Brauereien und Restaurants, Krane, Hebebühnen, elektrische Verkehrsbeleuchtungsanlagen u. ä. Die zwangläufige Erdung kann bedingt sein durch den konstruktiven Zusammenbau der Geräte mit Wasser-Gas-Dampf- und Heizungsrohren, leitenden Gebäudeteilen, Kabelbleimänteln und Betonfundamenten.

Bezüglich des Erdungswiderstandes der zwangläufigen Erdung muß zunächst unterschieden werden zwischen solchen Erdern, die entsprechend den VDE-mäßigen Bemessungsformeln für Schutzerder (vgl. S. 98) einen

1. unzureichenden oder 2. ausreichenden Erdungswiderstand besitzen.

Zu 1. Bei Durchführung der Schutzschaltung an zwangläufig geerdeten Geräten, deren Erdungswiderstand im Sinne der VDE-Vorschriften unzureichend ist, muß man sich zunächst über die Ausmaße des im Fehlerfalle sich bildenden Spannungstrichters Klarheit verschaffen. In den meisten Fällen wird der Spannungstrichter keine großen Ausmaße haben. Während man normalerweise gewohnt ist, als Hilfserder den nächstliegenden Erder zu verwenden, ist hier zu bedenken, daß der nächstliegende Erder der zwangläufig mit dem zu schützenden Anlagenteil verbundene Erder ist. Als Hilfserder kann er natürlich nicht in Frage kommen, da dann die Fehlerspannungsspule des

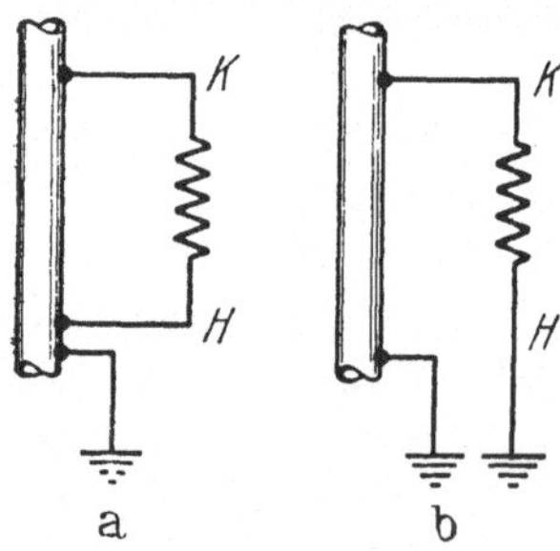

Abb. 150. Schaltung der Fehlerspannungsspule bei geerdeten Geräten. a Kurzschluß der Fehlerspannungsspule. b Richtige Schaltung der Fehlerspannungsspule

Schutzschalters kurzgeschlossen wäre (Abb. 150 a). Es muß also ein besonderer Hilfserder errichtet werden (Abb. 150 b), dessen örtliche Lage durch die Ausmaße und Form des Spannungstrichters gegeben ist. Sind andere Erder, die als Hilfserder in Betracht kommen könnten, erreichbar (z. B.

Kabelbleimäntel), so müssen sie auf ihre Eignung geprüft werden. Da die im Fehlerfalle zwischen dem zwangläufigen Erder und seiner Umgebung auftretende Spannung ihren höchsten Wert an der Spannungstrichtergrenze hat (vgl. S. 42), so muß auch der Hilfserder an dieser Stelle errichtet werden. Die richtige Lage des Hilfserders bei einem kreisförmigen und einem ellipsenförmigen Spannungstrichter zeigt Abbildung 151.

Praktisches Beispiel. Ein Pumpenmotor in einer Hauswasserversorgungsanlage ist an ein sternpunktgeerdetes Drehstromnetz von $3 \times 220\,V$ angeschlossen und mit 10 A gesichert. Der Gesamterdungswiderstand der zwangläufigen Erdung setzt sich, wie Abb. 152 zeigt, aus den Erdungswiderständen des Saugrohres $R_1 = 10\,\Omega$ und der Sprengleitung $R_2 = 20\,\Omega$ zusammen. Die Betriebserdung des Netzes habe mit Rücksicht auf die Zulässigkeit von Schutzerdungen in Stromkreisen

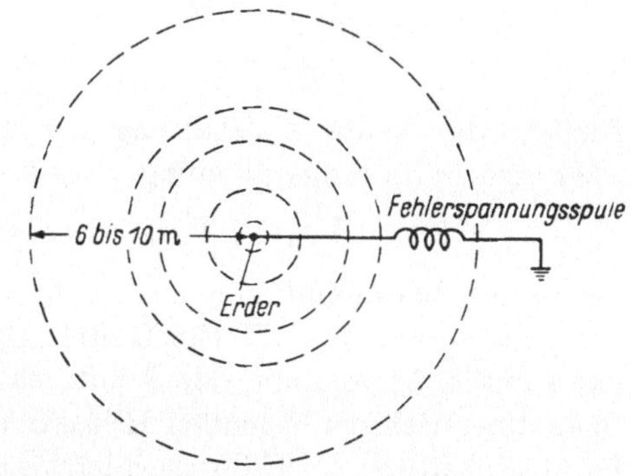

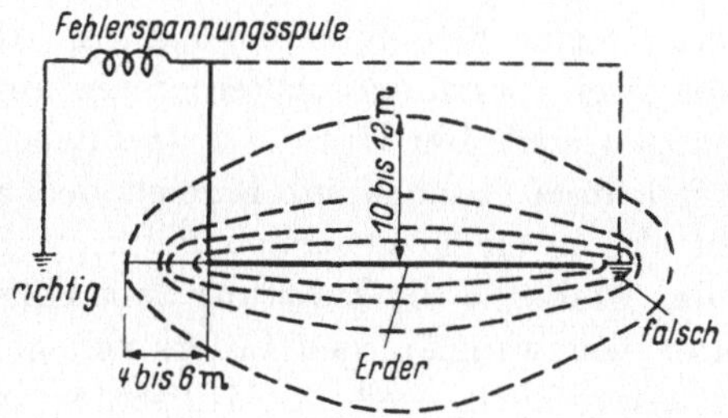

Abb. 151. Lage des Hilfserders außerhalb des Spannungstrichters

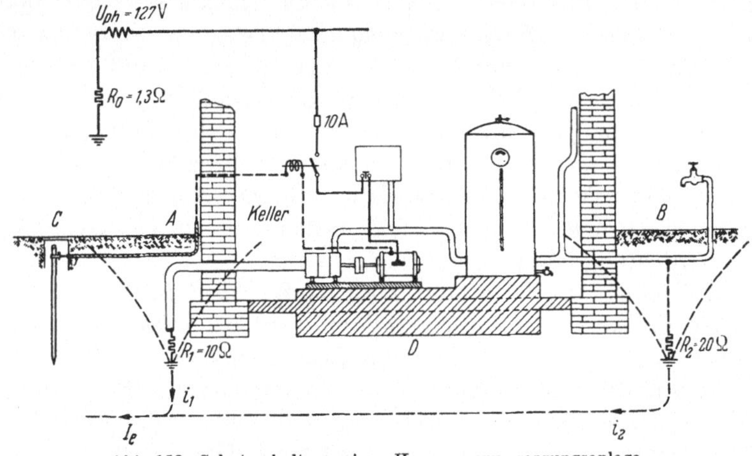

Abb. 152. Schutzschaltung einer Hauswasserversorgungsanlage

bis zu 20-A-Sicherungen einen Erdungswiderstand $R_0 = 1{,}3\ \Omega$. Bei Körperschluß des Pumpenmotors würde dann ein Erdschlußstrom

$$I_e = \frac{U_{Ph}}{R_0 + \dfrac{R_1\,R_2}{R_1 + R_2}} = \frac{127}{1{,}3 + \dfrac{10 \cdot 20}{10 + 20}} = 16\ \mathrm{A}$$

fließen, der keine Abschaltung der 10-A-Sicherung bewirken kann, aber eine Berührungsspannung

$$U_B = U_{Ph} - (R_0\,I_e) = 127 - (1{,}3 \cdot 16) = 106{,}2\ \mathrm{V}$$

am Motorgehäuse und an allen mit ihm verbundenen Teilen der Wasseranlage hervorrufen wird. Ein Bestehenbleiben der Berührungsspannung kann durch Anwendung der Schutzschaltung mit einem außerhalb des Spannungstrichters liegenden Hilfserder verhindert werden. Infolge der Parallelschaltung der Erdungswiderstände R_1 und R_2 tritt im Erdschlußstromkreis eine Stromverzweigung ein. Die Zweigströme i_1 und i_2 bewirken zwei Spannungstrichter, deren ungefähre Ausmaße in Abb. 152 angedeutet sind. Der Hilfserder darf daher weder im Bereich des Spannungstrichters A noch im Bereich des Spannungstrichters B liegen. Er ist also in einem neutralen Punkt, z. B. in C oder D, zu errichten. Für den Fall, daß die Zuleitung zum Hilfserder durch den Spannungstrichter des zwangläufigen Erders verlegt werden muß (nach Abb. 152 nicht erforderlich, weil der Hilfserder zweckmäßig im Punkt D errichtet werden kann), ist die Hilfserdleitung von Erde isoliert zu verlegen, um unkontrollierbaren Verbindungen vorzubeugen und unerwünschte Potentialverschleppungen, die das ordnungsmäßige Arbeiten der Schutzschaltung beeinträchtigen können, fernzuhalten.

Bei der Durchführung der Schutzschaltung an geerdeten Anlagenteilen ist es wichtig, daß die Hilfserdleitung, also die Leitung vom Schutzschalter bis zum Hilfserder, von Erde isoliert verlegt werden muß (kabelmäßige Verlegung), während einer blanken Verlegung der Schutzschaltungsleitung (Leitung vom Schutzschalter bis zum schutzbedürftigen Anlagenteil) an sich nichts im Wege steht. Es empfiehlt sich aber auch hier, diese Leitung geschützt zu verlegen. Durch diese Maßnahme unterscheidet sich die Schutzschaltung geerdeter Anlagenteile grundsätzlich von der Schutzschaltung bei von Erde isolierten Anlagenteilen, in der die Schutzschaltungsleitung von Erde isoliert verlegt werden muß und die Hilfserdleitung blank verlegt werden kann.

Sind in einer Anlage mehrere zwangläufig geerdete Geräte vorhanden, so kann nach Abb. 153a verfahren werden. Jedem Gerät ist ein Schutzschalter zugeordnet. Für die Schutzschalter des Heißwasserspeichers und des Pumpenmotors wird ein gemeinsamer Hilfserder verwendet, während für die Schutzschaltung des Elektroherdes natürlich das Wasserrohr als Hilfserder verwendet wird. Hierbei ist aber zu beachten, daß bei einem Fehler im Speicher oder Motor stets beide Schalter auslösen werden, da die Fehlerspannungsspulen an einer gemeinsamen Spannung liegen. Eine Fehlauslösung des dem Elektroherd zugeordneten Schutzschalters erfolgt selbstverständlich nicht. Das fehlerfreie Gerät läßt sich natürlich wieder einschalten. Abb. 153b zeigt die zentrale Anordnung eines Schutzschalters für alle Geräte. In diesem Falle ist der Elektroherd unmittelbar an das Wasserrohr angeschlossen, was jedoch nicht erforderlich ist, wenn er einen besonderen Schutzschalter wie in Abb. 153a erhält. Nach Abb. 153b wird bei einem Fehler in nur einem Gerät natürlich die ganze Anlage abgeschaltet, doch lassen sich

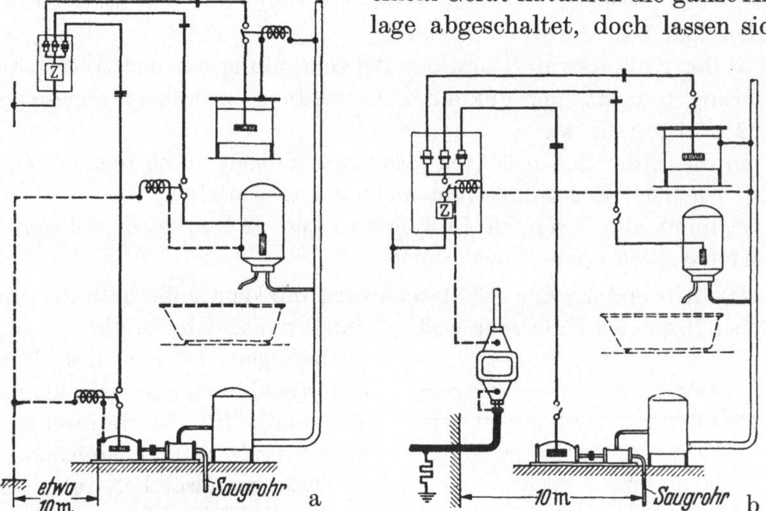

Abb. 153. Schutzschaltung mehrerer geerdeter Geräte. a Dezentrale Anordnung der Schutzschalter. b Zentrale Anordnung des Schutzschalters und Verwendung des Kabelbleimantels als Hilfserder

die fehlerfreien Geräte wieder einschalten, wenn das fehlerhafte Gerät durch Abschaltung allpolig vom Netz abgetrennt wird. Abb. 153b zeigt ferner die Zuhilfenahme eines Kabelbleimantels als Hilfserder. Durch den Anschluß der Hilfserdleitung an den mit dem Kabelbleimantel verbundenen Hausanschlußkasten lassen sich die Kosten für die Errichtung eines besonderen Hilfserders ersparen, wenn sich die Verwendbarkeit herausstellt[1].

---

[1] Bei Verwendung des Bleimantels als Hilfserder ist zu bedenken, daß auch mit der Möglichkeit einer Spannungsführung des Bleimantels zu rechnen ist, so daß die geschützten Anlagenteile über die Fehlerspannungsspule unter Spannung gesetzt werden, wenn sie von Erde isoliert sind. Sind die geschützten Anlagenteile geerdet, so wird im Falle einer Spannungsführung des Bleimantels der Schutzschalter fehlauslösen und im weiteren Verlauf die Fehlerspannungsspule u. U. verbrennen. Um diesen Gefahren zu begegnen, kann man die Hilfserdung von dem Schutzschalter mit abschalten lassen durch Verwendung eines Schalters mit entsprechender Polzahl.

Zu 2. Die Anwendung der Schutzschaltung an zwangläufig geerdeten Anlagenteilen führt in den Fällen oft zu praktischen Schwierigkeiten, in denen der Erdungswiderstand der zwangläufigen Erdung im Sinne der VDE-Vorschriften ausreichend oder sogar noch um vieles geringer ist, aber trotzdem nicht als Schutzerder verwendet werden kann. Es muß nämlich unterschieden werden zwischen solchen Erdern, die für Erdungen in Starkstromanlagen

a) mitbenutzt oder b) nicht verwendet werden können oder dürfen. Es genügt nämlich nicht, daß ein Anlagenteil über einen Erder mit einem entsprechend der Stromkreissicherung ausreichenden Erdungswiderstand schutzgeerdet ist, weil

a) der Erdungswiderstand der Betriebserdung nur dem Wert zu entsprechen braucht, der auf die Schutzerdung schwächer abgesicherter Geräte abgestellt ist,

b) die Erder den erhöhten Beanspruchungen durch den im Fehlerfall fließenden Erdschlußstrom nicht gewachsen sind,

c) nicht alle Erder zu Erdungszwecken in Starkstromanlagen verwendet werden können bzw. dürfen.

Die Anwendung der Schutzschaltung mit dem außerhalb der Sperrflächen liegenden Hilfserder stößt oft insofern auf Schwierigkeiten, als die Spannungen infolge des kleinen Erdungswiderstandes sehr klein sind und somit für die Betätigung der Auslösespule nicht ausreichen.

Daß grundsätzlich aber auch in diesen Fällen das einwandfreie Arbeiten der Schutzschaltung möglich ist, zeigt die Versuchsanordnung in Abb. 154. Dem zwangläufigen Erder (Wasserrohr) mit dem Erdungswiderstand von $R_z = 0,5\ \Omega$ wurde über einen Regelwiderstand ein Strom von 50 A aufgedrückt, der seinen Weg über die Betriebserdung $R_0 = 1\ \Omega$ zurücknahm. In diesem Zustand wurde im Abstand von 10 m die Spannung des Wasserrohres gegen den Hilfserder R_h zu etwa 15 V

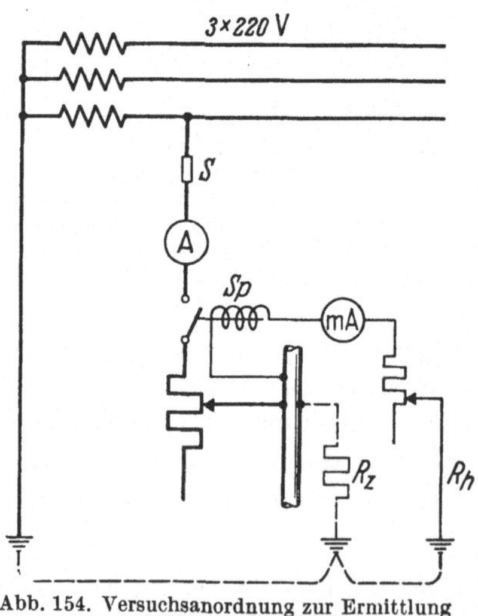

Abb. 154. Versuchsanordnung zur Ermittlung
des Hilfserderwiderstandes

gemessen. An Stelle des Spannungsmessers wurde dann die Auslösespule eines Schutzschalters angeschlossen. Eine Auslösung erfolgte zunächst nicht. Erst bei Verminderung des Hilfserderwiderstandes von 100 auf 50 Ω erfolgte einwandfreie Auslösung des Schutzschalters, wobei die Auslösestromstärke etwa 63 mA und die Spulenspannung etwa

12,6 V war. An dem Hilfserder entstand somit ein Spannungsabfall im ersten Falle von ungefähr $0{,}054 \cdot 100 = 5{,}4$ V und im zweiten Falle etwa $0{,}063 \cdot 50 = 3{,}2$ V. Folglich konnte auch im ersten Falle der Schutzschalter nicht ansprechen, da von den 15 V Gesamtspannung schon 6 V Spannungsabfall am Hilfserder verlorengingen.

Mit Rücksicht auf die gleichzeitige Anwendung von Erdung und Schutzschaltung kann grundsätzlich der Fall eintreten, daß bei einem Fehler die Sicherung schneller abschmilzt als der Schutzschalter auslöst. Die Schaltgeschwindigkeit des Schutzschalters ist durch den Streubereich der mechanischen Eigenzeit des Auslöseorgans gegeben. Die oberste Grenze darf bei 30 V Berührungsspannung nach den VDE-Vorschriften[1] 0,1 s nicht überschreiten, die unterste Grenze liegt ungefähr bei 0,025 s. Die Empfindlichkeit des Auslösers ist in erster Linie von der aufzuwendenden mechanischen Arbeit beim Auslösevorgang und somit von Ansprechstromstärke und Ansprechspannung der Auslösespule abhängig. Das Zustandekommen der erforderlichen Ansprechwerte ist aber wieder von der Spannung des zwangläufigen Erders gegen den Hilfserder und von dem Erdungswiderstand des Hilfserders abhängig. Die Abschmelzzeit der Sicherung ist durch ihren Abschaltstrom bedingt, dieser jedoch wieder von dem Gesamtwiderstand des Erdschlußstrom-

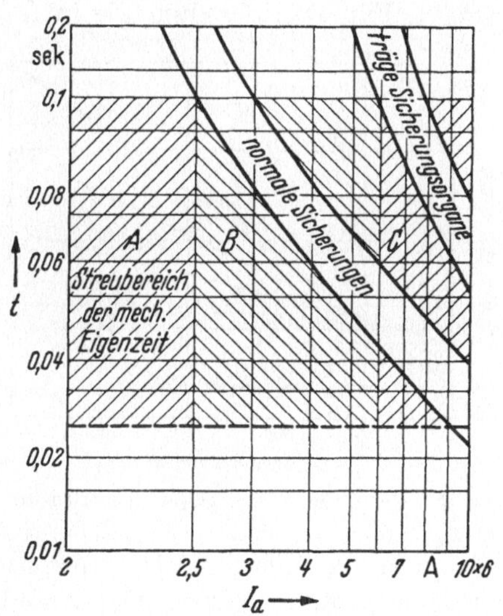

Abb. 155. Zusammenarbeiten von Schutzschalter und Schmelzsicherungen

kreises abhängig. Das Zusammenarbeiten von Schutzschalter und Sicherungen hängt also von folgenden Faktoren ab: Nenn- und Abschaltstromstärke der Sicherung, Streubereich der Abschmelzzeit, Streubereich der mechanischen Eigenzeit, Erdungswiderstand der zwangläufigen Erdung, Gesamtwiderstand des Erdschlußstromkreises, Erdungswiderstand des Hilfserders, Ansprechstrom und Ansprechspannung der Auslösespule. Für einen praktischen Fall ist das Zusammenarbeiten rechnerisch ermittelt und in Abb. 155 dargestellt. Die Darstellung gilt für eine normale und träge 6-A-Sicherung. Die beiden Kurvenstreubänder schneiden die Fläche der mechanischen Eigenzeit des Schutzschalters. In dem Bereich der Fläche A wird stets der Schalter vor

---

[1] VDE 0663/11. 53, § 16.

den Sicherungen ansprechen. Im Bereich der Fläche B hängt die Abschaltung von der mehr oder weniger großen Eigenzeit des Schalters ab, kann also durch normale Sicherungen oder Schalter erfolgen. Im Bereich der Fläche C ist die Abschaltung ebenfalls durch Sicherungen oder Schalter möglich, aber durch Sicherungen wahrscheinlicher.

Die Abhängigkeit der Empfindlichkeit des Schutzschalters vom Erdungswiderstand des Hilfserders vermitteln die in Abb. 156 dargestellten Kennlinien. Die VDE-mäßigen Abschaltgrenzwerte

a) Berührungsspannung 20 ± 2 V bei $200\ \Omega$ Hilfserderwiderstand,

b)   „ < 65 V „ $800\ \Omega$ „

werden durch die Kennlinie, welche die Punkte a und b verbindet, dargestellt. Für zwei Schalter, die im Punkt a den Vorschriften genügten, sind die Kennlinien A und B aufgenommen worden. Bei der Beurteilung der Kennlinien ist zu beachten, daß nur eine Bedingung vom Schutzschalter erfüllt werden kann, und zwar entweder

a) eine größere Abhängigkeit vom Erdungswiderstand (Kennlinie A) oder

b) eine weniger große Abhängigkeit vom Erdungswiderstand (Kennlinie B).

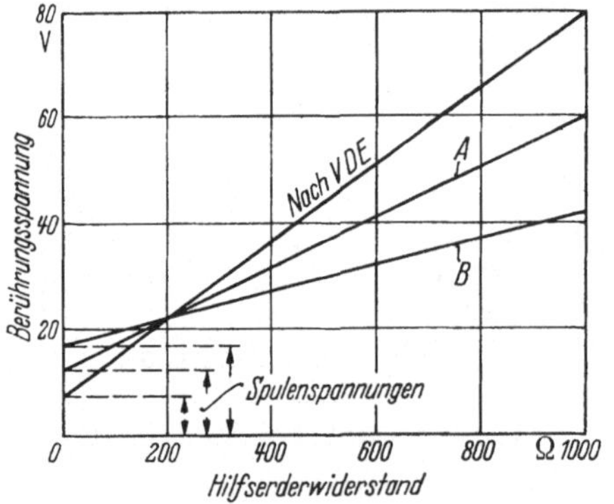

Abb. 156. Kennlinien VDE-mäßiger Schutzschalter

Beide Kennlinien entsprechen grundsätzlich den VDE-Vorschriften, können aber nicht von *einem* Schalter erfüllt werden. Die Kennlinie A ist meistens durch kleine Spulenspannung und großen Auslösestrom, die Kennlinie B durch große Spulenspannung und kleinen Auslösestrom gekennzeichnet. Je nachdem, auf welche Ansprechwerte es ankommt, sind Schalter der Kennlinien A oder B zu wählen.

Da in der Praxis diese Umstände kaum alle berücksichtigt werden können, eine ausreichende Selektivität zwischen Schutzschalter und Sicherungen aber erwünscht ist, müssen bei der Durchführung der Schutzschaltung in diesen Anlagen an den Erdungswiderstand des Hilfserders besondere Anforderungen gestellt werden. Während man sonst gewohnt ist, Hilfserderwiderstände bis zu $800\ \Omega$ zuzulassen, sollte man hier größere Erdungswiderstände, welche die Selektivität in Frage stellen, nicht zulassen.

1. Zahlenbeispiel. Ein mit 35 A abgesicherter Pumpenmotor ist an ein 220-V-Drehstromnetz mit geerdetem Sternpunkt angeschlossen. Der zwangläufige Erder habe einen Erdungswiderstand von $R_a = 0{,}5\ \Omega$.

Im Netz sei die Schutzerdung in Stromkreisen bis zu 20 A zugelassen und dementsprechend betrage der Erdungswiderstand der Betriebserdung nach Gl. (28) $R_0 = 1,3\ \Omega$. Bei Vernachlässigung des Netzwiderstandes ist der Erdschlußstrom

$$I_e = \frac{127}{0,5 + 1,3} = 70\ \text{A}.$$

Abgesehen davon, daß der Abschaltstrom der 35-A-Sicherung nicht erreicht, aber auch die Berührungsspannungsgrenze nicht überschritten wird, ist die Schutzerdung trotzdem unzulässig. Der zwangläufige Erder hat eine Spannung

$$U_e = I_e\,R_z = 70 \cdot 0,5 = 35\ \text{V}$$

gegen Erde. Diese Spannung gegen Erde kann aber noch kleiner sein, wenn *nicht* ein satter Körperschluß auftritt. Da ein maximaler Erdschlußstrom entsprechend der zulässigen Schutzerdung bei 20-A-Sicherungen von $2,5 \cdot 20 = 50$ A zugelassen werden kann, ist auch nur dieser Erdschlußstrom in Rechnung zu setzen. Folglich muß bei einer Spannung des zwangläufigen Erders gegen Erde von

$$U_e = 50 \cdot 0,5 = 25\ \text{V}$$

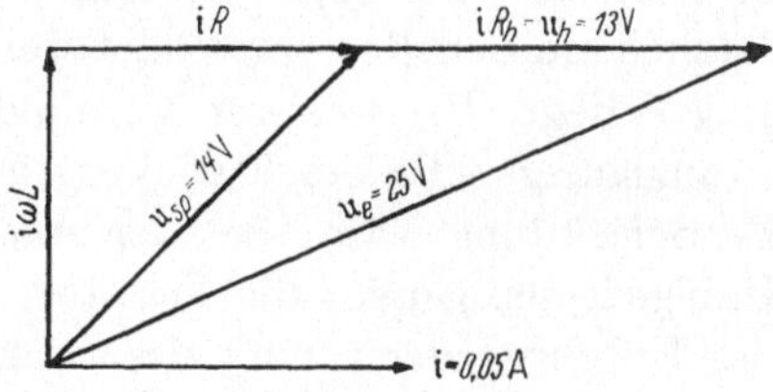

Abb. 157. Spannungsdiagramm der Schutzschaltung

eine Abschaltung erfolgen. Angenommen, es stehe ein Schutzschalter zur Verfügung, dessen Auslösestrom $i = 50$ mA betrage. Der Ohmsche sowie der induktive Widerstand der Auslösespule sei $R = \omega L = 200\ \Omega$. Nach Gl. (43) und dem Spannungsvektorbild[1] (Abb. 157) ergibt sich der Erdungswiderstand für den Hilfserder zu

$$R_h = \frac{U_h}{i} = \frac{13}{0,05} = 260\ \Omega.$$

Weitere Rechnungen ergeben für die verschiedenen Hilfserderwiderstände folgende Spannungen:

$R_h =$	0	50	100	200	260	400	800	1000 Ω
$U_e =$	14	16	18	22	25	31	51	67 V.

Im angezogenen Zahlenbeispiel wird also eine Abschaltung mit Sicherheit erreicht, wenn der Erdungswiderstand des Hilfserders 260 Ω nicht überschreitet. Der Hilfserder muß in dem Abstand vom zwangläufigen Erder errichtet werden, bei dem eine Spannung von 25 V gemessen wird. Erscheint dieser Abstand zu groß, so kann ein kleinerer gewählt werden. Der Hilfserderwiderstand muß dann aber entsprechend der Tabelle kleiner sein, damit eine Auslösung sichergestellt ist.

---

[1] Löbl, O.: Erdung, Nullung und Schutzschaltung S. 88. Berlin: Springer 1933.

2. Zahlenbeispiel. Ein mit 25 A abgesicherter Hochdruckspeicher ist an ein sternpunktgeerdetes Drehstromnetz von 220 V angeschlossen und zwangläufig geerdet. Der Schleifenwiderstand (s. S. 120) werde zu 2 Ω bestimmt. Davon entfallen auf den Erdungswiderstand der zwangläufigen Erdung 0,2 Ω. Der Erdschlußstrom ist

$$\frac{127}{2} = 63{,}5\,\text{A}\,,$$

also rund das 2,5fache des Sicherungsnennstromes. Unter dem Einfluß dieses Stromes tritt am zwangläufigen Erder eine Spannung von

$$63{,}5 \cdot 0{,}2 = 12{,}7\,\text{V}$$

auf. Die Auslösung des Schutzschalters mit den in Zahlenbeispiel 1 angenommenen Daten ist somit nicht erreichbar, da die Spulenspannung 14 V ist, aber nur 12,7 V erreicht werden können. Es könnte hier grundsätzlich ein Schalter verwendet werden, dessen Ansprechspannung unter 12,7 V liegt. Bei weiterer Verminderung des Erdungswiderstandes des zwangläufigen Erders bzw. Vergrößerung des Erdungswiderstandes der Betriebserdung wäre aber der Auslösung ohnehin eine Grenze gesetzt. Infolgedessen genügt die Feststellung, daß im Falle einer Vergrößerung des Erdungswiderstandes des zwangläufigen Erders der Schutzschalter bestimmt abschalten wird, wenn die Auslösespannung, die ja weit unterhalb der Berührungsspannung liegt, erreicht wird. Im Fehlerfalle wird also hier, wenn der zwangläufige Erder den Erdschlußstrom aushält, die Sicherung abschmelzen.

3. Zahlenbeispiel. In einem 380/220-V-Netz mit geerdetem Netzpunkt ohne Nulleiter ist ein mit 60 A abgesicherter Motor zwangläufig über einen Erdungswiderstand von 0,01 Ω geerdet. Der Erdungswiderstand der Betriebserdung sei 2 Ω. Im Fehlerfalle würde ein Erdschlußstrom von

$$\frac{220}{2 + 0{,}01} \approx 110\,\text{A}$$

fließen. Der Abschaltstrom wird also nicht erreicht; da der zwangläufige Erder nur eine Spannung von

$$0{,}01 \cdot 110 = 1{,}1\,\text{V}$$

hat, wird auch der Schutzschalter nicht ansprechen. Es erfolgt somit eine Abschaltung weder durch Sicherungen noch durch Schutzschalter. Gleichzeitig kann aber die Spannung des Netzes gegen Erde 250 V übersteigen, was nach den VDE-Vorschriften unzulässig ist (vgl. S. 114). In diesem Falle müssen nach den VDE-Vorschriften netzseitig Mittel angewandt werden, die das Bestehenbleiben einer höheren Spannung als 250 V zwischen einem beliebigen Leiter und der Erde verhindern[1]. Die Schutzschaltung als Berührungsspannungsschutz ist hier aber

---

[1] VDE 0140/1932, § 20; s. a. Fußnoten S. 136 u. 145.

keinesfalls überflüssig, da im Falle einer Widerstandserhöhung des zwangläufigen Erders durch den Erdschlußstrom der Schutzschalter abschalten wird.

In den Zahlenbeispielen wurden stets Netze mit geerdetem Netzpunkt vorausgesetzt. Der die Auslösespannung erzeugende Erdschlußstrom konnte sich also stets über die Betriebserdung schließen. In Netzen ohne geerdeten Netzpunkt wird im Normalzustand des Netzes ein ausreichender Erdschlußstrom natürlich nicht zustande kommen. Im Fehlerfalle wird auch hier nur dann der Schutzschalter auslösen, wenn im Falle eines Netzerdschlusses der Erdschlußstrom so groß ist, daß er einen genügend großen Spannungsabfall zwischen dem zwangläufigen Erder und dem Hilfserder hervorruft, so daß die Auslösespannung des Schutzschalters erreicht wird. Es bestehen hier grundsätzlich dann die gleichen Verhältnisse wie bei der Schutzschaltung in Netzen mit geerdetem Netzpunkt.

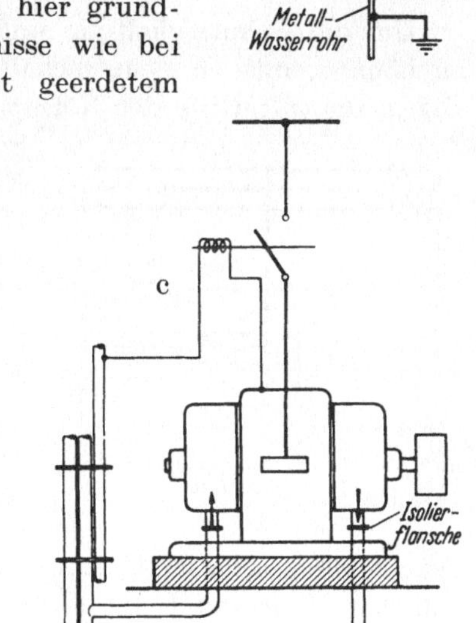

Abb. 158. Vereinfachte Schutzschaltung durch Aufhebung der zwangläufigen Erdung.
a Heißwasserspeicher. b Pumpenmotor. c Motor mit Kühlluftleitungen

Folgerungen. Wie gezeigt, ist die Schutzschaltung an zwangläufig geerdeten Anlagenteilen auch unter den ungünstigsten Verhältnissen grundsätzlich durchführbar. Indessen muß aber zugegeben werden, daß die Ausführung wegen der oft langen Hilfserdleitungen erhebliche Kosten verursacht, die Wirksamkeit oft von vielen Begleitumständen abhängt und Fehlauslösungen die Betriebssicherheit beeinträchtigen können. Es gibt jedoch eine ganze Anzahl praktischer Fälle, in denen eine Aufhebung der zwangläufigen Erdung möglich ist.

Abb. 158a zeigt ein Beispiel, in dem die zwangläufige Erdung eines Heißwasserspeichers durch Einbau von Isolierstoffrohren (Hartporzellan) zwischen Mischbatterie und Speicherkörper aufgehoben ist. Es kann hier in üblicher Weise die Schutzschaltung durchgeführt werden, bei der das Wasserrohr als Hilfserder verwendet wird. Abb. 158b und c zeigen ähnliche Maßnahmen, bei denen eine Elektropumpe durch Einbau von Isolierwinkelstücken in die Saug- und Druckleitungen und ein Motor durch Einbau von Isolierflansche in die Frisch- und Abluftleitungen gegen Erde isoliert sind. Man sollte daher solche Möglichkeiten ausnutzen, denn es wird oft möglich sein, durch Einbau isolierender Zwischenstücke[1] (Isolierflansche, Isoliermuffen u. dgl.) die zwangläufige Erdung aufzuheben.

4. Prüfung der Schutzschaltung

Um die Schutzschaltung auf ihre Betriebsbereitschaft überprüfen zu können, müssen Schutzschalter eine Überwachungseinrichtung besitzen, die mit Hilfe der Netzspannung jederzeit die Wirksamkeit des Schutzschalters nebst der dazugehörigen Erdungsanlage zu prüfen gestattet. Die Überwachungseinrichtung muß derart doppelpolig ausgebildet sein, daß sie die Überwachung auchdann ermöglicht, wenn einer der zur Prüfung vorgesehenen Netzleiter keine oder eine sehr geringe Spannung gegen Erde hat[2]. Aus diesem Grunde erhalten Schutzschalter eine fabrikmäßige eingebaute Prüftaste, bei deren Betätigung die Auslösespule von

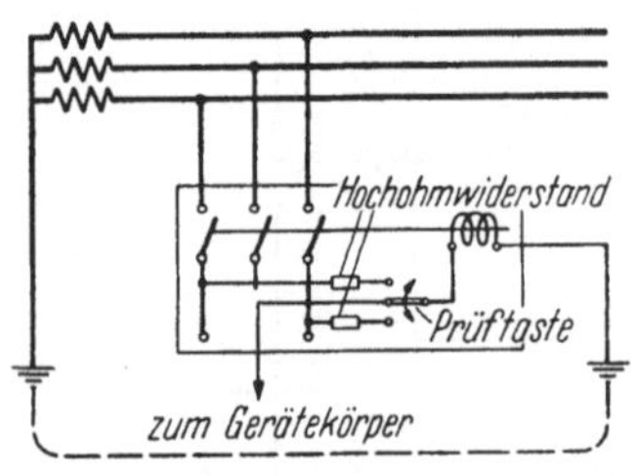

Abb. 159. Überwachungseinrichtung an Schutzschaltern

dem schutzgeschalteten Anlagenteil getrennt und über einen hochohmigen Widerstand an einen Netzleiter gelegt wird (Abb. 159). Es fließt dann ein Strom über die Auslösespule und den Hilfserder, der sich über die Betriebserdung oder die Isolations- und Kapazitätswiderstände des Netzes schließt und den Schalter zur Auslösung bringt. Nach erfolgter Prüfung geht die Prüftaste selbsttätig wieder in ihre Normallage zurück, d. h. die Fehlerspannungsspule wird wieder an den schutzgeschalteten Anlagenteil gelegt.

---

[1] Gans: Keramik als Sparstoff in der Elektrotechnik und im Apparatebau. Dtsch. Techn. Bd. 10 (1942) S. 230.

[2] VDE 0663/11.53, § 9; bei älteren Schaltern ist die Prüfeinrichtung nur einpolig durchgeführt.

Die Prüftaste kann auch als sog. Notschalter ausgebildet werden, und zwar derart, daß an irgendeiner Stelle der Anlage, z. B. an einem Motor, ein Kontakt angebracht wird, der bei Betätigung die Schutzschaltungsleitung unterbricht und das freie vom Schutzschalter kommende Leitungsende über einen Hochohmwiderstand an einen gegen Erde spannungführenden Leiter legt. Der Schutzschalter kann dann von dieser Stelle aus zur Auslösung gebracht werden, wobei auch ein Teil der Schutzschaltungsleitung in die Prüfung einbezogen ist.

In Netzen geringerer Ausdehnung, besonders in kleineren Freileitungsnetzen ohne geerdeten Netzpunkt, sind die Isolations- und Kapazitätswiderstände oft so groß, daß der Prüfstrom nicht zustande kommt. Durch Herstellung künstlicher Nullpunkte mittels Kondensatoren oder Widerständen, die geerdet werden, kann man sich gut helfen. Solche Maßnahmen müssen aber vom stromliefernden Elektrizitätswerk getroffen werden.

Bei der Prüfung der Schutzschaltung mittels der eingebauten Prüftaste wird aber die Schutzschaltungsleitung nicht in die Prüfung einbezogen. Eine Unterbrechung der Schutzschaltungsleitung wird also nicht bemerkt. Gleichfalls werden Kurzschlüsse der Fehlerspannungsspule, die durch Verbindung von Schutzschaltungs- und Hilfserdleitungen bestehen könnten, nicht erkannt. Es ist aber notwendig, eine vollständige Prüfung der Schutzschaltung bei der Inbetriebsetzung der Anlage durchzuführen. Bei von Erde isolierten Anlagenteilen wird deshalb auf den schutzgeschalteten Anlagenteil Spannung gegeben, was zweckmäßigerweise mit Hilfe eines mit einem Belastungswiderstand ausgerüsteten Spannungsprüfers erfolgt — also kein normaler Spannungsprüfer —, der zwischen einem gegen Erde spannungführenden Netzleiter und dem zu prüfenden Anlagenteil gelegt wird, so daß eine Auslösung des Schutzschalters erfolgt (Abb. 160).

Bei zwangläufig geerdeten Anlagenteilen wird die Schutzschaltung ebenfalls durch Aufdrücken von Spannung über einen Widerstand oder unmittelbar geprüft, wobei der Schutzschalter ansprechen muß. Erfolgt keine Auslösung, so ist in Zweifelsfällen eine Prüfanordnung nach Abb. 154 (vgl. S. 180) anzuwenden. Dem zwangläufigen Erder wird über einen Belastungswiderstand ein Strom aufgedrückt. Die Höhe des Stromes richtet sich nach der betriebsmäßig vorgeschalteten Stromkreissicherung und darf im Grenzfalle den 2,5fachen Wert der Sicherungsnennstromstärke nicht übersteigen, wenn nicht mit Rücksicht auf die jeweilige Bemessung der Betriebserdung ein kleinerer Wert eingehalten werden muß. Bei der Prüfung muß notwendigenfalls vorübergehend eine stärkere Sicherung verwendet werden. Der in die Hilfserdleitung eingeschaltete Strommesser (Milliamperemeter) zeigt dann den durch die Fehlerspannungsspule fließenden Strom an. Da dieser durch den Er-

dungswiderstand des Hilfserders begrenzt werden kann, muß der Hilfserderwiderstand so weit vermindert werden, bis die Auslösestromstärke
der Fehlerspannungsspule erreicht wird. Hat der zwangläufige Erder
einen sehr kleinen Erdungswiderstand, gemessen an dem Widerstand der
Betriebserdung, so daß ein ausreichender Auslösestrom des Schutzschalters nicht erreicht wird, so genügt die Feststellung, daß bei Ver-

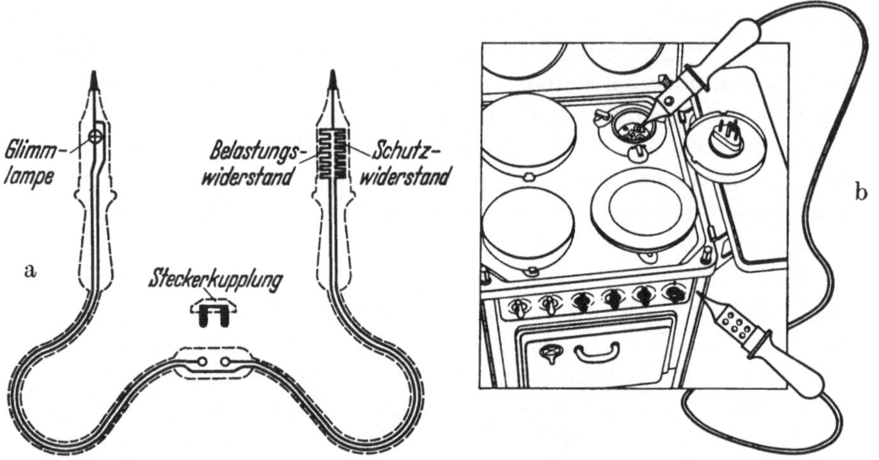

Abb. 160. Prüfung der Schutzschaltung bei von Erde isolierten Geräten. a Spannungsprüfer mit
Belastungswiderstand. b Vornahme der Prüfung

größerung des Erdungswiderstandes eine Auslösung erfolgen würde. Das
gleiche gilt für die Prüfung der Schutzschaltung in Netzen ohne geerdeten Netzpunkt.

5. Anwendungsgrenzen der Schutzschaltung

Hinsichtlich der Netzverhältnisse ist die Anwendung der Schutzschaltung in keiner Weise begrenzt. Auch bei ihrer Anwendung an
von Erde isolierten Anlagenteilen ist sie unbegrenzt anwendbar. Man
hat zwar versucht, die Schutzschaltung wegen ihrer großen Empfindlichkeit für Geräte mit größeren Ableitströmen, z. B. Großküchengeräte,
abzulehnen mit der Begründung, die Ableitströme der Heizkörper seien
so groß, daß die Schutzschalter öfter auslösen. Die Empfindlichkeit der
Schutzschalter ist aber nicht die Ursache dieser Betriebsstörungen.
Wenn es zu Abschaltungen gekommen ist, so waren es keine zulässigen
Ableitströme, sondern unzulässige Fehlerströme, die beseitigt werden
müssen[1]. Bei einer Schutzerdung oder Nullung wäre es allerdings noch

---

[1] Grundlegende Untersuchungen über Entstehung, Zusammensetzung und
Größe der Ableitströme wurden von A. VELISEK, Wien, durchgeführt. Diese Untersuchungen, deren Ergebnisse er in einem Vortrag vor dem VDE-Fachausschuß

nicht zu einer Abschaltung gekommen, aber später wäre eine empfindlichere Betriebsstörung (u. U. Zerstörung des Heizkörpers) eingetreten.

Bei der Anwendung der Schutzschaltung an geerdeten Anlagenteilen entstehen Schwierigkeiten grundsätzlicher Art nicht. Doch sind die praktischen Schwierigkeiten oft außerordentlich groß, so daß man genötigt ist, von ihrer Anwendung abzusehen. Die Verlegung langer Hilfserdleitungen (kabelmäßig) ist technisch und wirtschaftlich zweifellos von Nachteil. Dazu kommt die gegenseitige Beeinflussung, wenn mehrere Schutzschalter in einer Anlage eingebaut sind, so daß sich unangenehme Betriebsstörungen ergeben. Hier entscheiden nur die örtlichen Verhältnisse. Es muß in diesen Fällen dem Ingenieur überlassen bleiben, ob er die Schutzschaltung in normaler Ausführung noch anwenden kann oder nicht. Durch Einbau isolierender Zwischenstücke kann man sich aber in vielen Fällen sehr gut helfen.

6. Beurteilung der Schutzschaltung

Die Schutzschaltung ist an sich eine sehr elegante Schutzmaßnahme. Sie hat in den 30 Jahren ihres Bestehens dort, wo Nullung und Schutzerdung nicht angewendet werden können, eine große Verbreitung gefunden. Das gilt besonders für landwirtschaftliche Anlagen[1].

Elektrowärme in Berlin am 10. 2. 1943 aufzeigte, haben erwiesen, daß es möglich ist, bei geeigneter Auswahl des keramischen Isoliermaterials die Ableitströme innerhalb der in VDE 0720/9. 57 festgelegten Grenzen zu halten. Vgl. A. VELISEK: Schutzmaßnahmen gegen Ableitströme bei Elektro-Wärmegeräten. ETZ Bd. 64 (1943) S. 478. Ferner A. VELISEK: Ableitströme von elektrischen Heizkörpern in anorganischen Einbettmassen. ETZ Bd. 64 (1943) S. 489 und E. WALDKÖTTER: Der Ableitstrom elektrischer Wärmegeräte und die Verfahren zu seiner Bestimmung. ETZ Bd. 59 (1938) S. 845.

Erst in jüngster Zeit glaubt man Ableitströme in der Größenordnung des Schutzschalterauslösestromes zulassen zu können. Zur Vermeidung einer vorzeitigen Auslösung der Schutzschalter sind in solchen Fällen zusätzliche Maßnahmen derart zu treffen, daß die Ableitströme über einen Erder fließen, ohne daß hierdurch weder am Erder unzulässig hohe Berührungsspannungen entstehen, noch die Schutzschaltung in ihrer Wirkungsweise beeinträchtigt wird, z. B. durch Shunten der Fehlerspannungsspule. In solchen Fällen muß selbstverständlich auch der Erdungswiderstand des Hilfserders entsprechend vermindert werden und darf den Wert

$$\frac{65\ \mathrm{V}}{\text{Strom in der Schutzleitung bei Auslösung des Schalters}}$$

nicht überschreiten.

[1] SCHRANK, W.: Berührungsspannungsschutz an Elektropumpen und Heißwasserspeichern in landwirtschaftlichen Betrieben. Techn. i. d. Landw. Bd. 20 (1939) S. 189. — P. SCHNELL: Erdung, Nullung und Schutzschaltung in Installationen landwirtschaftlicher Betriebe. ETZ Bd. 59 (1938) S. 1197. — TAYLOR: Erdung, Nullung und Schutzschaltung in ländlichen Versorgungsgebieten. Inst. electr. Engrs. Bd. 81 (1937) S. 761.

In wirtschaftlicher Hinsicht ist sie für den Abnehmer insofern belastend, als sie im allgemeinen einen erhöhten Aufwand an Installationskosten verursacht. Dem stehen aber folgende technische Vorteile gegenüber:

1. Sofortige allpolige Abschaltung beim Auftreten einer gefährlichen Berührungsspannung.

2. Wirksamkeit auch bei ungünstigen und veränderlichen Erdungswiderständen.

3. Keine Wiedereinschaltung fehlerhafter Anlagen.

4. Die Berührungsspannung bleibt im allgemeinen lokalisiert und wird nicht auf gesunde Anlagenteile übertragen.

5. Da schon bei Fehlerströmen von einigen mA eine Abschaltung erfolgt, sind Geräte durch große Erdschlußströme, soweit deren Schutz nicht durch Sicherungen übernommen werden kann, ungefährdet.

Auf der anderen Seite sind aber gewisse Gesichtspunkte bei der Durchführung der Schutzschaltung zu beachten, die durch die Eigenart dieser Schutzmaßnahme bedingt sind und deren Vernachlässigung ihre Wirksamkeit in Frage stellen können. Abgesehen von gewissen Anwendungsschwierigkeiten muß bei der Ausführung schutzgeschalteter Anlagen auf die Einhaltung nachfolgender installationstechnischer Forderungen geachtet werden:

1. Anbringung der Schalter, wenn möglich, in unmittelbarer Nähe der zu schützenden Geräte, mindestens aber an leicht zugänglichen Stellen.

2. Geschützte und übersichtliche Verlegung der Schutzschaltungs- und Hilfserdleitungen.

3. Isolierte Verlegung der Schutzschaltungsleitungen bei von Erde isoliert aufgestellten Geräten.

4. Isolierte Verlegung der Hilfserdleitungen bei zwangläufig geerdeten Geräten.

5. Errichtung des Hilfserders außerhalb der Sperrfläche bei geerdeten Geräten.

6. Einwandfreie Prüfung der Schaltung.

Man sieht also, daß bei der Ausführung der Schutzschaltung höhere Anforderungen an die Sorgfalt der Installation gestellt und Rücksicht auf die Eigenart dieser Schutzmaßnahme genommen werden muß. Werden die gestellten Forderungen eingehalten, dann muß die Schutzschaltung als eine sehr zuverlässige Schutzmaßnahme bezeichnet werden.

J. Fehlerstromschutzschaltung [1]

1. Entwicklung und Wirkungsweise [2]

Während nach der Fehlerspannungsschutzschaltung bei ihrer Anwendung an von Erde isolierten Anlagenteilen der Fehlerstrom direkt und bei ihrer Anwendung an geerdeten Anlagenteilen indirekt als Spannungsabfall des zwangläufigen Erders erfaßt wird und somit über die Fehlerspannungsspule auf die Auslösevorrichtung einwirkt, gibt es auch noch andere Schutzschaltungen, welche die indirekte Erfassung des Fehlerstromes zur Grundlage haben. Z. B. ist es möglich, den Fehlerstrom durch einen in die Erdleitung eingeschleiften Stromwandler oder Shunt zu erfassen, dessen Sekundärspannung bzw. Spannungsabfall die Auslösevorrichtung steuert. Die Anwendung dieser Schaltung setzt jedoch voraus, daß der gesamte Fehlerstrom den Wandler bzw. Shunt durchfließt und daß es praktisch möglich ist, den Wandler oder Shunt in die Erdverbindung einzuschalten. Beide Voraussetzungen treffen jedoch in der Praxis selten zu. Entweder verzweigt sich der Fehlerstrom über andere z. T. unkontrollierbare Erdverbindungen oder eine Unterbrechung der Erdverbindung zwecks Einbau eines Wandlers oder Shunts ist nicht möglich, z. B. bei einem als Erder wirkenden Brunnensaugrohr. Etwas besser ist schon die Erfassung des Fehlerstromes nach der sog. HOWARD-Schaltung [3]. Der Fehlerstrom wird hier durch einen die Erdleitung umschließenden Ringstromwandler erfaßt, dessen Sekundärspannung auf die Auslösevorrichtung arbeitet. Nach dieser Schaltung ist es z. B. möglich, den Fehlerstrom in einem Brunnensaugrohr zu erfassen. Sie setzt aber auch voraus, daß der zu schützende Anlagenteil an sich von Erde isoliert ist und als einzige Verbindung nach Erde die vom Ringstromwandler umschlossene Erdleitung besteht. Leider liegen die Verhältnisse in der Praxis oft umgekehrt. Die Tatsache, daß die Schwierigkeit bei zwangläufig geerdeten Anlagenteilen gerade darin besteht, die schutzbedürftigen Teile mit wirtschaftlich tragbaren und technisch einwandfreien Mitteln gegen Erde zu isolieren, zwingt aber zur Anwendung von Schutzmitteln, die auf die indirekte Erfassung des Fehlerstromes ansprechen.

Aus dem Gebiet der Hochspannungsschutztechnik ist nun ein Verfahren bekannt, das vorwiegend zum Schutze von Generatoren und Transformatoren gegen Schäden durch Isolationsfehler angewendet wird. Es besteht im Vergleich zweier Meßgrößen und ist unter der Bezeichnung

---

[1] SCHRANK, W.: Die Differentialschutzschaltung. ETZ Bd. 65 (1944) S. 109.

[2] Bei Abfassung dieses Abschnittes wurden Unterlagen benutzt, die das Rheinisch-Westfälische Elektrizitätswerk zur Verfügung stellte.

[3] CARR, T. H.: Das Howard-System als Schutz gegen Isolationsfehler. Electr. Engng., Lond. Bd. 12 (1941) S. 115. Referat: W. SCHRANK: ETZ Bd. 64 (1943) S. 123.

„Stromvergleichs- oder Differentialschutz" zu einem feststehenden Begriff in der Hochspannungsschutztechnik geworden[1]. Diesem Schutzverfahren liegt die gesetzmäßige Erkenntnis zugrunde, daß im gleichen Zeitpunkt die Ströme in einem einfachen Stromkreis an jeder Stelle gleich groß sind, sie aber sofort verschieden werden, wenn ein zusätzlicher Fehlerstrom fließt. Ein Vergleich der Ströme am Anfang und Ende muß somit in einer fehlerstromfreien Anlage die Differenz Null ergeben. Für einen Transformator gilt sinngemäß das gleiche, wenn die primär- und sekundärseitigen gemessenen Ströme nach Maßgabe des Übersetzungsverhältnisses bewertet bzw. umgewandelt werden. Um

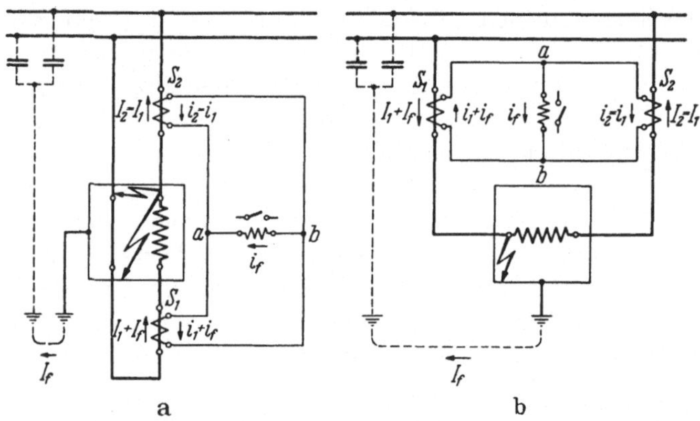

Abb. 161. Stromvergleichsschutzschaltung (Differentialschutz). a Längsstromvergleich.
b Querstromvergleich

nun die Gleichheit bzw. Verschiedenheit der Ströme festzustellen, wird meistens die in Abb. 161a dargestellte Schaltung benutzt (Längsstromvergleich). Die vor und hinter dem Schützling eingeschleiften Stromwandler S_1 und S_2 sind sekundärseitig in Reihe geschaltet. Zwischen den beiden die Stromwandler verbindenden Leitungen liegt die Brückenleitung a—b mit dem Relais. Sind die Sekundärströme der Stromwandler nach Größe und Phase gleich, dann liegt die Brückenleitung und mithin das Relais zwischen zwei Punkten gleichen Potentials; die Brückenleitung mit dem Relais ist also stromlos und das Relais bleibt in Ruhe. Werden jedoch die Wandlerströme ungleich, z. B. durch einen Kurzschluß oder Körperschluß des geerdeten Schützlings, so daß ein Fehlerstrom I_f fließt, dann wird der Strom im Wandler S_1 um den Betrag I_f größer sein als im Wandler S_2. Er wird also die Größe $I_1 + I_f$ haben, während der Wandler S_2 nur die Stromgröße $I_2 = I_1$ hat. Die Sekundär-

---

[1] WALTER, M.: Relaisbuch, 2. Aufl. S. 146. Berlin: Franckh'sche Verlagshandlung 1940. — H. WEBER: Der Erdschluß in Hochspannungsnetzen S. 97. München u. Berlin: Oldenbourg 1936.

ströme der beiden Wandler sind dementsprechend $i_1 + i_f$ bzw. i_2. Es fließt also über die Brückenleitung ein Ausgleichsstrom i_f, der bei ausreichender Größe des Relais zum Ansprechen bringt[1].

Diese Ausführungen gelten, abgesehen von den nur bei Wechselstrom bedingten, für Gleich- und Wechselstrom, sofern der Grundsatz, alle ankommenden und abgehenden Leitungen bzw. Ströme meß- und schutztechnisch zu erfassen, richtig durchgeführt wird. Demgemäß ist es auch möglich, eine Verbraucheranlage mit einem Differentialschutz gegen das Auftreten von Fehlerströmen zu versehen, wenn es gelingt, die in die Anlage hineinfließenden Ströme mit den zurückfließenden Strömen zu vergleichen. Die den speisenden Zuleitungen entsprechende Anzahl der Rückleitungen sind hier allerdings nicht vorhanden, wenn man die Ausführungsform des bei Transformatoren oder Generatoren verwendeten Differentialschutzes zugrunde legt. Sie sind aber auch nicht nötig, denn ein Teil der Zuleitungen sind, wenn auch wechselweise, auch wieder Rückleitungen. Denn nach dem 1. Satz des KIRCHHOFFschen Gesetzes ist die Summe aller von einem Punkt eines Leitungsgebildes wegfließenden Ströme gleich der Summe der zufließenden Ströme, d. h. ihre geometrische Summe ist Null. Mit anderen Worten, die von einem Knotenpunkt wegfließenden Ströme heben sich gegen die zurückfließenden Ströme auf; sie halten sich also das Gleichgewicht. Dieser Umstand bedingt eine Schaltungsänderung, wie Abb. 161b zeigt (Querstromvergleich). Diese Schaltung unterscheidet sich von der erstgenannten insofern, als die zum Schützling fließenden Ströme durch Bildung ihrer geometrischen Summe verglichen werden[2]. Es sind wieder zwei Stromwandler S_1 und S_2 eingebaut, die sekundärseitig so geschaltet sind, daß die Brückenleitung $a-b$ mit dem Relais zwischen zwei Punkten gleichen Potentials liegt. Bei gleichen Sekundärströmen ist die Brückenleitung stromlos und das Relais bleibt in Ruhe. Tritt nun an dem geerdeten Schützling ein Körperschluß auf, der einen Fehlerstrom I_f zur Folge hat, so fließt über den Wandler S_1 der Strom $I_1 + I_f$ und über den Wandler S_2 der Strom $I_2 = I_1$. Die sekundärseitigen Ströme sind dementsprechend $i_1 + i_f$ bzw. i_2. Die geometrische Summe der Ströme ist also nicht mehr Null, sondern I_f bzw. i_f. Es entsteht somit am Relais eine Spannung, die proportional ist der Stromdifferenz zwischen i_1 und i_2, d. h. das Relais spricht auf den Fehlerstrom i_f an. Innerhalb der Meßanordnung auftretende Kurzschlüsse und außerhalb der Meßanordnung auftretende Erdschlüsse haben keine Wirkung auf das Relais, denn dieses kann und

---

[1] Die Schutzeinrichtung muß natürlich alle zugeführten und abfließenden Ströme erfassen, auch wenn mehrere Wicklungen vorhanden sind. Die Darstellung in Abb. 161a ist einpolig. Vgl. W. SKIRL: Elektrische Messungen S. 351. Berlin u. Leipzig: de Gruyter & Co. 1928.

[2] Weitere Summenstromschaltungen s. F. KESSELRING: Selektivschutz S. 133. Berlin: Springer 1930.

soll ja nur auf Gleichgewichtsstörung innerhalb des Schutzbereiches ansprechen.

Das Stromgleichgewicht ist im betriebsmäßigen Zustand aber nur theoretisch vorhanden. Die unvermeidlichen Isolations- und Kapazitätsfehlerströme können das Stromgleichgewicht stören, so daß bei der Einstellung des Relais eine gewisse Ungleichheit als normal betrachtet werden muß. Erst die Überschreitung des betriebsbedingten Fehlerstromes darf zum Ansprechen des Relais und somit zu Schaltmaßnahmen führen. Für die Anwendung des Differentialschutzes auf eine Verbraucheranlage ergibt sich somit: Jeder Fehlerstrom stört das Stromgleichgewicht und schafft somit die Voraussetzung zum Ansprechen des Relais.

Der Differentialschutz beruht also auf einem Vergleich der auf vorgeschriebenem Wege in die Anlage hinein- und herausfließenden Ströme. Wenn die Summe aller ordnungsgemäß fließenden Ströme gleich Null ist, dann ist auch die Anlage in Ordnung. Tritt ein Isolationsfehler ein, der einen Fehlerstrom nach Erde zur Folge hat, so fehlt dieser Fehlerstrom an dem Gleichgewicht der Ströme. Die auftretende Differenz wird zum Abschalten der Anlage nutzbar gemacht. Wenn auch grundsätzlich der Differentialschutz in Gleichstromanlagen ebenfalls anwendbar ist, so hat doch seine Anwendung in Wechsel- und Drehstromnetzen größere Bedeutung. Die nachstehenden Ausführungen beziehen sich daher im wesentlichen nur auf Wechselstrom.

2. Der Fehlerstromschutzschalter

Zur indirekten Erfassung der Stromdifferenz, also des Fehlerstromes, ist es nun erforderlich, eine Messung der Ströme vorzunehmen. Diese erfolgt bei dem auf Vorschlag des Rheinisch-Westfälischen Elektrizitätswerkes und von der Industrie entwickelten Fehlerstromschutzschalters entweder durch einen die Zuleitungen umschließenden Ringstromwandler oder einen Wandler mit so viel gleichen Wicklungen, als Zuleitungen angeschlossen werden müssen, sowie einer Auslösewicklung für das eigentliche Relais. Durch die Anordnung der Wicklungen auf dem Eisenkern ist eine gleichmäßige Magnetisierung erzwungen. Da bei gleichen Wicklungen auf einem Kern die magnetischen Wirkungen der die Wicklungen durchsetzenden Ströme diesen genau proportional sind, heben sich unter Voraussetzung der erzwungenen gleichmäßigen Magnetisierung bei sinngemäßer Schaltung der Spulen die erzeugten Flüsse vollständig auf. In der eigentlichen Fehlerstromwicklung wird also keine Spannung induziert und das Relais bleibt in Ruhe. Tritt aber ein Fehlerstrom ein, so stimmt das Stromgleichgewicht und damit auch das der Flüsse nicht mehr; der resultierende Fluß induziert Spannung in der Fehlerstromwicklung, das Relais spricht an, wirkt auf das Schalterschloß ein, so daß eine Auslösung des Schalters erfolgt.

Die Forderung, daß der betriebsmäßige Spannungsabfall an dem Schalter möglichst klein bleibt und das Streben nach kleinstem Werkstoffaufwand bringt es mit sich, daß infolge der verhältnismäßig kleinen Windungszahl auch die für das Schaltrelais zur Verfügung stehende Leistung klein ist. Aus diesem Grunde muß die Energie des Wandlers mit einer besonderen Einrichtung für das Schaltrelais verstärkt werden. Die verschiedensten Verstärkungseinrichtungen werden angewandt. Bei dem in Abb. 162 dargestellten Schalter ist als Verstärkungselement ein sogenanntes Thyratron[1] mit kalter Kathode verwendet worden. Es ist dies eine ungeheizte Drei-Elektroden-Röhre mit Anode, Kathode und Steuerelektrode, die mit Gas gefüllt ist.

Das Thyratron mit kalter Kathode bietet einen besonderen Vorteil, da es absolut unempfindlich gegen mechanische Erschütterungen ist und ein Relais ohne Kontakte, die verschmutzen könnten, darstellt. Außerdem ist bemerkenswert, daß das Thyratron mit seiner Anode über die Auslösespule des Schalters und an alle drei Außenleiter des Drehstromnetzes angeschlossen ist. Mit dieser Anschlußart wird gewährleistet, daß auch bei Ausfallen einer oder auch zweier Außenleiter der Schalter auslösen kann, wenn von dem dritten Außenleiter eine Berührungsspannung in der Anlage hervorgerufen wird.

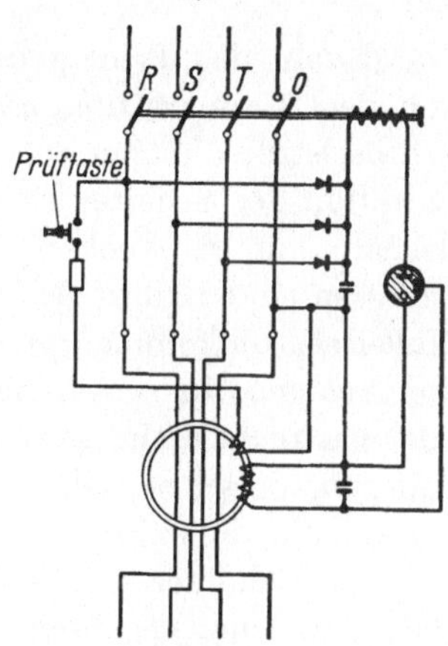

Abb. 162. Schaltung eines Fehlerstromschutzschalters mit Thyratron als Verstärkungselement

Bei Auftreten einer unzulässig hohen Berührungsspannung arbeitet der Schalter folgendermaßen:

Der durch die Primärwicklung des Wandlers fließende Fehlerstrom erzeugt in dem Eisenkern des Wandlers ein magnetisches Feld und dieses wiederum in der Sekundärwicklung eine Spannung. Diese Spannung liegt an der Steuerelektrode und der Kathode des Thyratrons. Der Schalter ist so eingestellt, daß bei dem Ansprechstrom das Thyratron gezündet wird und nunmehr der Anodenstrom fließen kann. Wie aus Abb. 162 hervorgeht, fließt der Anodenstrom von dem Sternpunkt der drei Gleichrichter über die Auslösespule des Schalters zur Anode des Thyratrons, durch das Thyratron zur Kathode und von dieser zum Mittelpunktsleiter des Netzes. Bei Zündung der Röhre ist der Anodenstrom so groß, daß der Auslöser des Schalters anspricht und somit der Schalter auslöst. Diese Auslösung geschieht innerhalb von 0,1 s. Das dargestellte Schaltschema ist vereinfacht, denn der Schalter enthält

---

[1] Hübner, R.: Industrie-Thyratrons und ihre Anwendung in der Praxis. Dtsch. Elektro-Handw. Bd. 33 (1958) S. 70.

außer dem Thyratron noch Kondensatoren und Widerstände, die der Übersichtlichkeit halber im Schaltbild weggelassen sind.

Die Empfindlichkeit des Fehlerstromschutzschalters hinsichtlich der Fehlerstromgröße kann höher als im allgemeinen erwünscht eingestellt werden. Die technisch erreichbare, für die Praxis aber kaum brauchbare unterst Grenze für den Fehlerstrom liegt bei etwa 5 mA. Gegenwärtig werden die Schalter mit Zwischenrelais für eine Auslöseempfindlichkeit von 300 mA und ohne Zwischenrelais für 1 bis 3 A hergestellt[1].

3. Anwendung

Obwohl das Prinzip der Fehlerstromschutzschaltung grundsätzlich von der Stromart unabhängig ist, also sowohl in Gleich- als auch in Wechselstromanlagen angewendet werden kann, hat man bei der Konstruktion der Schalter bewußt nur an Wechselstrom gedacht. Sie kann deshalb nur in Wechsel- bzw. Drehstromanlagen Anwendung finden. Indessen sind Bauart und Schaltung der Netze, z. B. ob mit oder ohne Nulleiter, vollkommen gleichgültig. Das engere Anwendungsgebiet sind die Anlagen, in denen die Fehlerspannungsschutzschaltung schwierig oder gar nicht mehr anwendbar ist. Das sind im allgemeinen alle solche Anlagen, deren zu schützende Teile zwangläufig geerdet sind und im besonderen diejenigen, deren Erdungswiderstand außerordentlich klein ist, eine Schutzerdung oder Nullung aber nicht in Frage kommt, und solche, in denen gegenseitige Beeinflussungen Fehlauslösungen bewirken. Darüber hinaus wird der Fehlerstromschutzschaltung das umfangreiche Gebiet der elektrischen Anlagen in der Landwirtschaft zuzuweisen sein. Sie soll hier nicht nur die Aufgabe des Berührungsspannungsschutzes, sondern auch die des Brandschutzes übernehmen, da sie ja schon auf kleinste Fehlerströme anspricht, diese sich somit nicht zu großen gefahrbringenden Strömen, die zwar keine Berührungsspannungen zur Folge haben brauchen, aber feuergefährlich sind, auswirken können. Auf diese Weise erhalten die Anlagen einen selbsttätigen Erdschlußschutz, wodurch die bekannten Nachteile der sonstigen Über-

---

[1] Bei Anwendung der Fehlerstromschutzschaltung — insbesondere mit außerhalb des Schalters angeordneten Summenstromwandlern nach Abb. 164 — an solchen Geräten, die betriebsmäßig hohe Ableitströme aufweisen, wie z. B. Großküchenherde oder sogar Elektrodenwärmegeräte (vgl. S. 273), muß die Empfindlichkeit ganz bedeutend herabgesetzt werden. Brauchbare Werte sind für Großküchenherde etwa 0,3 bis 0,5 A und für Elektrodenwärmegeräte sogar 10 bis 15% des Betriebsstromes. In diesen Fällen muß selbstverständlich auch der Erdungswiderstand des Erders vom zu schützenden Gerät entsprechend vermindert werden und darf

$$\frac{65\ \mathrm{V}}{\text{Auslösestromstärke in A}}$$

nicht übersteigen.

stromschutzorgane, die diesen Schutz nicht übernehmen können, in Fortfall kommen[1]. Außerdem ist die Fehlerstromschutzschaltung in hervorragender Weise geeignet, den Schutz gegen elektrische Viehunfälle in der Land- und Zuchtwirtschaft zu übernehmen. Auch für schwere ortsveränderliche Elektrowerkzeuge als auch Stromerzeugungsaggregate ist sie als Vorsatzanschlußgerät bzw. für den festen Einbau sehr gut geeignet. Neben dieser, aus wirtschaftlichen und technischen Gründen vorzugsweisen Anwendung kann sie selbstverständlich auch in jedem anderen Falle, z. B. zur Unterstützung der Schutzerdung[2], angewendet werden, wo nicht ausdrücklich Kleinspannung vorgeschrieben oder Schutzisolierung empfehlenswert ist. Alles in allem, keine Schutzmaßnahme wird so vielseitig anwendbar sein wie die Fehlerstromschutzschaltung.

4. Bedingungen

Irgendeine leitende Schutzverbindung der zu schützenden Anlagenteile mit dem Fehlerstromschutzschalter, wie etwa bei der Fehlerspannungsschutzschaltung, besteht nicht. Indessen ist eine der ersten Voraussetzungen für die Wirksamkeit der Fehlerstromschutzschaltung die Bedingung, daß ein Körperschluß oder Isolationsdurchbruch stets einen Fehlerstrom zur Folge hat, der nach Erde abgeleitet werden muß. Es muß deshalb eine Ableitung des Fehlerstromes ermöglicht werden, d. h. die zu schützenden Anlagenteile müssen geerdet sein. Der Wert des Erdungswiderstandes richtet sich nach der Auslöseempfindlichkeit. Durch diese Bedingung unterscheidet sich die Fehlerstromschutzschaltung grundsätzlich von der Fehlerspannungsschutzschaltung, bei der Erdungen der zu schützenden Anlagenteile immer unerwünscht sind, weil sie einen erhöhten Aufwand an Schutzmitteln fordern. Diese Tatsache kennzeichnet noch besonders die vorzugsweise Anwendung der Fehlerstromschutzschaltung bei zwangläufig geerdeten Anlageteilen (Abb. 163a). Sind die zu schützenden Anlagenteile nicht oder nicht ausreichend geerdet, oder ist ihre Erdung unzuverlässig, so müssen sie mit einer besonderen Schutzleitung versehen werden, die zu erden ist (Abb. 163b). An den Erdungswiderstand dieser Schutzleitung müssen allerdings etwas höhere Anforderungen gestellt werden als an den Erdungswiderstand des Hilfserders bei der Fehlerspannungsschutzschaltung; bei einer Empfindlichkeit von 300 mA genügt ein Erdungswiderstand in der Größenanordnung von etwa 200 Ω. Wird die Schutzleitung bei der Fehlerstromschutzschaltung unterbrochen oder ihr An-

---

[1] SCHNELL, P.: Differentialschutzschaltung und Lebens- und Brandgefahren in Dreh- und Wechselstromanlagen. ETZ Bd. 64 (1943) S. 119. — W. SCHRANK: Schmelzsicherungen, Installationsselbstschalter und Motorschutzschalter als Leitungs- und Geräteschutz. ETZ Bd. 58 (1937) S. 773.

[2] SCHWENKHAGEN, H. F.: Die Fehlerstromschutzschaltung, eine neue Form der Schutzerdung. Schalksmühle/Westf. Paris & Co. 1952.

schluß unterlassen, so wird im Körperschlußfalle die Berührungsspannung bestehenbleiben. Wird die Berührungsspannung dann z. B. von einer mit der Erde in leitender Verbindung stehenden Person überbrückt, so fließt ein Fehlerstrom zur Erde nach Maßgabe der anstehenden Berührungsspannung und des im Stromkreis liegenden Widerstandes, im besonderen also des Körperwiderstandes der Person (Abb. 163 c). Kommt ein Fehlerstrom zustande, der die Auslösestromstärke erreicht, so erfolgt Auslösung des Schalters. Bleibt der Fehlerstrom unterhalb der Auslösestromstärke, dann erfolgt keine Auslösung. Die mögliche Auslösung des Schalters bei unmittelbarer Berührung eines gegen Erde unter Spannung stehenden Leiters ist zweifellos eine nicht zu unterschätzende günstige Eigenschaft der Fehlerstromschutzschaltung, da sie als einzigste Schutzmaßnahme — allerdings nur bei hochempfindlicher Einstellung von einigen mA — neben Kleinspannung und Isolierung auch einen gewissen Berührungsschutz gewährt. Als Grundlage für einen Berührungsschutz darf diese Eigenschaft jedoch keineswegs gelten, da mit Rücksicht auf die durch die Praxis geforderte Einstellung der Auslösestromstärke Ströme von lebensgefährlicher Größe weiterbestehen bleiben können, ohne daß eine Auslösung erfolgt. Da der Fehlerstromschutzschalter neben dem Berührungsspannungsschutz auch den Erdschlußschutz übernimmt, ist ein Anschluß der lediglich gegen Erdschlüsse zu schützenden Anlagenteile an die geerdete Schutzleitung an sich nicht erforderlich. Durch den zusätzlichen Anschluß auch dieser Anlagenteile an die Schutzleitung kann jedoch die Schutzwirkung noch erheblich gesteigert werden, weil dann in jedem Falle der Fehlerstrom einen verhältnismäßig geringen Widerstand auf seinem Weg zur Erde findet (Abb. 163 d).

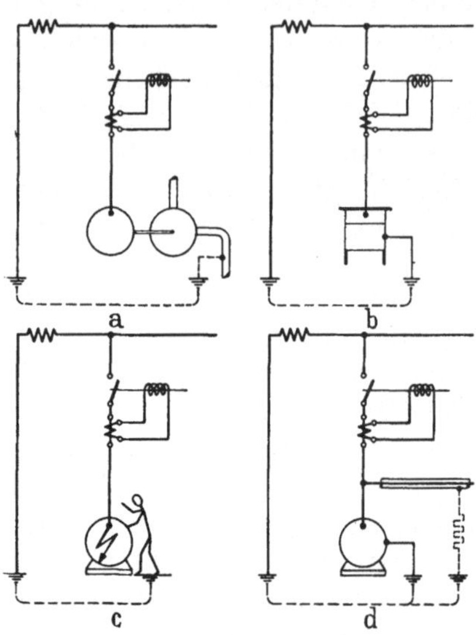

Abb. 163. Die Fehlerstromschutzschaltung in ihrer praktischen Anwendung. a An einer zwangsläufig geerdeten Elektropumpe. b An einem von Erde isoliert aufgestellten Gerät mit angeschlossener geerdeter Schutzleitung. c An einem nicht geerdeten Gerät, bei dessen Berührung der Fehlerstrom über den menschlichen Körper fließt. d Als Erdschlußschutz für nicht dem Berührungsspannungsschutz unterliegende Anlagenteile

5. Prüfung

Eine Prüfung der Fehlerstromschutzschaltung erfolgt durch die in den Schalter eingebaute Prüfeinrichtung. Sie besteht, wie aus Abb. 162

zu ersehen ist, in einer Reihenschaltung eines Widerstandes mit einer Prüftaste und einer Prüfwicklung im Summenstromwandler. Bei Betätigung der Prüftaste wird die Prüfwicklung vom Prüfstrom durchflossen, so daß in der Fehlerstromwicklung eine Spannung induziert wird, was eine Auslösung des Schalters zur Folge haben muß. Die Prüfung erfolgt ohne Änderung des betriebsmäßigen Zustandes und ohne Außerbetriebsetzung der Schutzbereitschaft. Die Prüfeinrichtung ist nur einphasig, da der Schalter, abgesehen von Fehlern im Auslösekreis, jeden Fehler durch Auslösen quittieren muß. Mit Rücksicht auf die Möglichkeit, daß z. B. ein vierpoliger Schalter nur als zweipoliger verwendet wird, ist darauf zu achten, daß die Prüfeinrichtung nicht unwirksam wird. Von dieser Prüfeinrichtung wird die notwendige Erdung des geschützten Anlagenteils nicht erfaßt. Es ist deshalb notwendig, wenigstens bei der erstmaligen Inbetriebnahme, auch durch Herstellung eines künstlichen Isolationsfehlers oder Körperschlusses am Schützling die Auslösung des Schalters zu kontrollieren. Bei dieser Prüfung ist dann auch die Erdung des Schützlings einbezogen.

6. Anwendungsgrenze

Von einer bestimmten Anwendungsgrenze kann bei der Fehlerstromschutzschaltung eigentlich nicht gesprochen werden. Die Schal-

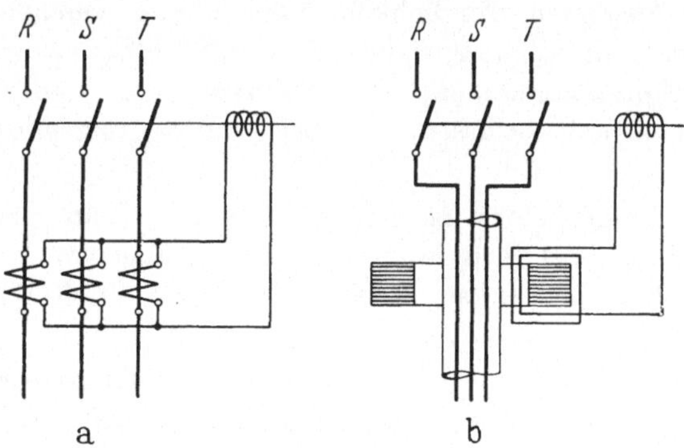

Abb. 164. Erweiterte Anwendung der Fehlerstromschutzschaltung in Verbindung mit Stromwandlern. a Stromwandler in HOLMGREEN-Schaltung. b Summenstrom-Ringwandler (Ferrantiwandler)

ter werden zunächst nur für eine Nennstromstärke von 25 bis 100 A hergestellt. Für höhere Betriebsstromstärken kann deshalb der Fehlerstromschutzschalter nur in Verbindung mit Stromwandlern, z. B. in der sog. HOLMGREEN-Schaltung (Abb. 164a) angewendet werden. Hierbei müssen stets Wandler gleicher Type verwendet werden, da andernfalls die Summenstrombildung durch vorgetäuschte Fehlerströme, sog. Falschströme, beeinflußt wird. Außerdem kann der

Fehlerstrom durch einen die Zuleitungen umschießenden Ringstromwandler (Ferrantiwandler) erfaßt werden (Abb. 164b). Die Zuleitungen stellen dann die Hauptwicklungen des Wandlers dar[1]. Bei der Montage des Wandlers ist zu beachten, daß der Fehlerstrom nicht über Rohr- oder Kabelmäntel durch den Wandlerkern hindurchfließen darf, da er sonst mitgemessen wird und somit der Fehlerstrom nicht richtig erfaßt wird. Notwendigenfalls sind also Isolierungsmaßnahmen zu treffen. Diese Schaltungen werden u. a. als Erdschlußschutz in Hochspannungsanlagen angewendet, können aber selbstverständlich auch in Niederspannungsanlagen Anwendung finden.

7. Beurteilung

Da die Fabrikation von Fehlerstromschutzschaltern erst vor einigen Jahren aufgenommen ist und praktische Erfahrungen über die Anwendung der Fehlerstromschutzschaltung in niederspannungsseitigen Verbraucheranlagen kaum vorliegen, kann über ihre Bewährung in der Praxis noch nicht viel gesagt werden. Sie stellte auch bisher noch keine Schutzmaßnahme im Sinne des VDE-mäßigen Berührungsspannungsschutzes dar. Ihre Anerkennung ist erst in VDE 0100/ . . . 58 enthalten. Der Verf. hat aber von sich aus ihm zur Verfügung gestellte zweipolige Schutzschalter für eine Nennstromstärke von 10 A bei 220 V und einer eingestellten Auslöseempfindlichkeit von 90 mA versuchsweise eingebaut. Hinter dem Schalter, d. h. also in der Anlage, wurden die vorhandenen Schutzmaßnahmen, wie Schutzerdung und Fehlerspannungsschutzschaltung, belassen. Hierbei wurden folgende Ergebnisse erzielt:

1. Bei Auftreten eines Isolationsfehlers innerhalb einer in Rohr liegenden Leitung (das Rohr war am feuchten Mauerwerk verlegt, der Rohrmantel aber sonst nicht weiter geerdet) von 140 mA löste der Schalter aus.

2. Bei Durchschlag eines Berührungsschutzkondensators an einem schlecht geerdeten rundfunkentstörten Gerät und Auftreten eines kapazitiven Fehlerstromes von 100 mA erfolgte Auslösung des Schalters.

3. Bei Auftreten eines Kurzschlusses erfolgte ordnungsmäßiges Abschmelzen der Stromsicherungen und, wie zu erwarten, keine Auslösung des Schalters.

4. Bei Auftreten von einpoligen Kurzschlüssen an schutzgeerdeten Geräten erfolgte Auslösung des Schalters, manchmal auch gleichzeitiges Abschmelzen der Sicherungen.

---

[1] WEBER, H.: Der Erdschluß in Hochspannungsnetzen S. 74 u. 76. München u. Berlin: Oldenbourg 1936. — H. TITZE: Übersicht über den heutigen Stand des Erdschlußschutzes. ETZ Bd. 58 (1937) S. 102.

5. Bei Auftreten eines satten Körperschlusses an einem über einen Fehlerspannungsschutzschalter angeschlossenen Gerät löste der Fehlerstromschutzschalter aus. Manchmal lösten auch beide Schalter aus.

6. Bei Eintreten eines Fehlerstromes von 60 mA an einem über einen Fehlerspannungsschutzschalter angeschlossenen Geräts erfolgte nur Auslösung des Fehlerspannungsschutzschalters. Der Fehlerstromschutzschalter schaltete dabei nicht ab, da er auf 90 mA eingestellt war.

7. Bei einem Isolationsfehlerstrom von 6 A an einem zwangläufig geerdeten und durch Fehlerspannungsschutzschaltung geschützten Anlagenteil erfolgte Auslösung des Fehlerstromschutzschalters. Der Fehlerspannungsschutzschalter löste dabei nicht aus, da die Berührungsspannung nur 16 V betrug.

Diese Versuchsergebnisse, die zwar noch keinen Anspruch auf Vollständigkeit erheben können, lassen aber erkennen, daß der Fehlerstromschutzschalter grundsätzlich geeignet ist, die gestellten Anforderungen zu erfüllen. Besonders bemerkenswert sind die unter 1. und 7. genannten Versuchsergebnisse. Der unter 1. aufgeführte Versuch zeigt, daß der Fehlerstromschutzschalter auch solche Erdschlüsse erfaßt, welche in Anlagenteilen auftreten, die nicht besonders an eine Schutzleitung angeschlossen sind, im Gegensatz zum Fehlerspannungsschutzschalter, der nur solche Erdschlüsse abschalten kann, die gegenüber den an die Schutzleitung angeschlossenen Metallteilen auftreten. Dieses jedoch auch nur unter der Bedingung, wenn entweder die geschützten Anlagenteile praktisch von Erde isoliert sind oder falls sie geerdet sind, wenn der Spannungsabfall am Erder mindestens die Auslösespannung erreicht, was nach dem unter 7. genannten Versuch nicht der Fall war. Der Fehlerstromschutzschalter schaltete indessen ab. Durch diese Eigenschaft, die im Prinzip des Fehlerstromschutzschalters begründet ist, tritt der an sich zwar nebensächliche, aber für die Praxis notwendige Begriff der Berührungsspannung in den Hintergrund. An seine Stelle tritt die allein maßgebende lebensgefährliche Fehlerstromstärke. Trotzdem ist die Fehlerstromschutzschaltung nicht geeignet, die Fehlerspannungsschutzschaltung abzulösen, sie soll vielmehr eine empfindliche Lücke in der geeigneten Auswahl der Schutzmaßnahmen schließen. Denn mit Rücksicht auf die wirtschaftliche Anwendung von Schutzmaßnahmen muß man ja bestrebt sein, die jeweils billigste Schutzmaßnahme zu wählen. Da der Fehlerstromschutzschalter gegenüber dem Fehlerspannungsschutzschalter erheblich teurer ist, was ja auch durch den größeren Werkstoffaufwand gerechtfertigt ist, wird man nur dort zur Fehlerstromschutzschaltung greifen, wo entweder die Herstellung der Fehlerspannungsschutzschaltung durch kostspielige Schutzschaltungs- und Hilfserdleitungen als auch Hilfserder teurer wird als die Fehlerstromschutzschaltung, oder die Fehlerspannungsschutzschaltung überhaupt nicht mehr anwendbar ist.

Die Herstellung der Fehlerstromschutzschaltung stellt an die Fähigkeiten des Elektroinstallateurs keine besonderen Anforderungen, im Gegensatz zur Fehlerspannungsschutzschaltung, besonders bei deren Anwendung an geerdeten Anlagenteilen. Es ist weiter nichts zu tun, als die Zu- und Ableitungen an den Fehlerstromschutzschalter bezeichnungsgemäß anzuschließen und auf eine Erdung der gegen Berührungsspannungen zu schützenden Anlagenteile zu achten. Für die nur gegen Erdschlüsse aber nicht gegen Berührungsspannungen zu schützenden Anlagenteile ist auch der Anschluß einer geerdeten Schutzleitung noch nicht einmal unbedingt erforderlich. Die Fehlerstromschutzschaltung kann somit hinsichtlich ihrer Installation an Einfachheit kaum überboten werden.

Daß die Fehlerstromschutzschaltung neben dem Berührungsspannungsschutz auch noch den Erdschlußschutz übernimmt, ist als ein nicht zu unterschätzender Vorteil gegenüber den meisten anderen Schutzmaßnahmen zu bewerten. Die Versuchsergebnisse berechtigen zu der Folgerung, daß bei Einordnung der Fehlerstromschutzschaltung in die VDE-mäßigen Schutzmaßnahmen der Berührungsspannungsschutz in allen elektrischen Anlagen einwandfrei beherrscht werden kann.

K. Installationsmaterial für Schutzmaßnahmen

Zur praktischen Durchführung der Schutzmaßnahmen werden verschiedene Installationsmaterialien benötigt. Die richtige Anwendung und Auswahl dieser Mittel ist für die Sicherstellung des Berührungsspannungsschutzes sehr wichtig. Die für die Durchführung der Kleinspannung und Schutzisolierung erforderlichen Mittel wurden bereits aus Gründen der Zweckmäßigkeit in II, B u. C behandelt. In diesem Abschnitt sollen daher nur die für die Durchführung der Schutzerdung, Nullung und Schutzschaltung erforderlichen Mittel behandelt werden.

1. Erder, Beschaffenheit und Verlegung

Soweit Erder aus Stahl bestehen, müssen sie zum Schutz gegen Verrosten feuerverzinkt, verbleit oder verkupfert sein. Indessen dürfen sie aber nicht durch andere Rostschutzmittel, z. B. Anstrich oder Bandagen, die eine wesentliche Erhöhung des Erdungswiderstandes zur Folge haben würden, gegen Verrosten geschützt sein.

Als Rohrerder kommen 1- bis 2zöllige Rohre nach DIN VDE 1815 zur Verwendung. Sie sind senkrecht in den Erdboden einzurammen. Müssen mehrere Rohre verwendet werden, so soll ihr Abstand mindestens so groß sein wie die Länge eines Rohres.

Band- oder Seilerder müssen einen Mindestquerschnitt von 50 mm² haben. Bänder sollen mindestens 3 mm dick sein. Ihre Länge richtet sich nach dem zu fordernden Erdungswiderstand und dem spezifischen Widerstand des Erdbodens. Sie sind mindestens 30 cm unter der Erdoberfläche zu verlegen. Bei ungünstigen Platzverhältnissen können sie im Zickzack verlegt werden, wobei zu beachten ist, daß ein Mindestabstand der Windungen von 1,5 m eingehalten wird. Der Erdungswiderstand wird dadurch allerdings etwas erhöht.

Plattenerder sollen einseitig mindestens eine Fläche von 0,5 m² und eine Dicke von 3 mm haben (DIN VDE 1816). Sie sind senkrecht in den Erdboden zu stellen. Müssen mehrere Platten verwendet werden, so ist ein Mindestabstand von 3 m einzuhalten.

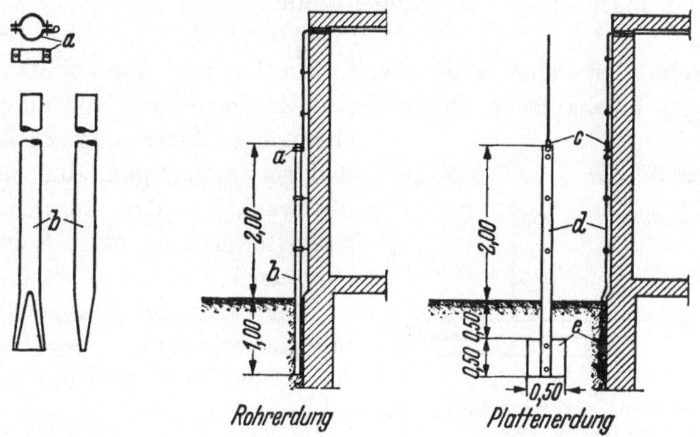

Abb. 165. Material und Anordnung eines Hilfserders für die Schutzschaltung. Es bedeuten: *a* Erdungsschelle nach DIN VDE 1818, *b* verzinktes Gasrohr 1″ nach DIN VDE 1815, *c* Kabelschuh, *d* feuerverzinkter Bandstahl 50 mm², *e* feuerverzinkte Erdplatte 3 mm stark

Abb. 165 zeigt Material und Anordnung eines Rohr- und Plattenerders als Hilfserder für die Schutzschaltung.

Werden Wasserrohre als Erder verwendet, so muß der Anschluß an gut blank gemachten Stellen durch Schellen, die sinngemäß DIN VDE 1818 entsprechen müssen, erfolgen[1].

2. Schutzleitungen

Unter Schutzleitung versteht man den Sammelbegriff für die leitende Verbindung zwischen dem zu schützenden Anlagenteil und dem Erder. Bei der Schutzerdung wird sie auch Erdungsleitung und bei der Nullung Nullungsleitung genannt. Bei der Schutzschaltung unterteilt sich die Schutzleitung in die Schutzschaltungs- und Hilfserdleitung.

---

[1] CENTMAIER, C. J.: Erdungen und ihre Ausführungen. Elektrotechn. Anz. Bd. 52 (1935) S. 1229.

a) Leitungen für ortsfeste Verlegung

Die Schutzleitungen können verlegt werden als

1. isolierte oder blanke Leitungen in Rohr, 2. Rohrdraht, 3. Beidraht in Rohrdrähten und kabelähnlichen Leitungen[1], 4. Kabel, 5. blanke, offen verlegte Leiter.

Die Querschnitte der Erdungs- und Nullungsleitungen sollen, wenn sie als Einfachleitungen verlegt werden, mindestens gleich dem halben Querschnitt der zugehörigen energieführenden Leitungen, brauchen jedoch bei Kupferleitungen nicht stärker als 50 mm² sein.

Mit Rücksicht auf die mechanische Festigkeit muß der Mindestquerschnitt aller Schutzleitungen bei

1. fester ungeschützter Verlegung 4 mm²,

2. fester geschützter Verlegung 1,5 mm²

betragen.

Die Schutzleitungen sind, soweit sie offen und ungeschützt verlegt sind, gegen mechanische Beschädigungen, gegebenenfalls auch gegen chemische Zerstörung zu schützen und so zu verlegen, daß sie leicht überwacht werden können. Unzulässig ist es, sie ohne Schutz einzumauern.

Bei Mehraderleitungen ist die fabrikationsmäßig *rot* gefärbte Ader als Schutzleitung zu verwenden.

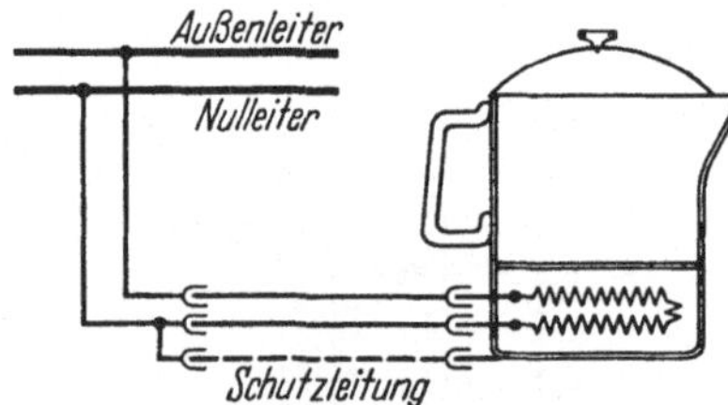

Abb. 166. Anordnung der Schutzleitung bei ortsveränderlichen Geräten

b) Leitungen für ortsveränderliche Verlegung

Die Schutzleitung muß bei ortsveränderlichen Energieverbrauchern und bei beweglichen Leitungen stets innerhalb der Anschlußleitung liegen, darf also nicht als gesonderte einzelne Leitung geführt und an den ortsfesten Teil der Schutzleitung angeschlossen werden. Bei der Nullung muß neben dem an der Stromzuführung beteiligten Nulleiter noch eine weitere, nicht an der Stromzuführung beteiligte Leitung vorhanden sein (Abb. 166). Ein zweipoliges Gerät erfordert also bei allen Schutzmaßnahmen (Schutzerdung, Nullung und Schutzschaltung) eine dreiadrige, ein dreipoliges Gerät eine vieradrige und ein vierpoliges eine fünfadrige Leitung.

---

[1] Nach VDE 0100/5.57, § 21 Abs. b dürfen die Metallhüllen isolierter Leitungen (Rohrdrähte, kabelähnliche Leitungen u. ä.) sowie etwaige unter diesen Metallhüllen liegende blanke Leiter sog. Beidrähte nicht als Erdungs- und Nullungsleitungen verwendet werden. Bei Verwendung derartiger Drähte als Schutzleitungen für die Fehlerspannungsschutzschaltung ist darauf zu achten, daß durch die blanke Verlegung die Fehlerspannungsspule des Schutzschalters nicht kurzgeschlossen wird.

Schutzleitungen sind in allen Mehraderleitungen enthalten[1].

Die Schutzleiterquerschnitte müssen bei allen Mehrfachleitungen mit Ausnahme der starken Gummischlauchleitungen über 16 mm² gleich dem Querschnitt der stromführenden Leiter ein. Bei starken Gummischlauchleitungen mit Querschnitten über 16 mm² muß der Schutzleiter der Tab. 28 entsprechen.

Tabelle 28. *Schutzleiterquerschnitt bei starken Gummischlauchleitungen ab 25 mm²*

Kupferquerschnitte des	Polleiters	25	35	50	70	95	120	150	185 mm²
	Schutzleiters	16	16	25	35	50	70	70	95 mm²

Als Schutzleiter ist bei allen Leitungen die fabrikationsmäßig rot gefärbte Ader zu verwenden.

3. Schutzleitungsanschlüsse

An Geräten und Installationsmaterialien, die durch Schutzerdung, Nullung oder Schutzschaltung geschützt werden sollen, müssen die zur Durchführung dieser Maßnahmen erforderlichen Anschlußstellen fabrikmäßig angebracht sein. Gleichfalls müssen an den Erdern die erforderlichen Klemmen angebracht werden. Die Gestaltung der Anschlußstellen ist verschieden, je nachdem, ob es sich um ortsfeste oder ortsveränderliche Geräte, Installationsmaterialien oder um Anschlüsse an Erder handelt.

a) Ortsfeste Geräte

Ortsfeste Geräte sind solche, deren Standort betriebsmäßig nicht gewechselt wird und an die Anlage fest angeschlossen sind. Unter festem Anschluß ist entweder eine unmittelbare Verbindung des Gerätes mit der fest verlegten Leitung zu verstehen oder eine Verbindung über eine an sich bewegliche Leitung, die durch eine nur mittels Werkzeug lösbare Klemmvorrichtung an die fest verlegte Leitung angeschlossen ist[2].

Für eine ganze Reihe ortsfester Geräte und Installationsmaterialien sind Schutzleitungsanschlüsse in den VDE-Vorschriften vorgeschrieben; so z. B. für

Maschinen	VDE 0530 § 27a,
Transformatoren	VDE 0532 § 27a u. VDE 0550 § 15, Abs. b,
Elektrowärmegeräte	VDE 0720 § 7, Abs. b,
Elektrowerkzeuge	VDE 0740 § 8,
Installationsmaterial	VDE 0610 § 9.

Der Anschluß für die Schutzleitung muß als solcher gekennzeichnet sein, und zwar mit dem Zeichen ⏚. Bei älteren Geräten auch noch

---

[1] VDE 0250/12.55.

[2] Auf diese Weise werden z. B. Elektroherde angeschlossen, die dann als bedingt ortsveränderliche Geräte anzusehen sind.

vielfach mit ⏚ oder E . Bei Fehlerspannungsschutzschaltern wird der Anschluß für die Schutzschaltungsleitung mit K (d. h. Körper) und für den Hilfserder mit H gekennzeichnet. Der Anschluß muß mit Ausnahme bei Schutzschaltern mindestens für den gleichen Querschnitt wie die Anschlußvorrichtungen für die Zuleitungen bemessen sein. Außenliegende Anschlußstellen müssen für Leitungen von mindestens 4 mm² ausreichen. Auch an Installationsmaterialien und Schaltgeräten aus Isolierstoffen sind im allgemeinen Schutzleitungsanschlußklemmen erforderlich, wenn die Weiterführung des Schutzleiters handwerksmäßig sichergestellt werden soll.

b) Ortsveränderliche Geräte

Ortsveränderliche Geräte sind solche, deren Verwendungsort betriebsmäßig oft gewechselt wird. Der Anschluß erfolgt stets über bewegliche Leitungen durch Steckvorrichtungen. Die bewegliche Leitung kann am Gerät fest oder über eine Gerätesteckvorrichtung angeschlossen werden. Indessen erfolgt der Anschluß der beweglichen Leitung an die ortsfeste Leitung stets über eine fest montierte Steckdose; die bewegliche Leitung muß also an einem Ende einen Stecker erhalten.

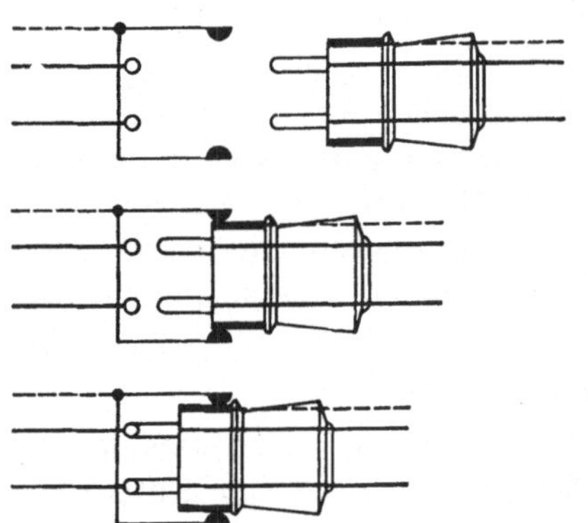

Abb. 167. Schutzkontaktsystem

Um den Anschluß der Schutzleitung zu ermöglichen, müssen Steckvorrichtungen Schutzkontakte besitzen. Die Schutzkontakte müssen so beschaffen sein, daß die Schutzverbindung zeitlich früher hergestellt wird als sich die Polkontakte berühren. Diese Bedingung erfüllt das VDE-mäßige[1] Schutzkontaktsystem (Schukosystem) nach Abb. 167.

Die doppelseitigen Schutzkontakte der Steckdosen und Stecker sind voreilend, d. h. sie schließen sich schon, bevor die Steckerstifte Spannung erhalten und öffnen sich erst, wenn das angeschlossene Gerät bereits wieder spannungslos ist. Auf diese Weise wird erreicht, daß etwa vorhandene Körperschlüsse sofort nach Kontaktgabe unschädlich gemacht werden. Die Schutzkontakte müssen als Schleifkontakte ausgebildet und an der Steckdose federnd, am Stecker jedoch nicht federnd sein. Steckdosen mit Schutzkontakt müssen so eingerichtet sein, daß Stecker ohne Schutzkontakt (normale Stecker) in ihnen nicht verwendet

---

[1] VDE 620/9.53.

werden können. Dagegen müssen Schutzkontaktstecker auch in normalen Steckdosen passen. Damit soll erreicht werden, daß Geräte mit Schutzkontaktstecker sowohl in gefährlichen als auch in ungefährlichen

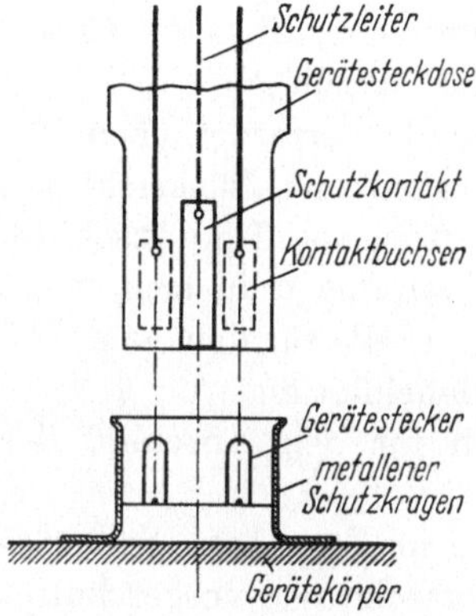

Abb. 168. Gerätesteckvorrichtung mit Schutzkontakt

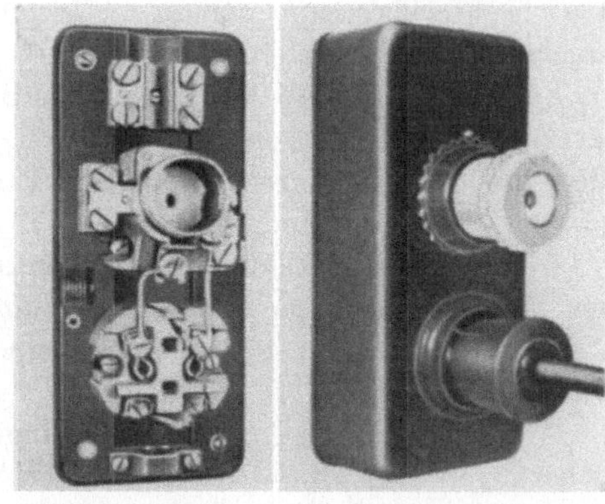

a

Räumen und Geräte mit Normalstecker nicht in Schutzkontaktdosen, d. h. nicht in gefährlichen Räumen verwendet werden können. Damit die Weiterführung des Schutzleiters von der Steckdose bis zum Gerät sichergestellt wird, erhält das Gerät entweder auch eine VDE-mäßige[1] Gerätesteckvorrichtung mit Schutzkontakt (Abb. 168) oder der Anschluß erfolgt durch unmittelbare Verbindung entsprechend VDE 0100 § 15, Abs. h,

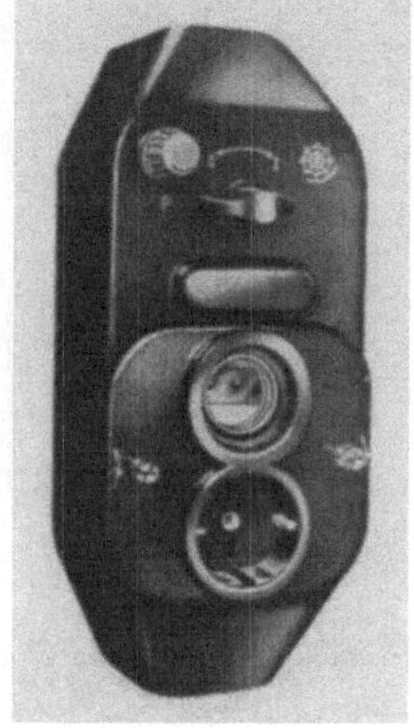

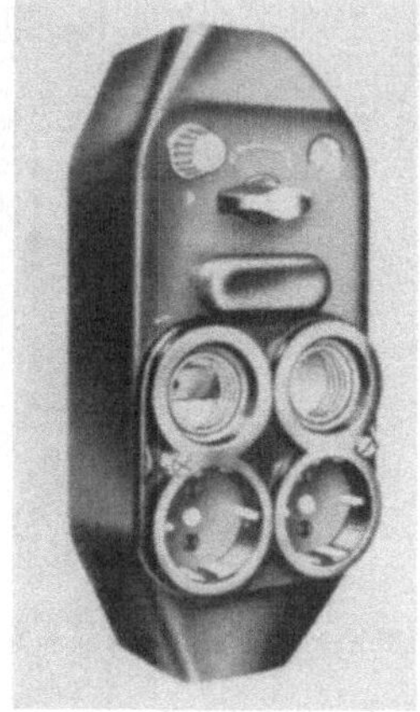

b

c

Abb. 169. Herdanschlußgeräte. a Einpolig gesicherte Schutzkontaktsteckdose 10 A für Nullung oder Schutzschaltung. b Kombination von Schutzschalter und einpolig gesicherter Schutzkontaktsteckdose 10 A. c Kombination von Schutzschalter und einpolig gesicherter Zwillings-Schutzkontaktsteckdose 10 A

d. h. in gleicher Weise wie die Anschlüsse der Zuleitungen[2].

---

[1] VDE 620/9.53.

[2] Ab 1. 3. 1959 dürfen nach VDE 0100/5.57, § 3 Abs. e nur solche Stromverbrauchsgeräte und Leuchten, die mittels Steckvorrichtungen angeschlossen werden sollen, in Verkehr gebracht werden, die in der beweglichen Anschlußleitung

Damit nicht durch die Verwendung von Kupplungssteckvorrichtungen eine Unterbrechung des Schutzleiters eintritt, dürfen keine normalen Steckvorrichtungen, sondern nur Kupplungssteckdosen mit Schutzkontakt verwendet werden. Ebenfalls ist die Verwendung von Zwischensteckern oder sonstigen Verbindungsstücken, die eine Unterbrechung des Schutzleiters herbeiführen würden, unzulässig.

Für den Anschluß von Elektroherden und den erforderlichen Zusatzgeräten werden von vielen Elektrizitätswerken mit Rücksicht auf die örtlichen Verhältnisse als auch die Tarifgestaltung sog. Herdanschlußgeräte vorgeschrieben. Diese Anschlußgeräte vereinigen in sich meist

1. eine Anschlußklemme mit Zugentlastungsschelle für den Anschluß des Herdes über eine bewegliche Gummischlauchleitung,

2. ein oder zwei Schutzkontaktsteckdosen für den Anschluß der Zusatzgeräte,

3. doppel- oder einpolige Sicherungsorgane in Form von Schmelzsicherungen oder IS-Schaltern, die den Schukosteckdosen vorgeschaltet sind, weil im allgemeinen schwächere Leistungsabzweige für die Zusatzgeräte besonders abgesichert werden müssen.

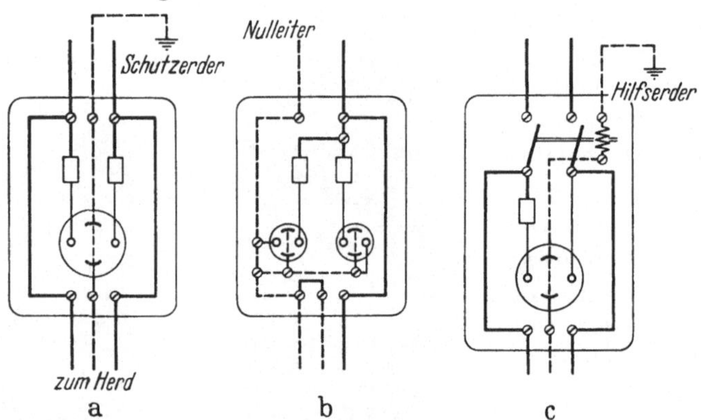

Abb. 170. Schaltungen mit Herdanschlußgeräten. a Schutzerdung. b Nullung. c Fehlerspannungsschutzschaltung

Oftmals erhalten auch die Herdanschlußgeräte einen Schutzschalter oder Hauptschalter sowie Signallampen zur optischen Überwachung des jeweiligen Betriebszustandes. Abb. 169 zeigt einige Ausführungsarten von Herdanschlußgeräten.

Für die Montage ergeben sich dadurch sehr große Erleichterungen, da alle benötigten Teilgeräte in einem Gerät vereinigt sind und somit Fehlschaltungen leichter vermieden werden können. Abb. 170 zeigt einige

den rot gekennzeichneten Schutzleiter besitzen und einen Schutzkontaktstecker haben. Ausgenommen sind Geräte für Kleinspannung und solche, die als Schutzmaßnahme die Schutzisolierung besitzen. Letztere müssen aber einen Stecker haben, der in Schutzkontaktsteckdosen paßt.

Innenschaltungen solcher Geräte. Zu bemerken ist hierbei noch, daß im Falle der Schutzerdung mit Rücksicht auf einen Erdschluß eine doppelpolige Sicherung erforderlich ist, dagegen ist bei der Nullung oder Fehlerspannungsschutzschaltung einpolig abzusichern.

Für den Anschluß ortsveränderlicher Geräte über 10 bis zu 25 A werden die Schutzkontaktsteckvorrichtungen[1] mit Flachstiften (Flakosteckvorrichtungen) ausgebildet, die gleichzeitig polunverwechselbar sind. Für die Anforderungen der Praxis haben sich zwei Normgrößen

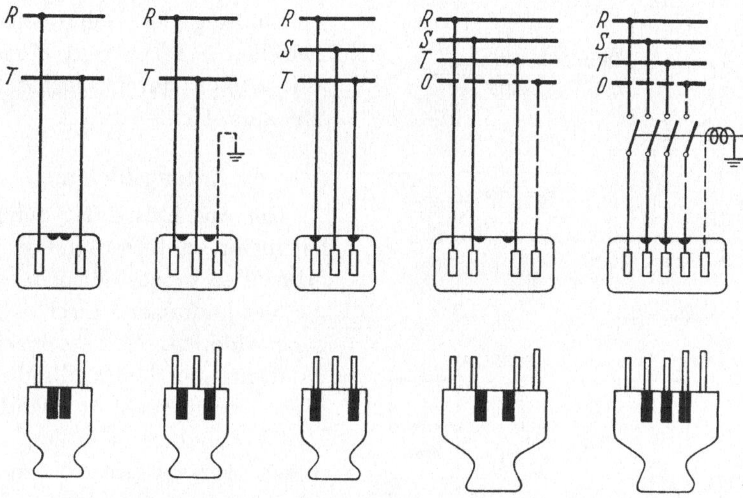

Abb. 171. Flakosteckvorrichtungen und Schaltungsbeispiele

herausgebildet, die für alle vorkommenden Fälle ausreichen, und zwar Steckvorrichtungen bis zu 3 oder bis zu 5 Stiften (Abb. 171). Die Polunverwechselbarkeit ist durch Unverwechselbarkeitsrippen gewährleistet. Die Verbindung der Schutzleitungen erfolgt über Steckerstifte, die zur Erzielung der Voreilung etwas länger als die übrigen Stifte sind. Die Anwendungsmöglichkeiten ergeben sich aus den jeweiligen Anforderungen,

---

[1] Zweipolige Schutzkontaktsteckdosen nach DIN 49440 und 49442 werden sowohl für 10 A Gleich- und Wechselstrom, 10 A Gleichstrom, als auch für 15 A Wechselstrom hergestellt.

Erhebliche Bedenken bestehen gegen die Verwendung von dreipoligen Schutzkontaktsteckdosen 15 A (IKAN 90) mit seitlich liegenden Nulleiter- und Schutzkontakten. Sie sind nicht genormt und die Passung ist deshalb nicht einwandfrei. Sie sind zumindest in Netzen mit Nulleiter ohne erfüllte Nullungsbedingungen wegen des der Berührung zugänglichen Nulleiterkontaktstückes vorschriftswidrig. Im übrigen geben sie Anlaß zu Fehlschaltungen. Neuerdings scheint sich eine dreipolige Steckvorrichtung mit Nulleiter- und Schutzkontakt für 15 und 25 A nach DIN 49445/46 einzuführen, die unter der Bezeichnung „*Perilex*-Steckvorrichtung" im Handel ist.

welche die verschiedenen Netzverhältnisse und Schutzmaßnahmen an die Installation stellen.

Für den Anschluß schwerer ortsveränderlicher Geräte bis zu 200 A werden gußgekapselte oder aus Isolierstoff bestehende Steckvorrichtungen, zum Teil mit eingebauten und verriegelten Schaltern verwendet. Der Anschluß der Schutzleiter an den gußgekapselten Steckvorrichtungen erfolgt hier unmittelbar an die gußeisernen Gehäuse, die in den Schutz einbezogen werden müssen. Die Anschlußklemmen sollen im Innern der Steckdose liegen. Die Verbindung der Schutzleitung zwischen Stecker und Mutterteil erfolgt durch zusätzliche Steckerstifte.

c) Erdungsklemmen

Die Anschlüsse der Schutzleitungen an Erder und Rohre müssen so hergestellt sein, daß die Verbindungen durch Übergangswiderstände (schlechte Kontaktgabe oder Oxydbildung) nicht beeinträchtigt werden. Die Verbindungen sollen deswegen verschweißt, vernietet oder gut verschraubt werden. Sie sind notwendigenfalls gegen Oxydation durch Anstrich od. dgl. zu schützen. Abb. 172 zeigt Klemmverbindungen für den Anschluß von Bandeisenerdleitungen an Rohr-, Band- und Plattenerdern unter Berücksichtigung ausreichender Kontaktflächen. Der Anschluß einer Erdungsleitung an ein Wasserrohr unter Erde geht aus Abb. 173 hervor. In Abb. 174 sind Klemmen für den Anschluß von Schutzleitungen an Wasserrohre über Erde dargestellt. Die in Abb. 175 dargestellte Erdungsklemme eignet sich besonders für Rohrüberbrückungen an Wassermessern. Ihre Verwendung hat den Vorteil, daß sie für alle Rohrdurchmesser paßt. Die Kontaktgabe ist ausgezeichnet, da das zu einer Schlinge um das Rohr gelegte 16 mm² starke verzinnte litzenförmige Kupferseil mittels der Kopfschraube sehr fest angezogen werden kann und nachspannbar ist. Die Überbrückungsleitung muß so verlegt sein, daß eine Behinderung bei Arbeiten an dem Wassermesser nicht eintreten kann.

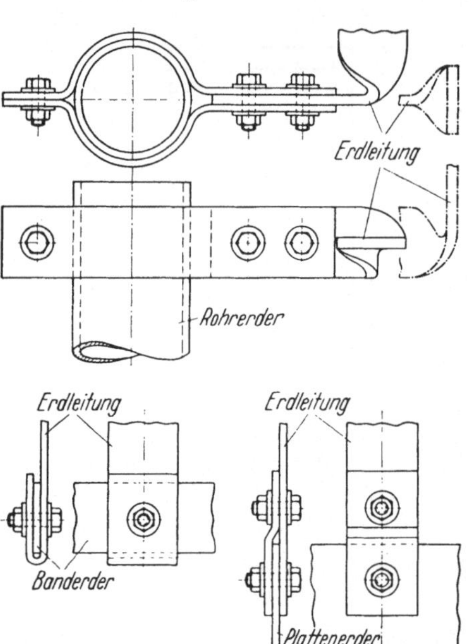

Abb. 172. Anschluß von Erdleitungen an Erder

4. Schutzschalter

Sämtliche Schutzschalter werden grundsätzlich in zwei Gruppen eingeteilt, und zwar

1. Stations-Schutzschalter (ST-Schalter),
2. Schutzschalter für Anschlußanlagen.

Alle Schalter haben den Zweck, das Bestehenbleiben von Berührungsspannungen zu verhindern. Zur Sicherstellung ihrer Wirkungsweise

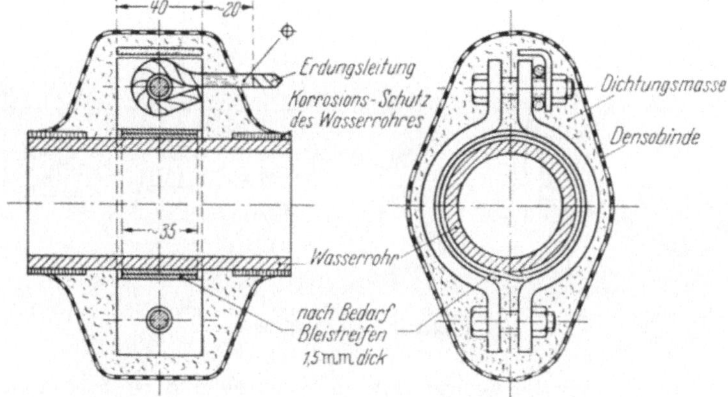

Abb. 173. Anschluß der Erdleitung an ein Wasserrohr unter Erde

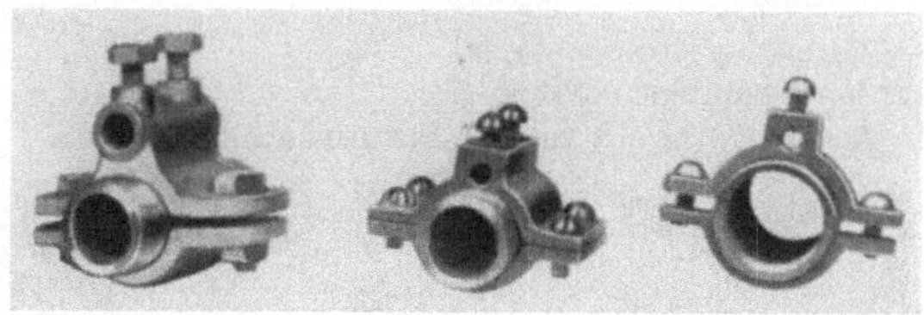

Abb. 174. Erdungsklemmen für den Anschluß von Schutzleitungen an Wasserrohre über Erde

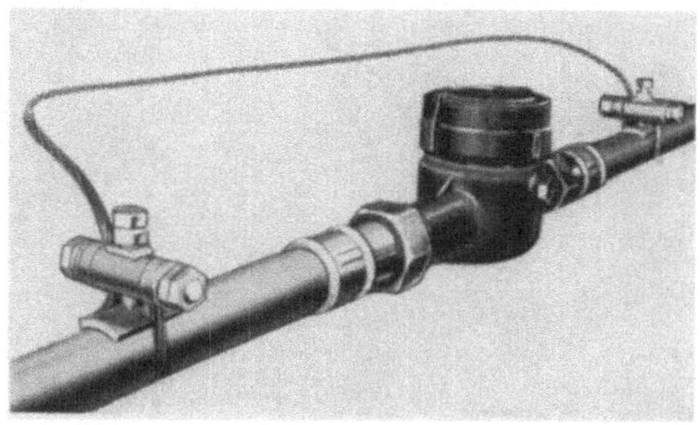

Abb. 175. Erdungsklemmen für alle Rohrdurchmesser, besonders für Wassermesserüberbrückungen

14*

müssen sie hinsichtlich ihres Aufbaues und ihrer Schaltleistung den VDE-Vorschriften VDE 0663 entsprechen.

a) Stations-Schutzschalter

ST-Schalter sind dazu bestimmt, im nachgeordneten Netz das Bestehenbleiben einer zu hohen Berührungsspannung des Nulleiters zu verhindern, in dem sie das Netz abschalten.

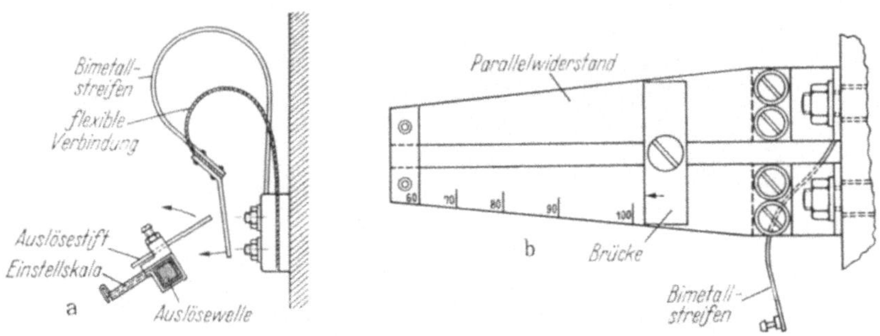

Abb. 176. Anordnung der Einstellung des Nulleiterüberstromauslösers. a Mechanische Einstellung b Elektrische Einstellung

Sie sind nur für die Verwendung in Wechsel- und Drehstromanlagen mit Spannungen bis zu 500 V vorgesehen. Genormte Nennstromstärken sind 60, 100, 200 und 350 A. Sie werden ausgeführt

1. Ohne Überstromauslöser in den Außenleitern:
   a) mit Nulleiterüberstromauslöser,
   b) mit Fehlerspannungsauslöser,
   c) mit Nulleiterüberstrom- und Fehlerspannungsauslöser.

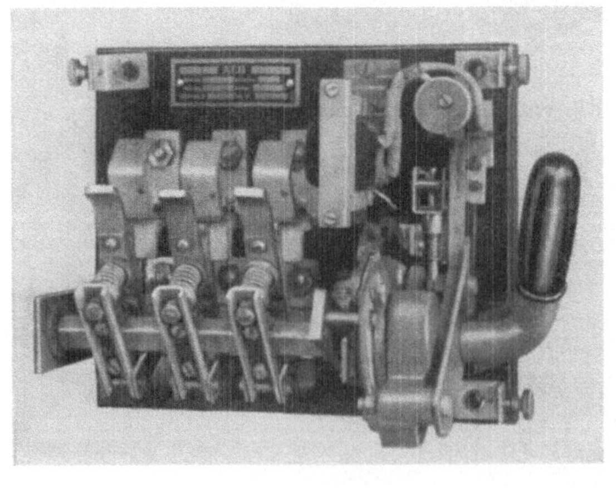
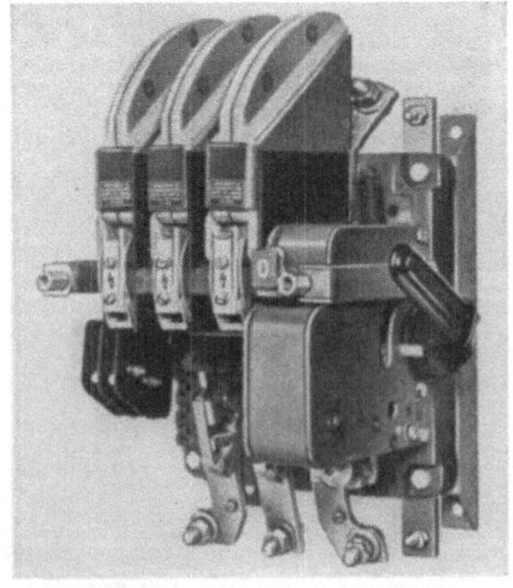

a   b

Abb. 177. Stations-Schutzschalter. a Dreipolig 100 und 200 A mit Nulleiterüberstrom- und Fehler-spannungsauslösung. b Dreipolig 400 A mit Nulleiterüberstromauslösung (Netzschutzschalter)

2. Mit Überstromauslöser in den Außenleitern:
   a) mit Nulleiterüberstromauslöser,
   b) mit Fehlerspannungsauslöser,
   c) mit Nulleiterüberstrom- und Fehlerspannungsauslöser.

Sämtliche Auslöser, die auf die Freiauslösung des Schalters wirken müssen, sind mit Ausnahme des Kurzschlußauslösers in den Außenleitern mit einer Auslöseverzögerung versehen. Bei Ansprechen des Nulleiterüberstrom- oderFehlerspannungsauslösers muß die Abschaltung aller Pole zwangläufig erfolgen. Wird der Nulleiter mit abgeschaltet, so muß sich die Kontaktstelle des Nulleiters später öffnen und früher

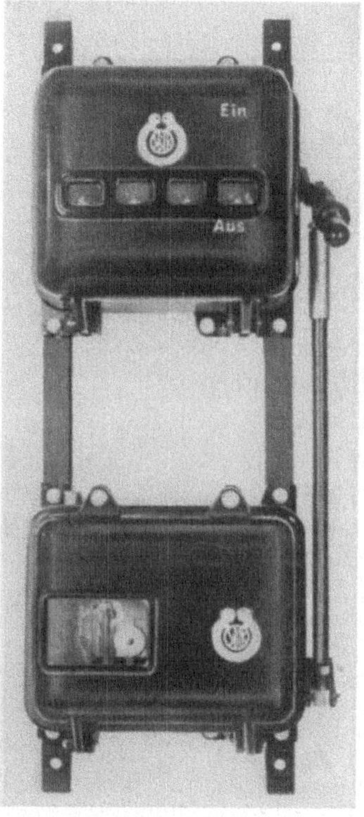

Abb. 178. Stations-Schutzschalter mit gekuppelter automatischer Wiedereinschaltvorrichtung, 120 bis 600 A, drei- und vierpolig, Nulleiterüberstrom- und verzögerter Fehlerspannungsauslösung, Überstromauslösung in den Außenleitern, Zählwerk und Fernantrieb

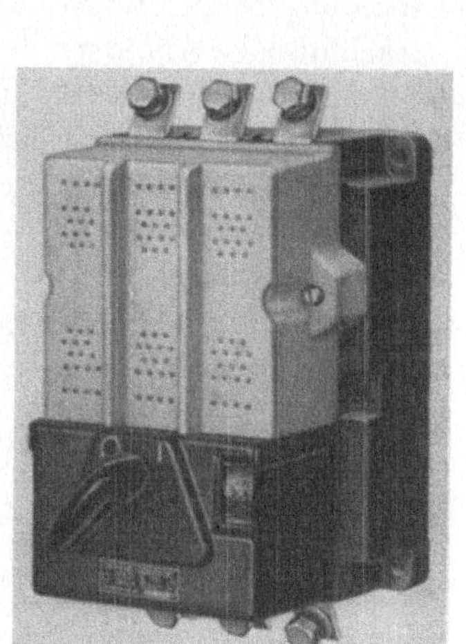

Abb. 179. ST-Schalter mit Differentialstromauslöser

schließen als die Kontaktstellen der Außenleiter. Die Wärmeauslöser der Außenleiter dürfen bei dem 1,05fachen Nennstrom innerhalb zwei Stunden nicht, dagegen müssen sie bei dem 1,2fachen Nennstrom innerhalb der gleichen Zeit ansprechen. Der Nulleiterüberstromauslöser muß bei dem 1,75fachen Nennstrom in einer Zeit von $<$ 30 s ansprechen. Abb. 176 zeigt die Einstellmöglichkeiten des Nulleiterstromauslösers.

Die zeitlich verzögerte Fehlerspannungsauslösung muß den in Tab. 29 eingetragenen Werten genügen. Abb. 177 zeigt einige Ausführungsarten von ST-Schaltern. Abb. 178 zeigt einen ST-Schalter mit einer automatischen Wiedereinschaltvorrichtung. Die Wiedereinschaltvorrichtung wird durch einen Antriebsmotor gesteuert[1]. Abb. 179 zeigt einen ST-Schalter nach dem Fehlerstromprinzip.

Tabelle 29. *Auslösezeiten des Fehlspannungsauslösers in ST-Schaltern in Abhängigkeit von Berührungsspannung und Hilfserderwiderstand*

Erdungswiderstand des Hilfserders in Ω	Spannung in V	Auslösezeit in s
0	40	∞
50	65	0,2—30
50	125	0,2—10

b) Schutzschalter für Anschlußanlagen

Diese Schalter haben den Zweck, das Auftreten zu hoher Berührungsspannungen in Anschlußanlagen, d. h. in Anlagen hinter dem Hausanschluß zu verhindern, indem sie die Anlage abschalten. Je nach ihrem Schutzbereich werden unterschieden:

1. Hausanschluß-Schutzschalter (HS-Schalter),
2. Stromkreis-Schutzschalter (VS-Schalter),
3. Trennschutzschalter (TS-Schalter),
4. Motorschutzschalter mit Fehlerspannungsauslösung.

Zu 1. HS-Schalter sind Schutzschalter, die an Stelle des Hausanschlußkastens verwendet werden. Je nach ihrer Anwendung übernehmen sie den Schutz für den Nulleiter oder unmittelbar der zu schützenden Teile. Für den Fall, wenn sie auch den Leitungsschutz übernehmen sollen, müssen sie neben der Fehlerspannungsauslösung noch mit einer Über

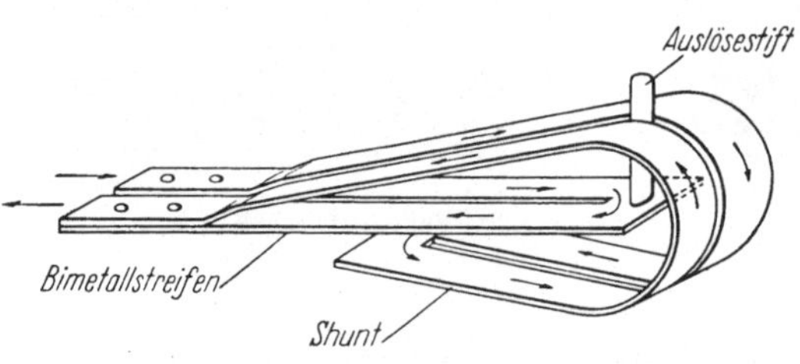

Abb. 180. Wirkungsweise des elektrodynamischen Auslösers

stromauslösung versehen sein. Die Überstromauslösung besteht bei manchen Schaltern nur in einer thermischen Überstromzeitauslösung. Für den Kurzschlußschutz müssen dann zusätzlich Schmelzsicherungen vorgeschaltet werden. Andere Schalter besitzen eine zusätzliche Kurzschlußauslösung in Form elektrodynamischer oder elektromagnetischer Auslöser. Die elektrodynamische Auslösung besteht in der elektrodynamischen Wirkung zwischen dem als thermischer Auslöser dienenden Bimetallstreifen und dem herumgelegten Shunt (Abb. 180). Bei schweren

---

[1] ROTH, A.: Das selbsttätige Wiedereinschalten der Leitungen. Bull. schweiz. elektrotechn. Ver. Bd. 31 (1940) S. 413 [Referat ETZ Bd. 62 (1941) S. 747].

Kurzschlüssen findet zwischen dem unteren Teil des Shunts und dem Bimetallstreifen infolge der umgekehrten Stromrichtung (vgl. die Strompfeile in der Abbildung) eine Abstoßung statt, während der obere Teil des Shunts den Bimetallstreifen infolge gleicher Stromrichtung anzieht. Somit federt der Bimetallstreifen durch, ohne die sonst zu seiner Auslösung notwendige Erwärmung zu erfahren und führt momentan die Auslösung über den Auslösestift herbei. Da die elektrodynamische Auslösung erst bei großen Stromstärken (1800 bis 2000 A) eintritt, müssen

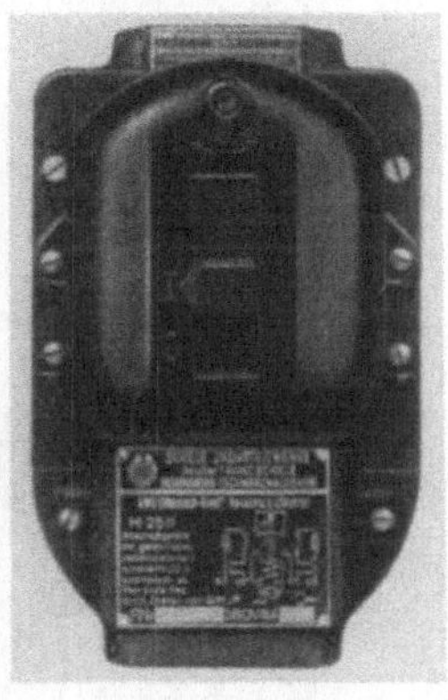
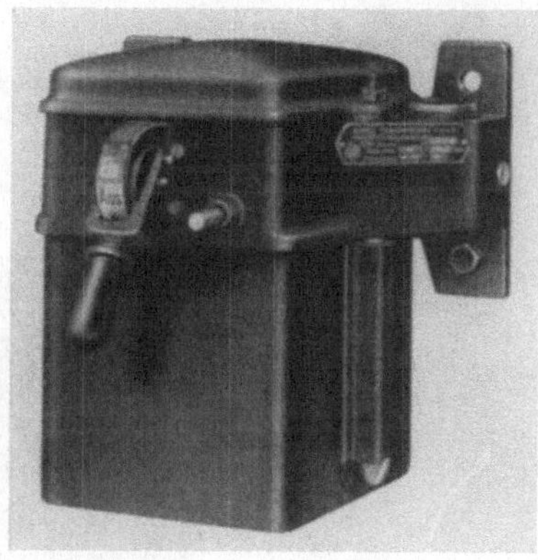

a   b

Abb. 181. Hausanschluß-Schutzschalter. a Zwei- und vierpolig, für Gleich- und Drehstrom, 25 A, Fehlerspannungsauslösung, mit und ohne thermische Überstromauslösung in den Außenleitern, Isolierstoffgehäuse. b Zwei- und vierpolig, für Gleich- und Drehstrom, 40 A, Fehlerspannungsauslösung, Überstromauslösung in den Außenleitern, vollkommen gekapselt

bei kleineren Kurzschlußstromstärken elektromagnetische Auslöser verwendet werden. Die Auslöseart muß somit den Kurzschlußverhältnissen des Netzes unter Berücksichtigung ausreichender Selektivität angepaßt werden. Abb. 181 zeigt einige Ausführungsformen von HS-Schaltern.

Zu 2. VS-Schalter sind Schutzschalter, die an Stelle der Stromkreissicherungen eingebaut werden. Sie übernehmen den Schutz für den gesamten Stromkreis oder Teile desselben. Sie besitzen neben der Fehlerspannungsauslösung noch eine Überstromauslösung in Form eines thermischen Zeit- und eines elektromagnetischen Schnellauslösers. Sie übernehmen somit gleichzeitig den Überstromschutz des Stromkreises.

Zu 3. TS-Schalter sind Schutzschalter, die geeignet sind, hinter Sicherungen an Stelle von Ausschaltern zu treten. Je nach ihrer Anwendung übernehmen sie den Schutz einzelner oder zu Gruppen zusammengefaßter Geräte. Sie besitzen nur eine Fehlerspannungsauslösung. Abb. 182 zeigt einige Ausführungsarten. Abb. 183 zeigt einige Fehlerstromschutzschalter, wie sie seit einiger Zeit auf dem Markt sind.

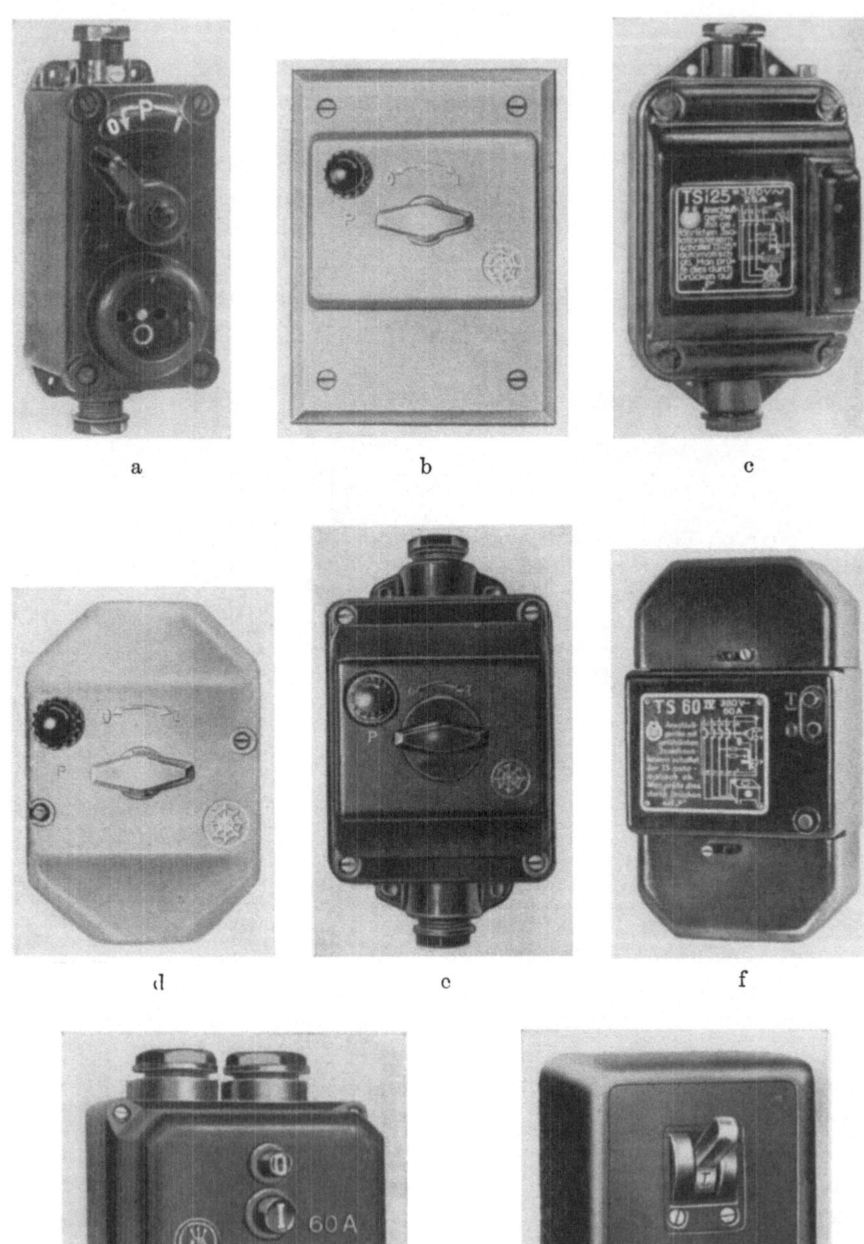

Abb. 182. Trennschutzschalter. a Steckdosenschutzschalter, 10 A, für feuchte Räume. b Für Unterputzmontage. c Zwei-, drei- und vierpolig, 25 und 40 A, spritzwasserdichte Ausführung in Isolierstoffgehäuse. d Für trockene Räume. e Für feuchte Räume. f Zwei-, drei- und vierpolig, 10 bis 60 A. g 60 A, vierpolig, Isolierstoffgehäuse. h 25 A, vierpolig, Isolierstoffgehäuse

Zu 4. Motorschutzschalter mit Fehlerspannungsauslösung sind für den Berührungsspannungsschutz und Überlastungsschutz von Motoren be-

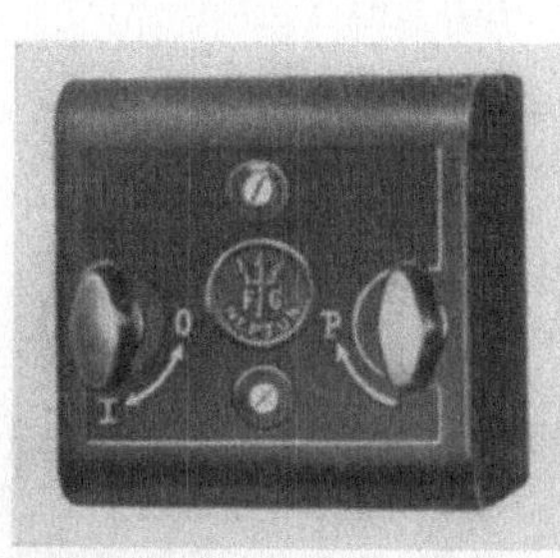

i

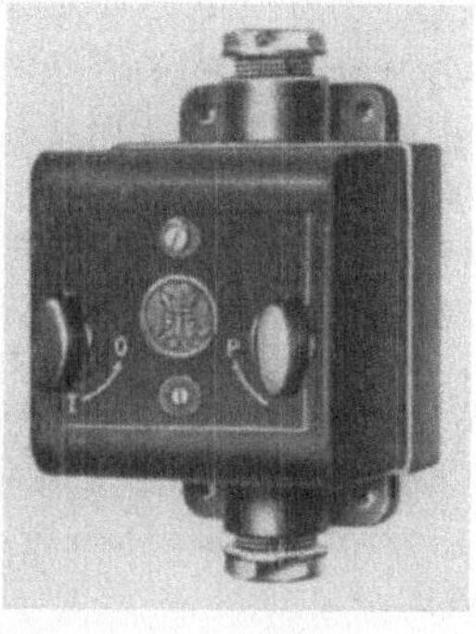

k

Abb. 182. Trennschutzschalter. i 25 A, zweipolig, Isolierstoffgehäuse. k 25 A, vierpolig, spritzwasserdicht, Isolierstoffgehäuse

stimmt. Der Überlastungsschutz besteht aus Wärme- und Schnellauslösern, deren Auslösewerte einstellbar sind, so daß sie den jeweiligen

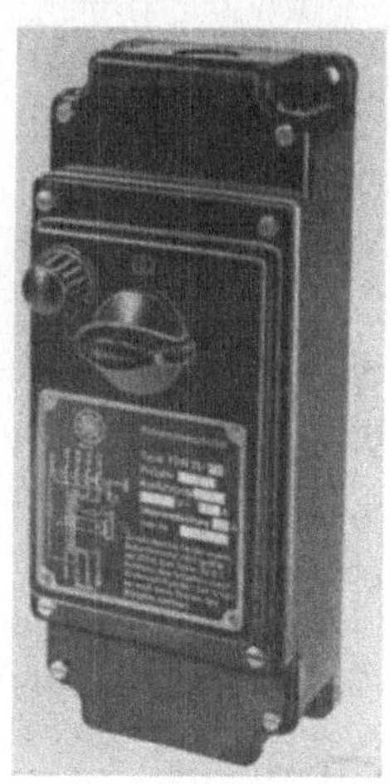

a

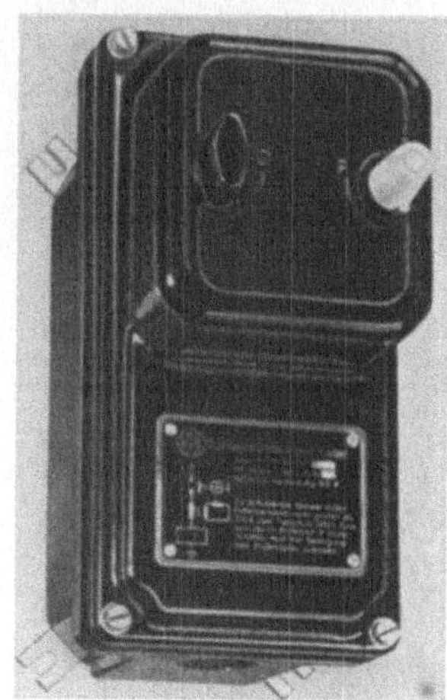

b

Abb. 183. Fehlerstromschutzschalter. a 25 A, zwei- bis vierpolig mit und ohne Zwischenrelais, Auslösestrom 0,3, 1 und 3 A. b 25 bis 60 A, zwei- bis vierpolig mit Thyratronverstärker, Auslösestrom 0,3 A

Betriebsbedingungen angepaßt werden können. Abb. 184 zeigt einige Motorschutzschalter. Beachtenswert ist noch, daß bei einigen Erzeugnissen die Fehlerspannungsauslösung auch noch nachträglich eingebaut werden kann[1].

Sämtliche Schutzschalter für Anschlußanlagen können in Gleich-, Wechsel- und Drehstromanlagen mit Spannungen bis zu 500 V verwendet werden, soweit sie im einzelnen dafür ausgelegt sind. Übliche Nennstromstärken sind 10, 15, 25, 40, 60 und 100 A.

Im Gegensatz zu den Stations-Schutzschaltern, bei denen die Fehlerspannungsauslösung *zeitverzögert* ausgebildet sein muß, erhalten alle Schutzschalter für Anschlußanlagen eine *unverzögerte* Fehlerspannungsauslösung. Bei An-

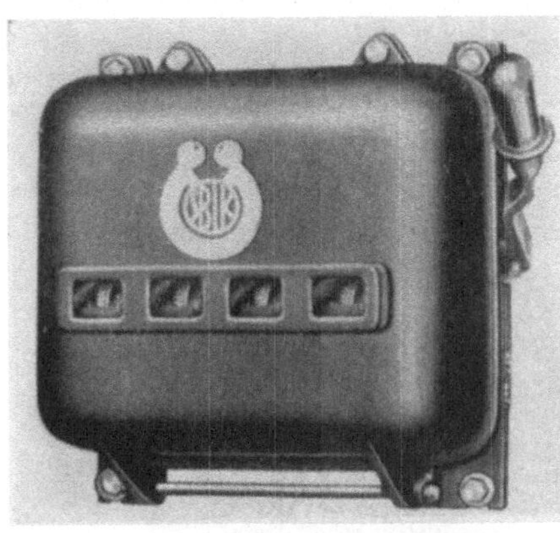

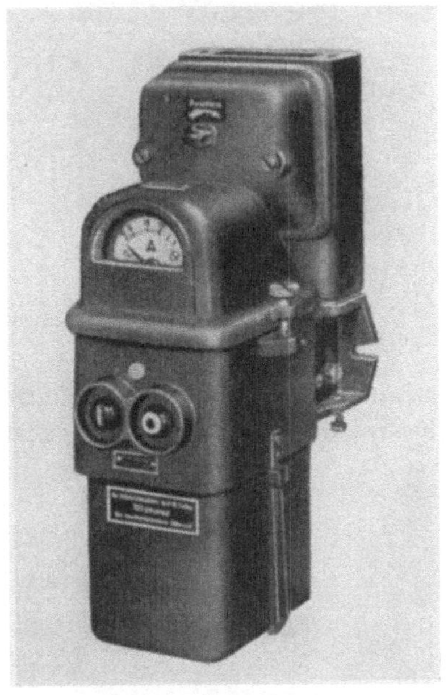

a   b

Abb. 184. Motorschutzschalter. a Zwei- und dreipolig, 120 bis 600 A, Fehlerspannungsauslösung, thermische und elektromagnetische Auslöser, Spannungsrückgangsauslösung, Arbeitsstromauslöser. b Gußeisengekapselter Ölschalter mit aufgebautem Fehlerspannungsauslöser

sprechen der Fehlerspannungsauslösung muß stets eine allpolige Abschaltung erfolgen, also auch etwa vorhandene Nulleiter müssen mit abgeschaltet werden. Die Schaltfolge muß dabei so sein, daß sich die im Nulleiter liegenden Kontaktstücke früher schließen und später öffnen, als die in den Außenleitern liegenden Kontaktstücke. Die Fehlerspannungsauslösung muß bei einem Erdungswiderstand des Hilfserders von 200 Ω und einer Berührungsspannung von 22 + 2 V, und bei einem Erdungswiderstand von 800 Ω und einer Berührungsspannung von 65 V ansprechen. Die Schutzschalter für Anschluß-

---

[1] Motorschutzschalter ohne Fehlerspannungsauslösung, jedoch mit Nullspannungs- oder Arbeitsstromauslösung können in Verbindung mit Trennschutzschaltern verwendet werden, wenn der Trennschutzschalter in den Nullspannungs- oder Arbeitsstromkreis eingeschleift wird, wie z. B. Abb. 205 zeigt.

anlagen müssen mit einer Überwachungseinrichtung versehen sein, die so ausgebildet sein muß, daß mit Hilfe der Netzspannung jederzeit die Wirksamkeit des Schutzschalters und des Hilfserders nachgeprüft werden kann, und zwar auch dann, wenn ein Netzpol keine Spannung gegen Erde hat.

Abschließend soll noch auf einige Gesichtspunkte hingewiesen werden, die bei der allgemeinen Auswahl von Fehlerspannungsschutzschaltern für Anschlußanlagen zu beachten sind:

1. Abdeckteile und Grundplatten des Schalters sollen möglichst aus Isolierstoff bestehen.

2. Anschlußklemmen für die Zu- und Ableitungen, Schutzschaltungs- und Hilfserdleitungen müssen eindeutig gekennzeichnet sein.

3. In jedem Schalter soll ein unverlierbares Schaltbild untergebracht sein.

4. Etwaige Zugentlastungsschellen für bewegliche Schutzleitungen müssen von den Klemmen der Schutzleitungen isoliert sein, damit Kurzschlüsse der Fehlerspannungsspulen bei Anschluß von geerdeten metallummantelten Schutzleitungen nicht eintreten.

5. Der Auslösestrom soll mit Rücksicht auf die Empfindlichkeit und Störanfälligkeit der Schaltung nicht unter 30 mA und nicht über 50 mA liegen.

6. Die Auslösung der Schutzschalter soll nicht lageabhängig sein.

7. Die Widerstände für die Überwachungseinrichtung sollen aus nichtalternden Widerstandsbaustoffen bestehen.

Bei der besonderen Auswahl sind die örtlichen Verhältnisse zu berücksichtigen. Für feuchte Räume oder im Freien müssen wasserdichte und für staubige Räume staubdichte Schalter verwendet werden. Gleichfalls sind für die Räume, in denen die Schalter mechanischen Beanspruchungen ausgesetzt sind, die entsprechenden Schaltgerätetypen zu wählen.

L. Die Schutzmaßnahmen in der Praxis

Betriebserfahrungen haben ergeben, daß bei Umsetzung der Schutzmaßnahmen in die Praxis manchmal Fehler als auch Anwendungs- und Durchführungsschwierigkeiten entstehen. Dieses sowohl für ganze Gebiete als auch im einzelnen. Auch über die Schutzbedürftigkeit einzelner Geräte und ganzer Anlagen, bestehen vielfach Unklarheiten. Es ist unmöglich, im Rahmen dieses Abschnittes alle solche Fälle zu erfassen. Der Verfasser beschränkt sich deshalb auf die Wiedergabe der Fälle, die ihm besonders wichtig erschienen und für deren Behandlung ein allgemeines Interesse vorliegt. In den folgenden Unterabschnitten ist größter Wert auf die Verbundenheit mit der Praxis gelegt worden.

1. Zusammenschaltung und Trennung von Erdungen in Transformatorenstationen[1]

In solchen elektrischen Anlagen, in denen Erdungen für verschiedene
Zwecke errichtet werden, wie z. B. in Transformatorenstationen, wird
es oft als wünschenswert empfunden, alle Erdungen untereinander zu-
sammenzuschalten. Erdungen gelten als zusammengeschaltet, wenn sie
metallisch untereinander verbunden sind (Abb. 185a) oder, was praktisch dasselbe bedeutet, wenn ein Erder für verschiedene Zwecke in
Anspruch genommen wird (Abb. 185b). Sie gelten als getrennt, wenn
sie voneinander einen Mindestabstand von 20 Meter haben (Abb. 185c).

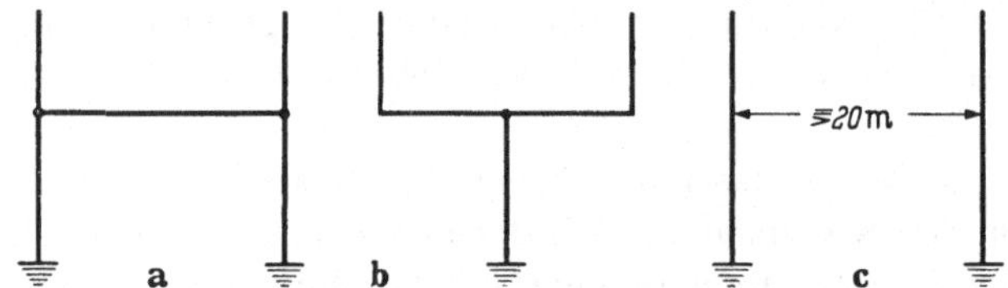

Abb. 185. Zusammenschaltung und Trennung von Erdern. a Zusammengeschaltete Erder. b Gemeinsame Erder. c Getrennte Erder

Die Trennung der Erder hat den Zweck, die gegenseitige Aufnahme von
innerhalb der Sperrflächen auftretenden Fremdspannungen und deren
Verschleppung auf die mit den Erdern verbundenen und der Berührung
zugänglichen Anlageteile zu verhindern. Über Zusammenschluß und
Trennung sind in den VDE-Vorschriften an den verschiedensten Stellen
Angaben gemacht. Trotzdem wird aus der Praxis immer wieder die
Frage nach dem Zusammenschluß oder der Trennung verschiedener
Erdungsanlagen erhoben. Diese Frage kann allgemein weder bejaht noch
verneint werden. Der Beantwortung müssen vielmehr die örtlichen Ver-
hältnisse unter Berücksichtigung der technischen und wirtschaftlichen
Möglichkeiten zugrunde gelegt werden.

Hinsichtlich der Zusammenschaltung oder der Trennung der Erdungsanlagen ergeben sich aus der Praxis folgende Fälle:

1. Niederspannungs- und Hochspannungs-Schutzerdungen,
2. Niederspannungs- und Hochspannungs-Betriebserdungen,
3. Niederspannungs-Schutz- und Niederspannungs-Betriebs-
   erdungen,
4. Niederspannungs-Schutz- und Hochspannungs-Betriebserdungen,

---

[1] SCHRANK, W.: Erdungen in Transformatorenstationen. ETZ Bd. 70 (1949)
S. 42; Beitrag zur Lösung schwieriger Erdungsfragen in Transformatorenstationen.
ETZ Bd. 70 (1949) S. 199.

WALDMANN, E.: Beitrag zur Frage des Zusammenschlusses von Hoch- und
Niederspannungserdungen. ETZ-B Bd. 10 (1958) S. 197.

5. Niederspannungs-Betriebs- und Hochspannungs-Schutzerdungen,
6. Hochspannungs-Schutz- und Hochspannungs-Betriebserdungen,
7. Hilfserdungen und andere Erdungen.

Mit der Aufzählung dieser Fälle sind zwar noch nicht alle Möglichkeiten erschöpft, doch werden die genannten Fälle die Regel bilden.

Mit Rücksicht auf die unterschiedliche Bemessung der Erdungsanlagen dürfen grundsätzlich nur solche Erdungen zusammengeschaltet werden, für deren Bemessung die gleiche Spannung zugrunde gelegt ist. Aus dieser Grundregel ergeben sich im einzelnen analog der aufgezählten Fälle folgende Bedingungen:

Zu 1. Da Niederspannungs-Schutzerdungen auf 65 V und Hochspannungs-Schutzerdungen auf 125 V abgestellt sind, dürfen sie nur dann zusammengeschaltet werden, wenn das Produkt aus größtmöglichem Erdschlußstrom und dem Gesamterdungswiderstand der Erder 65 V nicht übersteigen kann.

Zu 2. Betriebserdungen von Hoch- und Niederspannungsanlagen sind getrennt anzuordnen, um einen Übertritt von Hochspannung auf das Niederspannungsnetz, der mindestens zu Isolationsdurchbrüchen Anlaß geben kann, zu vermeiden.

Zu 3. Schutz- und Betriebserdungen in Niederspannungsanlagen *müssen* zusammengeschlossen werden, wenn es sich um Nulleiternetze handelt, in denen entweder die Nullung als Schutzmaßnahme angewandt wird oder der Nulleiter in Kabelnetzen oder Anschlußanlagen blank verlegt ist, da *reine* Schutzerdungen in diesen Netzen unzulässig sind. Indessen dürfen in nulleiterlosen Netzen Betriebs- und Schutzerdungen nur dann verbunden werden, wenn der größtmögliche Erdschlußstrom am Gesamterdungswiderstand keinen größeren Spannungsabfall als 65 V hervorruft. Diese Bedingung ist oft nicht erfüllbar, z. B. bei Erdungen für Überspannungsableiter hinter hohen Sicherungsnennstromstärken.

Zu 4. Schutzerdungen von Niederspannungsanlagen und Betriebserdungen von Hochspannungsanlagen dürfen zusammengeschaltet werden, wenn die Hochspannungs-Betriebserdung mit der Hochspannungs-Schutzerdung verbunden ist und das Produkt aus hochspannungsseitigem Erdschlußstrom und dem Gesamterdungswiderstand 65 V nicht übersteigen kann.

Zu 5. Niederspannungs-Betriebs- und Hochspannungs-Schutzerdungen sind zu trennen. Ein Zusammenschluß ist zulässig, wenn die Niederspannungsanlage lediglich dem Eigenbedarf eines Kraft- oder Umspannwerkes dient oder das Hochspannungsnetz als Kabelnetz ausgeführt ist und keine größeren Freileitungen enthält. Ein Zusammenschluß kann aber zweckmäßig sein, wenn es sich bei der Hochspannungs-Schutzerdung um eine Transformatorerdung und bei der Niederspannungs-Betriebserdung um eine Nulleitererdung handelt und im Niederspannungsnetz die Nullung als Schutzmaßnahme angewandt wird bzw. der Nulleiter in Kabelnetzen oder Anschlußanlagen blank verlegt ist, weil in solchen Netzen *reine* Schutzerdungen ohne Verbindung mit dem Nulleiter unzulässig sind. Die Hochspannungs-Schutzerdung des Transformators ist aber praktisch einer reinen Erdung im Nulleiternetz gleichzustellen. Bei getrennten Erdern besteht nach Abb. 186a die Gefahr, daß bei einem Körperschluß auf der Niederspannungsseite des Transformators ein

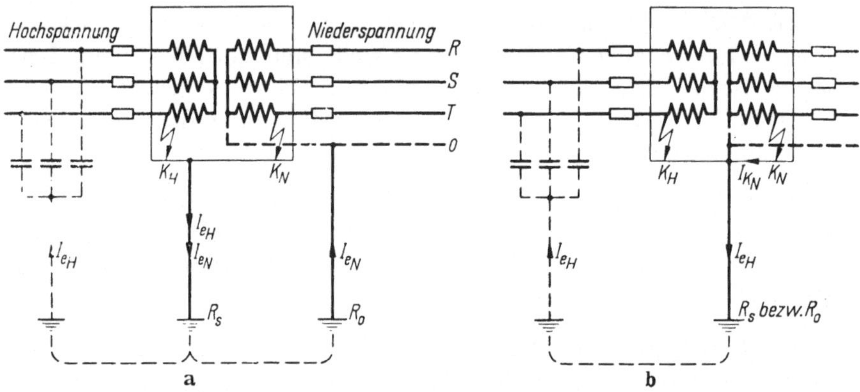

Abb. 186. Trennung und Zusammenschaltung von Hochspannungs-Schutz- und Nulleitererdung bei hoch- und niederspannungsseitigem Körperschluß des Transformators. Es bedeuten: K_H hochspannungsseitiger und K_N niederspannungsseitiger Körperschluß, I_{e_H} hochspannungsseitiger und I_{e_N} niederspannungsseitiger Erdschlußstrom, R_s Erdungswiderstand der Hochspannungs-Schutzerdung, R_0 Erdungswiderstand der Nulleitererdung. a Getrennte Anordnung der Erder. b Gemeinsamer Erder

Erdschlußstrom über das mit der Hochspannungs-Schutzerdung verbundene Transformatorengehäuse zur Nulleitererdung fließt, so daß der Nulleiter und sämtliche genullten Anlagenteile eine Berührungsspannung annehmen, deren Höhe lediglich durch das Verhältnis der beiden Erdungswiderstände bestimmt wird und die unbegrenzte Zeit stehen kann. In diesem Falle wirkt die Hochspannungs-Schutzerdung des Transformators wie eine reine Erdung im Nulleiternetz. Bei verbundenen Erdern (Abb. 186b) würde sich ein niederspannungsseitiger Körperschluß im Transformator zu einem Kurzschlußstrom auswirken und somit zur hochspannungsseitigen Abschaltung führen. Tritt indessen ein hochspannungsseitiger Körperschluß ein, dann wird bei verbundenen Erdern der Nulleiter eine Berührungsspannung annehmen, die sich als Produkt von hochspannungsseitigem Erdschlußstrom und resultierendem Erdungswiderstand der Hochspannungsschutz- und Nulleitererdung ergibt. Diese Spannung wird kaum gefährliche Werte annehmen, weil der Gesamterdungswiderstand niedrig genug gehalten werden kann und der kapazitive Erdschlußstrom von Hochspannungs-Freileitungsnetzen[1] verhältnismäßig gering ist, ganz abgesehen davon, daß sie in kurzer Zeit hochspannungsseitig abgeschaltet werden kann, wenn der Erdschlußstrom die Hochspannungssicherung durchfließt. Von diesem Standpunkt aus betrachtet ist es deshalb richtig, beide Erder zu verbinden.

Für die Bemessung des Gesamterdungswiderstandes ist eine Spannung von 65 V und der Erdschlußstrom des Hochspannungsnetzes zugrunde zu legen, wenn nicht die Nullungsbedingungen einen kleineren Erdungswiderstand erfordern, was meist der Fall ist[2]. Berücksichtigt man indessen einen hochspannungsseitigen Doppelerdschluß, dessen einer Fußpunkt nach Erde durch einen Überschlag am Transformator entstanden ist, so wird bei Verbindung der Erder die an der Hochspannungs-Schutzerdung auftretende hohe Spannung auf den Nulleiter übertragen werden (Abb. 187a), die über die Auslösezeit der hochspannungsseitigen Überstromschutzorgane besteht. Durch solche Erdschlüsse sind früher schon Unfälle entstanden[3], weil die Hochspannungs-Schutzerdungen nur für den einfachen Erdschlußstrom bemessen sind. Da die Verteilung der im Erdschlußstromkreis liegenden Widerstände völlig unbestimmt ist, kann man auch keinen Grenzwert für den Erdungswiderstand der Hochspannungs-Schutzerdung angeben, der die Berührungsspannung mit Sicherheit auf einen noch zulässigen Wert herabsetzen würde. Eine Verbindung der Hochspannungs-Schutzerdung mit der Nulleitererdung ist im Falle eines hochspannungsseitigen Doppelerdschlusses also ungünstig.

---

[1] Nach VDE 0141/7.55, § 26 Abs. c, ist ein Zusammenschluß der Erdungen zulässig, wenn das Hochspannungsnetz als Kabelnetz ausgeführt ist.

[2] Nach VDE 0140/1932, § 19 braucht der Erdungswiderstand nur auf 125 V bei dem Einfach-Erdschlußstrom abgestellt zu sein. Ist die Abschaltstromstärke der Sicherung oder die Auslösestromstärke des Leistungsschalters kleiner als der Erdschlußstrom, so können diese zugrunde gelegt werden, falls der Erdschlußstrom diese Überstromschutzorgane durchfließt. Offenbar ist bei Abfassung dieser VDE-Bestimmung aber nur an einen unmittelbaren Übertritt von der Hochspannungs- auf die Niederspannungsseite gedacht worden, was verhältnismäßig selten vorkommt. Indessen ist mit einem hochspannungsseitigen Überschlag nach Erde im Transformator wohl häufiger zu rechnen, so daß es richtiger ist, der Bemessung der gemeinsamen Erdung höchstens 65 V zugrunde zu legen. Ferner kann die Hochspannungs-Schutzerdung im Sinne der zweiten Nullungsbedingung als Erder angesehen werden, der nicht mit dem Nulleiter verbunden werden darf oder soll, somit ein Erdschluß über diesen Erder in Kauf genommen werden muß. Demzufolge mußte diese Erdschlußmöglichkeit bei der Bemessung des gesamten Erdungswiderstandes für den Nulleiter berücksichtigt werden.

[3] In Niederspannungs-Freileitungsnetzen werden deshalb die Erdungen für den Nulleiter oder den Überspannungsschutz in der Regel am ersten Mast hinter der Transformatorenstation errichtet.

Aus diesen Erwägungen heraus wurde auch im § 26 von VDE 0141/ 7.55 eine Trennung der Erder[1] für zweckmäßig erachtet (Abb. 187b). Es wird im wesentlichen aber darauf ankommen, ob man die durch den Doppelerdschluß auftretenden Gefahren höher einschätzt als die bei getrennten Erdern durch einen niederspannungsseitigen Körperschluß. Außerdem ist zu entscheiden, welchen der beiden Fehlerfälle man für häufiger hält, den hochspannungsseitigen Doppelerdschluß oder den niederspannungsseitigen Körperschluß im Transformator[2]. Es gibt aber

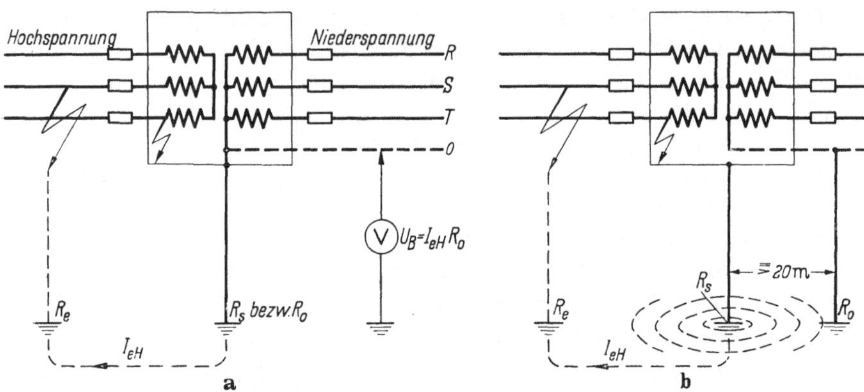

Abb. 187. Zusammenschaltung und Trennung von Hochspannungs-Schutz- und Nulleitererdung bei hochspannungsseitigem Doppelerdschluß. Es bedeuten: R_e Erdungswiderstand der hochspannungsseitigen Erdschlußstelle, R_s Erdungswiderstand der Hochspannungs-Schutzerdung, R_0 Erdungswiderstand des Nulleitererders, I_{eH} hochspannungsseitiger Erdschlußstrom, U_B Berührungsspannung des Nulleiters. a Gemeinsamer Erder. b Getrennte Anordnung der Erder

---

[1] Nach VDE 0141/7.55, § 26 Abs. c, ist ein Zusammenschluß beider Erdungen zulässig, wenn das Hochspannungsnetz als Kabelnetz ausgeführt ist. In diesem Falle ist mit der Auswirkung eines hochspannungsseitigen Doppelerdschlusses auf das Niederspannungsnetz weniger zu rechnen, weil schon der einfache Erdschlußstrom infolge der Kabelkapazität so groß ist, daß die hochspannungsseitigen Überstromschutzorgane ansprechen und die Anlage abschalten. Bei Hochspannungs-Freileitungsnetzen ist jedoch der einfache Erdschlußstrom oft so klein, daß er keine Auslösung der Überstromschutzorgane bewirkt, so daß mit dem Erdschluß weitergefahren wird und im weiteren Verlauf mit dem Übergang des Einfacherdschlusses in einem Doppelerdschluß gerechnet werden muß. Außerdem sind Hochspannungs-Freileitungen an sich störanfälliger als Kabelnetze, weil sie atmosphärischen Einflüssen unterliegen und hohen mechanischen Beanspruchungen ausgesetzt sind, so daß auch insofern eher mit der Möglichkeit eines Doppelerdschlusses zu rechnen ist.

[2] Die Gefahrenmomente, die durch einen hochspannungsseitigen Doppelerdschluß entstehen, richten sich im wesentlichen nach der Schaltung des Niederspannungsnetzes. Sie sind am größten bei Nulleiternetzen, in denen als Schutzmaßnahme die Nullung angewandt oder der Nulleiter blank verlegt ist, weil die Berührungsspannung auf alle genullten Anlagenteile übertragen wird. In Netzen ohne Nulleiter, aber mit betriebsmäßig geerdetem Netzpunkt oder mit Durchschlagsicherung können hohe Spannungen in das Netz eindringen und zu Isola-

viele Fälle, bei denen die hoch- und niederspannungsseitigen Betriebsmittel mit dem gleichen Stahlgerüst in Verbindung stehen. Hier ist es
nicht möglich, eine Trennung der Erdung durchzuführen.

Zu 6. Hochspannungs-Schutz- und Hochspannungs-Betriebserdungen können zusammengeschaltet werden, wenn beim betriebsmäßigen
Arbeiten der Betriebsmittel (z. B. betriebsmäßige Belastung einer Erd-
schlußstrom-Kompensationseinrichtung) an der Erdung kein höherer
Spannungsabfall als 125 V auftritt. Diese Forderung braucht für Betriebserdungen von Überspannungsableitern jedoch *nicht* erfüllt zu sein.
Liegen indessen schwierige Erdungsverhältnisse vor, so daß Maßnahmen
zur Unterstützung der Erdung (z. B. Isolierung des Standortes) ergriffen
werden müssen, dann müssen die Erdungen *getrennt* angeordnet werden.

Zu 7. Hilfserdungen sind stets von anderen Erdungen sorgfältig getrennt anzuordnen, da mit ihnen in der Regel die Spannung einer beliebigen Erdung gegen Erde mittels Relais erfaßt werden soll.

Wie die unter 1. bis 7. gekennzeichneten Fälle erkennen lassen, kann
in der oft vertretenen Auffassung, alle Erder in einer Schaltanlage untereinander bedingungslos zusammenzuschließen, kein Allheilmittel erblickt
werden. Wenn also die Bedingungen nicht erfüllt sind, müssen die
Erdungen so angelegt werden, daß sie sich nicht gegenseitig beeinflussen.
Hierbei ist auch auf unbeabsichtigte Überbrückungen durch Kabelmäntel zu achten, die nötigenfalls an den geeigneten Stellen zu isolieren
sind. Soweit es aber die Verhältnisse zulassen, sollte ein Zusammenschluß der Erdungen unter Einhaltung der genannten Bedingungen stets
angestrebt werden, wodurch ohnehin die ganze Erdungsanlage einfacher
gestaltet werden kann. Auf diese Weise können am sichersten sowohl
Spannungsunterschiede zwischen den Erdern als auch Influenz- und
Induktionserscheinungen, die sich zu Berührungsspannungen auswirken,
vermieden werden.

2. Schutzerdungen an hochabgesicherten Anlagenteilen in Trans-
formatorenstationen bei schwierigen Erdungsverhältnissen[1]

In unmittelbarem Zusammenhang mit der Frage über Verbindung
oder Trennung verschiedener Erdungsanlagen steht die schutztechnische
Behandlung hochabgesicherter Anlagenteile in Transformatorenstatio-

---

tionsdurchbrüchen oder sonstigen Beschädigungen an Zählern, Verbrauchsgeräten
usw. führen. Aus diesen Gründen sollen ja auch die Erder getrennt werden. Werden
lediglich die hoch- und niederspannungsseitigen Schutzerder verbunden, dann kann
die hohe Spannung bei Doppelerdschluß nur auf die Anlagenteile übertragen werden, die mit der Erdung verbunden sind; vom Niederspannungsnetz selbst wird sie
ferngehalten. Der Gefahrenkreis ist also erheblich kleiner, so daß es technisch
noch vertretbar ist, beide Erdungen zusammenzuschließen.

[1] SCHRANK, W.: Beitrag zur Lösung schwieriger Erdungsfragen. ETZ Bd. 70
(1949) S. 199.

nen, wie z. B. Transformatorengehäuse, Niederspannungsschaltgeräte, gußeisengekapselte Verteilungen oder solche in Blechkonstruktion u. ä. schutzbedürftige Betriebsmittel. In großstädtischen Kabelnetzen treten auch hier meist keine besonderen Schwierigkeiten auf, weil durch Verbindung aller Kabelmäntel und ihre Inanspruchnahme als Erder ausgezeichnete Erdungsmöglichkeiten gegeben sind. Schwierige Erdungsverhältnisse bestehen deshalb nur in ländlichen Versorgungsgebieten mit hoch- und niederspannungsseitigen Freileitungsnetzen. Nach Möglichkeit sollte man in solchen Fällen von der Schutzerdung gänzlich absehen und andere geeignetere Schutzmaßnahmen wählen; denn die VDE-Bestimmungen für den Berührungsspannungsschutz in Niederspannungsanlagen sehen auch für solche Fälle keine Abweichungen von den Erdungsbedingungen vor, im Gegensatz zu den VDE-Vorschriften für den Berührungsspannungsschutz in Hochspannungsanlagen VDE 0141/7.55, deren § 16 zusätzliche Maßnahmen zur Unterstützung der Schutzerdung bei schwierigen Erdungsverhältnissen gestattet. Erfahrungsgemäß wird nun aber auf die Anwendung der Schutzerdung für die Niederspannungsanlage in Transformatorenstationen nicht gern verzichtet, was auch meist durch die notwendige Anwendung der Schutzerdung für die Hochspannungsanlage bedingt ist. Um diesen Verhältnissen gerecht zu werden, werden einige Mittel angegeben, die es erlauben, auch bei schwierigen Erdungsverhältnissen einen ausreichenden Berührungsspannungsschutz sicherzustellen. Sie wurden z. T. schon praktisch angewandt und nachteilige Erfahrungen in Störungsfällen sind bisher nicht bekanntgeworden.

a) Überwachung des Erdschlußstromes

Betrachtet man zunächst einmal den Berührungsspannungsschutz des Transformatorengehäuses. Dieses ist an die Hochspannungs-Schutzerdung angeschlossen, die auf eine Berührungsspannung von 125 V bei dem jeweils bekannten hochspannungsseitigen Erdschlußstrom abgestellt ist. Gleichzeitig und zwangsläufig wirkt diese Erdung aber auch als Niederspannungs-Schutzerdung im Falle eines niederspannungsseitigen Körperschlusses im Transformator. Diesen Anforderungen braucht aber die Hochspannungs-Schutzerdung nicht gewachsen zu sein, weil der niederspannungsseitige Erdschlußstrom bedeutend größer sein kann als der hochspannungsseitige, so daß die zulässige Berührungsspannung von 125 V wesentlich überschritten werden kann. An sich gehört dieses Problem in das Gebiet des Berührungsspannungsschutzes für Hochspannungsanlagen und liegt somit außerhalb des Berührungsspannungsschutzes für Niederspannungsanlagen. Es gewinnt aber sofort an Zuständigkeit, wenn die Hochspannungs-Schutzerdung auch mit der Niederspannungs-Schutzerdung verbunden ist. In diesem Falle nehmen

ja auch die niederspannungsseitigen schutzgeerdeten Anlagenteile eine
Berührungsspannung an. Denn bei schwierigen Erdungsverhältnissen ist
es ja nicht möglich, die gemeinsame Schutzerdung entsprechend den
Bemessungsformeln für Niederspannungs-Schutzerdungen bei der meist
sehr hohen Absicherung von 100 A und mehr auszulegen. Diese Tatsache
widerlegt auch die Durchführbarkeit des von anderer Seite gemachten
Vorschlages, für die Schutzerdung der hochabgesicherten Anlagenteile
einen besonderen Erder, der außerhalb der Spannungstrichter zu errichten wäre, heranzuziehen. Die Schwierigkeit liegt ja weniger darin,

Potentialverschleppungen aus
Spannungstrichtern zu verhindern, als mit wirtschaftlich
tragbaren Mitteln die erforderlichen Erdungswiderstände erreichen zu können.

Ein Mittel, um das Auf-
treten hoher Berührungsspannungen zu verhindern oder
wenigstens zu melden, bietet
die Überwachung des die
Schutzerdung durchfließenden
Erdschlußstromes, denn die
Berührungsspannung ist ja
direkt proportional dem Erdschlußstrom mal dem Erdungswiderstand. Als Meßglied kann
ein in die Erdleitung eingeschal-

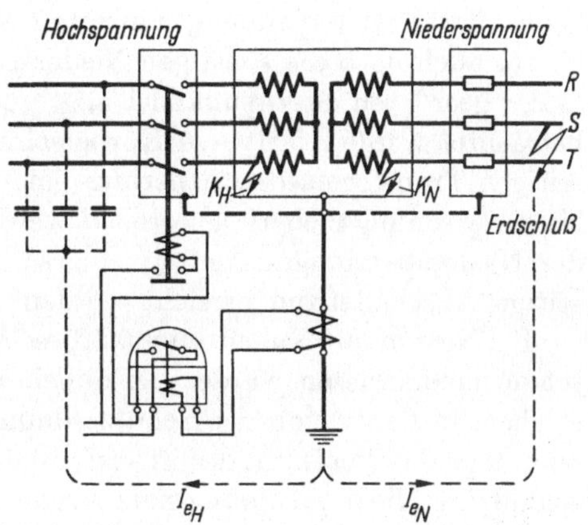

Abb. 188. Schaltung zur Überwachung des Erdschlußstromes mittels Erdstromwandler und Relais. Es bedeuten: K_H hochspannungsseitiger und K_N niederspannungsseitiger Körperschluß, I_{eH} hochspannungsseitiger und I_{eN} niederspannungsseitiger Erdschlußstrom

teter Stromwandler (es kann auch ein Ringwandler sein) dienen, dessen
Sekundärspannung unmittelbar oder mittelbar auf die Auslösevorrich-
tung des zugehörigen Leistungsschalters arbeitet oder, wenn dieser nicht
vorhanden, eine den örtlichen Verhältnissen angepaßte Warn- oder
Meldevorrichtung in Tätigkeit setzt, wie Abb. 188 zeigt. Dieser Schutz
ist so einzustellen, daß er bei einem Erdschlußstrom von der Größe, d'e
entsprechend dem Erdungswiderstand der Schutzerdung eine höhere
Berührungsspannung als 65 V zur Folge haben würde, sicher anspricht[1].
Er kann sowohl bei zusammengeschlossenen als auch bei getrennten
Schutzerdungen angewandt werden. Es ist lediglich darauf zu achten,
daß der Wandler nicht durch Kabelmäntel oder ähnliche Gebilde überbrückt wird.

---

[1] Wird dieser Schutz ausschließlich nur für die getrennte Hochspannungs-
Schutzerdung angewandt, so genügt eine Ein tellung auf 125 V. Der Schutz ist
übrigens auch bei Doppelerdschluß im Hochspannungsnetz wirksam.

b) Verbindung der Schutzerdung mit dem niederspannungsseitigen Transformatorsternpunkt

Bei Transformatoren mit herausgeführtem niederspannungsseitigen Sternpunkt kann man die Sternpunktsleitung unmittelbar mit dem schutzgeerdeten Transformatorgehäuse verbinden[1]. Auf diese Weise wird jeder niederspannungsseitige Körperschluß im Transformator zu einem einpoligen Kurzschluß, so daß eine hochspannungsseitige Abschaltung erfolgt. Die Erdung wird von dem Kurzschlußstrom überhaupt nicht durchflossen, so daß an ihr gar kein Spannungsabfall und somit auch keine Berührungsspannung auftreten kann. Verbindet man darüber hinaus auch noch die sonstigen Niederspannungs-Schaltanlagenteile mit dieser geerdeten Sternpunktsleitung, so können diese Teile als genullt betrachtet werden. Tritt ein Körperschluß hinter der niederspannungsseitigen Transformatorensicherung ein, so muß der Abschaltstrom der Niederspannungssicherung erreicht werden. Tritt der Körperschluß *vor* der Niederspannungssicherung ein, so muß auch der hochspannungsseitige Abschaltstrom erreicht werden.

Bei Netzen mit Nulleitern muß diese Maßnahme ohnehin erfolgen, wie schon nachgewiesen wurde. Bei nulleiterlosen Netzen, insbesondere bei solchen, in denen von der Schutzerdung Gebrauch gemacht wird, kann allerdings das Potential des Transformatorsternpunkts durch einen Erdschluß im Niederspannungsnetz gegen Erde gehoben werden, so daß die geschützten Teile eine mehr oder weniger hohe Spannung annehmen. Es muß deshalb die Erdung, an die der Transformatorsternpunkt angeschlossen wird, so bemessen sein, daß bei dem zu erwartenden Erdschlußstrom sich der Nullpunkt nicht um mehr als rd. 65 V verlagern kann. Das ist erreichbar, wenn die Erdung nach der VDE-mäßigen Formel entsprechend VDE 0140/1932, § 20 bemessen wird, wie es ohnehin erforderlich ist, wenn die Schutzerdung im Netz angewendet werden soll.

Dieser Maßnahme stehen jedoch Bedenken gegenüber, wenn mit einem hochspannungsseitigen Doppelerdschluß gerechnet werden muß. Für diesen Fall kann dann von einer Verbindung des Transformatorengehäuses mit der Sternpunktserdung abgesehen werden, so daß nur die eigentlichen Niederspannungs-Schaltgeräte mit der geerdeten Sternpunktsleitung zu verbinden sind, wobei vorausgesetzt ist, daß dann Hochspannungs-Schutzerdung und Niederspannungs-Betriebserdung getrennt angeordnet werden.

c) Isolierung

Auf die Schutzerdung der Niederspannungsanlage kann bei besonders schwierigen Erdungsverhältnissen auch völlig verzichtet werden. Als

---

[1] Transformatoren in Stern/Stern-Schaltung sind wegen der hohen Jochstreuspannung hierfür nicht immer geeignet.

Schutzmaßnahme tritt dann zweckmäßig die Isolierung des Standortes. Die Bedienungsstandorte werden dann so isoliert, daß der Bedienende erst dann mit den zu schützenden Teilen in Berührung kommen kann, wenn er den isolierenden Standort bereits betreten hat. Man kann auch den Bedienungsstandort mit leitendem Werkstoff belegen und diesen mit den zu schützenden Teilen leitend verbinden. Das gefahrlose Betreten des Standortes wird dann durch eine isolierende Umrandung von solcher Breite sichergestellt, daß Berührungsspannungen nicht überbrückt werden können. Diese Schutzmaßnahmen können jedoch nur bei geeigneten Raum- und Platzverhältnissen durchgeführt werden, da andernfalls die Gefahr besteht, daß in Reichnähe befindliche geerdete Teile berührt werden können. Je nach der Konstruktion der Niederspannungs-Schaltanlage können auch die Bedienungshebel, Griffe, Handräder u. dgl. isoliert werden. Die ideale Schutzmaßnahme ist selbstverständlich die isolierstoffgekapselte Schaltanlage, die weitere zusätzliche Schutzmaßnahmen überflüssig macht.

d) Stations-Schutzschalter

In Verbindung mit Stations-Schutzschaltern läßt sich der Berührungsspannungsschutz von hochabgesicherten Anlagenteilen auch bei schwierigen Erdungsverhältnissen einwandfrei beherrschen. Diese Schalter sind jedoch in der Regel nur in Nulleiternetzen zur Erfüllung der Nullungsbedingungen, falls diese nicht mit anderen Mitteln sichergestellt sind, eingebaut. In solchen Fällen kann auch von der sonst möglicherweise notwendigen Verbindung der Nulleitererdung mit der Transformator-Schutzerdung abgesehen werden, da ja der Stations-Schutzschalter jede unzulässige Berührungsspannung des Nulleiters entweder durch den Nulleiter-Überstrom- oder den Fehlerspannungsauslöser abschalten muß. Die schutzbedürftigen Teile können deshalb entweder genullt werden oder, falls der Berührungsspannungsschutz des Nulleiters lediglich durch den Nulleiter-Überstromauslöser übernommen wird, auch nur an die Schutzleitung des Fehlerspannungsauslösers angeschlossen werden. In Anlagen ohne Nulleiter, in denen Stations-Schutzschalter lediglich unzulässige Spannungserhöhungen der Leiter gegen Erde zu überwachen haben, der Nulleiter-Überstromauslöser also in die niederspannungsseitige Betriebserdung eingeschaltet ist, kann ebenfalls wie in Nulleiteranlagen verfahren werden, d. h., die schutzbedürftigen Teile werden entweder mit der Betriebserdung verbunden, da ja das Potential der Betriebserdung gegen Erde überwacht wird, oder aber sie werden auch an die Schutzleitung des Fehlerspannungsauslösers angeschlossen. Daß der Hilfserder des Fehlerspannungsauslösers von den übrigen Erdern zu trennen ist, also außerhalb der im Fehlerfalle an der Hochspannungs-Schutzerdung und der Niederspannungs-Betriebserdung auftretenden

Spannungstrichter errichtet werden muß, sei nur der Vollständigkeit halber erwähnt. Ein elegantes Mittel für den Schutz hochabgesicherter und unzureichend geerdeter Teile in Transformatorenstationen ist der ST-Schalter mit Fehlerstromauslösung.

Von allen ST-Schutzschaltern werden aber nur die Fehler abgeschaltet, die hinter dem Schalter selbst eintreten. In der Regel wird es deshalb notwendig sein, die Auslösevorrichtung des Hochspannungs-Leistungsschalters von dem ST-Schalter bzw. seinem Anregeglied zu steuern.

3. Fehler- und Störungsquellen an Schutzmaßnahmen

Bei Fehlern und Störungen an Schutzmaßnahmen muß grundsätzlich unterschieden werden in

1. Fehler, die bei der Anwendung und Durchführung der Maßnahmen gemacht wurden, und

2. Störungen, die im Laufe der Betriebszeit eintreten.

Sämtliche Fehler und Störungen können sowohl in Netzen als auch in Anschlußanlagen auftreten. Sie können in allen Fällen die beabsichtigte Schutzwirkung mehr oder weniger beeinträchtigen. Die Ursachen der Fehler und Störungen können recht verschiedener Art sein. Es ist daher auch nicht beabsichtigt, alle Möglichkeiten von Fehlern und Störungen erschöpfend zu behandeln. Der Verfasser will sich daher darauf beschränken, die von ihm untersuchten Fälle, soweit sie als Beispiele geeignet sind, wiederzugeben.

a) Fehler in Netzen

Nullung und Schutzerdung im gleichen Netz. Eine Siedlung wurde von einer Netzstation mit Drehstrom 220 V versorgt. Als Schutz für die Elektroherde wurde ein vierter Leiter mitgeführt, der einerseits an die Gerätekörper und andererseits an den geerdeten Sternpunkt des Netztransformators angeschlossen wurde. Diese Schutzmaßnahme war somit als eine Nullung anzusprechen. Die Nullungsbedingungen waren auch erfüllt. Bei einer späteren Netzerweiterung wurde jedoch von der Weiterführung des Schutzleiters abgesehen und eine Schutzerdung der

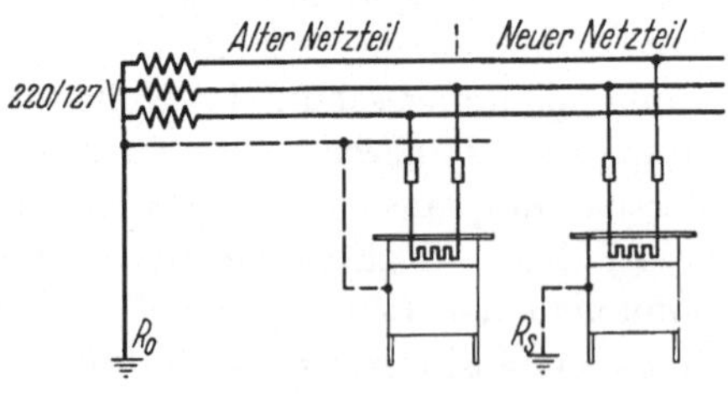

Abb. 189. Nullung und Schutzerdung ohne Verbindung mit dem Nulleiter im gleichen Netz verursacht Berührungsspannungen des Nulleiters

Geräte durchgeführt (Abb. 189). Die Anwendung dieser beiden Schutzmaßnahmen in ein und demselben Netz muß aber als unzulässig abgelehnt werden, weil dieselben Verhältnisse vorliegen wie bei einem Nullleiternetz, in dem wahlweise genullt und geerdet wird, was der zweiten Nullungsbedingung zuwiderläuft. Je nach dem Verhältnis der Erdungswiderstände R_s und R_0 nimmt bei Erdschluß eines Außenleiters im neuen Netzteil der Schutzleiter im alten Netzteil eine mehr oder weniger hohe Berührungsspannung an. Als Abhilfe wurde auch im neuen Netzteil der Schutzleiter durchgeführt und zusätzlich an die geerdeten Gerätekörper angeschlossen.

Sammelerdleitung und Wasserrohre als Schutzerder im gleichen Netz. Ähnliche Verhältnisse bestanden in einem Siedlungsnetz, das ebenfalls von einer Netzstation mit Drehstrom 220 V gespeist wurde. Der mitgeführte geerdete vierte Leiter wurde an die Gehäuse der Elektroherde angeschlossen und diente somit als Sammelerdleitung. Die Heißwasserspeicher wurden jedoch nicht an den Schutzleiter angeschlossen, sondern waren nur über das Wasserrohrnetz zwangsläufig geerdet, wie Abb. 190 zeigt. Dieses Schutzsystem muß gleichfalls als unzulässig abgelehnt werden, da ein Doppelerdschluß (Elektroherd und

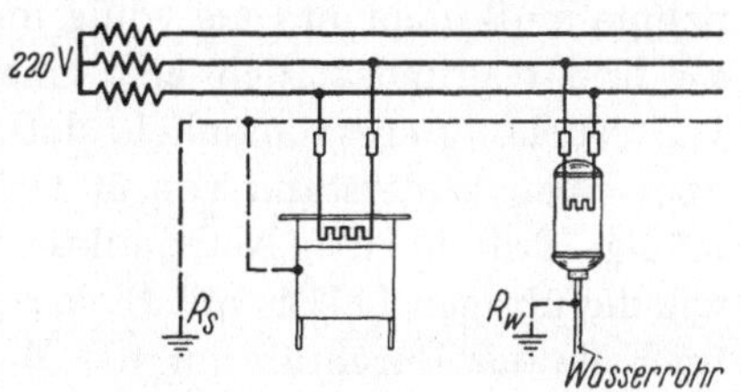

Abb. 190. Doppelerdschluß führt zu Berührungsspannungen an Elektroherd und Speicher

Speicher) gleichfalls Berührungsspannungen an Wasserleitungen und Schutzleiter hervorrufen wird. Als erschwerender Umstand kam hier noch hinzu, daß die Erdungswiderstände R_s und R_w unzulässig hoch waren. Zur Behebung dieser Mängel wurde der Schutzleiter auch an die Heißwasserspeicher angeschlossen und an mehreren Stellen des Netzes mit dem Wasserrohr verbunden.

Fehlende Nullungsbedingung im Freileitungsnetz. Für eine Waldsiedlung war ein Nulleiternetz 380/220 V in Freileitungsausführung gebaut worden. Als Schutzmaßnahme war die Nullung durchgeführt. Infolge sehr schlechter Leitfähigkeit des Sand- und Kiesbodens ($\varrho = 1000\ \Omega$m) war es jedoch nicht möglich, für die beiden Netzausläufererder die VDE-mäßigen Erdungswiderstände von 5 Ω zu erreichen. Da nach den VDE-Vorschriften in solchen Fällen aber größere Banderder als von 50 m Länge nicht verlegt zu werden brauchen[1], wurde die zweite Nullungsbedingung als erfüllt angesehen, wenn je zwei Banderder der geforderten Länge verlegt waren. Da ein Gesamterdungswiderstand des Nulleiters von 6 Ω, in erster Linie aber bedingt durch den Anschluß des Nulleiters an den Bleimantel des Zuleitungskabels, ermittelt wurde und mit der Möglichkeit von Erdschlüssen über Erder sehr kleiner Erdungswiderstände (Luftkabel der Post), die nicht mit dem Nulleiter verbunden werden können, zu rechnen war, konnte die

---

[1] Eine Erleichterung, die nicht immer ausgenutzt werden sollte.

zweite Nullungsbedingung nicht als erfüllt angesehen werden. Der gesamten Anlage mußte deshalb ein ST-Schalter mit Fehlerspannungsauslösung vorgeschaltet werden.

Verwendung eines erdschlußbehafteten Leiters als Schutzleiter. In der elektrischen Anlage eines stillgelegten Sägewerkes wurde bei der Wiederinbetriebsetzung festgestellt, daß von den drei Leitern des werkseigenen Drehstromnetzes ein Leiter keine Spannung und zwei Leiter die volle Betriebsspannung von 220 V gegen Erde hatten. Aus diesem Zustand wurde geschlossen, daß der vermeintliche geerdete Leiter als Schutzleiter verwendet werden könnte[1]. Es wurde daher beabsichtigt, diesen Leiter an die schutzbedürftigen Anlagenteile anzuschließen. Diese Maßnahme muß nicht nur als völlig ungeeignet bezeichnet werden, sondern sie bringt grundsätzlich erst eine Gefahr in die Anlage hinein. Die Untersuchung ergab nämlich, daß der geerdete Leiter einen Erdschluß über einen Widerstand von 50 Ω hatte. Somit lag nicht eine betriebsmäßige Erdung eines Netzpunktes vor. Außerdem war der Leiter, genau wie die übrigen Leiter, mit Sicherungen und Schaltern versehen, so daß im Falle der Durchführung der Maßnahmen lebensgefährliche Zustände eingetreten wären. Als einwandfreie Maßnahme wurde in dieser Anlage der Erdschluß beseitigt und der Sternpunkt des Netztransformators vorschriftsmäßig geerdet und als Schutz die Schutzerdung über werkseigene Wasserrohre und leitende Gebäudeteile durchgeführt.

Vorschriftswidrige Betriebserdung eines Netzpunktes. Das Verteilungsnetz eines Sanatoriums wurde über einen Transformator mit Drehstrom 110 V betrieben. Um auf die Anwendung von Schutzmaßnahmen grundsätzlich verzichten zu können, wurde der Sternpunkt des Netztransformators geerdet, so daß gegen Erde nur eine Spannung von $110/\sqrt{3}$ = 63,5 V auftreten kann. Bei der Bemessung dieser Betriebserdung wurden jedoch nicht die Erdschlußmöglichkeiten der Außenleiter berücksichtigt. Da diese Möglichkeiten in hohem Maße vorhanden waren (Pumpenmotoren, Waschmaschinen) und der Erdungswiderstand der Betriebserdung 20 Ω, der Erdungswiderstand des Hauswasserrohrnetzes aber 1,5 Ω betrug, würde bei Erdschluß eines Leiters über das Wasserrohr die Spannung gegen Erde ihren Normalwert weit übersteigen, so daß die Anlage ohne Schutzmaßnahmen vorschriftswidrig ist. Zur Herstellung eines ordnungsmäßigen Zustandes wurde die Betriebserdung mit dem Wasserrohrnetz verbunden.

Abschaltung des Netznulleiters. Die Verteilungsanlage eines Industriewerkes wurde mit Gleichstrom 2×220 V betrieben. Als Schutzmaßnahme war die Nullung durchgeführt. Die Stromversorgung erfolgte durch eine Eigenkraftanlage mit Reservelieferung aus einem öffentlichen

---

[1] Vgl. W. Schrank: Bemerkungen zum Aufsatz von W. Ryll: Schutzkontakt- und Erdschlußprüfgerät. ETZ Bd. 64 (1943) S. 223.

Stromversorgungsnetz. Die Umschaltung des Verteilungsnetzes von der Eigenkraftanlage auf das Netz erfolgte durch einen dreipoligen Hebelumschalter, der auch den Nulleiter mitschaltete (Abb. 191). Infolge Nacheilens des im Nulleiter liegenden Schaltmessers traten bei der Um-

schaltung stets gefährliche Berührungsspannungen an den genullten Maschinen auf, weil der Nulleiter, wenn auch nur kurzzeitig, unterbrochen war[1]. Als Abhilfemaßnahme wurde das im Nullleiter liegende Schaltmesser durch eine feste Verbindung überbrückt.

Erdschluß im Nulleiternetz durch Überspannungsableiter. Die Eigenversorgungsanlage eines Bauerngutes wurde von 220 V Gleichstrom auf 2×220 V Gleichstrom umgeschaltet. Der Nulleiter wurde an

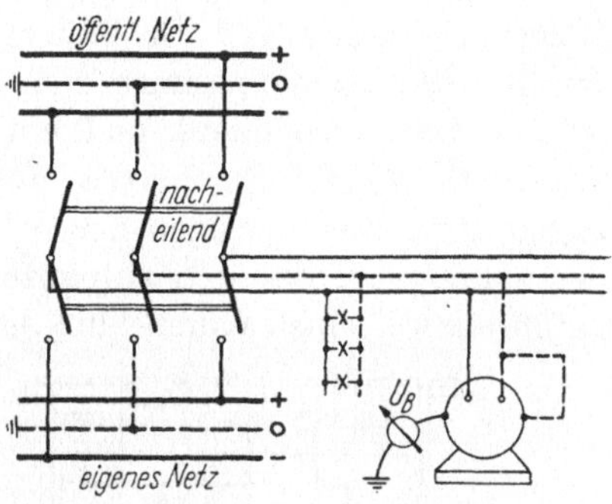

Abb. 191. Unzweckmäßige Umschaltung eines Nulleiternetzes von einer Stromquelle auf die andere

die Eigenwasserversorgungsanlage (Erdungswiderstand 3 Ω) angeschlossen. Als Schutzmaßnahme wurde die Nullung angewandt. Nach einem Gewitter wurden an dem an eine Stichfreileitung angeschlossenen und genullten Motor für die Dreschmaschine hohe Berührungsspannungen wahrgenommen. Die Untersuchung ergab folgenden Befund: Infolge atmosphärischer Überspannungen war ein in die Freileitung eingebauter Überspannungsableiter zerstört. Als Erder für den Ableiter war ein Feldbahngleis verwendet worden, das einen Erdungswiderstand von 5 Ω hatte. Der Nulleiter war nicht mit dem Überspannungsableiter verbunden. An dem Nulleiter war somit eine Berührungsspannung von

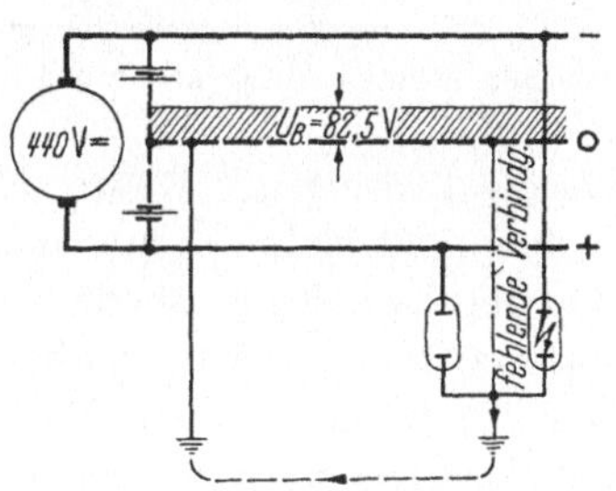

Abb. 192. Berührungsspannung des Nulleiters durch vorschriftswidrig angeschlossenen und zerstörten Überspannungsableiter

$$U_B = \frac{220}{3+5} \cdot 3 = 82,5 \text{ V}$$

aufgetreten, wie Abb. 192 zeigt. Das Auftreten dieser Berührungsspannung wäre vermieden worden, wenn die Erdleitung des Überspannungsableiters mit dem Nulleiter verbunden gewesen wäre. Offenbar ist diese Verbindung bei der Umschaltung des Netzes vergessen worden. Nach der zweiten Nullungsbedingung müssen ohnehin alle im Versorgungs-

---

[1] Die Abschaltung des Nulleiters ist zwar zulässig, wenn zwangläufig auch die Außenleiter abgeschaltet werden, ist aber im vorliegenden Falle unzweckmäßig.

bereich des Netzes liegenden Erder, also auch das Feldbahngleis, mit dem Nulleiter verbunden werden.

b) Fehler in Anschlußanlagen

Versagen der Schutzschaltung an Großküchengeräten. Anläßlich der Inbetriebssetzung von Großküchen wurde festgestellt, daß die angewandten Schutzmaßnahmen zum Teil versagten. Wie Abb. 193a zeigt, ist ein Großküchenherd und ein Wärmebecken in zwei Stromkreise unterteilt. Jedem Stromkreis war ein Fehlerspannungsschutzschalter zugeordnet. Das Versagen der Schutzschaltung war auf die Berührung der zufällig geerdeten Stahlpanzerrohre mit dem Herdkörper zurückzuführen, was einen Kurzschluß der Fehlerspannungsspulen verursachte.

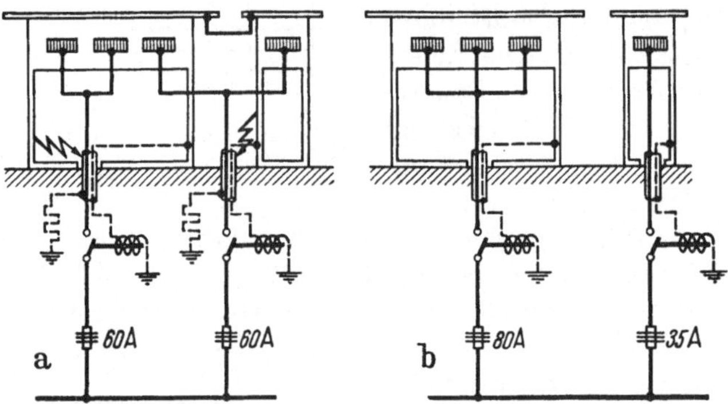

Abb. 193. Schutzschaltung an Großküchengeräten. a Fehlerhafte Schaltung. b Richtige Schaltung

Da die Erdung der Rohre infolge ihrer Unzugänglichkeit im Betonfußboden nicht mehr aufzuheben war, mußten die Austrittsstellen innerhalb und oberhalb des Fußbodens vom Herdkörper zuverlässig isoliert werden, was erst mit verhältnismäßig großen Schwierigkeiten gelang. Außerdem war die vorgenommene Stromkreisverteilung bezüglich der angewandten Schutzschaltung sehr ungünstig. Bei Körperschluß in einem der beiden Stromkreise würden stets beide Schutzschalter auslösen. Abb. 193b zeigt die richtige Anordnung der Schutzschalter.

In anderen Fällen wurde für die verschiedenen Wärmegeräte teils die Schutzerdung teils die Fehlerspannungsschutzschaltung angewendet. Das kann oft zum Versagen der Schutzschaltung führen, wenn sich die Gehäuse der schutzgeerdeten und schutzgeschalteten Geräte berühren, oder durch Ablegen von metallischen Küchengeräten in leitende Verbindung gebracht werden, so daß ein Kurzschluß der Fehlerspannungsspule eintritt (Abb. 194).

Obwohl gegen die Anwendung verschiedener Schutzmaßnahmen in einer Anlage an sich nichts einzuwenden ist, muß im Interesse der Einheitlichkeit und Übersichtlichkeit der Anlage doch Wert darauf gelegt werden, tunlichst nur *eine* Schutzmaßnahme anzuwenden. Kann aus wirtschaftlichen Gründen auf verschiedene Schutzmaßnahmen nicht verzichtet werden, so ist zu beachten, daß sich die Maßnahmen nicht gegenseitig beeinflussen oder sogar aufheben.

Versagen der Fehlerspannungs-schutzschaltung an Bügel- und Waschmaschinen. In Wäschereien wurden für die elektrisch beheizten und elektromotorisch angetriebenen Wasch- und Bügelmaschinen Schutzmaßnahmen angewandt, die erhebliche Mängel aufwiesen. Abb. 195 a zeigt eine der vorgefundenen Schutzschaltungen an einer Bügelmaschine. Der Antriebsmotor war konstruktiv mit dem Gestell und der elektrisch beheizten Bügelwalze verbunden. Bei einem Körperschluß, hervorgerufen durch einen Fehler in der

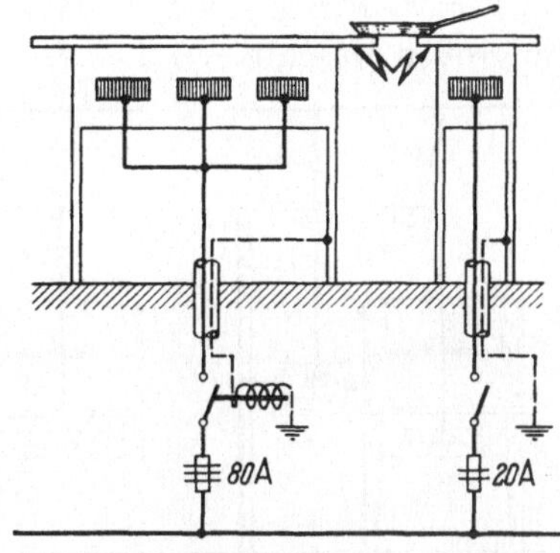

Abb 194. Schutzschaltung und Schutzerdung an zusammenstehenden Geräten verursacht leicht Kurzschluß der Fehlerspannungsspule

Motorwicklung, würde der dem Motor zugeordnete Schutzschalter auslösen und die Berührungsspannung abschalten; bei einem Körperschluß in der Heizwicklung der Bügelwalze würde ebenfalls der Schalter auslösen, jedoch würde die Berührungsspannung bestehenbleiben und nach

kurzer Zeit die Fehlerspannungsspule verbrennen, so daß, wenn dieser Vorgang unbemerkt bleibt, die Maschine vollkommen schutzlos ist. Abb. 195 b zeigt die richtige Durchführung der Schutzschaltung.

An Waschmaschinen wurde oft eine Schutzerdung des Motors und

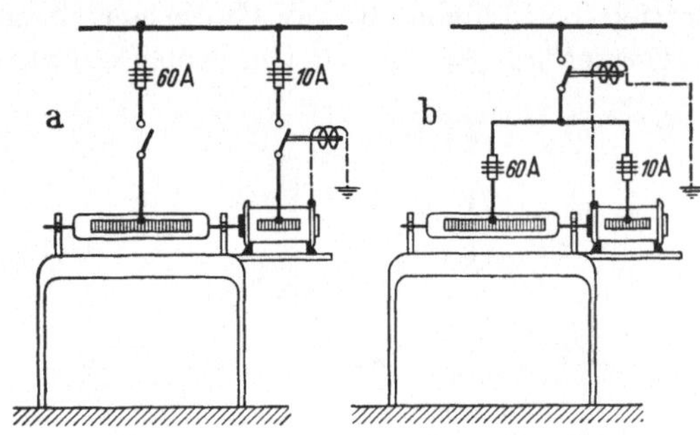

Abb. 195. Schutzschaltung an Bügelmaschinen. a Fehlerhafte Schaltung. b Richtige Schaltung

eine Fehlerspannungsschutzschaltung der Heizung durchgeführt. Zur Anwendung verschiedener Schutzmaßnahmen sahen sich die Installationsfirmen veranlaßt, da im fraglichen Versorgungsgebiet die Schutzschaltung in Stromkreisen über 20 A gefordert wurde, in Stromkreisen bis zu 20 A jedoch die Schutzerdung zulässig war. Abb. 196 a zeigt eine der sehr oft vorgefundenen Schaltungen. Mit Rücksicht auf die angewandte Schutzerdung für den Antriebsmotor war die Schutzschaltung der Heizung unwirksam. Der Schutzschalter muß in solchen Fällen in die gemeinsame Zuleitung eingebaut und die Erdleitung des Motors entfernt werden (Abb. 196b).

In allen genannten Fällen lassen sich grundsätzlich *nicht zwei verschiedene* Schutzmaßnahmen anwenden.

Verschleppung von Berührungsspannungen über Maschinenfundamente.
Im großen Maschinensaal eines Forschungslaboratoriums war als Schutzmaßnahme für die 60-kW-Umformer die Isolierung des Standortes durchgeführt, so daß die Umformer nur von dem isolierten Standort aus bedient und gewartet werden konnten. Im benachbarten kleinen Maschinensaal waren die 5-kW-Umformer vorschriftsmäßig schutzgeerdet. An diesen schutzgeerdeten Maschinen wurden zeitweise Berührungsspannungen wahrgenommen, ohne daß die Ursache hierfür gefunden werden konnte. Eine eingehende Untersuchung ergab folgenden Befund: Einer der mit Standortisolierung versehenen nur zeitweise im Betrieb befindlicher 60-kW-Umformer im großen Maschinensaal hatte Körperschluß. An diesem Umformer konnte zufolge der Standortisolierung keine Berührungsspannung auftreten. Es war aber bei Aufstellung dieses als auch der übrigen 60-kW-Umformer nicht die Isolierung des Maschinengehäuses bzw. der Maschinenschrauben gegen das Maschinenfundament aus Eisenbeton bedacht worden[1]. Deswegen konnte das Maschinenfundament und somit auch der gut leitende Fußboden, dessen Leitfähigkeit noch durch eingezogene Eisenträger erhöht war, eine Spannung gegen Erde annehmen. Da das Erdpotential im kleinen Maschinensaal an den schutzgeerdeten 5-kW-Umformern lag und Träger des

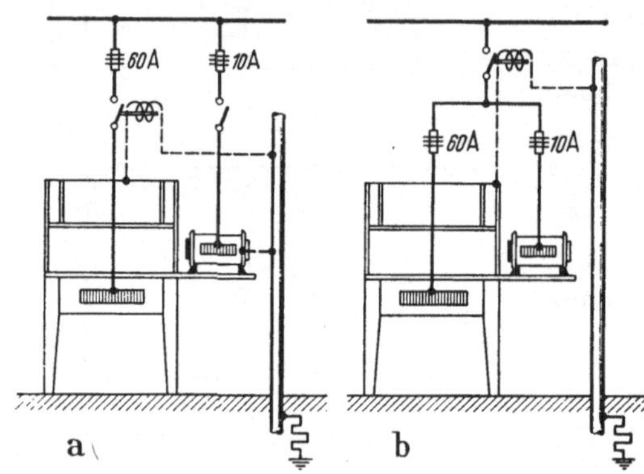

Abb. 196. Schutzschaltung an Waschmaschinen. a Fehlerhafte Schaltung. b Richtige Schaltung

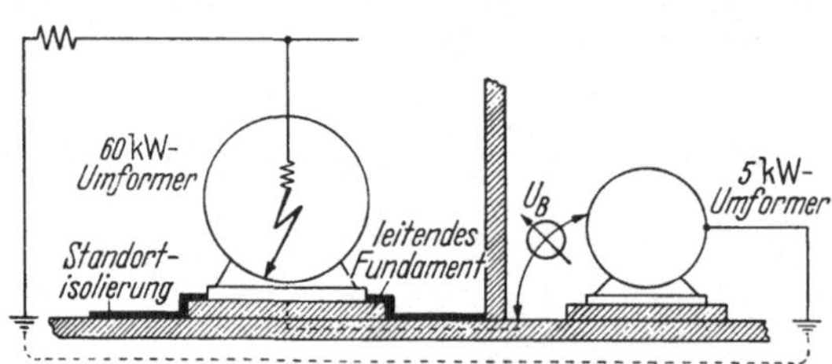

Abb. 197. Verschleppung von Berührungsspannungen über leitende Maschinenfundamente

---

[1] LAMBERT, M. E.: Isolierbeton mit hohem Isolationswiderstand und großer dielektrischer Festigkeit. Bull. Soc. franç. Électr. Bd. 10 (1940) S. 257 [Referat ETZ Bd. 62 (1941) S. 382].

höheren Potentials der leitende Fußboden war, mußte sich hier der Körperschluß als Berührungsspannung auswirken, wie Abb. 197 zeigt. Weil eine Isolierung der Maschinengehäuse gegen die Fundamente nachträglich schwer durchführbar war, indessen aber den vorgebauten Motorschutzschaltern ohne Schwierigkeiten Fehlerspannungsauslöser zugefügt werden konnten, wurde für sämtliche 60-kW-Umformer die Schutzschaltung angewandt, während die Schutzerdung für die 5-kW-Umformer bestehenblieb.

Schutzmaßnahmen an Werkzeugmaschinen. In zahlreichen Fällen wurde die Schutzwirkung schutzgeschalteter ortsfester Werkzeugmaschinen (Bohrmaschinen, Drehbänke u. ä.) dadurch aufgehoben, daß an diesen Maschinen Werkplatzleuchten, Supportschleifmaschinen und ähnliche elektrische Hilfseinrichtungen angebracht und an einen besonderen ungeschützten Stromkreis, meistens die nächst erreichbare Steckdose, angeschlossen waren. Wenn an den Hilfseinrichtungen Körperschlüsse auftraten, wurden die Berührungsspannungen durch den Schutzschalter nicht abgeschaltet, weil die Berührungsspannungen ja von dem ungeschützten Stromkreis herrührten. Der Schutzschalter schaltete selbstverständlich nur den Motorstromkreis ab. Es müssen deshalb diese Hilfseinrichtungen in die Schutzschaltung der Werkzeugmaschinen einbezogen werden, wie Abb. 198 zeigt. Um von vornherein jedem späteren Fehlanschluß von Hilfseinrichtungen vorzubeugen, empfiehlt

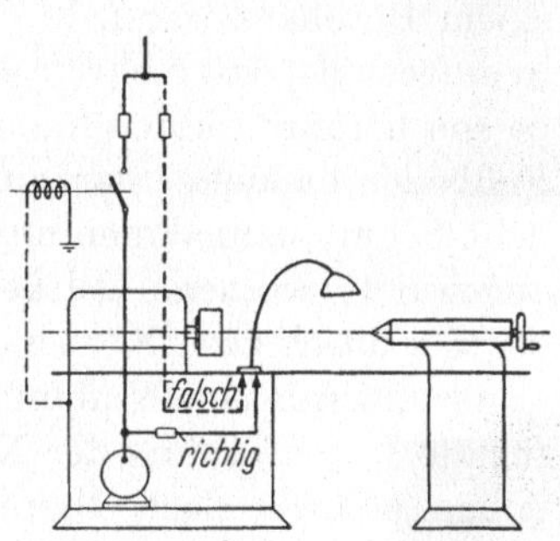

Abb. 198. Falscher und richtiger Anschluß von Werkplatzleuchten an schutzgeschalteten Werkzeugmaschinen

es sich, die notwendigen Steckvorrichtungen gleich am Maschinengestell anzubauen.

Weitere Gefahrenmomente an Werkzeugmaschinen erwachsen aus den in Reichnähe der Maschinen angebrachten Pendellampen. Erfahrungsgemäß werden diese von den an den Werkzeugmaschinen arbeitenden Personen betriebsmäßig so umfaßt, daß gleichzeitige Berührungen der mehr oder weniger gut geerdeten Maschinengestelle und der Lampenfassungen unvermeidlich sind, besonders dann, wenn es sich um Schaltfassungen handelt. Bei den sehr häufigen Körperschlüssen der Metallfassungen sind auf diese Weise schon schwere Unfälle entstanden[1], die nur verhindert werden können, wenn an Stelle der Metallfassungen solche aus Isolierstoff verwendet werden[2].

---

[1] WALKHOFF: Unfallverhütung an elektrischen Pendellampen. Dtsch. Elektro-Handw. Bd. 20 (1942) S. 17.

[2] WEISS, K.: Die neuen Vorschriften für Leuchten bis 750 V. ETZ Bd. 65 (1944) S. 274.

Bei ortsveränderlichen Elektrowerkzeugen wurde der Berührungsspannungsschutz sehr oft vernachlässigt. Oft hatten die Werkzeuge nicht die erforderlichen Schutzeinrichtungen (Anschlußleitungen mit Schutzleiter und Schutzkontaktstecker), so daß Schutzmaßnahmen überhaupt nicht durchgeführt werden konnten. In anderen Fällen wurden vorschriftsmäßige, mit Schutzeinrichtungen versehene Werkzeuge nicht an Schutzkontaktsteckdosen, sondern an normale ungeschützte Steckdosen angeschlossen. Ein Berührungsspannungsschutz war dann nicht vorhanden. Es muß deshalb in Werkstätten für Schutzkontaktsteckdosen in ausreichender Zahl Sorge getragen werden, damit nicht durch Verwendung von Kupplungssteckvorrichtungen, Zwischensteckern und ähnlichen Verbindungen die Schutzmaßnahmen aufgehoben werden. Auf S. 255 ist hierauf noch besonders eingegangen.

Berührungsspannungen durch vorschriftswidrige Geräteanschlüsse. In einem Bürohaus waren in den Maschinensälen die Buchungsmaschinen so aufgestellt, daß mehrere Maschinen gleichzeitig von einer Bedienungsperson berührt werden konnten. Da es sich um Räume mit isolierenden Fußböden handelte, waren nach den früheren VDE-Vorschriften zusätzliche Schutzmaßnahmen nicht erforderlich und infolgedessen auch nicht angewandt worden. Gelegentlich eines elektrischen Unfalles, hervorgerufen durch zwei Körperschlüsse an zwei Maschinen in verschiedenen Leitern, wurde eine Nullung der Maschinen durchgeführt. Um an Kosten für die Durchführung der Nullung zu sparen, wurden vorhandene zweipolige polunverwechselbare Steckdosen angebracht und die Geräteanschlußleitungen auch mit entsprechenden Steckern versehen. Die Geräteanschlußleitungen wurden nicht durch dreiadrige Leitungen ersetzt, sondern der stromführende Nulleiter der Anschlußleitung unmittelbar mit den zu schützenden Maschinenteilen verbunden. Gleichfalls wurde nicht überall darauf geachtet, daß die zum Teil vorhandenen Geräteschalter im Nulleiter lagen und der Nulleiter erst hinter dem Schalter mit dem Gerätekörper verbunden war. Da ferner der Nulleiter am polunverwechselbaren Stecker nicht die erforderliche Voreilung hatte, traten sehr häufig Berührungsspannungen auf, die durch die Unterbrechung des Nulleiters bedingt waren. Mit Rücksicht auf die zur Verfügung stehenden Mittel wurden in den Räumen, in denen außer den Maschinen noch geerdete Teile vorhanden waren, die ordnungsmäßige Nullung über vorschriftsmäßige Schutzkontaktsteckvorrichtungen durchgeführt[1], während in den Räumen, in denen sich keine geerdeten Teile befanden, die Maschinengestelle durch eine Leitung untereinander verbunden wurden.

---

[1] Im Versorgungsgebiet der BEWAG werden in Büroräumen mit Buchungsmaschinen, die so aufgestellt sind, daß eine gleichzeitige Berührung mehrerer Maschinen möglich ist, Schutzmaßnahmen unabhängig von der Raumklasse gefordert.

Die farbige Kennzeichnung der Schutzleitungen und des Nulleiters wurde oft nicht genügend beachtet, so daß Verwechselungen vorkamen, wodurch nicht nur die Schutzmaßnahmen aufgehoben, sondern auch die Geräte unter Spannung gesetzt wurden oder ein Betrieb überhaupt unmöglich war. Abb. 199 zeigt eine Reihe von Schaltungen, die sich ergeben können, wenn die farbige Kennzeichnung bei isolierten Leitungen nicht beachtet wird. In der Schaltgruppe *A* ist der rote Schutzleiter des Geräts über die Schutzkontakte der Steckdose mit dem Nulleiter verbunden; in der Schaltgruppe *B* ist er mit dem Außenleiter und in der

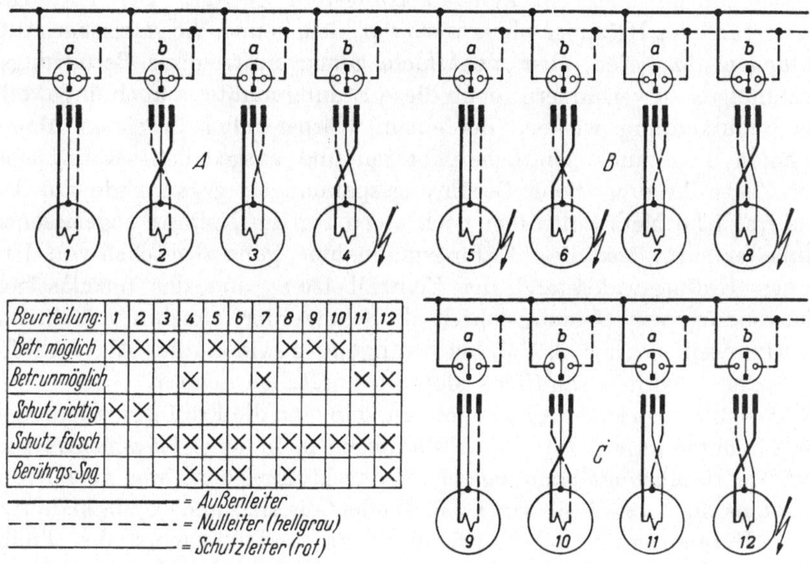

Abb. 199. Schutzkontaktsteckdosen mit richtigem und falschem Anschluß

Schaltgruppe *C* weder mit dem Nulleiter noch mit dem Außenleiter verbunden. Die Buchstaben *a* und *b* kennzeichnen die Polverwechselbarkeit der Steckvorrichtungen. Bei isolierten Leitungen ist stets die hellgraue Ader als Nulleiter und die rote Ader als Schutzleiter zu verwenden[1].

Berührungsspannungen durch Erdungsmaßnahmen gegen statische Aufladungen. In einer Buchdruckerei wurden die mittels Riemen angetriebenen Druckpressen zum Schutze gegen statische Aufladungen über eine außerhalb des Raumes liegende Wasserrohrleitung geerdet. Durch diese Maßnahme wurde zwar die statische Aufladung der Metallmassen verhindert, aber gleichzeitig das Erdpotential in den Raum gebracht, so daß der vorher vom Standpunkt des Berührungsspannungsschutzes

---

[1] VDE 0100/5.57, § 19.

völlig ungefährliche Raum jetzt als gefährlich zu betrachten war. Die Folgen wirkten sich auch bald im Auftreten von Berührungsspannungen zwischen fehlerhaften elektrischen Geräten, Metall-Lampenfassungen über den Pressen einerseits und den geerdeten Maschinengestellen andererseits aus, weil gleichzeitige Berührungen betriebsmäßig nicht zu verhindern waren. Als Gegenmaßnahmen wurden im vorliegenden Falle die Geräte genullt und die Metallfassungen durch solche aus Isolierstoff ersetzt.

In einer Tuchfabrik wurden die Elektromotoren gegen statische Erscheinungen über ein Zentralheizungsrohr geerdet. Der Erdungswiderstand des Heizungsrohres war zwar klein genug, die statischen Aufladungen abzuleiten, aber nicht klein genug, auftretende Berührungsspannungen zu verhindern; denn diese Erdung mußte ja auch ungewollt als Schutzerdung wirken. Bei einem Körperschluß in einem Motor nahmen denn auch sämtliche Motoren und ausgedehnte Rohrlängen der Zentralheizung hohe Berührungsspannungen gegen Erde an. Da das fragliche Netz außerdem noch einen für die Nullung zugelassenen Nulleiter hatte, war diese Erdungsmaßnahme, ganz abgesehen von dem hohen Erdungswiderstand der Zentralheizung und der unzulässigen Verwendung von Heizungsrohren als Schutzerder, ohnehin vorschriftswidrig, weil sie der 2. Nullungsbedingung zuwiderläuft. Als Abhilfemaßnahme wurden sämtliche Motoren zusätzlich genullt.

Aus diesen Beispielen ist zu folgern, daß man die Erdungsmaßnahmen zum Schutze gegen statische Aufladungen nicht ohne Rücksichtnahme auf den Berührungsspannungsschutz durchführen darf, was aber leider meistens nicht beachtet wird[1]. Gegebenenfalls sind andere Maßnahmen, z. B. Heraufsetzung der Luftfeuchtigkeit, Leitendmachen der Treibriemen u. ä., in Erwägung zu ziehen. So wurden beispielsweise in einer Blechbearbeitungsfabrik, in der gleichfalls statische Aufladungen zu beseitigen waren, als vorbeugende Maßnahme mit Rücksicht auf den Berührungsspannungsschutz die Werkzeugmaschinen nicht unmittelbar, sondern über einen hochohmigen Widerstand von rd. $2\,\mathrm{M}\Omega$ geerdet. Hierdurch wurde einerseits die statische Aufladung abgeleitet und andererseits der im Fehlerfalle netzseitig auftretende Berührungsstrom auf den ungefährlichen Wert von rd. 0,1 mA begrenzt.

Berührungsspannungen an öffentlichen Warenautomaten, Lichttransparenten und Reklamegeräten. In einer Anzahl von Fällen sind Berührungsspannungen an elektrisch beleuchteten bzw. betriebenen Automaten (Warenautomaten, Personenwaagen u. a.) bekanntgeworden. Diese Geräte, die meistens im Freien oder auch in Räumen mit gut leiten-

---

[1] STARCK, W., u. H. GROSS: Reibungselektrizität in Gebäuden unter besonderer Berücksichtigung von Zündfunken in explosionsgefährdeten Betriebsstätten und Lagerräumen. ETZ Bd. 58 (1937) S. 738.

dem Fußboden aufgestellt und der Öffentlichkeit zugänglich sind, müssen zu ihrer Bedienung betriebsmäßig großflächig umfaßt werden. Schutzmaßnahmen müssen deshalb unbedingt angewendet werden. Meistens sind diese Geräte auch vom Hersteller aus gleich mit einer Anschlußleitung, die den Schutzleiter enthält, versehen. Der Anschluß erfolgt aber oft derart, daß nach Durchbohrung der rückwärtigen Gebäudemauer das Gerät an die Innenanlage eines Raumes, in dem Schutzmaßnahmen nicht erforderlich sind, angeschlossen wird. Die Notwendigkeit von Schutzmaßnahmen kommt dem Installateur also meistens nicht zum Bewußtsein, sofern solche Arbeiten überhaupt von sachkundigen Personen ausgeführt werden.

Lichttransparente, elektrisch beleuchtete Schaukästen und sonstige elektrische Reklamegeräte an Verkaufsläden sind oft so angebracht, daß ihre Gehäuseteile unmittelbar oder auch mittelbar über Eisenkonstruktionen od. dgl. von Passanten berührt werden können. Auch von den im Innern von Schaufenstern aufgestellten Geräten (Fensterabtauer) sind zufolge der leitenden Verbindungen mit den eisernen Fensterrahmen Berührungsspannungen außen wirksam geworden. Für alle diese Geräte und Anlagen müssen Schutzmaßnahmen angewendet werden. Da diese Anlagen meistens niedrig abgesichert sind und in Großstädten vorkommen, in denen Wasserrohre zur Erdung verfügbar sind, kann in fast allen Fällen ein ausreichender Schutz durch Erdung über das Wasserrohrnetz durchgeführt werden, sofern nicht genullt werden kann. Besondere Mittel brauchen meistens nicht aufgewandt, sondern nur die bereits vorhandenen Mittel sinngemäß ausgenutzt zu werden.

Vernachlässigung der Schutzmaßnahmen bei provisorischen Anlagen. Obwohl für die Installation provisorischer Anlagen gewisse Erleichterungen zugestanden werden, müssen aber doch die Schutzmaßnahmen in vollem Umfange durchgeführt werden. Leider ist das sehr oft nicht der Fall. Besonders bei provisorischen Anlagen im Baugewerbe wurden sehr oft fast sämtliche Schutzmaßnahmen vernachlässigt, so daß man sich auch dortseits über viele elektrische Unfälle beklagte. Soweit die bei größeren Bauten verwendeten Maschinen, wie Bauaufzüge u. dgl., ortsfest aufgestellt sind, können grundsätzlich den Netz- und Ortsverhältnissen entsprechende Schutzmaßnahmen angewendet werden. Es ist aber hierbei zu beachten, daß in vielen Fällen Schutzerdung und Nullung mit einer großen Unsicherheit verbunden sind. Die Schutzerdung deshalb, weil sie oftmals an provisorisch verlegte Wasserrohre angeschlossen wird, diese aber erfahrungsgemäß durch Umlegungen unterbrochen werden, so daß gleichzeitig mehrere Gefahrenquellen entstehen können, ganz abgesehen davon, daß der erforderliche Erdungswiderstand meistens unbeachtet bleibt. Die Nullung deshalb, weil der

Nulleiter in seinem ganzen Verlauf auf dem Baugelände sehr leicht unterbrochen werden kann. Inwieweit bei größeren Eisenbetonbauten das Stahlgerüst selbst in den Schutzbereich einbezogen werden kann oder muß, kann nur von Fall zu Fall durch einen mit Schutzeinrichtungen gut vertrauten Fachmann entschieden werden. Jedenfalls sind durch unüberlegte Maßnahmen schon öfter schwere Unfälle entstanden, so daß hier von Experimenten nicht dringend genug abgeraten werden kann. Die Schutzeinrichtungen für ortsveränderliche Elektrowerkzeuge bei ihrer Verwendung auf Baustellen sind so problematischer Natur, so daß im noch folgenden Unterabschnitt 5 darauf besonders eingegangen ist.

Elektrischer Unfall durch zusätzliche Schutzleitungsverbindung und Unterbrechung der Erdungsleitung. An einer transportablen Waschmaschine ausländischen Fabrikates war der Antriebsmotor im Gestell der Maschine isoliert aufgestellt. Das Motorgehäuse war ordnungsmäßig mit einer Erdungsleitung versehen. Zusätzlich wurde jedoch noch eine Verbindung der Erdungsleitung mit dem Maschinengestell durchgeführt. Infolge Unterbrechung der Erdleitung und Körperschluß des Motors nahm somit auch das Waschmaschinengestell eine Berührungsspannung an, die zu einem tödlichen Unfall führte (Abb. 200). Hierzu ist folgendes zu sagen: Es bestand einerseits keine Veranlassung, das Waschmaschinengestell mit dem Schutzleiter zu verbinden, da die Maschine außer dem Motor keine elektrischen Einrichtungen hatte. Andererseits war aber die Möglichkeit eines Körperschlusses, hervorgerufen durch die etwa anliegende Anschlußleitung, nicht von der Hand zu weisen. Außerdem war das Isoliermaterial, welches das Motorgehäuse vom Maschinengestell elektrisch trennte, nur Holz. Holz gilt aber im Sinne der VDE-Vorschriften nicht als Isolierstoff. Aus diesen Gründen schien diese Verbindung gerechtfertigt. Wenn sie im vorliegenden Falle nicht gewesen wäre, hätte sich der Unfall unter den gegebenen Umständen vermeiden lassen. Die Verbindung war zwar nicht vorschriftswidrig, aber auch nicht zweckmäßig.

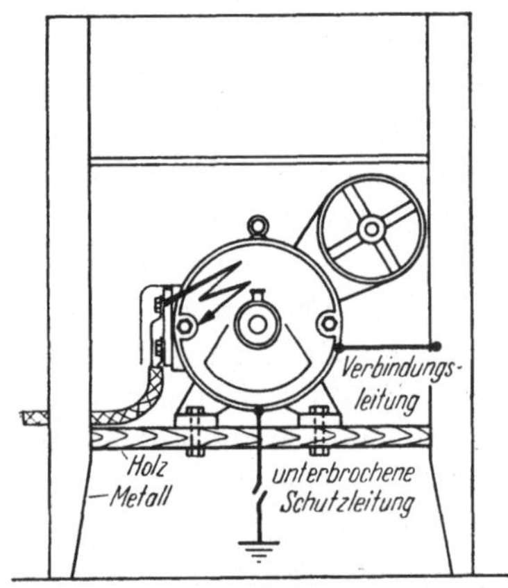

Abb. 200. Zur Beurteilung des elektrischen Unfalls an einer Waschmaschine

Anbau von Schutzschaltern an Geräten. Bei ortsveränderlichen Geräten, meistens Kreissägen, Schweißmaschinen, Waschmaschinen, wurde gefunden, daß Fehlerspannungsschutzschalter unmittelbar an den Maschinengestellen angebaut waren. Gegen den festen Einbau ist an sich nichts einzuwenden, wenn er so durchgeführt ist, daß das ordnungsmäßige Arbeiten der Schutzschaltung nicht beeinträchtigt wird. Das war aber oft nicht der Fall. Zum Beispiel wurde die Anschlußleitung vor dem Schutzschalter oft so am leitenden Maschinengestell verlegt, daß mit der Möglichkeit eines Körperschlusses, verursacht durch eine Beschädigung der Anschlußleitung, gerechnet werden mußte und dieser auch eintrat. Gleichfalls war durch unsachgemäße Verlegung der Hilfserdleitung am Maschinengestell oft die Möglichkeit einer Fehlerspannungsspulenüberbrückung gegeben. Ein grundsätzlicher Mangel dieser Schutzart war aber oft der, daß die Schutzkontakte der für den Anschluß dieser Geräte bestimmten Schutzkontaktsteckdosen mit einem Hilfserder verbunden waren, der nur für die Zwecke der Schutzschaltung ausreichend war. Es waren aber keine Maßnahmen getroffen, den Anschluß anderer, nur mit einer Schutzleitung versehenen Geräte zu verhindern, so daß in diesen Fällen solche Geräte nicht geschützt waren, obwohl ein Schutz beabsichtigt und auch notwendig war. In solchen Fällen wurde entweder, soweit möglich, die Schutzerdung verbessert, oder auf Spezialsteckvorrichtungen für den Anschluß von mit Schutzschaltern versehenen Geräte zurückgegriffen. Darüber hinaus wurde die Anordnung des Schutzschalters selbst als auch die der Zuleitungen und der Hilfserdleitung am Maschinengestell so getroffen, daß mit Unregelmäßigkeiten zwischen Anschlußvorrichtung und Schutzschalter nach technischem Ermessen nicht zu rechnen war.

Elektrische Badetauchsieder. Elektrische Großtauchsieder mit Leistungen von 2 bis 6 kW werden vielfach zur Bereitung von Badewasser verwendet. Die Verwendung elektrischer Geräte in Badezimmern bringt gewisse Gefahren hinsichtlich des Auftretens gefährlicher Berührungsspannungen mit sich, wenn die Konstruktion und die Installation dieser Geräte nicht den VDE-Vorschriften entspricht. Es wurden sowohl widerstandsbeheizte als auch Elektrodentauchsieder vorgefunden. Die bisher bekannten Elektrodentauchsieder entsprechen in keiner Weise, auch nicht einmal sinngemäß den VDE-Vorschriften. Hinzu kommt noch, daß sie oft in Drehstromnetzen ohne Nulleiter angeschlossen wurden, wo die Gefahrenmomente besonders erheblich sind. Es wurden derartige Tauchsieder an solche Netze angeschlossen und der Anschluß in höchst unverantwortlicher Weise durchgeführt. In allen Fällen wurde der Anschluß an die mit 10 A gesicherten Lichtleitungen vorgenommen und die 10-A-Sicherungen gegen 20- oder 25-A-Sicherungen einfach ausgewechselt. Die 10-A-Paßschrauben wurden herausgebrochen, so daß sich die stärkeren Sicherungen einschrauben ließen. Die Schaltung war in allen Fällen so, daß die allenfalls als Schutzerder dienende Wasserrohrleitung als betriebsmäßig stromführender Leiter verwendet wurde,

ganz abgesehen davon, daß noch nicht einmal das Wasserrohr auf seine
Eignung als Schutzerder überprüft wurde.

Abb. 201 zeigt die vorgefundenen Anschlüsse an ein Drehstromnetz
ohne Nulleiter, die sich besonders gefahrvoll auswirken können. Im
ersten Fall wird der Betriebsstrom zwischen einem Außenleiter des
Drehstromnetzes und dem Wasserrohrnetz entnommen. Schon allein
die Tatsache, daß das Wasserrohrnetz hierfür nicht geeignet ist — es ist
nach den VDE-Vorschriften VDE 0100/5.57, § 21 Abs. c) ausdrücklich
verboten —, können je nach der Größe des Erdungswiderstandes hohe
und gefahrbringende Berührungsspannungen am Wasserrohrnetz auftreten. Denn es ist durchaus nicht so, daß das Wasserrohrnetz stets einen

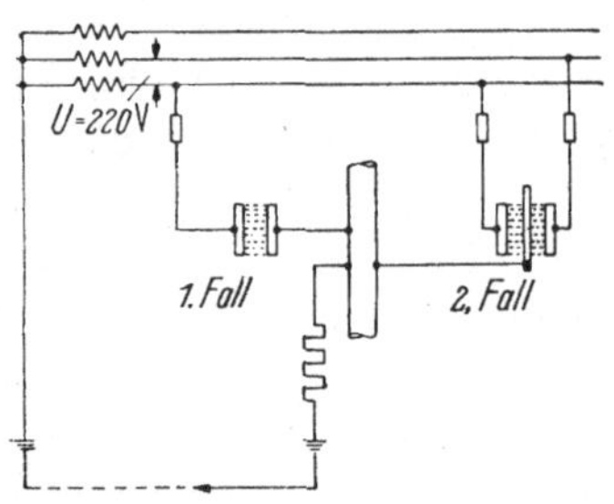

Abb. 201. Gefährlicher Betrieb von ortsveränderlichen Elektrodenwärmegeräten in Netzen ohne Nulleiter

kleinen Erdungswiderstand besitzt. Vor
dem Kriege wurden nämlich in ziemlich
großem Umfange straßenseitig Eternit-
Wasserrohre verlegt, so daß die in den
Häusern verlegten Metall-Wasserrohre
Erdungswiderstände bis $100\,\Omega$ und mehr
aufweisen. In Häusern mit eigenen Hauswasserversorgungsanlagen sind ebenfalls
Widerstände unter 10 bis $15\,\Omega$ nicht anzutreffen.

Bei einer Leistung des Tauchsieders
von 2000 W tritt schon bei einem Erdungswiderstand des Wasserrohres eine Berührungsspannung von
70 V auf; also eine sehr gefahrbringende Berührungsspannung, die
an der Badewanne auftretend, für den Badenden absolut tödlich wirkt.
Auch im zweiten Falle nach Abb. 201 tritt das gleiche Gefahrenmoment
auf, wenn aus irgendeinem Grunde nur eine der Stromsicherungen abschmilzt oder sonst eine einpolige Unterbrechung der energieführenden
Leitungen eintritt. Außerdem fließt ohnehin dauernd ein Asymmetriestrom über das Wasserrohrnetz.

Wenn man weiterhin bedenkt, daß die Leistung von Elektrodenwärmegeräten in außerordentlich hohem Maße von dem Salzgehalt des
Badewassers, also von der Leitfähigkeit des Wassers abhängt und daß
Badesalze die Leitfähigkeit des Wassers stark heraufsetzen, so ergeben
sich noch viel größere Ströme, die auch wieder höhere Berührungsspannungen erzeugen, so daß ein unfallsicherer Betrieb bei Anwendung
dieser Geräte nicht erreichbar ist (vgl. S. 273).

Als Großtauchsieder können deshalb nur widerstandsbeheizte Ge-
räte verwendet werden. Da nach VDE 0100/5.57, § 13 Abs. e) die
Steckvorrichtungen ortsveränderlicher Stromverbraucher nur dann zum
In- und Außerbetriebsetzen verwendet werden dürfen, wenn die Nenn-

stromstärke 10 A bei Gleichstrom und 15 A bei Wechselstrom nicht übersteigt, müssen für den Anschluß der Tauchsieder größerer Stromstärken entweder verriegelbare Steckvorrichtungen entsprechender Nennstromstärke verwendet werden, durch die die Steckvorrichtungen nur im stromlosen Zustand betätigt werden können, oder mindestens den Steckvorrichtungen Schalter vorgesetzt werden, die alle gegen Erde unter Spannung stehenden Leitungen abschalten[1].

Folgerungen: Wie aus den Beispielen ersichtlich, machen die bei der Durchführung der Schutzmaßnahmen begangenen Fehler den größten Teil aller Mängel aus, während die im Laufe der Betriebezeit eintretenden Störungen verhältnismäßig gering sind. Die Fehler in Netzen wirken sich insofern besonders ungünstig aus, als der Gefahrenkreis sehr umfangreich sein kann, weil eine größere Anzahl von Geräten gleichzeitig Berührungsspannungen annehmen. Bei Fehlern oder Störungen in Anschlußanlagen bleibt die Berührungsspannung meist nur auf den fehlerhaften Anlagenteil beschränkt. Grundsätzlich lassen die angeführten Beispiele erkennen, daß es bei der Ausführung der Schutzmaßnahmen an der nötigen Aufmerksamkeit gefehlt hat. Das ist lediglich darauf zurückzuführen, daß den Ausführenden die Eigenschaften und Anwendungsbedingungen der verschiedenen Schutzmaßnahmen nicht genügend bekannt sind. Vergleicht man die Prüfungsberichte von Anlagen, so wird mit erschreckender Deutlichkeit erkennbar, wie viele der aufgedeckten Fehler bei etwas größerer Aufmerksamkeit seitens der Ausführenden sich hätten vermeiden lassen. Es genügt nicht, die Fehler, wenn überhaupt möglich, zu beheben, viel wichtiger ist, der tieferen Ursache für die Fehlarbeit auf den Grund zu gehen. Ergibt es sich, daß die Fehlerquelle in nicht vorauszusehenden Umständen zu suchen ist, dann wird es die dringendste Aufgabe des Ausführenden sein, Vorkehrungen zu treffen, die der Wiederholung solcher Fehler für die Zukunft vorbeugen. Wird aber erkannt, daß nur mangelnde Aufmerksamkeit oder ungenügende Sachkenntnis den Fehler verschuldet haben, dann ist Aufklärung und Belehrung der Ausführenden dringend notwendig[2]. Die Ansicht, Fehler seien dazu da, daß sie gemacht werden, ist so einfältig, daß es sich nicht lohnt, auf ihre innere Unlogik einzugehen. Die ungenügende Sachkenntnis entbindet nämlich die Ausführenden nicht von der Verpflichtung, die Schutzmaßnahmen vorschriftsmäßig durchzuführen. Im Gegenteil, die Unkenntnis verpflichtet sie erst recht, sich bei der Anwendung von Schutzmaßnahmen genaue-

---

[1] Schrank, W.: Elektrische Großtauchsieder zur Bereitung von Badewasser. Elektrofachmann Bd. 1 (1950) S. 83.

[2] Schnell, P.: Anlage zur Vorführung von Lebens- und Brandgefahren durch den elektrischen Strom und Verhütungsmaßnahmen. ETZ Bd. 71 (1950) S. 645.

stens zu unterrichten. Falls die Mängel einen Unfall verschulden, kann der Ausführende zivil- und strafrechtlich zur Verantwortung gezogen werden[1].

4. Schutzmaßnahmen für Sonderfälle[2]

In der Praxis ergeben sich Fälle, in denen die Anwendung der VDE-mäßigen Schutzmaßnahmen auf Schwierigkeiten stößt. Es bilden sich hier Sonderfälle heraus, in denen geeignete Maßnahmen von Fall zu Fall festgelegt werden müssen. Unter Sonderfällen sollen hier solche Fälle verstanden werden, in denen

1. die Notwendigkeit zusätzlicher Schutzmaßnahmen im Sinne der VDE-Vorschriften von vornherein nicht eindeutig festzustehen scheint oder verkannt wird;

2. die VDE-mäßigen Schutzmaßnahmen nicht nur nach sicherheitstechnischen und wirtschaftlichen, sondern auch nach betriebstechnischen Gesichtspunkten gewählt werden müssen, und

3. die VDE-mäßigen Schutzmaßnahmen einer Abänderung oder Ergänzung bedürfen.

Es erheben sich somit bei der Behandlung von Sonderfällen stets zwei Hauptfragen:

1. Ist eine zusätzliche Schutzmaßnahme notwendig?

2. Welche Schutzmaßnahme kann oder muß angewendet werden?

Die Beantwortung dieser Fragen setzt Gewissenhaftigkeit, gute Sachkenntnis, besondere Erfahrungen, eingehende Besichtigungen und u. U. notwendige Messungen voraus. Nachstehend sollen einige vom Verfasser bearbeitete Fälle, soweit sie geeignet sind, als Schulbeispiel zu dienen, mitgeteilt werden.

Schutzschaltung einer Wasserwerkspumpe. In einem Wasserwerk war ein Drehstrommotor von 90 kW zum Antrieb einer Kreiselpumpe aufgestellt. Der mit 100 A gesicherte Motor, der mit der Pumpe auf einer gemeinsamen gußeisernen Fundamentplatte stand, war über Saug- und Druckrohre zwangläufig geerdet. Der Erdungswiderstand der zwangläufigen Erdung war $R_w = 0,03\ \Omega$, der Erdungswiderstand der Betriebserdung des speisenden Drehstromnetzes betrug $R_0 = 0,63\ \Omega$. Nach den VDE-Vorschriften wäre R_w ausreichend gewesen, denn nach Gl. (27) brauchte nur ein Schutzerderwiderstand von $0,254\ \Omega$ gefordert werden. Die Betriebserdung müßte aber dann mindestens den gleichen Wert

---

[1] Jahresbericht der Berufsgenossenschaft der Feinmechanik und Elektrotechnik 1937 S. 23. — Wie weit geht die Verantwortlichkeit des Elektroinstallationsmeisters? Dtsch. Elektro-Handw. Bd. 18 (1940) S. 250. — Elektrische Unfälle und richterliche Entscheidungen. Elektro-Großhändl. Bd. 12 (1940) S. 250.

[2] SCHRANK, W.: Wahl der Schutzmaßnahmen gegen zu hohe Berührungsspannungen in Sonderfällen. ETZ Bd. 60 (1939) S. 901.

haben. Da das nicht der Fall war, war die Abschaltbedingung nicht erfüllt, denn der Abschaltstrom betrug nur 200 A. Die zwangläufige Erdung konnte somit nicht als betriebssichere Schutzmaßnahme gelten. Da dem Motor bereits ein Motorschutzschalter mit Fehlerspannungsauslösung vorgeschaltet war, wurde versucht, die Schutzschaltung anzuwenden. Die Versuche, eine Auslösung des Schutzschalters bei Anschluß der Fehlerspannungsspule an einen neutralen Hilfserder zu erreichen, verliefen erfolglos, da bei einem Erdschlußstrom von 87,5 A (maximal zulässiger Erdschlußstrom im fraglichen Netz, da die Schutzerdung mit Rücksicht auf die ausreichende Bemessung von R_0 in Stromkreisen bis zu 35 A zulässig war) nur eine Auslösespannung von 1,75 V erreichbar war. Das lag zum Teil daran, daß auf dem Gelände überall Wasserrohre verlegt waren, so daß, abgesehen von der schon unübersichtlichen Sperrfläche, aus ihrem Gebiet nicht herauszukommen war. Aber auch ohnehin hätte eine wesentlich höhere Spannung infolge des kleinen Erdungswiderstandes nicht erreicht werden können. An Stelle des neutralen Hilfserders wurde die Betriebserdung der im Maschinenhaus befindlichen Netzstation als Hilfserder verwendet. Bei einem Erdschlußstrom von nur 11 A ergab sich eine einwandfreie Auslösung des Schutzschalters (Abb. 202).

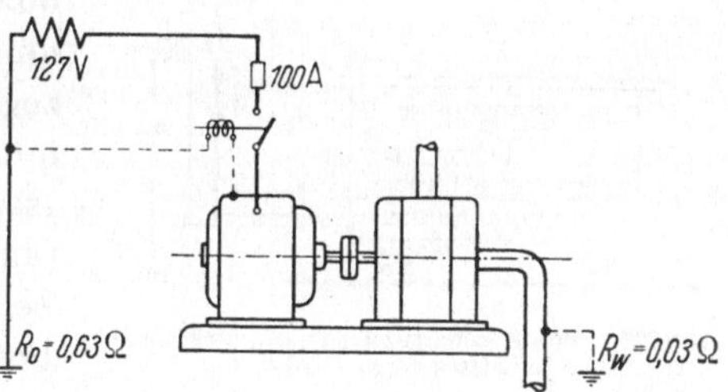

Abb. 202. Schutzschaltung eines Pumpenmotors durch Anschluß der Hilfserdleitung an die Betriebserdung

Schutzerdung von Brennstoffpumpen. In einem Großtanklager waren 50 Pumpenmotoren zur Förderung von Benzin so aufgestellt, daß sie zwangläufig mit dem ganzen Rohrsystem der zum Teil in der Erde verlegten Brennstoffleitungen verbunden waren. Obwohl der Erdungswiderstand der Rohrleitungen nur 0,05 Ω war, konnte die zwangläufige Erdung nicht als Schutzerdung in Betracht kommen, weil der im Fehlerfall fließende Strom die Benzinleitung durchfließen würde, was u. U. zu Explosionen führen könnte, und die Schutzerdung der zum Teil mit 35 A gesicherten Motoren mit Rücksicht auf die Bemessung der Betriebserdung des speisenden 220-V-Drehstromnetzes ohnehin unzulässig war. Abgesehen davon, daß die Errichtung eines geeigneten Hilfserders für die Schutzschaltung auch Schwierigkeiten bereitet hätte, war die Schutzschaltung nicht anwendbar, weil bei einem Fehler in nur einem Motor sämtliche Motoren abgeschaltet werden würden. Das war aber mit Rücksicht auf die automatische Steuerung der Motoren in Abhängigkeit vom Inhalt der Öltanks nicht zu verantworten. Es wurde deshalb eine Erdungsleitung verlegt, an die sämtliche Motoren ange

schlossen wurden, so daß die Brennstoffrohrleitungen von Fehlerströmen ausreichend entlastet wurden. Die Erdungsleitung und Betriebserdung wurden zusammen an Oberflächenerder angeschlossen, so
daß die VDE-mäßigen Erdungswiderstände und Abschaltbedingungen
erreicht waren.

Sonderschutzschaltung für eine Verchromungsanlage. In einer Instru-
mentenfabrik wurde ein elektrisch beheiztes Chrombad an ein 380/220-
V-Drehstromnetz angeschlossen. Nach Angaben des Herstellers mußte
das Bad mit Rücksicht auf die Vermeidung elektrolytischer Zer-
setzungen von Erde gut isoliert werden und wurde deshalb auf Isolatoren
gesetzt. Aus diesem Grunde wurden vom Hersteller die Anwendung
von Nullung, Erdung oder Schutzschaltung abgelehnt. Auf Schutzmaßnahmen konnte aber nicht verzichtet werden, weil der Standort
des an dem Bad beschäftigten Arbeiters naß und säuredurchtränkt

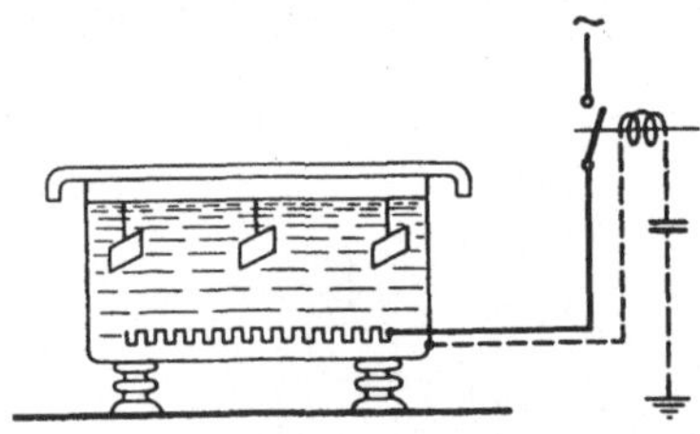

Abb. 203. Schutzschaltung für ein elektrisch
beheiztes Chrombad

war und die Badewanne betriebsmäßig großflächig umfaßt werden
mußte. Die zuerst in Erwägung ge-
zogene Isolierung des Standortes
mußte verworfen werden, weil der
Isolationswert durch dauernde
Chromniederschläge nach kurzer
Zeit herabgesetzt worden wäre. Der
Betrieb mit Kleinspannung mußte
wegen der hohen Leistung der Heiz-
körper (6 kW) und der neu anzuschaffenden Schutztransformatoren aus
wirtschaftlichen Gründen abgelehnt werden. Es wurde daher die in Abb. 203
dargestellte Schutzschaltung durchgeführt. Durch den Einbau eines Kondensators in die Schutzleitung war den Forderungen des Herstellers
— Abriegelung von Gleichströmen nach Erde — Rechnung getragen.
Die Kapazität des Kondensators muß unter Zugrundelegung eines
Ohmschen R_{sp} und eines induktiven Widerstandes ωL von je 140 Ω
für die Fehlerspannungsspule, einem Auslösestrom i_f 60 mA und einer
Auslösespannung u 22 V bei einem Hilfserderwiderstand von R_h 200 Ω

$$C = \frac{1 \cdot 10^6}{\omega \left[\omega L + \sqrt{\left(\dfrac{u}{i_f}\right)^2 - (R_h + R_{sp})^2}\right]}$$

$$= \frac{1 \cdot 10^6}{314 \left[140 + \sqrt{\left(\dfrac{22}{0{,}06}\right)^2 - (200 + 140)^2}\right]} = 11{,}4\,\mu\text{F} \qquad (45)$$

sein.

Notwendigkeit von Schutzmaßnahmen bei isoliertem Standort. In einem
Gaststättenbetrieb war eine Anzahl von Elektrogeräten so angebracht,
daß bei ihrer betriebsmäßigen Bedienung mit einer gleichzeitigen Be-

rührung des metallisch verkleideten geerdeten Schanktisches durch das Bedienungspersonal gerechnet werden mußte, wie z. B. Abb. 204 zeigt. Obwohl es sich im vorliegenden Falle um Räume mit gut isolierendem Fußboden handelte und auch mit einer vorübergehenden Heraufsetzung der Leitfähigkeit des Standortes nicht zu rechnen war, lag hier die besondere Gefährdung lediglich in der gleichzeitigen Berührung der Gerätegehäuse einerseits und des geerdeten Schanktisches andererseits, wozu noch als erschwerender Umstand die betriebsbedingte Handfeuchtigkeit kam. Mit Rücksicht auf die besondere Gefährdung konnte auf zusätzliche Schutzmaßnahmen nicht verzichtet werden, obwohl sie nach den seinerzeit geltenden VDE-Bestimmungen nicht erforderlich waren.

Einbau von Schutzschaltern in Steuerleitungen für Fernschalter. In einer Großwäscherei wurden die Elektromotoren und elektrisch beheizten Kessel über Schaltschütze mit Arbeitsstromauslösung ferngesteuert. Da als Schutzmaßnahme zunächst die Schutzerdung vor-

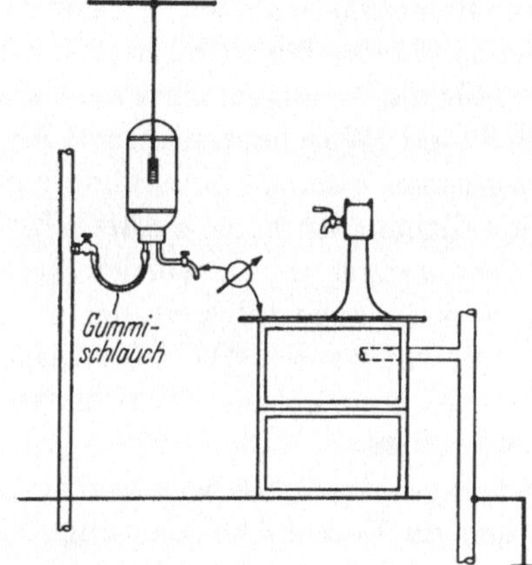

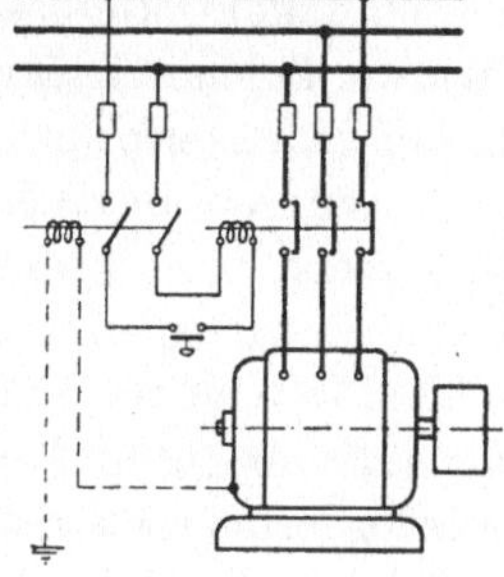

Abb. 204. Notwendigkeit von Schutzmaßnahmen an einer Kaffeemaschine in einem Gaststättenbetrieb

Abb. 205. Einbau von Schutzschaltern in Steuerleitungen für Fernschalter

gesehen war, wurden die Schaltschütze nicht mit einer Fehlerspannungsauslösung versehen. Vor der Inbetriebsetzung stellte sich jedoch heraus, daß die Schutzerdung nicht angewendet werden konnte, so daß auf die Schutzschaltung zurückgegriffen werden mußte. Da aber der nachträgliche Einbau von Fehlerspannungsauslösern in die Fernschalter nicht mehr möglich war und andere Schalter der geforderten Schaltleistung nicht so schnell, wie erforderlich, beschafft werden konnten, wurden normale Trennschutzschalter kleinster Schaltleistung in die Steuerstromkreise der Fernschalter eingebaut, wie Abb. 205 zeigt. Bei einem unzulässigen Isolationsfehler in dem geschützten Gerät wird die Fehlerspannungsspule eine Auslösung des Trennschutzschalters bewirken, so daß der Arbeitsstromkreis des Fernschalters unterbrochen wird und eine Abschaltung des fehlerhaften Anlagenteils durch den Fernschalter erfolgt. Der Vorteil dieser Schaltung liegt vor allem darin, daß mit dem geringsten Aufwand wirtschaftlicher Mittel ein einwandfreier Berührungsspannungsschutz erreicht worden ist.

Schutzmaßnahmen in einem Vorführungsraum für elektrische Geräte. In einem Vorführungsraum für elektrische Haushaltgeräte waren umfangreiche geerdete Metallverkleidungen an Vorführungstischen u. dgl. so angebracht, daß bei der Vorführung der Geräte und gleichzeitiger Berührung der Metallverkleidungen wiederholt Berührungsspannungen auftraten. Abgesehen von den Gefahren, denen das Vorführungspersonal und die Interessenten ausgesetzt waren, konnte dieser Zustand auch die Werbung für elektrische Geräte ungünstig beeinflussen. Die Anwendung zusätzlicher augenfälliger Schutzmaßnahmen schien nicht ratsam, da die Geräte im Vorführungsraum unter den gleichen Bedingungen wie im Haushalt — im allgemeinen also ohne Schutzmaßnahmen — benutzt werden sollten. Es wurden deshalb folgende Maßnahmen durchgeführt: Für den Anschluß von Haushaltgeräten, für die im allgemeinen auch im Haushalt Schutzmaßnahmen erforderlich sind (Waschautomaten u. ä.), wurden Schutzkontaktsteckdosen vorgesehen, deren Schutzkontakt genullt wurde. Solche Geräte, für die im allgemeinen keine zusätzlichen Schutzmaßnahmen erforderlich sind (Staubsauger u. ä.), wurden über normale Steckdosen an einen Sonderstromkreis angeschlossen, der vom Netz über einen Trenntransformator versorgt wurde. Da die Anlage laufend vom Betriebspersonal betreut wurde, konnten diese Schutzmaßnahmen als völlig ausreichend angesehen werden.

Schutzmaßnahmen für Verkehrsbeleuchtungsanlagen. Es war beabsichtigt, die erforderlichen Schutzmaßnahmen für Verkehrsbeleuchtungsanlagen (Leuchtsäulen, öffentliche Fernsprechzellen u. ä.) einheitlich festzulegen. Mit Rücksicht auf die verschiedenen örtlichen und Netzverhältnisse wurden bisher Nullung, Schutzerdung und Fehlerspannungsschutzschaltung angewandt und z. T. auch gänzlich auf Schutzmaßnahmen verzichtet. Bei Anwendung dieser Schutzmaßnahmen ergaben sich aber sowohl Betriebs- als auch Anwendungsschwierigkeiten. Die Durchführung der Nullung führte oftmals zu Störungen, wenn die Verkehrsbeleuchtungsanlagen auch noch andere technische Einrichtungen (Fernmeldeanlagen) enthielten, während für die Schutzerdung die erforderlichen Erdungswiderstände mit wirtschaftlichen Mitteln nicht immer erreichbar waren. Dagegen traten bei der Durchführung der Schutzschaltung sehr oft Anwendungsschwierigkeiten auf, die durch die zwangläufige Erdung des Gehäuses über Kabel und Fundamente bedingt waren. Indessen konnte aber auf zusätzliche Schutzmaßnahmen nicht verzichtet werden, da eine besondere Gefährdung im Sinne der VDE-Vorschriften vorlag. Da eine Sonderbehandlung eines jeden Einzelfalles als zu zeitraubend angesehen werden mußte, wurde es als wünschenswert empfunden, eine Schutzmaßnahme ausfindig zu machen, die

1. in allen Fällen unabhängig von den Netzverhältnissen angewendet werden kann,

2. eine Beeinflussung anderer technischer Einrichtungen ausschließt und

3. einen ausreichenden Sicherheitsgrad verbürgt.

Diese Bedingungen erfüllt eine Installationsbauweise, bei deren Durchführung die leitfähigen Konstruktionsteile der Gehäuse nicht *unmittelbar* Spannung annehmen können. Abb. 206 zeigt ein Beispiel dieser Ausführung. Das Starkstromkabel wird *isoliert* in die Zelle eingeführt. Eine Isolierstofftafel dient zur Aufnahme der erforderlichen Installationselemente. Die von der Tafel abgehende Leitung zum *Isolierstoff*-Beleuchtungskörper wird als *kabelähnliche Leitung auf Isolierstoff*-Abstandschellen verlegt. Alle Schaltgeräte, Leitungen usw. werden durch Abdeckung der Berührung durch Unbefugte entzogen. Alle zur Verwendung gelangenden Isolierstoffe müssen feuchtigkeits- und kriechstromsicher sein und notwendigenfalls auf diese Eigenschaften geprüft werden. Ein unmittelbarer Spannungsübertritt von der Starkstromanlage auf die leitfähigen Teile der Zelle ist bei dieser Bauweise

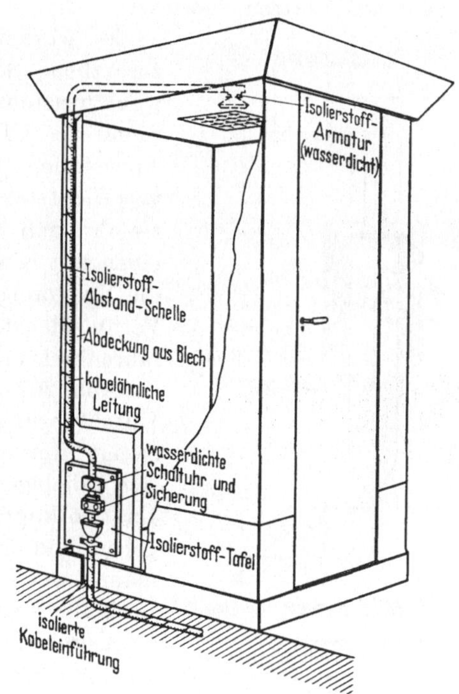

Abb. 206. Installation einer öffentlichen Fernsprechzelle, bei der zusätzliche Schutzmaßnahmen nicht erforderlich sind

nicht möglich, da die leitfähigen Konstruktionsteile der Zelle mit den nicht zum Betriebsstromkreis gehörenden Metallteilen, die *unmittelbar* Spannung annehmen können (Metallmäntel der kabelähnlichen Leitungen, Schaltuhren) nicht in leitender Verbindung stehen. Nach VDE 0140, § 4, Abs. 3 sind somit weitere zusätzliche Schutzmaßnahmen nicht mehr erforderlich. Da die Herstellung solcher Zellen sowie der Einbau der Installation fabrikmäßig erfolgt, ist eine einheitliche Ausführung gewährleistet.

Schutzmaßnahmen für elektrische Lötkolben. Bei der Verlötung von *gegen Erde* spannungführenden Fernmeldeleitungen mittels elektrischer Lötkolben, für die zusätzliche Berührungsspannungsschutzmaßnahmen (Erdung, Nullung oder Schutzschaltung) angewandt waren, ergaben sich folgende Schwierigkeiten:

1. Bei Anwendung von Erdung und Nullung schmolzen bei Berührung des Lötkupfers mit den Fernmeldeleitungen die Fernmeldesicherungen ab.

2. Die Anwendung der Fehlerspannungsschutzschaltung führte zu Fehlauslösungen des Schutzschalters, weil die Fernmeldespannung (60 V) einen Auslösestrom bewirkte.

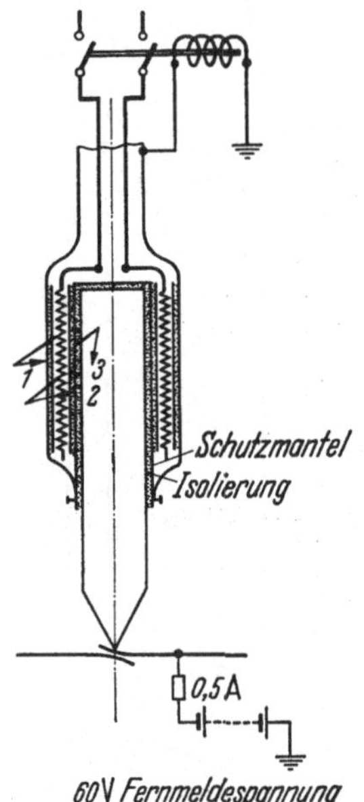

Abb. 207. Schutzmaßnahmen an Lötkolben, mit denen gegen Erde spannungführende Fernmeldeleitungen gelötet werden

Es wurden deshalb die Lötkolben ohne zusätzliche Schutzmaßnahmen betrieben, obwohl meistens eine besondere Gefährdung im Sinne der VDE-Vorschriften vorlag, die zur Anwendung zusätzlicher Schutzmaßnahmen verpflichtete. Abgesehen hiervon bestand die Gefahr, daß während des Lötvorganges durch einen mit Körperschluß behafteten Lötkolben die Spannung des Starkstromnetzes auf das Fernmeldenetz übertragen und somit der Gefahrenkreis erheblich erweitert wurde.

Abb. 207 zeigt eine Maßnahme, bei deren Durchführung diese Mängel und Gefahren beseitigt werden und die die Anwendung an sich beliebiger Schutzmaßnahmen ermöglicht[1]. Das Lötkupfer ist mit einer Isolierung umgeben und über diese Isolierung ein Schutzmantel geschoben, der mit dem Gehäuse des Lötkolbens in leitender Verbindung steht.

Durch diese Maßnahme wird das Lötkupfer von dem Gehäuse des Kolbens elektrisch isoliert, so daß das Gehäuse durch beliebige Schutzmaßnahmen geschützt werden kann. Bei den in der Abbildung angedeuteten Körperschlüssen *1* und *2*, die eine Berührungsspannung zur Folge haben würden, erfolgt Abschaltung durch den Schutzschalter. Bei einem Durchschlag der zusätzlichen Isolierung (*3*) bewirkt die Fernmeldespannung eine Auslösung des Schutzschalters. Grundsätzlich können auch Erdung und Nullung angewendet werden, jedoch erfolgt beim Durchschlag der Isolierung (*3*) ein Abschmelzen der Fernmeldesicherung. Die durch die zusätzliche Isolierung des Lötkupfers entstehenden

---

[1] Deutsche Patentschrift Nr. 712905, Schutzmaßnahmen für elektrische Lötkolben mit Widerstandsheizung.

Wärmeverluste bewegen sich innerhalb tragbarer Grenzen, so daß die Heizleistung nicht erhöht zu werden braucht. Der so ausgebildete Lötkupfereinsatz kann an Stelle des bisherigen Einsatzes in den Kolben eingesetzt werden, so daß eine Weiterverwendung des Kolbens möglich ist.

Herabsetzung der Empfindlichkeit einer Schutzschaltung. In einem chemischen Betrieb sollte ein elektrisch beheizter Boiler von 20 kW Leistung wahlweise mit Gleich- oder Wechselstrom 220 V betrieben werden. Schutzerdung und Nullung schieden als Schutzmaßnahmen aus, da die Netz- und Erdungsverhältnisse ihre Anwendung nicht erlaubten. Um die Anwendung der Fehlerspannungsschutzschaltung zu erleichtern, wurde die zwangläufige Erdung des Boilers über die angeschlossene Kupferrohrleitung durch Auswechslung des aus Bronze bestehenden Absperrventils gegen ein solches aus Keramik[1] aufgehoben. Die Schutzschaltung wurde nun in der üblichen Ausführung — Anschluß der Fehlerspannungsspule an Boilergehäuse und geerdetes Kupferrohr jenseits des Keramikventils — durchgeführt. Bei Betrieb des Boilers mit Gleichstrom als auch mit Wechselstrom ergaben sich zunächst keinerlei Anstände. Indessen trat beim Schließen des Ventils regelmäßig ein Auslösen des Schutzschalters ein, und zwar nur, wenn der Boiler mit Wechselstrom betrieben wurde. Die Untersuchung ergab folgende Ursache: Der Ableitstrom des in den Boiler eingebauten Heizkörpers wurde zu rd. 82 mA festgestellt. Davon entfielen schon 80 mA auf den Kapazitätsstrom, während der Isolationsfehlerstrom 20 mA ausmachte. Dieser Ableitstrom wurde durch die hochprozentige säurehaltige und somit verhältnismäßig elektrisch gut leitende Flüssigkeit über das keramische Ventil nach dem geerdeten Kupferrohr abgeleitet. Der elektrische Widerstand der im Keramikventil befindlichen Flüssigkeit wurde je nach dem Prozentsatz des Säuregehalts zu 50 bis 115 Ω ermittelt. Nach Schließen des Ventils wurde die Ableitung unterbrochen und der Ableitstrom floß über die Fehlerspannungsspule des Schutzschalters. Da der Auslösestrom der Fehlerspannungsspule 40 mA betrug, mußte eine Auslösung unter dem Einfluß des Ableitstromes erfolgen. Bei Betrieb des Boilers mit Gleichstrom trat diese Auslösung natürlich nicht ein, weil der Ableitstrom nur 20 mA war. Auf Grund dieses Untersuchungsergebnisses wurde das Keramikventil mit einem Widerstand von rd. 50 Ω überbrückt, was eine Shuntung der Fehlerspannungsspule bedeutet[2]. Die Empfindlichkeit der Schutzschaltung wurde also herabgesetzt. Durch versuchsweise Vergrößerung des Ableitstromes wurde festgestellt, daß der Schutz-

---

[1] GANS: Keramik als Sparstoff in der Elektrotechnik und im Apparatebau. Dtsch. Techn. Bd. 10 (1942) S. 230.

[2] Der hohe Ableitstrom wurde mit Rücksicht auf die hohe Leistung des Heizkörpers in Kauf genommen (vgl. auch S. 188).

schalter bei einer zwischen Boilergehäuse und Erde bestehenden Berührungsspannung von rd. 15 V auslöste. Die an dem Erdungswiderstand der Kupferrohrleitung unter dem Einfluß des Ableitstromes auftretende Spannung ist wegen des geringen Erdungswiderstandes von 3 Ω völlig zu

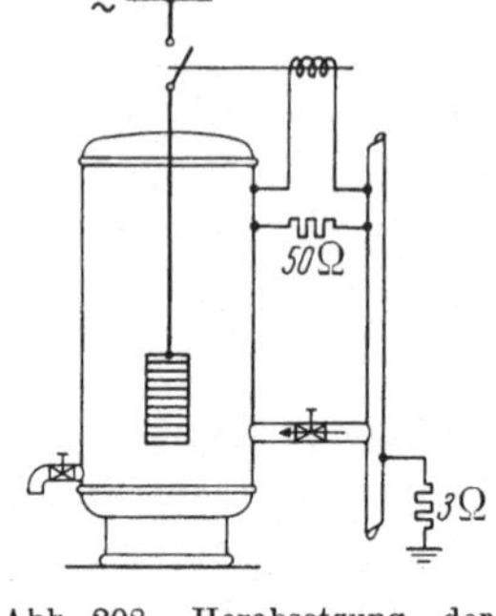

Abb. 208. Herabsetzung der Empfindlichkeit eines Schutzschalters durch Shunten der Fehlerspannungsspule

vernachlässigen. Abb. 208 zeigt die Gesamtanordnung der Schutzmaßnahme.

Zwangläufige Abschaltung einer Motorengruppe. In einer Nahrungsmittelfabrik wurde als Schutzmaßnahme für die zahlreichen Motoren die Nullung angewandt. Den Motoren waren Motorschutzschalter mit Wärme- und Kurzschlußauslösern vorgeschaltet. Bei Körperschluß eines Motors sprach auch der Kurzschlußauslöser des zugeordneten Motorschutzschalters ordnungsmäßig an und schaltete den Motor ab, während die anderen Motoren selbstverständlich in Betrieb blieben. Dieses wurde jedoch betrieblich als sehr unangenehm empfunden, weil der Arbeitsvorgang der zu einer Gruppe zusammengefaßten Arbeitsmaschinen so abgestimmt war, daß er die Außerbetriebnahme eines einzelnen Motors nicht erlaubte. Es wurde vom Betrieb die Forderung erhoben, daß bei Ausfallen eines Motors die ganze Gruppe zwang-

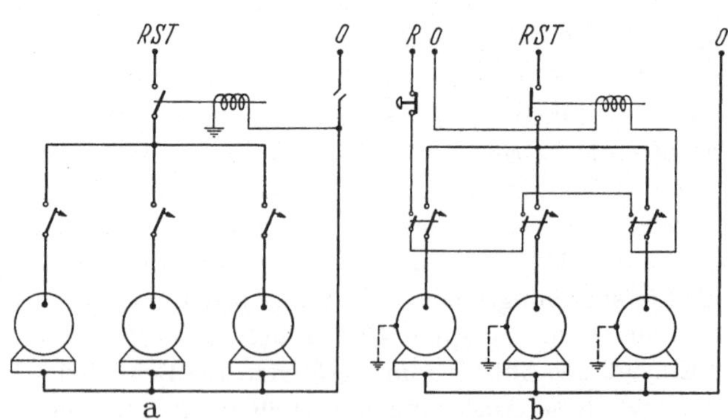

Abb. 209. Zwangsläufige Abschaltung einer Motorengruppe bei Ausfall eines Motors. a Unzulängliche Schaltung. b Zuverlässige Schaltung

läufig stillgesetzt wird. Dieser Forderung versuchte man zunächst dadurch Rechnung zu tragen, indem man die Nullung der zu einer Gruppe zusammengehörigen Motoren aufhob und dieser Gruppe einen zentralen Trennschutzschalter vorschaltete, wie Abb. 209a zeigt. Die geforderte Wirksamkeit dieser Schaltung ist jedoch dann in Frage gestellt, wenn

1. Kurzschlüsse ohne Körperschlüsse in den Motoren eintreten, weil auf Kurzschlüsse der jeweilige Motorschutzschalter ansprechen würde, ohne daß der zentrale Trennschutzschalter auslöst.

2. die Motoren zwangläufig geerdet sind und somit rückwärtige Verbindungen zum Nulleiter bestehen, so daß je nach der vorhandenen Selektivität zwischen Motorschutzschalter und Trennschutzschalter ein Auslösen des Trennschutzschalters nicht sicher ist (vgl. Abb. 155). In diesem Falle besteht noch die Gefahr, daß bei Versagen des Kurzschlußauslösers die Erdungsanlage als Schutzerdung wirksam wird und Berührungsspannungen auf den Nulleiter übertragen werden können.

Aus diesen Gründen war die Schaltung allgemein nicht anwendbar. Es wurde deshalb die Schaltung nach Abb. 209 b angewandt. Nach dieser Schaltung wird die Nullung der zwangläufig über Kabelverbindungen und Rohrsysteme geerdeten Motoren beibehalten. Der Motorengruppe wurde ein Zentralschalter mit Spannungshaltespule vorgeschaltet. Der 4. Kontakt eines jeden vierpoligen Motorschutzschalters wurde als Hilfskontakt für die Haltespule des Zentralschalters benutzt und diese Hilfskontakte so in Reihe geschaltet, daß bei Ausfallen eines beliebigen Motors der der Motorengruppe zugeordnete Zentralschalter auslösen muß, unabhängig davon, ob die Störung durch Kurzschluß, Körperschluß oder Überlastung verursacht wird.

Ähnliche Betriebsverhältnisse ergaben sich auch in Molkereibetrieben, in denen gleichfalls diese Schutzart mit gutem Erfolg angewendet wurde.

Folgerungen. Die geschilderten Sonderfälle vermitteln die Erkenntnis, daß der Installationstechniker oftmals vor Aufgaben gestellt wird, deren einwandfreie Lösungen zunächst nicht als ganz einfach erscheinen. Das gilt für den nur praktisch tätigen Installateur mehr als für den Ingenieur. Es ist daher verständlich, daß sich die Elektrizitätswerke selbst mit diesen Aufgaben befassen, denen es auf Grund ihrer vielseitigen Erfahrungen und den ihnen zur Verfügung stehenden Mitteln leichter fällt, die richtigen Lösungen zu finden. Unbeschadet dessen soll der Zweck der geschilderten Sonderfälle sein, ähnlich liegende Fälle durch sinngemäße Anwendung der Schutzmaßnahmen einer Lösung zuzuführen. Oft werden eingehende Besichtigungen und notwendigenfalls erforderliche Messungen schon zur Klärung der oft umstrittenen Fragen führen.

5. Schutzmaßnahmen für Elektrowerkzeuge[1]

Im Gegensatz zu den ortsfesten Elektrogeräten neigen die ortsveränderlichen Elektrogeräte leichter zu Körperschlüssen und geben somit Veranlassung zum Auftreten gefährlicher Berührungsspannungen. Von

---

[1] SCHRANK, W.: Schutzeinrichtungen und Schutzmaßnahmen an Elektrowerkzeugen. Technik Bd. 2 (1947) S. 185.

den ortsveränderlichen Geräten sind es wieder in erster Linie die Elektrowerkzeuge, die durch mehr oder weniger unsachgemäße und rauhe Behandlung in den Betrieben und besonds auf Baustellen Körperschlüsse
erhalten. Infolge der durch den Arbeitsvorgang bedingten betriebsmäßigen Umfassung und somit durch die ständige und innige Berührung
des Elektrowerkzeuges mit dem vielfach nur leicht bekleideten und durch
Schweißbildung feuchten menschlichen Körper, als auch durch den oft
gut leitfähigen Standort des Arbeiters ist die Gefahr eines elektrischen
Unfalles größer als sonst. Hinzu kommt, daß der Arbeiter oft einen
unsicheren Standort einnehmen muß, so daß er schon durch sehr kleine
Ströme, die vielleicht nur eine Schreckwirkung auslösen, durch Sturz
od. dgl. gefährdet ist. Die Gefahr ist meistens größer, als man aus
Unkenntnis der Sachlage anzunehmen geneigt ist, weil eben in hohem
Maße die Voraussetzungen für das zeitliche Zusammentreffen ungünstiger Umstände, die erst einen Unfall bedingen, gegeben sind. Die Statistik
der elektrischen Unfälle weist deshalb auch einen verhältnismäßig
hohen Anteil von Unfällen durch Elektrowerkzeuge auf.

a) Äußere Schutzmaßnahmen

In Anerkennung dieser Gefahrenzustände ist schon seit Jahren in
den VDE-Vorschriften[1] die Bestimmung enthalten, daß Elektrowerkzeuge stets Berührungsspannungsschutzeinrichtungen erhalten müssen,
d. h. sie müssen fabri-
kationsmäßig mit den
erforderlichen Einrich-
tungen, welche die An-
wendung zusätzlicher
Schutzmaßnahmen
(Erdung, Nullung,
Schutzschaltung) er-
möglichen, versehen
sein. Diese Einrich-
tungen bestehen im
allgemeinen aus einem
mit den metallischen

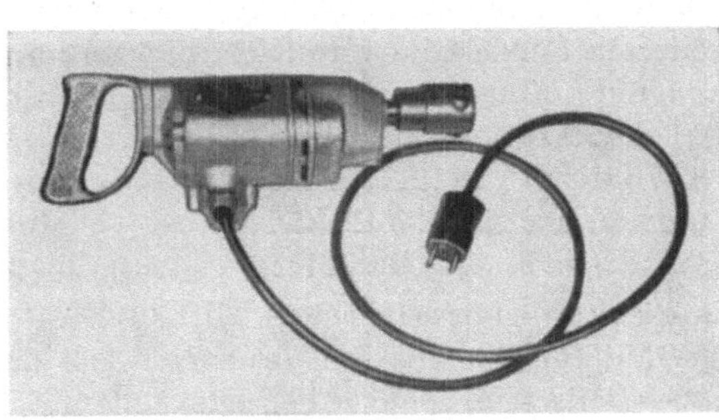

Abb. 210. Metallgekapseltes Elektrowerkzeug mit vorschriftsmäßiger Schutzeinrichtung

Gehäuseteilen fabrikmäßig verbundenen und mit den Anschlußleitungen
in einer gemeinsamen Umhüllung liegenden Schutzleiter und dem
Schutzkontaktstecker, wie Abb. 210 zeigt.

Die tatsächliche Durchführung der Schutzmaßnahmen, d. h. der
Anschluß der mit Schutzeinrichtung versehenen Elektrowerkzeuge an
Schutzkontaktsteckdosen mit vorschriftsmäßiger Schutzleitung (Er-
dungs-, Nullungs- oder Schutzschaltungsleitung) bleibt indessen, prak-

---

[1] VDE 0100/5.57, § 15 Abs. f und VDE 0740/1933, § 8.

tisch gesehen, dem Benutzer überlassen. Die Hersteller der an sich vorschriftsmäßigen Elektrowerkzeuge haben somit auf die unfallsichere Verwendung der Werkzeuge gar keinen Einfluß, weil eben die Anwendung der Schutzmaßnahmen Sache des Benutzers oder bestenfalls der mit der Durchführung der Arbeiten betrauten verantwortlichen Person ist. Soweit im Verwendungsbereich Schutzkontaktsteckdosen für den Anschluß von Elektrowerkzeugen überall zur Verfügung stehen, ist auch die Durchführung von Schutzmaßnahmen gewährleistet. Die Tatsache, daß naturgemäß nicht überall am Verwendungsort des Elektrowerkzeuges Schutzkontaktsteckdosen vorhanden sind und außerdem zweipolige Schutzkontaktstecker auch in normale Steckdosen passen

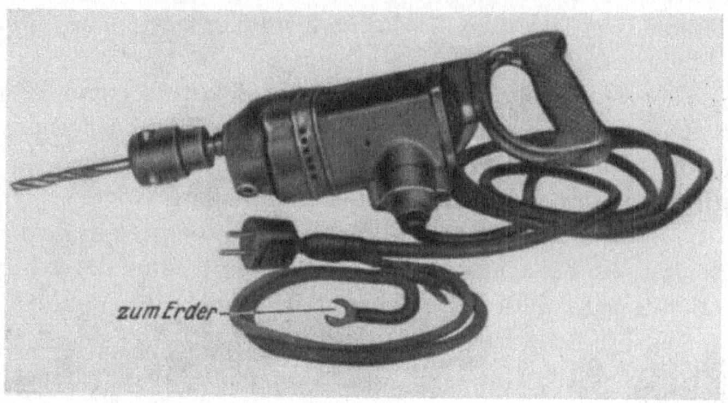

Abb. 211. Unzuverlässiger Schutz an einem Elektrowerkzeug mit dreiadriger Anschlußleitung und zweipoligem Normalstecker. Der Schutzleiter ist steckerseitig herausgeführt und für den Anschluß einer Erdleitung gedacht

müssen, veranlaßt sehr oft den Benutzer, das Werkzeug an die nächst erreichbare Steckdose anzuschließen, weil eben das Werkzeug ja auch ohne Schutzmaßnahmen betrieben werden kann. Besonders auf Montage- und Baustellen ist jede Anschlußmöglichkeit recht; den Schutzmaßnahmen wird wenig oder gar keine Beachtung geschenkt. Das ist auch menschlich verständlich, weil von dem Laien die Beurteilung der Gefahrenmomente, geschweige denn die Anwendung von Schutzmaßnahmen, nicht verlangt werden kann.

Der Betriebsmann dagegen, dem die Gefahrenmomente nicht mehr ganz wesensfremd sind, glaubt durch behelfsmäßige Einrichtungen einen Schutz gewährleistet zu haben, z. B. durch Verbindung des Elektrowerkzeuges über eine besondere Erdleitung mit dem ersten besten erreichbaren Erder, oder durch Isolierung des Standortes. Auch sogenannte Hilfsgeräte oder Kupplungen, bestehend aus einer schutzleiterlosen Anschlußleitung mit Normalstecker und einer Schutzkontaktsteckdose, bei welcher der Schutzleiter gesondert an den nächst erreichbaren Erder angeschlossen werden soll, werden verwendet und auch empfohlen[1]. Abb. 211 und 212 zeigen solche Werkzeuge mit behelfsmäßigen Einrichtungen für den Anschluß von Erdleitungen. In Abb. 213 ist die Isolierung des Standortes veranschaulicht, wie man sie oft in der Praxis antrifft. Abb. 214 zeigt ein Elektrowerkzeug, an dem ein Hinweisschild angebracht ist, das zum Anschluß einer Erdleitung vor Inbetriebnahme auffordert[2]. Alle diese Behelfsmaßnahmen müssen hier jedoch als Schutzmaßnahmen abgelehnt werden, weil

1. bei der Erdung an jedem beliebigen Erder eine Gewähr für eine vorschriftsmäßige Schutzerdung nicht gegeben ist und somit Berührungsspannungen auch auf andere, der Berührung zugänglichen Metallteile (Rohrsysteme, Gebäudeteile, Nulleiter, genullte Geräte usw.) übertragen werden können,

2. bei der Isolierung des Standortes sich oftmals andere geerdete Teile in Reichweite befinden, so daß trotzdem Berührungsspannungen überbrückt werden können[3],

3. alle Maßnahmen eine Sicherheitsmaßnahme vortäuschen — besonders die in Abb. 214 gezeigte Maßnahme —, die in Wirklichkeit nicht vorhanden zu sein braucht und eine Betriebsanweisung darstellen, deren richtige Befolgung von dem Laien nicht beurteilt werden kann.

Nicht viel besser ist die Anwendung von Transformatoren mit elektrisch getrennten Wicklungen und einem Übersetzungsverhältnis von 1 : 1, die jedem Elektrowerkzeug vorgeschaltet werden, wenn die Transformatoren nicht den VDE-Bestimmungen für Trenntransformatoren entsprechen. Abgesehen davon, daß ihre Verwendung nur auf Montage- und Baustellen mit Wechsel- bzw. Drehstromanschluß in Frage kommen kann, sprechen auch noch andere Gründe gegen ihre allgemeine Anwendung als Schutzmaßnahmen. Zum Beispiel muß ein Erdschluß der

---

[1] Schutz gegen Berührungsspannungen bei elektrisch betriebenen Handbohrmaschinen. Masch.-Schad. Bd. 19 (1942) S. 92.

[2] Die besonders gefährlichen Arbeitsbedingungen, unter denen dieses Werkzeug verwendet werden muß, zeigt Abb. 215.

[3] In diesem Zusammenhang ist es interessant zu wissen, daß anläßlich eines tödlichen elektrischen Unfalls an einer Handbohrmaschine der Rentenanspruch der Witwe des Verunglückten vom Arbeitgeber zunächst abgelehnt wurde, weil der Verunglückte nicht die Betriebsanweisung des Arbeitgebers befolgt hatte. Die Betriebsanweisung schrieb vor, daß die Verwendung von elektrischen Handbohrmaschinen nur unter Benutzung einer Fußgummimatte zulässig ist. Es konnte hier aber vom Sachverständigen einwandfrei nachgewiesen werden, daß der Unfall auch unter Verwendung der Gummimatte eingetreten wäre, weil die Berührungsspannung durch Anfassen eines geerdeten Gestells überbrückt wurde. Dem Rentenanspruch mußte schon aus diesem Grunde stattgegeben werden, ganz abgesehen davon, daß die herausgegebene Betriebsanweisung keine Schutzmaßnahme im Sinne der VDE-Vorschriften und somit ohnehin haltlos war.

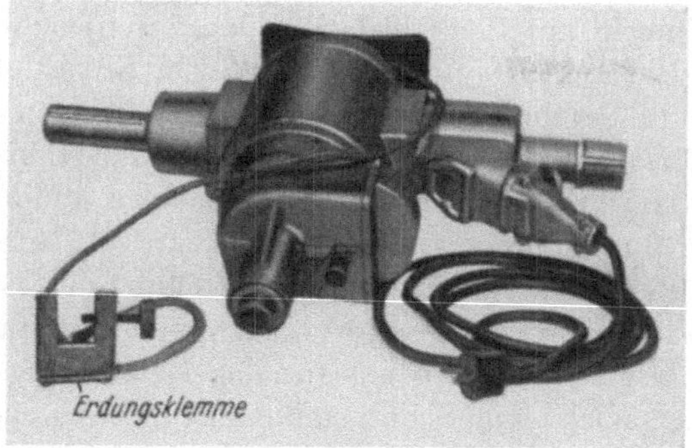

Abb. 212. Unzuverlässiger Schutz an einem Elektrowerkzeug mit Gerätesteckvorrichtung, zweiadriger Anschlußleitung und Normalstecker sowie besonderer Schutzleitung mit Erdungsklemme zum Anschluß an einen Erder

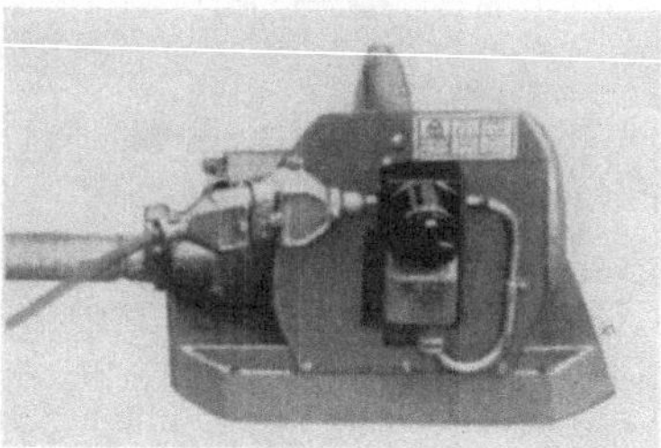

Abb. 214. Elektrowerkzeug mit angebrachtem Hinweisschild, das zum Anschluß einer Erdleitung auffordert. (Schildaufschrift: Achtung! Vor Einschalten prüfen, ob Maschine geerdet ist. Zuleitungskabel muß Erdleitung haben)

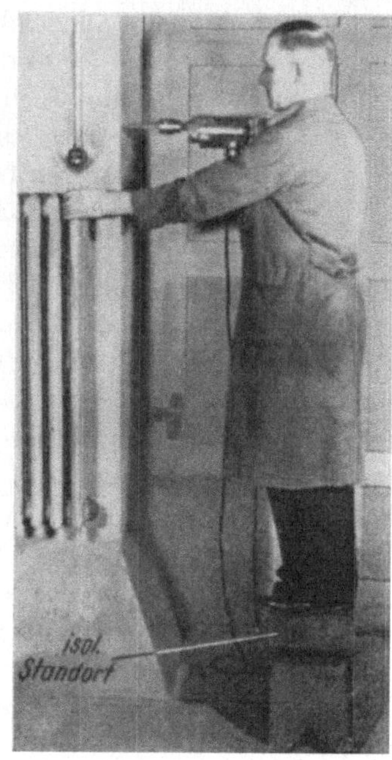

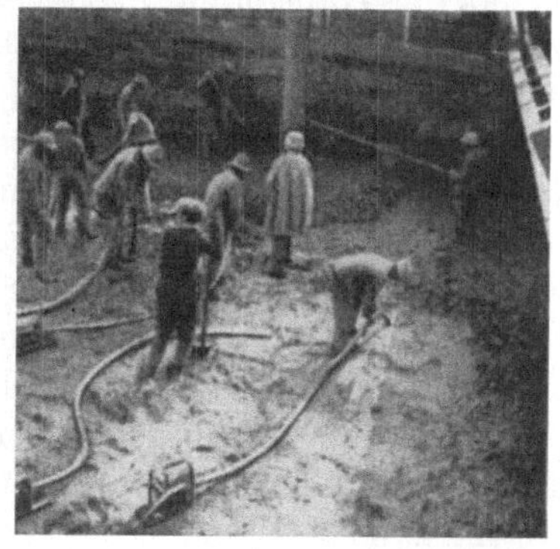

Abb. 213. Unzuverlässiger Schutz durch Isolierung des Standortes, weil Berührungsspannung durch Umfassen geerdeter Teile überbrückt werden kann

Abb. 215. Gefährliche Betriebsbedingungen bei Verwendung von Beton-Innenrüttlern

17*

Sekundärwicklungen mit Sicherheit verhindert werden, weil bei einem Körperschluß des Elektrowerkzeuges und einem Erdschluß der Sekundärwicklung eine Berührungsspannung auftritt. Bei den meisten handelsüblichen Bauarten von Transformatoren ist die Wahrscheinlichkeit eines Erdschlusses größer als man im allgemeinen annimmt. Die Abdeckung besteht meistens aus Blech, das elektrisch leitend, mit dem Eisenpaket in Verbindung steht. Durch Abstellung des Transformators auf leitenden Fußboden ist die erste Voraussetzung für einen Erdschluß gegeben. Im übrigen wird meistens für das Metallgehäuse des Transformators selbst noch eine Schutzmaßnahme notwendig sein. Damit würde sich das Anwendungsgebiet der Schutzmaßnahmen im günstigsten Falle vom Elektrowerkzeug zum Transformator verlagern, so daß wieder neue Anwendungsschwierigkeiten entstehen. In Erkenntnis dieser Sachlage hat z. B. der Verfasser in seinem früheren Dienstbereich, den Großabspannwerken der Berliner Kraft- und Licht- (BEWAG) Akt.-Ges., die Transformatoren für die Elektrowerkzeuge so herrichten lassen,

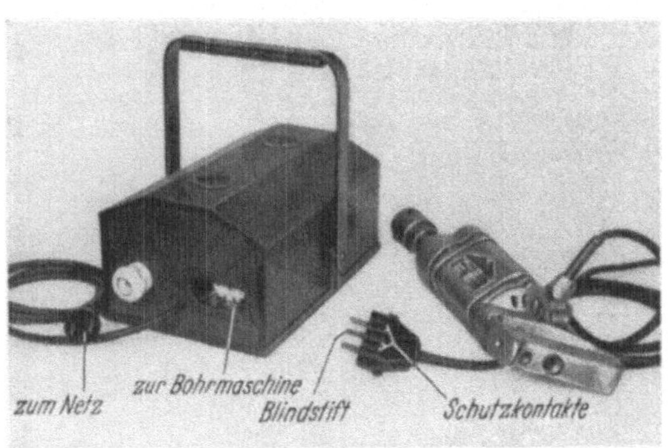

Abb. 216. Trenntransformator und Elektrowerkzeug in unfallsicherer Ausführung

wie Abb. 216 zeigt. Um auf zusätzliche äußere Schutzmaßnahmen für das Transformatorgehäuse selbst verzichten zu können, und um zu verhindern, daß das Transformatorgehäuse durch seine jeweilige Abstellung unabsichtlich geerdet wird und insofern ein Erdschluß der Sekundärwicklungen erleichtert wird, ist der Transformator in einen isolierten Holzkasten eingebaut worden. Gleichfalls sind alle Befestigungsschrauben des Transformators der Berührung von außen entzogen. Der Tragbügel ist von dem Transformator-Eisen elektrisch isoliert. Die Isolierung erfolgt derart, daß nicht das Holz als Isolator der im Fehlerfalle auftretenden Spannung dient, sondern Isolierpreßstoff. Holz wurde nur als Verkleidung gewählt. Es ist somit die Schutzisolierung im VDE-mäßigen Sinne als Schutzmaßnahme für den Transformator angewandt worden. Da durch die Zwischenschaltung des Transformators der Kurzschlußstrom im Primärstromkreis begrenzt wird und somit bei einem Kurzschluß im Elektrowerkzeug oder dessen Zuleitung einerseits das Abschmelzen der netzseitigen Stromkreissicherung in Frage gestellt ist, andererseits aber durch den Überstrom der Transformator unzulässig erwärmt wird und verbrennen kann, ist sekundärseitig eine einpolige Sicherung von 6 A eingebaut. Um jedem Fehlanschluß des Elektrowerkzeuges an einer Netzsteckdose vorzubeugen, wurde jedes Werkzeug mit einem *besonderen* Schutzkontaktstecker versehen und der Schutzkontakt mit dem Gehäuse des Werkzeuges über die Schutzleitung verbunden. Durch diese Maßnahme wird gleichzeitig den VDE-Vorschriften Genüge geleistet, weil Elektrowerkzeuge an sich Schutzeinrichtungen haben müssen. Eine dreipolige Schutzkontaktsteckvorrichtung (der mittlere Steckerstift und die Schutzkontakte an der Steckdose sind frei) wurde deshalb gewählt, weil zweipolige Schutzkontaktstecker auch in normale Steckdosen passen müssen, im vorliegenden Falle aber jeder Anschluß an irgendeine in den Werken befindliche Netzsteckdose grundsätzlich verhindert werden sollte[1]. Um den geforderten Sicherheitsgrad der angewandten Schutzeinrichtung ständig zu garantieren, wurde angeordnet, daß Transformatoren und Elektrowerkzeuge in gewissen Zeitabständen auf ihre einwandfreie Beschaffenheit überprüft werden müssen, wobei sich die Prüfung nicht nur auf die äußere Beschaffenheit, sondern auch auf die Isolation der Primär- und Sekundärwicklungen gegen Gehäuse sowie gegeneinander, als auch auf den Isolationszustand der Elektrowerkzeuge und die einwandfreie Durchschaltung des Schutzleiters zu erstrecken hat[2].

Wie aus diesem einen praktischen Beispiel schon ersichtlich, erfordert die Anwendung von Trenntransformatoren für Elektrowerkzeuge eine ganze Reihe von zusätzlichen Maßnahmen, die unbedingt erfüllt werden müssen, wenn der erforderliche Berührungsspannungsschutz sichergestellt werden soll. Da die Notwendigkeit dieser Maßnahmen nur von dem erfahreneren, mit Schutzeinrichtungen völlig vertrauten Betriebsmann übersehen werden kann, und ein Idealzustand auch noch nicht erreichbar ist, kommt die Anwendung von Trenntransformatoren für Elektrowerkzeuge bei ihrer Verwendung außerhalb von Werkstätten als Schutzmaßnahme wenig in Betracht.

---

[1] Nicht nur allein aus dieser Erwägung heraus wurden die Elektrowerkzeuge mit Schutzleitern und Schutzkontaktsteckern versehen — ein Fehlanschluß hätte auch mit zweipoligen Spezialsteckvorrichtungen verhindert werden können —, sondern aus der Überlegung heraus, daß es grundsätzlich nicht verantwortet werden kann, metallgekapselte Werkzeuge ohne Schutzeinrichtung zu belassen. Bei Defekt des Transformators oder infolge anderer Umstände kann dann auf die Anwendung zusätzlicher äußerer Schutzmaßnahmen zurückgegriffen werden. Wird das Werkzeug dann an eine dreipolige Drehstrom-Schutzkontaktsteckdose mit Schutzleitung angeschlossen, dann ist auch in diesem Falle der Schutz gewährleistet.

[2] Die in manchen Betrieben laut Betriebsanweisung vorgeschriebene laufende Überprüfung der Elektrowerkzeuge ist stets zweckmäßig. Eine Betriebsanweisung kann aber niemals eine technische Schutzmaßnahme ersetzen.

Die nach den VDE-Vorschriften 0100, § 15 Abs. f) erforderlichen Sonderschutzmaßnahmen für Elektrowerkzeuge bei Verwendung in betriebsmäßig eingebauten Kesseln, Behältern, Rohrleitungen und ähnlichen engen Räumen aus gut leitenden Bauteilen sind viel zu wenig bekannt und werden demzufolge oft nicht durchgeführt. Mit Rücksicht auf die besonders große Gefährdung bestimmen deshalb die VDE-Vorschriften eine der nachstehenden Maßnahmen:

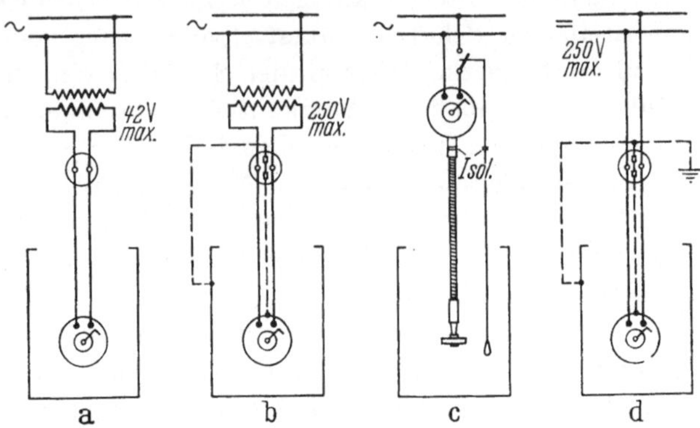

Abb. 217. Schutzmaßnahmen für Elektrowerkzeuge bei ihrer Verwendung in Kesseln. a Kleinspannung. b Trenntransformator. c Aufstellung des Elektrowerkzeuges außerhalb des Kessels und Isolierung der Biegewelle und Betätigungsvorrichtung. d Zulässige Schutzmaßnahme bei Gleichstrom

1. Verwendung von Kleinspannungswerkzeugen bis 42 V über Schutztransformator, der außerhalb des gefährdeten Raumes aufzustellen ist (Abb. 217a).

2. Betrieb der Werkzeuge über einen dem einzelnen Gerät zugeordneten Trenntransformator mit einer höchsten Sekundärspannung von 250 V. Der Transformator ist außerhalb des gefährdeten Raumes aufzustellen. Das Werkzeuggehäuse ist über eine besondere Leitung mit dem Kessel, Behälter od. dgl. zu verbinden (Abb. 217b).

3. Verwendung von Elektrowerkzeugen mit vom Motorgehäuse isolierter Biegewelle. Der Motor ist außerhalb des gefährdeten Raumes aufzustellen. Das Werkzeug muß von der Arbeitsstelle aus stillgesetzt werden können. Bedienungsorgane einer mechanischen Steuerung sind gegen Metallteile des Schalters zu isolieren. Die Spannungsquelle einer elektrischen Fernsteuerung muß vom Netz getrennt sein (Abb. 217c).

Diese Schutzmaßnahmen werden nur verlangt, wenn die Werkzeuge mit Wechselstrom betrieben werden[1]. Bei Gleichstrom ist es zulässig, Werkzeuge bis 250 V unmittelbar an das Netz anzuschließen und mit den

---

[1] Für die außerhalb der gefährdeten Räume aufgestellten Transformatoren, Umformer, Motoren usw. sind erforderlichenfalls die üblichen Schutzmaßnahmen anzuwenden.

üblichen Schutzmaßnahmen zu betreiben. Lediglich Motorgehäuse und Kessel sind durch eine besondere Leitung zu verbinden (Abb. 217 d). Von diesen bei Gleichstromanschluß zulässigen Erleichterungen wird oft in unrechtmäßiger Weise Gebrauch gemacht, insbesondere von Betriebsleuten, die in den bei Wechselstromanschluß erforderlichen Maßnahmen eine Unbequemlichkeit sehen und deshalb den Gleichstromanschluß bevorzugen, obwohl auch Wechselstrom zur Verfügung steht. Das ist aber nicht der Sinn der zugestandenen Erleichterungen, sondern sie wurden mit Rücksicht auf die Vermeidung eines hohen technischen Aufwands (Umformer) als auch auf das verhältnismäßig seltene Vorhandensein von Gleichstrom in Industrieanlagen gestattet.

Folgerung. Zieht man aus diesen gewonnenen Erkenntnissen die Bilanz, so stellt sich der Berührungsspannungsschutz an Elektrowerkzeugen im allgemeinen und bei ihrer Verwendung auf Montage- und Baustellen im besonderen als ein Problem heraus[1]. Das ist auch bekannt; insbesondere die Aufsichtsbehörden als Träger der Unfallverhütung, aber auch die maßgebenden Verbraucherkreise beschäftigen sich seit langer Zeit mit der Lösung dieser problematischen Frage. Auch die Hersteller der Elektrowerkzeuge scheinen ernsthaft an der Lösung dieser Aufgabe interessiert zu sein. Daß aber die an der Lösung dieser Aufgabe beteiligten Stellen der Praxis noch nicht richtig ins Auge geschaut haben, ergibt sich aus ihren stark voneinander abweichenden Auffassungen über die zweckmäßigste Schutzart. Während einzelne Aufsichtsbehörden und Verbraucherkreise die Forderung einer hochwertigen Isolierung des aktiven Leitermaterials erheben, so daß nach ihrer Meinung Körperschlüsse *kaum* eintreten werden, glauben die Fabrikanten von Elektrowerkzeugen durch Verschärfung der bestehenden, in Frage kommenden VDE-Vorschriften den verhältnismäßig hohen Unfallziffern bei Elektrowerkzeugen Einhalt zu gebieten. So glaubt man z. B. vorschreiben zu müssen, daß Schutzmaßnahmen — also nicht nur Schutzeinrichtungen — an Elektrowerkzeugen stets, und zwar unabhängig vom Verwendungsort, anzuwenden sind. Wenn diese Vorschrift eingehalten werden könnte, wäre sie sehr zu begrüßen. Da sie aber nicht in die Praxis umgesetzt werden kann, wird sie gegenstandslos und somit nur eine theoretische Maßnahme bleiben, vorausgesetzt, daß unter Schutzmaßnahmen zusätzlich äußere Schutzmaßnahmen, also Erdung, Nullung, Schutzschaltung und auch Trenntransformatoren verstanden werden. Aus diesen Auffassungen und der Vielfältigkeit der Meinungen muß man

---

[1] Starkstrominspektorat der Schweiz, Schutzmaßnahmen an transportablen Elektrowerkzeugen. Bull. schweiz. elektrotechn. Ver. Bd. 33 (1942) S. 510. — K. D. Isensee: Schutzmaßnahmen bei Verwendung von Elektrowerkzeugen und -geräten in Anlagen erhöhter elektrischer Leitfähigkeit. Elektrotechniker Bd. 2 (1950) S. 253 [Referat E. u. M. Bd. 68 (1951) S. 521].

wohl oder übel den Eindruck gewinnen, daß die sich widerstreitenden Interessen nicht zum Ziele führen können. So kann denn auch auf dieser Grundlage eine Lösung dieser Aufgabe kaum erwartet werden, und zwar um so weniger, als die richtige Durchführung der äußeren Schutzmaßnahmen eine große menschliche Zuverlässigkeit beansprucht. Da der menschlichen Zuverlässigkeit ohnehin Grenzen gesetzt sind, werden somit diejenigen Schutzmaßnahmen am wirksamsten sein, deren zuverlässige Durchführung die geringsten Ansprüche an Wissen, Können und Wollen der beteiligten Personen stellen. Aus diesem Grunde müssen solche Schutzmaßnahmen bevorzugt werden, die unmittelbar mit dem Elektrowerkzeug vereinigt sind und somit zwangläufig angewendet werden müssen.

b) Innere Schutzmaßnahmen

Von den VDE-mäßigen Schutzmaßnahmen, die äußeren Einflüssen nicht in dem Maße wie die vorgenannten unterliegen, und unmittelbar mit dem Elektrowerkzeug vereinigt werden können, kommen Kleinspannung und Schutzisolierung in Betracht. Zum Unterschied von den *äußeren* Schutzmaßnahmen können Kleinspannung und Schutzisolierung als *innere* Schutzmaßnahmen bezeichnet werden.

α) *Kleinspannungs- und Hochfrequenzwerkzeuge*

Abgesehen von Einzelfällen, in denen Elektrowerkzeuge, insbesondere Kleinstwerkzeuge, über Schutztransformatoren mit Kleinspannung betrieben werden, haben Kleinspannungswerkzeuge für Hochfrequenz weiteste Verbreitung gefunden.

Die richtige Erkenntnis, daß Elektrowerkzeuge bestimmter Leistungen aus Gründen der Handlichkeit und der Ermüdung des mit dem Werkzeug Arbeitenden an bestimmte Höchstgewichte gebunden sind, gab die Veranlassung zur Einführung von Hochfrequenzwerkzeugen[1].

Es waren also keine schutztechnischen, sondern betriebstechnische Gesichtspunkte, die zur Einführung von Hochfrequenzwerkzeugen zwangen. Nichtsdestoweniger haben aber Hochfrequenzwerkzeuge im allgemeinen und solche für Kleinspannung im besonderen hervorragende schutztechnische Eigenschaften. Da die Werkzeuge für Drehstrom ausgelegt sind und somit der in seinem Aufbau einfache und betriebssichere Käfiganker Verwendung finden kann, fallen alle stromzuführenden und störanfälligen Verbindungen (Bürsten) zum Anker fort. Dadurch wird eine erhöhte Körperschlußsicherheit erreicht und somit eine der primären Grundbedingungen in schutztechnischer Hinsicht geschaffen.

---

[1] WISSLICEN, T.: Die Motorisierung der Handwerkzeuge. ETZ Bd. 62 (1941) S. 786.

Die zum Betrieb von Hochfrequenzwerkzeugen erforderlichen Frequenzwandler sind für sekundäre verkettete Spannungen von 200 V bei 150 Per/s, 265 V, 135 V und 72 V bei 200 Per/s und 110 V oder 165 V bei 300 Per/s ausgelegt. Der Gedanke liegt nahe, die Frequenzwandler als eine Art Trenntransformator zu betrachten, so daß sich deshalb weitere Schutzmaßnahmen für die angeschlossenen Elektrowerkzeuge erübrigen. Mit Rücksicht auf die Bauart und den erforderlichen Berührungsspannungsschutz des Wandlers selbst, als auch auf die Mehrzahl der von einem Wandler betriebenen Werkzeuge und somit der mehr oder weniger großen Ausdehnung des Hochfrequenznetzes ist diese Schutzart aber nicht zulässig. Es werden deshalb die Sternpunkte der Hochfrequenzgeneratoren starr geerdet, so daß gegen Erde nur die $1/\sqrt{3}$-fachen Spannungen auftreten können. Demzufolge sind bei allen Hochfrequenzwerkzeugen, die mit höheren Spannungen als $\sqrt{3} \cdot 65 \approx 110$ V betrieben werden, Schutzmaßnahmen anzuwenden. Bei den üblichen Hochfrequenzspannungen von 110 V und 72 V sind Schutzmaßnahmen nicht erforderlich, da die Spannungen gegen Erde die zulässige Grenze von 65 V nicht überschreiten. Die Werkzeuge für 72 V können außerdem als Kleinspannungswerkzeuge angesprochen werden, da die Spannung gegen Erde nur $72/\sqrt{3} = 42$ V beträgt. Diese Eingruppierung entspricht zwar nicht der VDE-mäßigen Definition der Kleinspannung, entscheidend ist hier aber die Spannung gegen Erde.

Soweit Schutzmaßnahmen für Hochfrequenzwerkzeuge erforderlich sind, werden die Werkzeuge fabrikmäßig mit den Schutzeinrichtungen für die Durchführung äußerer Schutzmaßnahmen versehen, die in Spezialsteckvorrichtungen mit Schutzleitern bestehen.

Hochfrequenzwerkzeuge werden vielfach in der Industrie, solche für Kleinspannung besonders im Flugzeugbau und auf Schiffswerften angewandt, wo es sich lohnt, Frequenzwandler anzuschaffen. Anwendungsgebiete sind daher in erster Linie Werkstätten und allenfalls Großbaustellen. Für die allgemeine Anwendung kommen Kleinspannungswerkzeuge, ob mit Schutztransformator oder Frequenzwandler, nicht in Betracht.

β) Schutzisolierte Werkzeuge

Isolierstoffwerkzeuge, d. h. die Ausführung des Elektrowerkzeuges aus isolierenden Baustoffen, derart, daß die äußeren Gehäuseteile entweder ganz aus Isolierstoff hergestellt werden, oder die metallischen, der Berührung zugänglichen Gehäuseteile von den im Fehlerfalle unmittelbar Spannung annehmenden Metallteilen (Ankerwelle, Blechpaket usw.) durch Zwischenschaltung von Isolierstoffkonstruktionsteilen elektrisch getrennt sind, so daß ein Spannungsübertritt auf die metallischen Gehäuseteile nach technischem Ermessen unmöglich ist, werden in zunehmendem Umfange hergestellt. Beispiele solcher Ausführungen zeigen die Abb. 218 und 219. Bei dem in Abb. 218 dargestellten Handschleifer sind sämtliche Motor- und Getriebeteile in Isolierstoff eingebettet. Das Gehäuse besteht vollkommen aus Isolierstoff. Lediglich die eigentliche

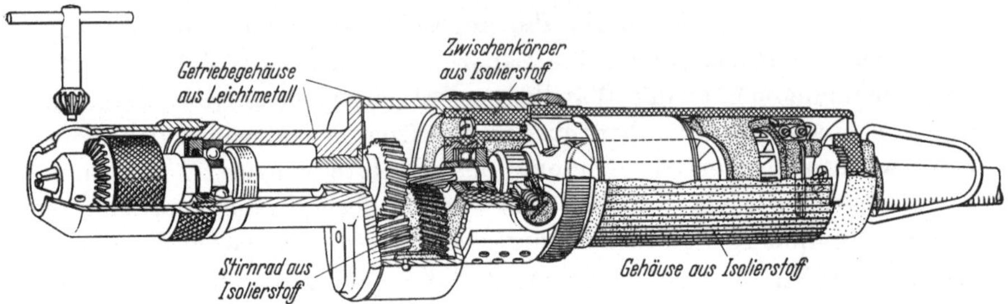

Abb. 218. Schutzisolierter Handschleifer, bei dem die Schleifspindel durch ein Isolierstoffgetriebe von der Ankerwelle isoliert ist

Schleifspindel ragt als einzigster metallischer Konstruktionsteil aus dem Gerät heraus. Diese ist jedoch durch das Isolierstoffgetriebe zuverlässig von der Motorwelle isoliert, so daß ein Übertritt von Spannung praktisch unmöglich ist. Das Werkzeug in Abb. 219 unterscheidet sich in schutz-

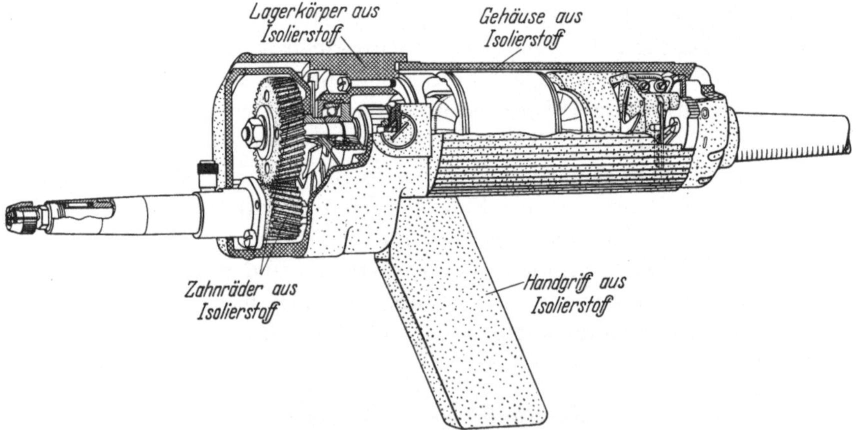

Abb. 219. Schutzisolierte Handbohrmaschine, bei der die metallenen Gehäuseteile als auch die Bohrspindel gegen Ständer- und Ankereisen isoliert sind

technischer Hinsicht von dem vorgenannten insofern, als ein Teil des Gehäuses aus Metall besteht. Die Ankerwelle ist von der Bohrspindel durch ein Isolierstoffritzel elektrisch getrennt und das kollektorseitige Kugellager als auch das Ständerpaket in eine Isolierstoffmasse eingebettet. Auf diese Weise ist der metallische Gehäuseteil von den im

Fehlerfalle Spannung annehmenden Metallteilen gleichfalls zuverlässig isoliert. (Vgl. S. 88.)

Elektrowerkzeuge in schutzisolierter Ausführung sind bzw. waren in den verschiedensten Ausführungen im Handel. Nicht alle genügen den Anforderungen, die an sie gestellt werden müssen. Als unzuverlässig muß z. B. die in Abb. 220 dargestellte Handbohrmaschine bezeichnet werden, bei der sich, wie die Erfahrungen ergeben haben, unter dem Einfluß mechanischer Erschütterungen die Verschlußschraube für die Bürstendruckfehler lösen kann, so daß spannungsführende Teile der Berührung zugänglich sind. Die Isolierung genügt somit den während des Betriebes normalerweise auftretenden Beanspruchungen nicht. Sofern die Bürsten durch außenliegende Verschlußkappen aus Isolierstoff zugänglich sind,

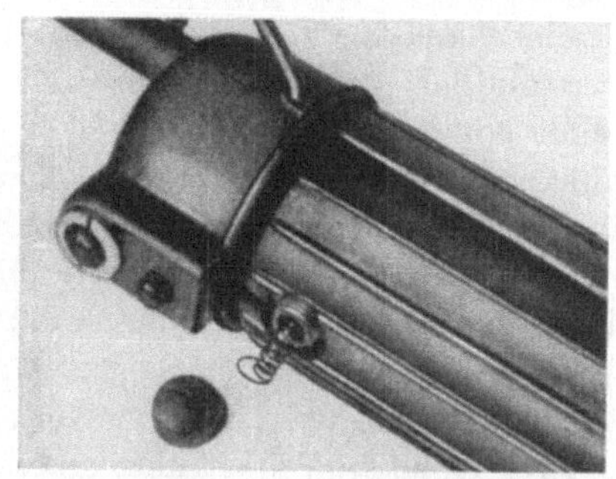

Abb. 220. Den mechanischen Beanspruchungen nicht genügendes Isolierwerkzeug

ist darauf zu achten, daß diese einwandfrei festsitzen und durch entsprechende Schutzwülste so gesichert sind, daß ihre Zerstörung durch Stoß oder Schlag oder ein Lösen durch betriebsmäßig am Werkzeug auftretende Erschütterungen ausgeschlossen ist. Außerdem ist dafür zu sorgen, daß an dieser Stelle nicht durch Feuchtigkeit oder Metallstaub eine leitende Verbindung zwischen den spannungsführenden Bürsten und der Außenfläche entsteht. Dieses gilt besonders für solche Werkzeuge, bei denen die Bürstenhalter durch metallische Gehäuseteile führen. Abb. 221 zeigt eine

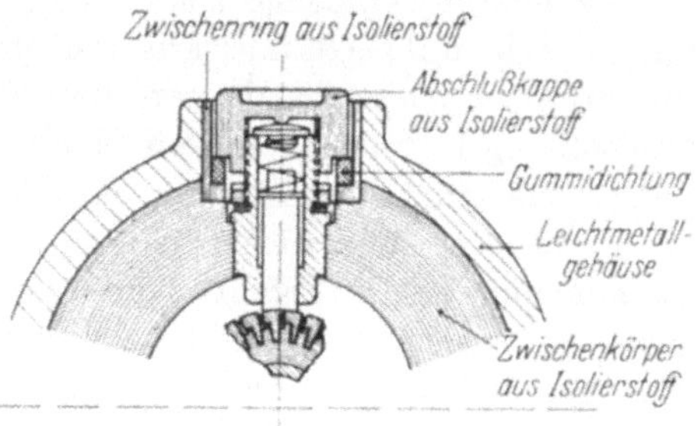

Abb. 221. Zuverlässige Bürstenhalterkonstruktion

Bürstenhalterkonstruktion, die diesen Anforderungen Rechnung trägt und die bei den in den Abb. 218 und 219 gezeigten Werkzeugen angewandt ist.

Offenbar ist man nicht bei allen Werkzeugkonstruktionen von dem Grundsatz ausgegangen, daß die Schutzisolierung eine zusätzliche Schutzmaßnahme im Sinne der VDE-Vorschriften darstellen muß, die weitere zusätzliche äußere Schutzmaßnahmen entbehrlich macht. Vielleicht war auch bei dieser oder jener Konstruktion beabsichtigt, lediglich Metall durch Austauschstoffe zu ersetzen. Nur so ist es erklärlich, daß oft in schutztechnischer Hinsicht unzuverlässige Bauarten auf den Markt gekommen sind, die manchmal ebenso schnell wieder verschwanden, wie sie gekommen sind, weil sie sich nicht bewährt haben und in schutztechnischer Hinsicht versagten. Die Erfahrungen führten in Fachkreisen zu einem Vorurteil gegen schutzisolierte Werkzeuge. Insbesondere wird die mechanische Festigkeit der Isolierstoffe in Zweifel gezogen. Selbstverständlich ist die mechanische Festigkeit des Isolierstoffes in hohem Maße von seiner Struktur und von der Formgebung der Isolierstoffteile abhängig. Beides gilt sowohl für die äußeren Gehäuseteile als auch für die inneren Konstruktionsteile, wie Zahnräder, Ritzel, Zapfen usw. Daß es nicht unmöglich ist, Isolierstoffe mit völlig ausreichender mechanischer Festigkeit, die den mechanischen Beanspruchungen auch bei Sturz des Werkzeuges gewachsen sind, anzuwenden, beweisen die Erfahrungen mit guten Isolierstoffwerkzeugen. Weiter glaubt man, durch Verschmutzung innerer Isolierstoffkonstruktionsteile mit einem Spannungsübertritt auf die äußeren Gehäuseteile rechnen zu müssen, wenn gleichzeitig ein Isolationsfehler zwischen den elektrischen Teilen und den unmittelbar Spannung annehmenden Metallteilen besteht. Vorausgesetzt, daß auch diese Möglichkeit ernsthaft in Erwägung gezogen werden muß, so kann man diesen Umständen im extremsten Falle durch völlige Kapselung entgegenwirken. Die Kühlung kann dann allerdings nur durch Wärmestrahlung erfolgen. Um diesen Bedenken aus dem Wege zu gehen, hat man Isolierstoffwerkzeuge zusätzlich noch mit äußeren Schutzeinrichtungen, d. h. mit Schutzleitern, versehen. Teils wurden diese Schutzeinrichtungen nachträglich von Betriebselektrikern anläßlich von Instandsetzungen, teils auch vom Hersteller fabrikmäßig angebracht.

Die zusätzliche Anordnung eines Schutzleiters bedeutet aber keinen Fortschritt, um nicht zu sagen einen Rückschritt. Denn es ist bekannt und durch Erfahrungen erwiesen, daß in vielen Fällen der Spannungsübertritt von den betriebsmäßig Strom führenden Teilen und Leitungen auf die Schutzleitungen sowohl innerhalb des Werkzeuges als auch in der beweglichen Anschlußleitung erfolgte. Inwieweit die zusätzliche Schutzeinrichtung bei einem an sich sonst zuverlässigen schutzisolierten Werkzeug den Schutzwert beeinträchtigen würde, wenn ein Schutzleiter eingelegt wird, veranschaulicht Abb. 222. Unter der Voraussetzung, daß die Anwendung zusätzlicher äußerer Schutzmaßnahmen vernachlässigt wird, bedeutet der Schutzleiter in diesem Werkzeug eine Erleichterung des Körperschlusses. Es wird also in das Werkzeug durch den Schutzleiter eine Gefahr hineingebracht, die sonst nicht vorhanden wäre. Während man auf der einen Seite eine körperschlußsichere Ausführung anstrebt, bringt man auf der anderen Seite wieder eine schwache Stelle hinein, hebt also die gewonnenen Vorteile wieder auf. Was nützt hier die zusätzliche Isolierung, denn letzten Endes hält die stärkste Kette nicht mehr als das schwächste Glied. Bei dieser oder jener Bauart bestand vielleicht die Möglichkeit, daß sie ohne Schutzleiter in schutztechnischer Hinsicht völlig ausreichend gewesen wäre. Zutreffendenfalls bestand somit keine Veranlassung, noch einen Schutzleiter einzulegen. Im entgegengesetzten Falle, also bei Nichtgewährleistung der Körperschlußsicherheit, hätte man eben die Isolation verbessern bzw. verstärken müssen, anstatt einen Schutzleiter einzulegen. Falls aber Bedenken gegen die mechanische Festigkeit der Isolierstoffe bestanden haben sollten, dann können die dadurch zu erwartenden Schäden nicht durch zusätzliche elektrisch wirkende Schutzmaßnahmen ungefährlich gemacht werden. Das ist nicht Aufgabe der Schutzmaßnahmen, denn

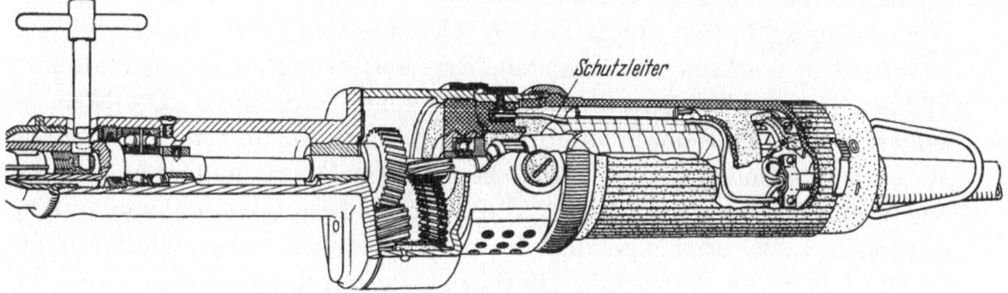

Abb. 222. Schutzisoliertes Elektrowerkzeug mit eingezeichnetem Schutzleiter zur Beurteilung des Schutzwertes

was sollen wohl diese Schutzmaßnahmen für einen Zweck haben, wenn etwa durch Sturz des Werkzeuges betriebsmäßig Spannung führende Teile freigelegt sind oder durch Bruch von inneren Isolierstoffteilen das Werkzeug ohnehin unbrauchbar wird? Solche Schäden, die durch mangelnde Bauweise mehr oder weniger zwangläufig erwartet werden, können nicht durch solche Schutzmaßnahmen beherrscht werden. Auch aus dem § 8 von **VDE 0740/1933** kann die Notwendigkeit eines Schutzleiters für durch Schutzisolierung geschützte Werkzeuge nicht abgeleitet werden. Denn es ist eindeutig erkennbar, daß bei der seinerzeitigen Abfassung dieser Vorschrift nur an metallgekapselte Werkzeuge gedacht war. Auf schutzisolierte Werkzeuge kann diese Vorschrift schon deswegen nicht angewandt werden, weil nach Abs. b) des § 8 alle der Berührung zugänglichen Metallteile, die *unmittelbar* Spannung annehmen können, an den Schutzleiter anzuschließen sind. Bei Anwendung der Schutzisolierung als zusätzliche Schutzmaßnahme gibt es aber keine der Berührung zugänglichen Metallteile, die unmittelbar Spannung annehmen können. Diese Teile sind ja gerade durch die Schutzisolierung der Berührung entzogen.

Völlig abwegig ist die Maßnahme, die den Schutzleiter enthaltende Anschlußleitung nur mit einem zweipoligen Normalstecker zu versehen und den Schutzleiter steckerseitig abzuschneiden, um gegebenenfalls die Notwendigkeit äußerer Schutzmaßnahmen der Beurteilung des Benutzers zu überlassen, der sich dann nach Belieben einen Schutzkontaktstecker montieren kann. Grundsätzlich soll man die Anwendung zusätzlicher äußerer Schutzmaßnahmen nicht übertreiben; wo sie nicht nötig sind, soll man davon absehen. In diesem Falle um so mehr, als die Voraussetzungen für ihre Wirksamkeit nicht gegeben, zumindest aber zweifelhaft sind. Halbe Maßnahmen bedeuten nicht immer eine Herabsetzung der Gefahr, sondern bedingen sie oftmals erst.

Anders sind jedoch die schutzisolierten Werkzeuge mit zusätzlichen Schutzeinrichtungen zu beurteilen, bei denen der Schutzleiter nicht an die der Berührung zugänglichen, durch Isolierung aber schon völlig ausreichend geschützten, metallischen Gehäuseteile, sondern an die im Innern des Werkzeuges liegenden, der Berührung *nicht* zugänglichen Metallteile, wie Ankereisen. Blechpaket, angeschlossen ist. Die Schutzisolierung als Schutzmaßnahme wird bei diesen Ausführungen in keiner Weise beeinträchtigt, auch wenn die äußeren Schutzmaßnahmen nicht angewendet werden. Sind aber die äußeren Schutzmaßnahmen unzureichend, z. B. ungenügender Erdungswiderstand des Schutzerders, dann können im Fehlerfalle Berührungsspannungen auf andere, der Berührung zugängliche Metallteile, die mit dem Schutzerder in Verbindung stehen, übertragen werden. Obwohl also diese Schutzart nicht vorschriftswidrig ist, ist sie aber mit Rücksicht auf die Verschleppung von Berührungsspannungen doch nicht zweckmäßig, weil mit einer Vernachlässigung äußerer Schutzmaßnahmen bei Elektrowerkzeugen immer gerechnet werden muß.

Die Erkenntnis, daß der Schutzleiter bei schutzisolierten Werkzeugen nur Nachteile mit sich bringt, verlangt eine schutzleiterlose Anschlußleitung mit Schutzkontaktstecker. Andererseits wird aber durch das Vorhandensein des Schutzkontaktsteckers dem Benutzer und auch dem Sicherheitsingenieur eine Schutzart vorgetäuscht, die das Werkzeug gar nicht besitzt. Außerdem könnten sich Unzuträglichkeiten bei Reparaturen durch fremde Fachkräfte ergeben.

Für den Benutzer und Sicherheitsingenieur ist es deshalb wichtig, zu wissen, ob das jeweilige Werkzeug in sich so gebaut ist, daß es ohne zusätzliche äußere Schutzmaßnahmen unfallsicher betrieben werden kann. Als äußeres Kennzeichen dafür hat man bisher in der Praxis die Tatsache angesehen, daß äußerliche Schutzmaßnahmen entbehrlich sind, somit das Werkzeug auch Schutzeinrichtungen, welche die Anwendung zusätzlicher äußerer Schutzmaßnahmen ermöglichen, nicht zu enthalten braucht. Beim Käufer kann indessen aber sehr leicht der

Eindruck erweckt werden, daß ein an sich sonst gutes schutzisoliertes Werkzeug mit zusätzlicher Schutzeinrichtung vorteilhafter ist als ohne Schutzeinrichtung, was eben nicht zutreffend ist, weil die Schutzmaß-

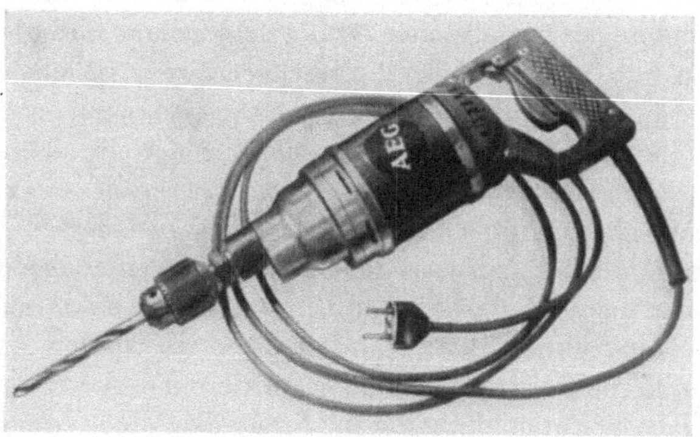

Abb. 223. Schutzisoliertes Elektrowerkzeug mit zweipoligem Stecker ohne Schutzkontakte

nahmen doch kaum angewendet werden. Abb. 223 zeigt ein schutzisoliertes Werkzeug mit einem zweipoligen Stecker ohne Schutzkontakte. Daraus schließt man in der Regel, daß die Schutzisolierung als zusätzliche Schutzmaßnahme angewandt ist. Daß es auch anders sein kann, wurde bereits nachgewiesen. Das Werkzeug in Abb. 224 wird von dem Hersteller als „berührungssicher" bezeichnet. Worin die „Berührungssicherheit" besteht, ist äußerlich nicht erkennbar, ganz abgesehen von dem unsachlichen oder doch mindestens undefinierten Begriff „berührungssicher".

Um solchen Zweifeln zu begegnen und dem Käufer sowie dem Sicherheitsingenieur die Beurteilung der Schutzart zu ermöglichen, ist es notwendig,

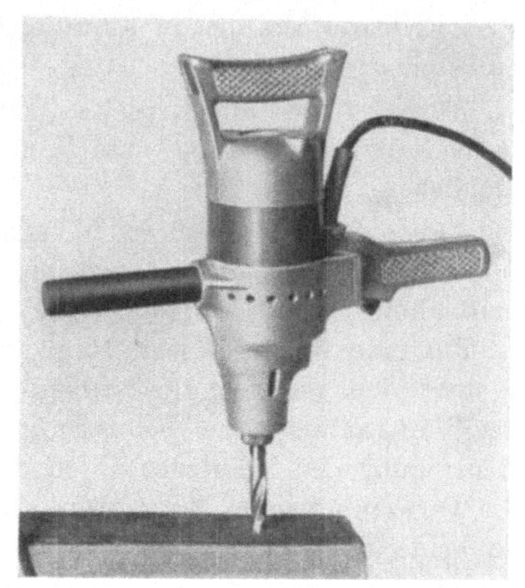

Abb. 224. „Berührungssicheres" Elektrowerkzeug

solche Werkzeuge, die durch Schutzisolierung vollwertig geschützt sind, mit einem besonderen Kennzeichen oder Hinweis zu versehen, z. B. in ähnlicher Weise wie die schlagwetter- und explosionssicheren

Geräte[1]. Obwohl die Kennzeichnung an sich nur formeller Natur ist, kann in Zukunft unter keinen Umständen auf sie verzichtet werden.

Folgerung. Die Schutzisolierung ist diejenige Schutzart, die allen anderen Schutzarten gegenüber den Vorzug hat, daß sie die Verwendung der Werkzeuge bei allen Netzverhältnissen und unter allen denkbaren Betriebsbedingungen unfallsicher ermöglicht, ohne daß der Benutzer mehr zu tun hat, als den Anschlußstecker in eine beliebige Steckdose richtiger Spannung anzuschließen[2]. Da einerseits schutzisolierte Werkzeuge auf dem Markt sind, die sich bisher im Gebrauch als auch in schutztechnischer Hinsicht bewährt haben, andererseits die Entwicklung von solchen Werkzeugen noch keineswegs als abgeschlossen gelten kann, ist ein grundsätzliches Vorurteil gegen Elektrowerkzeuge mit Schutzisolierung nicht berechtigt. Es scheint im wesentlichen darauf anzukommen, dem Konstrukteur klare Forderungen zu stellen. Als oberster Grundsatz muß die Forderung erhoben werden, daß die Schutzisolierung eine zusätzliche Schutzmaßnahme im Sinne der VDE-Vorschriften darstellt und jede weitere zusätzliche äußere Schutzmaßnahme grundsätzlich ausschließt. Die Betriebsisolierung der elektrisch aktiven Teile — auch nicht eine besonders sorgfältige — gilt nicht als zusätzliche Schutzmaßnahme; die sorgfältigste Isolierung muß ohnehin vorhanden sein. Hiermit soll nichts gegen die Zuverlässigkeit der äußeren Schutzmaßnahmen gesagt werden.

Wenn man von den Kleinspannungs-Elektrowerkzeugen absieht, sind Elektrowerkzeuge in schutztechnischer Hinsicht in zwei Klassen einzuteilen:

Klasse 1. Metallgekapselte Werkzeuge mit Schutzeinrichtungen, welche die Anwendung zusätzlicher äußerer Schutzmaßnahmen ermöglichen.

Klasse 2. Schutzisolierte Werkzeuge in körperschlußsicherer Ausführung, bei denen die Schutzisolierung als innere, zusätzliche Schutzmaßnahme angewandt ist.

Für eine weitere Klasse, die etwa die Klassen 1 und 2 vereinigt, besteht nicht nur kein Bedürfnis, ihre Herstellung ist auch im Interesse der Werkstoffersparnis (Schutzleiter) und der Möglichkeit einer leichten Beurteilung der Schutzart durch den Benutzer unzweckmäßig. Gegen die Verwendung von Elektrowerkzeugen der Klasse 1 bestehen überall da keine Bedenken, wo die Gewähr für die tatsächliche Anwendung zusätzlicher äußerer Schutzmaßnahmen gegeben ist. Diese Voraus-

---

[1] Die durch Schutzisolierung geschützten Geräte müssen nach VDE 0100/5.57, § 3 Abs. e) Ziff. 5.3 mit dem Zeichen für Schutzisolierung nach DIN 40014 gekennzeichnet sein.

[2] WISSLICEN, T.: Schutzmaßnahmen gegen Berührungsspannungen bei Elektrowerkzeugen. ETZ Bd. 64 (1943) S. 79.

setzungen für die Gewährleistung können im allgemeinen nur in Werkstätten und Betrieben erfüllt werden.

Für die allgemeine Verwendung von Elektrowerkzeugen auf Montage- und Baustellen kommen mit Rücksicht auf die Schwierigkeiten, welche die Anwendung zusätzlicher äußerer Schutzmaßnahmen mit sich bringen, nur Werkzeuge der Klasse 2 in Betracht. Die mehr oder weniger großen Ausmaße der Elektrowerkzeuge und die dadurch bedingte Formgebung der Isolierstoffpreßteile setzen der Herstellung schutzisolierter Werkzeuge eine Grenze. Die Herstellung muß deshalb vorläufig auf Bauformen kleineren Ausmaßes beschränkt bleiben, mit denen man aber erfahrungsgemäß in der überwiegenden Mehrzahl aller Fälle auskommt. Indessen ist es aber technisch möglich, auch bei schweren Elektrowerkzeugen im Rahmen von Neukonstruktionen die Schutzisolierung als zusätzliche innere Schutzmaßnahme anzuwenden, ohne auf die durch die erforderliche mechanische Festigkeit bedingte Metallkapselung zu verzichten.

6. Schutzmaßnahmen für Elektrodenwärmegeräte[1]

Elektrodenwärmegeräte sind solche, bei denen die Wärmewirkung durch die Stromleitung in der zu erwärmenden Flüssigkeit (Wasser) über Elektroden erzeugt wird. Sie sind nur für Wechselstrom verwendbar, weil bei Gleichstrom das Wasser zersetzt wird und sich Knallgas bildet. Sie werden sowohl für Drehstrom, wobei die Elektroden meistens in Dreieck geschaltet sind, als auch für einphasigen Wechselstrom als ortsfeste (Elektrodendampferzeuger, Elektrodenkessel mit Leistungen von etwa 10 bis 60 kW) und als ortsveränderliche (Durchlauferhitzer[2], Wasserkocher, Tauchsieder mit Leistungen bis zu etwa 5 kW) Geräte hergestellt. Nach VDE 0720/11 · 50, § 41 müssen sie mit einer Vorrichtung versehen sein, die ein Überschreiten der Nennleistung verhindert, weil das Wasser je nach den geologischen Verhältnissen mehr oder weniger große Mengen gelöster Salze enthält, die die Leitfähigkeit des Wassers stark beeinflussen[3]. Außerhalb des Gehäuses und an der auslaufenden Flüssigkeit darf keine Spannung gegen Erde auftreten. Auch die mittelbare Berührung spannungsführender Teile über die Flüssigkeit muß ausgeschlossen sein. Zufolge des Aufbaues — die Elektroden stehen mit der Flüssigkeit und diese wieder mit dem meistens metalli-

---

[1] SCHRANK, W.: Schutzmaßnahmen für Elektrodenwärmegeräte. Elektrotechniker Bd. 4 (1952) S. 91.

[2] Richtlinien für den Anschluß und die Anbringung von Elektroden-Durchlauferhitzern VDE 0193/3. 54.

[3] Im Berliner Wasserversorgungsnetz wurde im Durchschnitt der Widerstand zu 1,75 kΩ/cm Länge und cm² Querschnitt bzw. 17,5 MΩ/m Länge und mm² Querschnitt bei einer Wassertemperatur von 20° ermittelt. Die Leitfähigkeit nimmt mit steigender Temperatur im Bereich von 20 bis 100° im Verhältnis von etwa 1:2,84 zu.

schen Flüssigkeitsbehälter (der oft noch, wie z. B. bei fest an die Wasserleitung angeschraubten Durchlauferhitzern oder Elektrodendampferzeugern, zwangläufig geerdet ist) in elektrisch leitender Verbindung — ist es klar, daß die Schutzmaßnahmen bei diesen Geräten eine besondere Rolle spielen. Abb. 225 zeigt die Anordnung eines Elektrodendampferzeugers zur Dampfversorgung eines doppelwandigen Speisekochkessels, aus der u. a. zu ersehen ist, daß der Dampferzeuger mit mehreren Rohrleitungen in Verbindung steht.

Abb. 226 zeigt den Anschluß eines dreiphasigen Elektrodenwärmegerätes an ein Nulleiternetz mit der Nullung als Schutzmaßnahme. Bei völliger Symmetrie der Betriebsströme fließt im Nulleiter kein Strom. In der Praxis kann jedoch nicht mit einer

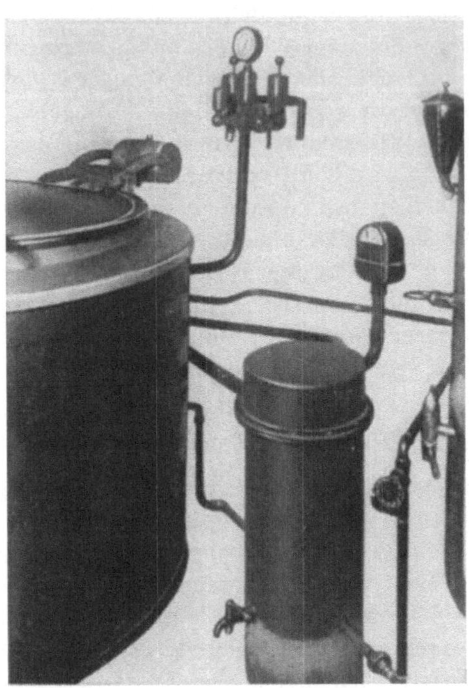

Abb. 225. Anordnung eines Elektrodendampferzeugers zur Dampfversorgung eines doppelwandigen Speisekochkessels

völligen Symmetrie der Ströme gerechnet werden, weil die Elektroden sich durch Kesselsteinablagerungen oder Korrosion in ihrer Oberfläche als auch in ihrem Abstand zueinander verändern, so daß ein Asymmetriestrom in der Größenordnung von 15 bis 20% des Betriebsstromes fließt. Ein Asymmetriestrom fließt auch dann, wenn eine der Zuleitungen für das Gerät aus irgendeinem Grunde unterbrochen wird.

Abb. 227 zeigt den Anschluß des gleichen Geräts in einem Netz ohne Nulleiter mit einer Schutzerdung als Schutzmaßnahme. Die Schutzerdungsleitung wird aus den vorhin schon angegebenen Gründen betriebs-

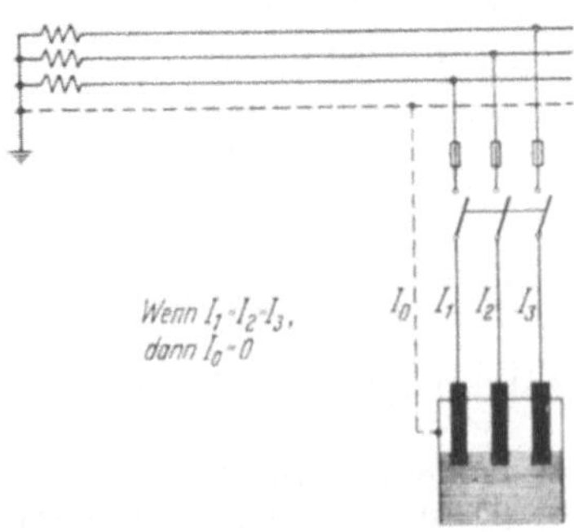

Abb. 226. Dreiphasiges Elektrodenwärmegerät am Drehstrom-Vierleiternetz

mäßig einen Asymmetriestrom führen. Schon allein diese Tatsache läßt einen Betrieb derartiger Elektrodenwärmegeräte in Netzen ohne Nulleiter nicht ohne weiteres zu, wenn die Schutzerdung nur für die Ableitung von Strömen im Fehlerfalle bestimmt ist, jedoch nicht für die Ableitung von betriebsmäßigen Strömen. Nach Abs. c) von § 21 VDE 0100/5.57 darf die Erde zur betriebsmäßigen, ausschließlichen Rückleitung nicht verwendet werden. Auch die Schutzschaltung, und zwar sowohl die Fehlerspannungs- als auch die Fehlerstromschutzschaltung sind nicht ohne weiteres anwendbar, weil sie auch schon bei kleinen Asymmetrieströmen ansprechen würden.

In Anbetracht dieser Schwierigkeiten ist ein Betrieb von Elektrodenwärmegeräten nur in Netzen mit Nulleitern möglich, in denen genullt werden kann. In allen Fällen kann der Schutz gegen zu hohe Berührungsspannungen durch Nullung erreicht werden.

Sollen in Ausnahmefällen ortsfeste Elektrodenwärmegeräte in nulleiterlosen Netzen betrieben werden, so können unter der Voraussetzung, daß ein gewisser Asymmetriestrom als zulässig angesehen wird[1], eine der nachstehenden Schutzmaßnahmen getroffen werden:

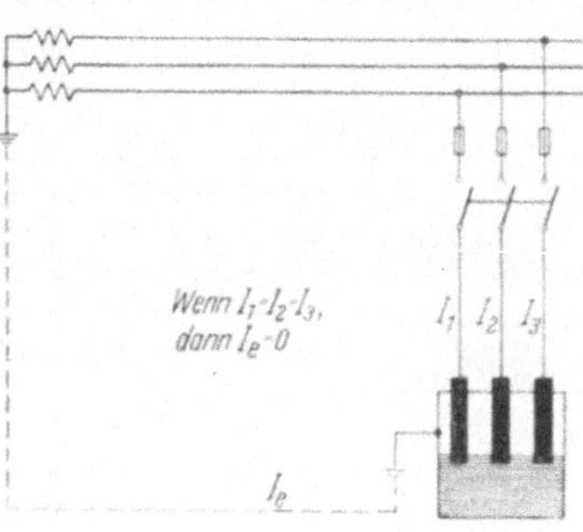

Abb. 227. Dreiphasiges Elektrodenwärmegerät am Drehstrom-Dreileiternetz

1. Vorschaltung eines Trenntransformators, dessen sekundärseitiger Mittel- oder Sternpunkt mit dem Gehäuse des Elektrodenwärmegerätes zu verbinden und nach VDE 0140/1932, § 11, zu erden ist (Abb. 228a).

2. Isolierung des Elektrodenwärmegerätes gegen Erde und gegen alle mit ihm verbundenen Rohrleitungen und Rohrmäntel bei gleichzeitiger Entziehung der Berührung des Gehäuses und allen mit ihm in elektrisch leitender Verbindung stehenden Metallteilen durch isolierende Abdeckung (Abb. 228b).

3. Vorsetzen eines Schalters, dessen Auslöseorgan aus einer Stromspule besteht, die einerseits mit dem Gehäuse des Elektrodenwärmegerätes und andererseits mit einem bis zu einem gewissen Grade als Schutzerder wirkenden Erder zu verbinden ist[2]. Der Erdungswiderstand

---

[1] Mit Ausnahme der unter 1. genannten Schutzmaßnahme läßt sich ein über die Erde fließender Asymmetriestrom nicht vermeiden. Er könnte aber durch entsprechende Formgebung der Elektroden, korrosionsbeständige Baustoffe und vielleicht geeignete Mittel gegen ungleichmäßige Kesselsteinablagerungen beschränkt werden.

[2] Siehe Fußnote 1 auf Seite 276.

dieses „Schutzerders" muß so bemessen sein, daß an ihm bei Ansprechen der Spule keine höhere Spannung als 65 V auftreten kann. Die Ansprechstromstärke der Spule muß etwa in der Größenordnung des noch zu

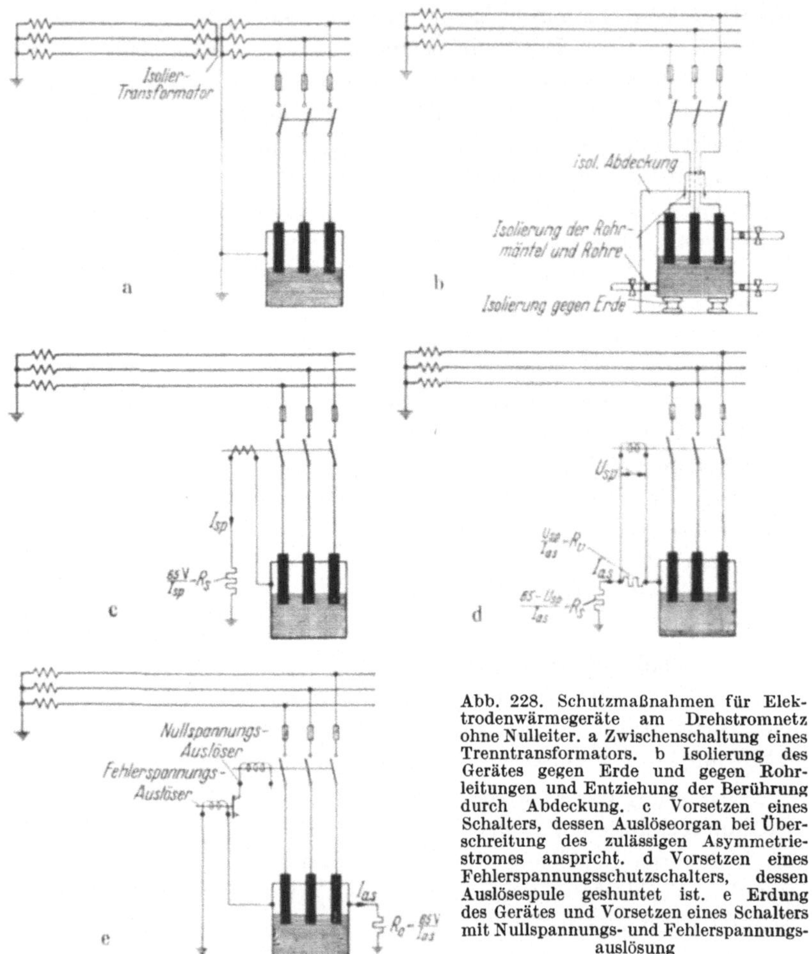

Abb. 228. Schutzmaßnahmen für Elektrodenwärmegeräte am Drehstromnetz ohne Nulleiter. a Zwischenschaltung eines Trenntransformators. b Isolierung des Gerätes gegen Erde und gegen Rohrleitungen und Entziehung der Berührung durch Abdeckung. c Vorsetzen eines Schalters, dessen Auslöseorgan bei Überschreitung des zulässigen Asymmetriestromes anspricht. d Vorsetzen eines Fehlerspannungsschutzschalters, dessen Auslösespule geshuntet ist. e Erdung des Gerätes und Vorsetzen eines Schalters mit Nullspannungs- und Fehlerspannungsauslösung

beschränkenden und somit noch als zulässig anzusehenden Asymmetriestromes liegen (Abb. 228 c).

4. Vorsetzen eines Schalters mit Fehlerspannungsauslösung und gleichzeitiger Erdung[1] des Gerätes und Einschaltung eines Ohmschen

---

[1] Bei den unter 3. und 4. genannten Maßnahmen muß dafür Sorge getragen werden, daß der Asymmetriestrom nicht über andere Leitungen als die Schutzerdleitung fließt. Notwendigenfalls sind zusätzliche Isolierungsmaßnahmen wie unter 2. zu treffen.

Widerstandes in die Schutzerdleitung von solchem Wert, daß an ihm unter dem Einfluß des nicht mehr als zulässig anzusehenden Asymmetriestromes ein Spannungsabfall entsteht, der der Auslösespannung des Fehlerspannungsschutzschalters entspricht. Die Fehlerspannungsspule ist an den Vorschaltwiderstand parallel anzuschließen. Die Bemessung des Schutzerders ist wie unter 3. vorzunehmen (Abb. 228d).

5. Vorsetzen eines Schalters mit einer Nullspannungs- und Fehlerspannungsauslösung bei gleichzeitiger Erdung des Gerätes. Der Fehlerspannungsauslöser hat den Zweck, bei Auftreten einer unzulässigen Berührungsspannung das Gerät abzuschalten, wobei zu diesem Zweck für den Anschluß der Fehlerspannungsspule ein Hilfserder erforderlich ist, der außerhalb des um den Schutzerder auftretenden Spannungstrichter zu errichten ist. Der Nullspannungsauslöser hat die Aufgabe, bei Ausfall einer Zuleitung das Gerät abzuschalten, damit nicht größere als die noch zulässigen Asymmetrieströme über die Schutzerdung fließen, auch wenn sie noch keine gefährlichen Berührungsspannungen erzeugen (Abb. 228e). Der Nullspannungsauslöser kann seine Aufgabe aber nur bedingt erfüllen.

6. Anwendung der Fehlerstromschutzschaltung derart, daß der Schalter erst dann auslöst, wenn der als zulässig anzusehende Asymmetriestrom seine Grenze überschreitet. Der Erdungswiderstand des Schutzerders darf nicht größer sein als der Quotient aus 65 V und dem Ansprechstrom des Schalters.

Ortsfeste Elektrodendampferzeuger mit Leistungen von 30 kW werden in Industrieanlagen versuchsweise mit den unter 2 bis 4 und 6 genannten Schutzmaßnahmen betrieben. Während sich die isolierende Abdeckung aus Holz wegen der unvermeidlichen Feuchtigkeitseinwirkung nicht bewährt hat, haben die anderen Schutzmaßnahmen bisher zu keinen Beanstandungen Anlaß gegeben. Die Auslösevorrichtungen wurden zunächst so eingestellt, daß sie bei einem Asymmetriestrom von 10% des Nennstromes unverzögert, z. T. auch mit Verzögerung innerhalb 30 s ansprechen. Am einfachsten und zweckmäßigsten hat sich der Fehlerstromschutz erwiesen.

Die bisher bekanntgewordenen ortsveränderlichen Elektrodenwärmegeräte, besonders die Elektrodentauchsieder, entsprechen in vielfacher Weise auch nicht einmal sinngemäß den VDE-Vorschriften. Abb. 229 zeigt beispielsweise die Anordnung der Elektroden bei einem Elektrodentauchsieder. Die Abstände der Elektroden sind fabrikmäßig so eingestellt, daß eine Leistung von etwa 3 kW bei 220 V Betriebsspannung zustande kommt. Durch Verstellung der Elektroden kann die Leistung zwischen 2 und 5 kW geändert werden, wobei eine Verstellung um 1 mm schon eine Veränderung der Stromaufnahme von fast 1 kW ergibt. Abb. 230 zeigt den Anschluß an ein 220-V-Drehstromnetz ohne Nulleiter, der sich besonders gefahrvoll auswirken kann. Im Falle a) wird der Betriebsstrom zwischen den Außenleitern des Drehstromnetzes entnommen. Abgesehen davon, daß auch ein Differenzstrom infolge der zwischen den Hauptelektroden und der Erde bestehenden Spannung über die sog. Schutz- oder Fangelektroden nach Erde fließt, nimmt der gesamte Betriebsstrom seinen Weg über die Erde, wenn aus irgendeinem Grunde nur eine der Stromsicherungen abschmilzt oder sonst eine einpolige Unterbrechung der energieführenden Leitungen, z. B. im Straßennetz, eintritt, wie Fall b) zeigt. Je nach Größe des Erdungswiderstandes können hohe und gefahrbringende Berührungsspannungen am Erder auftreten. Legt man eine Einstellung der Hauptelektroden gegenüber

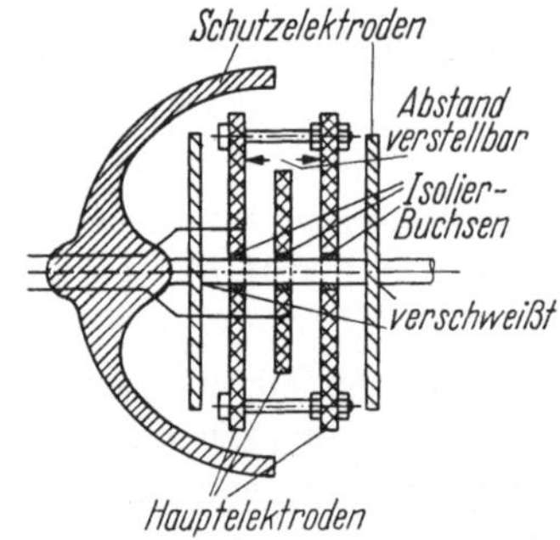

Abb. 229. Anordnung der Elektroden in einem ortsveränderlichen Elektrodenwärmegerät

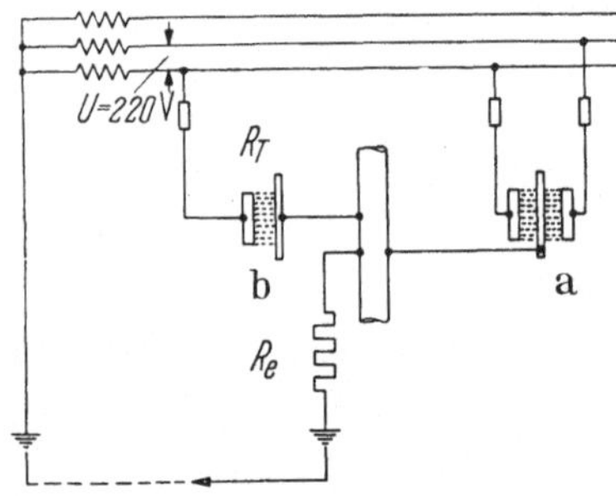

Abb. 230. Unzulässiger Betrieb eines einphasigen Elektrodenwärmegerätes im Netz ohne Nulleiter

den Erdelektroden entsprechend einer Leistung von etwa $N = 2000$ W zugrunde, was einem Widerstand des Gerätes gegen Erde von

$$R_T = \frac{(U/\sqrt{3})^2}{N} = \frac{127^2}{2000} \approx 8\,\Omega$$

entspricht, dann tritt schon bei einem Erdungswiderstand von $R_e = 10\,\Omega$ eine Berührungsspannung von

$$U_B = \frac{U/\sqrt{3}}{R_T + R_e}\,R_e = \frac{127}{8 + 10}\cdot 10 = 70\,\text{V}$$

auf.

Wird indessen das Gerät an ein Nulleiternetz angeschlossen, und zwar derart, daß die den Schutzelektroden benachbarte doppelte Hauptelektrode an dem Nulleiter liegt, dann ist ein einwandfreier Betrieb grundsätzlich möglich. Dieser Anschluß bedingt aber das Vorhandensein von polunverwechselbaren Schutzkontaktsteckdosen.

Die Verwendung von Elektrodenwärmegeräten, insbesondere der ortsveränderlichen unter Nichtbeachtung der speziellen Schutzmaßnahmen, stellt eine ganz erhebliche Unfallgefahr dar. Aus diesem Grunde werden von den deutschen Elektrizitätswerken Elektrodenwärmegeräte für den Anschluß nur bedingt zugelassen[1]. Hiermit soll nichts gegen die Elektrodenwärmegeräte an sich gesagt sein, aber es muß verlangt werden, daß Konstruktion und Betrieb mit den Sicherheitsforderungen in Einklang gebracht werden.

7. Schutzmaßnahmen in Baderäumen

Baderäume einschließlich Duschräume weisen, ganz abgesehen von der darin enthaltenen Feuchtigkeit — in Betriebsbaderäumen ist mit dauernder, in Baderäumen, die zu Wohnungen gehören, mit zeitweiliger Feuchtigkeit zu rechnen —, noch eine ganze Reihe anderer Gefahrenmomente hinsichtlich der Gefährdung von Menschenleben durch den elektrischen Strom auf. Infolge der Feuchtigkeit und des unbekleideten menschlichen Körpers wird jede Berührung von gegen Erde unter entsprechender Spannung stehenden Teilen lebensgefährlich und mit Sicherheit tödlich, wenn sich der Mensch im Badewasser befindet. Es müssen deshalb zunächst alle elektrischen Einrichtungen in Baderäumen mit zusätzlichen Schutzmaßnahmen versehen sein. Leitungen, die anderen Zwecken als der Stromversorgung der in Baderäumen angebrachten Verbrauchsgeräten dienen, dürfen nicht verlegt werden. Im übrigen dürfen nur *metallmantellose* Leitungen sowohl auf als auch unter Putz verlegt werden, und zwar derart senkrecht oder waagerecht, daß bei Unter-Putz-Verlegung auch nach dem Verputzen ein ungefährer Anhalt über ihren Verlauf gegeben ist. Unter Putz verlegte Leitungen sind innerhalb des in Abb. 231a angegebenen Bereichs nicht zulässig, es sei denn, als senkrechte Zuführung zu einem fest angeschlossenen Gerät, z. B. Heißwasserspeicher. Hierdurch soll vermieden werden, daß beim späteren Anbringen von z. B. metallenen Handgriffen die Isolationen der Leitungen beschädigt werden und somit die Handgriffe unter Spannung kommen können.

Die größte Gefahrenzone befindet sich im Bereich der Bade- oder Duschwanne. Von hier aus dürfen elektrische Einrichtungen weder bedient noch berührt werden können. Eine Ausnahme bilden lediglich Einbauschalter an Geräten, z. B. Heißwasserbereitern, deren Verwendungszweck innerhalb des Bereichs unvermeidlich ist. Abb. 231b

---

[1] Auch im Auslande bestehen ähnliche Bestimmungen. So werden z. B. in Holland nur ortsfeste Geräte zugelassen, wobei der Erdstrom zwischen spannungsführenden und geerdeten Teilen bei einem Widerstand des Wassers von $1\,\text{k}\Omega/\text{cm}$ Länge und cm^2 Querschnitt nicht mehr als 25 mA betragen darf. In der Schweiz sind die Geräte hinsichtlich der Leistungsaufnahme dem örtlichen Leitungswasser anzupassen, wobei außergewöhnliche Toleranzen nicht zugelassen werden. In England sind Elektrodenwärmegeräte nur in Nulleiternetzen zulässig. In USA darf bei ortsveränderlichen Geräten der Erdstrom nicht mehr als 5 mA sein, was aber nicht erreicht worden ist, so daß keines der Geräte den amerikanischen Vorschriften entspricht.

zeigt den Bereich der Gefahrenzone. In diesem Bereich dürfen sich keine Schalter oder Steckdosen befinden, mit Ausnahme von *schutzgetrennten* Steckdosen für den Anschluß von Kleinstgeräten, z. B. Rasierapparaten

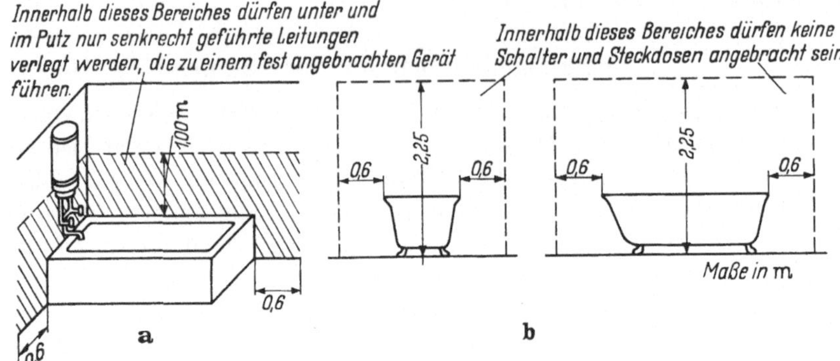

Abb. 231. Gefahrenbereich in Nähe der Badewannen. a Bereich, in dem Leitungen nur bedingt verlegt werden dürfen. b Bereich, in dem weder Steckdosen noch Schalter angebracht werden dürfen

(Abb. 232). Solche Steckdosen müssen aber mindestens 0,5 m seitlich von der Bade- oder Duschwanne entfernt sein.

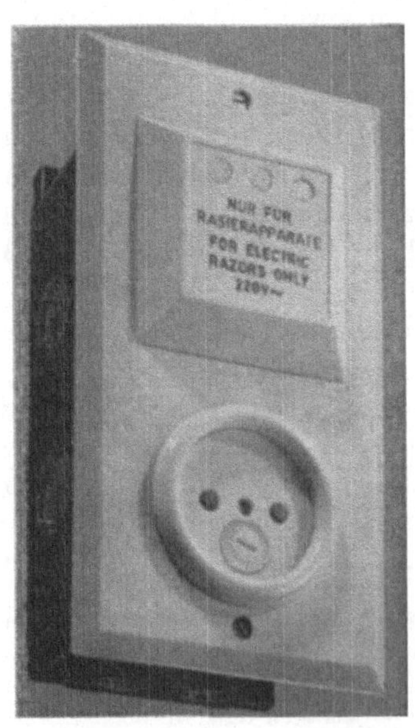

Abb. 232. Trenntransformator mit Steckdose in Unterputzausführung für den Anschluß von Rasierapparaten

Aber nicht allein von den elektrischen Einrichtungen des Baderaumes drohen Gefahren, sondern auch von anderen Stellen des Hauses können Spannungen in Baderäume verschleppt werden, die sich besonders zwischen Wasserleitung (Erdpotential) einerseits und Abflußleitung (gegen Erde gehobenes Potential) ausbreiten und von dem in der Badewanne befindlichen Menschen, z. B. bei Betätigung des Wasserventils, überbrückt werden können.

Es sind zahlreiche Fälle[1] ermittelt worden, wo Isolationsfehler von irgendwelchen Leitungen gegen das Abflußrohr bestanden und der Mensch beim Bedienen des Wasserventils eine Spannung überbrückte und dabei den Tod fand (Abb. 233). Aus diesem Grunde muß an der gefährlichsten Stelle die Potentialgleichheit hergestellt und das Auftreten einer gefahrbringenden Spannung verhindert werden, indem eine

---

[1] SIMON, L.: Der Tod in der Badewanne. Dtsch. Elektro-Handw. Bd. 32 (1957) S. 429. — A. HÖSL: Schutzmaßnahmen in Baderäumen. Elektrotechn. Bd. 37

leitende Verbindung zwischen Wasserrohr und Abflußstutzen der Badewanne hergestellt wird. Diese Verbindung ist unabhängig davon herzustellen, ob im Baderaum elektrische Einrichtungen vorhanden sind oder nicht. An diese Verbindungsleitung müssen auch alle anderen mit der Erde in Verbindung stehenden Metallteile sowie auch etwaige Schutzleiter angeschlossen werden. Der Querschnitt der Verbindungsleitung darf aus Gründen der mechanischen Festigkeit 4 mm² Kupfer oder verzinkten Bandstahl von 3 mm Dicke nicht unterschreiten.

Über den Schutzwert dieser Verbindungsleitung sind die Meinungen nicht einheitlich. Aber auch bei der vielseitigen Betrachtung scheint doch hiermit ein optimaler Sicherheitsgrad gewährleistet zu sein, wenn auch nicht bestritten werden kann, daß noch Spannungen von anderen Stellen als von Abflußleitungen herangetragen werden können. So ist z. B. durchaus möglich, daß die Fußböden von Baderäumen durch innerhalb des Fußbodens liegende Moniereisen, die mit fehlerhaften elektrischen Leitungen in Berührung kommen, eine Spannung annehmen. Wenn die im Fußboden verlegten Moniereisen oder sogar ein Drahtnetz in die Erdung einbezogen würde, könnte man zweifellos den Sicherheitsgrad noch erhöhen. Es kommt aber im wesentlichen darauf an, das Auftreten und Überbrücken der Spannung an der gefährlichsten Stelle zu vermeiden, wozu eine Verbindung zwischen Wasserrohr und Abflußstutzen der Badewanne als ausreichend anzusehen ist.

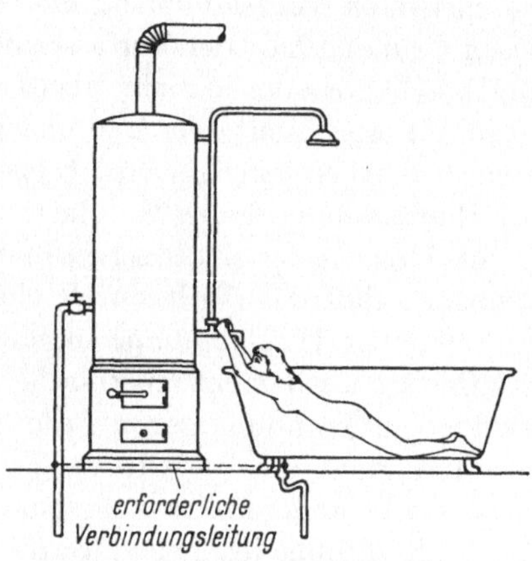

Abb. 233. Lebensgefährlichste Stelle an der Badeeinrichtung, wo zwischen Badewanne und Wasserhahn eine Spannung überbrückt werden kann und deshalb eine Verbindungsleitung erforderlich ist

8. Elektrische Viehunfälle[1]

a) Anzahl und Ursachen

Die viel zu zahlreichen elektrischen Viehunfälle in der Landwirtschaft, denen besonders Großvieh, wie Rinder und Pferde, zum Opfer fielen, gaben Veranlassung, Erhebungen über Anzahl und Ursachen der Viehunfälle anzustellen. Nach Feststellungen von A. KUPPERT sind innerhalb von 2 Jahren aus einem Gebiet etwa in der Größe eines Landkreises

---

(1955) S. 157. — H. A. HOFFMANN: Der Tod in der Badewanne. Dtsch. Elektro-Handw. Bd. 31 (1956) S. 364.

[1] SCHRANK, W.: Elektrische Viehunfälle. ETZ Bd. 65 (1914) S. 261.

über 40 elektrische Viehunfälle gemeldet worden. Wenn man bedenkt, daß in den übrigen Gebieten Deutschlands ebenfalls von Zeit zu Zeit solche Fälle auftreten dürften[1], von denen nur die wenigsten an zentraler Stelle bekannt werden, so sind die laufenden Schäden dieser Art sicherlich bemerkenswert. Wenn auch diese Schäden, soweit es sich um Schlachtvieh handelt, noch keine ernsthafte Gefährdung der Volksernährung zur Folge haben, so bedeuten sie doch die Vernichtung lebensnotwendiger landwirtschaftlicher Güter für die Gesamtheit und eine Schwächung des Viehbestandes, als auch einen finanziellen Verlust im Einzelfall, ganz abgesehen von den ideellen Verlusten, wenn es sich, wie mehrfach vorgekommen, um wertvolles Zuchtvieh handelt. Aus diesen Gründen hält der Verfasser eine Unterrichtung der Fachwelt für angebracht; das um so mehr, als es auch zu den Aufgaben des Ingenieurs — soweit er sich mit dem Bau und Betrieb elektrischer Anlagen in landwirtschaftlichen Betrieben zu befassen hat — gehört, Mittel und Wege zur Eindämmung dieser Unfälle zu finden.

Als Ursache der elektrischen Viehunfälle hat KUPPERT in allen Fällen ermittelt, daß das Vieh durch elektrische Schläge an Selbsttränken, die mit einer Elektropumpe metallisch verbunden waren, verunglückt ist. Das ist auch nicht überraschend, wenn die Rohrleitung der Viehtränke eine Spannung gegen Erde hat und die Tiere einerseits mit dem feuchten Maul die metallenen Teile der Selbsttränkeeinrichtung betätigen und andererseits auf dem meist feuchten und somit gut leitfähigen Stallfußboden stehen. Darüber hinaus ist bekannt, daß in anderen Fällen das Vieh durch Berührung mit metallenen Futterkrippen, leitfähigen Gebäudeteilen u. ä., die aus irgendeinem Grunde eine Spannung gegen Erde angenommen hatten, verunglückte. Gleichfalls sind elektrische Viehunfälle beim Durchschreiten von Spannungstrichtern sehr oft beobachtet oder nachträglich festgestellt worden. Zweifellos besteht dort die größte Gefahr, wo eine größere Anzahl von Tieren gleichzeitig einer tödlichen Spannung ausgesetzt ist, was an Selbsttränken im allgemeinen der Fall ist.

b) Das Vieh im elektrischen Stromkreis

Sieht man von Verbrennungen durch Stromwärme oder Lichtbogen, denen das Vieh praktisch nicht ausgesetzt ist, ab, so ist für die physiologische Wirkung des elektrischen Stromes auf das Vieh nur entscheidend,

---

[1] Mühlhauser Tageblatt, Mühlhausen, Nr. 12, vom 24. 5. 1942: „Sechs Kühe durch Strom getötet. Ein glücklicherweise sehr seltener Unfall ereignete sich im Stall eines hiesigen Bauern. Plötzlich fiel eine Kuh nach der anderen tot um, und als man sie von den Ketten lösen wollte, bemerkte man, daß sie unter Strom standen. Die Ursache war eine schadhafte Starkstromleitung, durch die Strom über eine Wasserleitung in den Stall geleitet und das eiserne Freßgitter unter Strom gesetzt wurde.“

welche Körperteile vom Strom durchflossen werden. Gefahren treten erst dann ein, wenn entweder das Herz oder das Hirn des Tieres vom Strom durchflossen werden.

Bei einem Stromdurchgang verhalten sich Herz und Hirn ganz verschieden. Wird das Herz durchströmt, so tritt unter bestimmten Bedingungen der Tod ein, während der Stromfluß durch das Gehirn, wenn er nicht zu lange anhält, nur eine vorübergehende Bewußtlosigkeit hervorruft. Die Erkenntnis, daß ein Stromdurchgang durch den Kopf Bewußt-

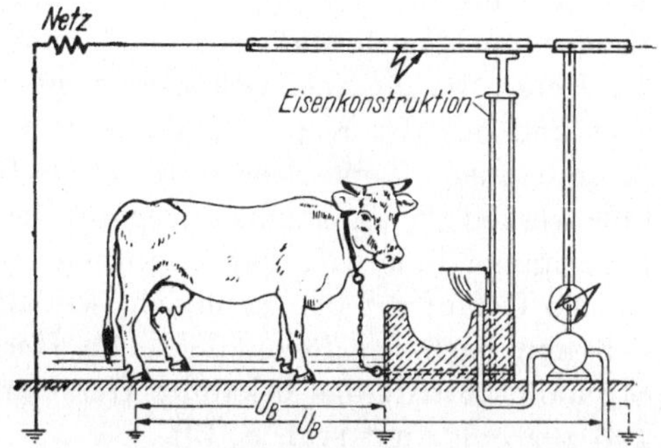

Abb. 234. Auftreten von gefährlichen Berührungsspannungen in Großviehställen

losigkeit ohne Schmerz zur Folge hat, wird auch dazu benutzt, Tiere vor dem Schlachten elektrisch zu betäuben[1]. Die Wirkungen des elektrischen Stromes sind somit grundsätzlich nur von der Strombahn im Tierkörper abhängig. Die Abb. 234 und 235 zeigen, mit welchen Möglichkeiten hinsichtlich der Strombahnen bei Großvieh in der Praxis gerechnet werden muß. Entsprechend Abb. 234 kann der Strom sowohl über das Maul des Tieres, wenn es die gegen Erde spannungsführende Tränkleitung betätigt, als auch über die am Hals des Tieres befindliche Metallkette, die mit der gegen Erde spannungsführenden Eisenkonstruktion verbunden ist, eintreten und über die Vorder- und Hinterfüße austreten. Mit einer Isolierung der Metallkette am Hals des Tieres durch das Fell ist nicht immer zu rechnen. Aus Abb. 235 ist zu ersehen, daß der Strom über die Vorderfüße ein-

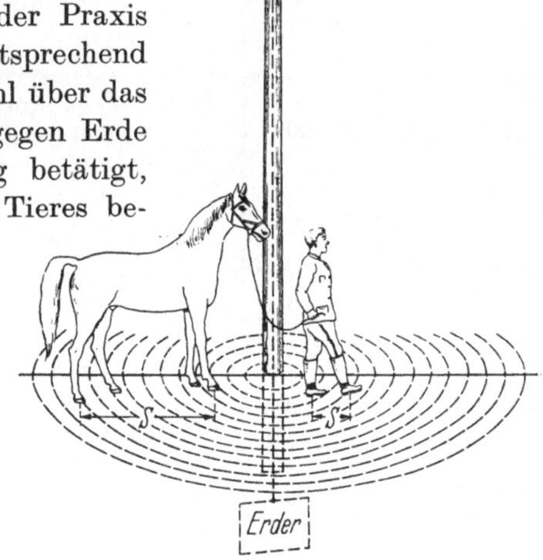

Abb. 235. Mensch und Großvieh im Spannungstrichter

tritt und über die Hinterfüße austritt und daß Tiere bei Durchschreiten von Spannungstrichtern infolge ihrer großen Schrittlänge eine bedeutend

---

[1] ALVENSLEBEN, K.: Physiologie und Technik der elektrischen Betäubung. ETZ Bd. 54 (1933) S. 741/757.

größere Schrittspannung überbrücken als der Mensch[1]. Da die Herz-
gegend bei Tieren unterhalb des Ansatzes der Vorderbeine liegt, wird
das Herz bei den gezeigten Strombahnen stets vom Strom durchflossen.
Es sind auch noch andere Strombahnen denkbar, so daß auch einmal
das Herz etwa im Nebenschluß oder gänzlich außerhalb der Strombahn
liegt und nur der Kopf des Tieres vom Strom durchflossen wird. Die
Strombahnen Kopf-Hinterfüße/Vorderfüße und Vorderfüße–Hinterfüße werden im allgemeinen aber die Regel bilden, so daß praktisch das
Herz immer innerhalb der Strombahn liegt[2].

Die Gefahr für das Großvieh, wie allgemein für Säugetiere, richtet
sich nun nach der Stromdichte im Herzen. Bei einer entsprechenden
Stromdichte tritt das bekannte Herzkammerflimmern ein, welches den
Tod zur Folge hat (vgl. S. 10).

Tab. 30 zeigt Ergebnisse, die von KOEPPEN auf Grund eingehender
Forschungen an Tieren, deren Herz der Größe nach mit dem des Menschen verglichen werden kann, gewonnen wurden. Die kritische Stromstärke beträgt hier etwa 100 mA, also wie beim Menschen.

Da das Herz eines Rindes etwa doppelt so groß ist wie das des
Menschen, würden nach Ansicht von ALVENSLEBEN † die unteren Gefah-

Tabelle 30. *Einwirkung von Wechselstrom 50 Per/s auf Tiere nach Dr. Koeppen*

Körperstrom	Dauer der Ein- wirkung	Beobachtung		Nach- wirkung
		Kreislauf	Atmung	
5—25 mA	1—60 s	Leichter Gefäßkrampf Blutdruck steigt Keine Herzstörung	Geringe Einwirkung	Sofortige Erholung
25—100 mA	1—30 s	Schwerer Krampf Blutdruckanstieg Herzstillstand	Verkrampft oder beschleunigt	Langsame Erholung
	> 30 s		Vorübergehender Stillstand	Vielfach tödlich
> 100 mA	> 0,30 s	Blutdruckanstieg Herzkammerflimmern Herzstillstand	Kein Atmungstod	Tödlich
> 5 A	> 0,10 s	Kreislaufstillstand Lähmung Überhitzung	Verkrampft	Nicht unbedingt tödlich

---

[1] BRENTANI, D.: Tötung zweier Pferde durch Schrittspannungen. Bull. schweiz.
elektrotechn. Ver. Bd. 41 (1950) S. 705 [Referat Elektrotechniker Bd. 3 (1951)
S. 144].

[2] Nach eigenen Berufserfahrungen des Verfassers und nach Untersuchungs-
befunden des Märkischen Elektrizitätswerkes als auch nach Ausführungen von
E. BESAG auf der Gesolei-Ausstellung zu Düsseldorf 1926. Vgl. E. BESAG: Erden,
Nullen und Schutzschalten. Karlsruhe i. B.: Braun 1927.

rengrenzen der in das Tier von den Hinterfüßen zu den Vorderfüßen oder
zum Kopf fließenden Stromstärke etwa 150 mA sein, beim Kalb entsprechend geringer. Der bedeutend niedrigere elektrische Widerstand
des Tierkörpers gegenüber dem des menschlichen Körpers bestimmt die
zulässige Berührungsspannung in einem so hohen Maße, daß von einer
Gleichsetzung der Gefahr von Mensch und Vieh nicht gesprochen werden
kann; d. h. die zugelassene Grenze der als ungefährlich für den Menschen
angesehenen Berührungsspannung von 65 V ist auf das Großvieh nicht
anwendbar. Hinzu kommt, daß die Hufwiderstände infolge der Boden-
feuchtigkeit meist sehr gering sind. Bei 65 V Berührungsspannung würden also bereits für das Vieh tödliche Ströme zustande kommen. Die
Spannungsgrenze muß deshalb auf einen geringeren Wert herabgesetzt
werden. Als ausreichend wird eine Spannungsgrenze von 24 V erachtet,
die normalerweise von Tieren ohne Schaden ertragen werden kann, da
sie gefährliche Ströme nicht mehr zuläßt.

c) Schutzmaßnahmen gegen elektrische Viehunfälle

Die VDE-mäßigen Schutzmaßnahmen gegen zu hohe Berührungsspannungen sind grundsätzlich nur auf den Schutz von Menschenleben
und somit auf eine zulässige Berührungsspannung von 65 V abgestellt.
Sie können deshalb nicht ohne weiteres als Schutzmaßnahmen gegen
elektrische Viehunfälle angewendet werden. Andererseits gibt es nach
den Regeln der Technik bis heute noch keine behördlichen Vorschriften,
die sich auf den Schutz von Vieh gegen Berührungsspannungen erstrecken. Theoretisch wäre es indessen möglich, die bestehenden Schutzmaßnahmen für Menschen auch auf das Vieh auszudehnen. Die Umsetzung in die Praxis würde jedoch, wenigstens was die Schutzerdung
und Nullung anbetrifft, auf nahezu unüberwindliche Schwierigkeiten
stoßen. Die allgemeine Ausdehnung der Schutzmaßnahmen auf Vieh ist
auch aus wirtschaftlichen Gründen kaum durchführbar. Für elektrische
Anlagen in der Landwirtschaft ist die Erweiterung der Schutzmaßnahmen aber an sich immerhin vertretbar. Auf Grund der bisherigen
Erfahrungen besteht aber der Verdacht, daß in den fraglichen Anlagen,
in denen sich elektrische Viehunfälle ereigneten, noch nicht einmal die
zum Schutze von Menschenleben in den VDE-Vorschriften festgelegten
Schutzmaßnahmen in vorschriftsmäßiger Form angewandt wurden.
Sollten andere oder die weiteren Erfahrungen ergeben, daß diese Schutzmaßnahmen, die auf eine Berührungsspannung von 65 V abgestellt sind,
eingehalten wurden und daß die elektrischen Viehunfälle lediglich auf
das Bestehenbleiben einer höheren Berührungsspannung als 24 V, aber
kleiner als 65 V zurückzuführen sind, dann wären, aber auch nur dann,
Sonderschutzmaßnahmen, die auf 24 V abgestellt sind, für elektrische
Anlagen in der Landwirtschaft in Erwägung zu ziehen. Soweit diese

Erfahrungen auf Einzelfälle zutreffen, müssen Sonderschutzmaßnahmen von Fall zu Fall angewendet werden.

In Anbetracht der vielfältigen Umstände, unter denen das Vieh Berührungsspannungen ausgesetzt sein kann, ist es verhältnismäßig schwierig, allgemeingültige Schutzmaßnahmen anzugeben, wenn die Wirtschaftlichkeit der elektrischen Anlagen nicht ungünstig beeinträchtigt und auf die sonstigen Betriebs- und Netzverhältnisse Rücksicht genommen werden soll. Vor Auswahl der Schutzmaßnahmen ist deshalb stets zu prüfen, welche Anlagenteile bzw. leitfähigen Teile, mit denen das Vieh in Berührung kommen kann und die Berührungsspannungen annehmen können, geschützt werden müssen. Hierbei ist die Möglichkeit einer Spannungsverschleppung besonders zu beachten.

Wie Kuppert nachgewiesen hat, sind es in erster Linie Tränkeeinrichtungen, die Berührungsspannungen angenommen haben. Darüber hinaus kommen eiserne Freßgitter und Krippen als auch Eisenkonstruktionen in Viehställen in Betracht, die durch Isolationsfehler der Lichtleitungen Spannungen gegen Erde annehmen. Schließlich befinden sich auf Höfen und Weideplätzen an Masten Nulleiter- und Überspannungsableiter-Erdungen, die bei Stromdurchfluß Spannungstrichter mit mehr oder weniger hohen Schrittspannungen erzeugen. Schon aus dieser Vielzahl von Möglichkeiten ergibt sich, daß die Berührungsspannungen nicht mit einer beliebigen Schutzmaßnahme beherrscht werden können.

Ganz allgemein muß von allen Sonderschutzmaßnahmen gefordert werden, daß sie das Bestehenbleiben einer höheren Berührungsspannung als 24 V verhindern müssen. Inwieweit die üblichen Schutzmaßnahmen dieses gewährleisten können, wenn sie statt auf 65 V auf 24 V abgestellt werden, soll nachstehend untersucht werden.

Schutzerdung. Obwohl die Schutzerdung mittels neutraler Erder, auch wenn sie auf 65 V abgestellt ist, schon ein ganz beschränktes Anwendungsgebiet hat, ist sie als Schutzmaßnahme gegen elektrische Viehunfälle schon aus dem Grunde nicht anwendbar, als die ohnehin schon schwer erreichbaren Erdungswiderstände nach der Hauptbemessungsformel Gl. (26) noch um das

$$\frac{\text{zulässige Berührungsspannung nach VDE 0140}}{\text{zulässige Berührunsspannung für Vieh}} = \frac{65}{24} = 2{,}7\text{fache} \qquad (46)$$

kleiner sein müssen. Während also für eine 10-A-Sicherung schon nach Gl. (26) ein Erdungswiderstand von 2,6 Ω gefordert wird, muß er, wenn die Berührungsspannung auf 24 V begrenzt werden soll, etwa

$$\frac{2{,}6}{2{,}7} \approx 1\,\Omega$$

betragen. Die Herstellung solcher Erdungswiderstände mittels neutraler Erder ist so kostspielig, daß von einem Versuch nicht dringend genug abgeraten werden kann.

Andererseits besitzt aber gerade die Schutzerdung wegen ihrer Einfachheit und Robustheit solche bestechende Eigenschaften, daß man dort, wo die erforderlichen Erdungswiderstände durch Inanspruchnahme eines verzweigten Wasserrohrnetzes mit Sicherheit erreicht werden können, auf ihre Anwendung als Schutzmaßnahme gegen elektrische Viehunfälle nicht zu verzichten braucht.

Gleichzeitig muß hier aber schon wieder zur Vorsicht gemahnt werden, weil nicht jedes beliebige Wasserrohrnetz als Schutzerder verwendet werden darf. Denn recht oft wird in der Praxis kein genügender Unterschied gemacht zwischen einem Wasserrohrnetz und einer Hauswasserversorgungsanlage. Die allgemeine Bezeichnung Wasserleitung ist in dieser Beziehung ein ungeeigneter Sammelbegriff und verführt vielfach zu falschen Vorstellungen hinsichtlich des Erdungswiderstandes und somit zu Mißgriffen. Auch in den Anschlußbedingungen mancher Elektrizitätsversorgungsunternehmen wird die Benutzung einer Wasserleitung schlechthin zu Erdungszwecken empfohlen. Daß hiermit immer ein ausgedehntes Wasserrohrnetz einer Stadt, Gemeinde oder Siedlung gemeint ist, kommt nicht immer genügend zum Ausdruck. Denn nur solche weit verzweigten Wasserrohrnetze eignen sich für die Inanspruchnahme der Schutzerdung, während die Hauswasseranlage meistens infolge ihres unzureichenden und auch veränderlichen Erdungswiderstandes ungeeignet ist, wie schon in Tab. 21 und auf S. 177 nachgewiesen wurde[1].

Außerdem hat KUPPERT an 104 Hauswasseranlagen in landwirtschaftlichen Betrieben West-, Mittel- und Süddeutschlands Erdungswiderstandsmessungen durchführen lassen, die ein noch genaueres Bild von den Widerstandsverhältnissen geben[2]. Die gemessenen Erdungswiderstände lagen zwischen 0,5 und 85 Ω. Nach Ordnung der Widerstandswerte in einer Häufigkeitslinie und nach schrittweiser Integration derselben, angefangen vom Höchstwert, ergibt sich eine Darstellung gemäß Abb. 236. Daraus ist ersichtlich, wie viele Anlagen bei den Messungen jeweils den auf der Abszisse eingetragenen Widerstandswert hatten bzw. überschritten. So zeigt z. B. die Kurve, daß 20 Anlagen einen Erdungswiderstand von 11 Ω und mehr hatten. Da nun der erforderliche Erdungswiderstand einer Schutzerdung außer von den Netzverhältnissen von der Sicherungsnennstromstärke abhängig ist, kann

---

[1] SCHRANK, W.: Berührungsspannungsschutz in Hauswasserversorgungsanlagen. Elektrotechn. Anz. Bd. 54 (1937) S. 989; Beachtenswerte Gesichtspunkte für die Planung von Hauswasserversorgungsanlagen. Elektrotechn. Anz. Bd. 55 (1938) S. 433. Berührungsspannungsschutz an Elektropumpen und Heißwasserspeichern in landwirtschaftlichen Betrieben. Techn. i. d. Landw. Bd. 20 (1939) S. 189.

[2] KUPPERT, A.: Über die Schutzerdung an Hauswasseranlagen. Elektrizitätswirtsch. Bd. 41 (1942) S. 426.

man aus der Darstellung für jede Sicherungsgröße leicht entnehmen, wie viele der gemessenen Anlagen sich zur Schutzerdung geeignet hätten und wie viele ungeeignet gewesen wären. Die den einzelnen Sicherungsgrößen von 6 bis 60 A entsprechenden VDE-mäßigen höchstzulässigen Schutzerderwiderstände sind in der Darstellung eingetragen, wobei für die Bemessung der Schutzerderwiderstände Gl. (27) und 380/220 V-Netze entsprechend Tab. 24 Spalte 6 zugrunde gelegt ist. Die in diesen Punkten errichteten und bis zur Spitze der Kurve verlängerten Ordinaten wurden durch die Kurve jeweils in zwei Teile zerlegt, von denen der obere Teil die Anzahl der guten, der untere Teil die Anzahl der schlechten Erdungen angibt. Aus Tab. 31 ist die Anzahl der brauchbaren Erdungen in Prozent zu ersehen, und zwar bei ihrer Abstellung auf Gl. (27) wie in der Kurve zugrunde gelegt, nach der Hauptbemessungsformel Gl. (26) und nach Gl. (46).

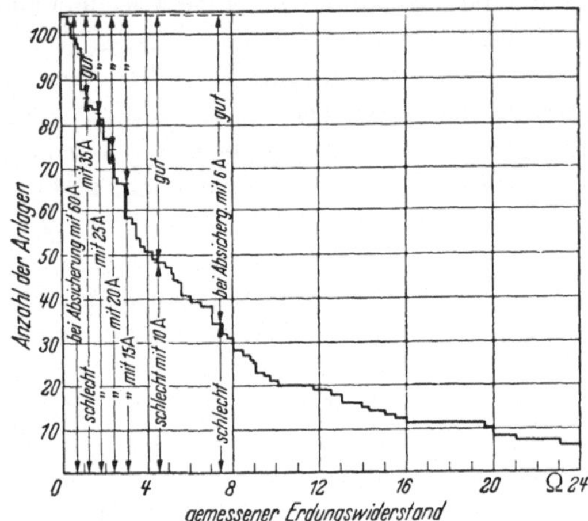

Abb. 236. Auswertung gemessener Erdungswiderstände von Hauswasseranlagen hinsichtlich ihrer Brauchbarkeit als Schutzerder

Tabelle 31. *Eignung der von* Kuppert *gemessenen Hauswasseranlagen als Schutzerder in Abhängigkeit von Sicherungsnennstromstärken und Erdungsbemessungsformeln*

Sicherungsgröße		6	10	15	20	25	35	60	A
Brauchbare	Gl. (27)	67	54	36	30	18	7	6	%
Erdungen	Gl. (26)	54	36	19	17	7	6	—	%
nach	Gl. (46)	19	7	6	—	—	—	—	%

Das Endergebnis dieser Messungen zeigt, mit welcher Vorsicht ein für die Schutzerdung geeigneter Erder ausgesucht werden muß und daß bei Abstellung des Erdungswiderstandes auf Gl. (45) nur ein ganz kleiner Prozentsatz der gemessenen Anlagen für die Schutzerdung gegen elektrische Viehunfälle geeignet ist.

Sind indessen aber die Voraussetzungen für die Mitbenutzung eines geeigneten Wasserrohrnetzes gegeben, was sorgfältigst noch durch Vorprüfung der Erdungswiderstände als auch der geeigneten Beschaffenheit des Baustoffes für die Rohrleitungen nachgewiesen werden muß, so steht der Anwendung der Schutzerdung nichts im Wege.

Der rauhe landwirtschaftliche Betrieb stellt an die Durchführung und Sorgfalt der Schutzerdung jedoch höhere Anforderungen, als es in bewohnten Gebäuden der Fall ist. Zweckmäßigerweise wird um die Stallgebäude eine Erdleitung aus verzinktem Bandeisen mit einem Querschnitt von etwa 25 · 3 mm verlegt. An diese sind sämtliche zu schützenden Teile, wie Eisenträger in den Viehställen, eiserne Futterkrippen als überhaupt alle leitfähigen Teile, mit denen das Vieh in Berührung kommen kann, in Parallelschaltung anzuschließen[1]. Unabhängig davon, ob die Viehtränken aus dem öffentlichen Wasserversorgungsnetz oder aus einer eigens für diesen Zweck hergestellten Eigenversorgungsanlage gespeist werden, sind die Wasserrohre der Tränken ebenfalls an diese Erdleitungen anzuschließen. Zur Sicherstellung einer ständigen und einwandfreien Verbindung ist die Erdleitung an mehreren Stellen betriebsmäßig mit dem als Schutzerder dienenden Wasserrohrnetz zu verbinden, was an den Hauptrohren zu erfolgen hat. Sämtliche Verbindungsstellen müssen korrosionsfest und einer laufenden Kontrolle zugängig sein.

Bis zu welcher Sicherungsnennstromstärke die Schutzerdung angewandt werden kann, hängt selbstverständlich von dem gegebenen Erdungswiderstand des Wasserrohrnetzes ab. Auf die Herabsetzung des Gesamterdungswiderstandes der Schutzerdung durch Verlegung der Bandeisenerdleitung im Erdreich oder durch den Anschluß an sich schon geerdeter Gebäudeteile setze man keine großen Hoffnungen. Man stelle den Anwendungsbereich somit nur auf den gegebenen Erdungswiderstand des Wasserrohrnetzes ab. Mit Rücksicht darauf, daß schon für eine 10-A-Sicherung ein Erdungswiderstand von rd. 1 Ω gefordert werden muß, und wesentliche kleinere Erdungswiderstände auch bei Wasserrohrnetzen infolge des Erdleitungswiderstandes kaum erreicht werden, ist der Anwendung der Schutzerdung schon hiermit eine Grenze gesetzt. Der Anwendungsbereich der Schutzerdung als Schutzmaßnahme gegen elektrische Viehunfälle darf deshalb auf Sicherungsnennstromstärken von höchstens 10 A ausgedehnt werden. Mit diesem Anwendungsbereich ist auch in den meisten Fällen auszukommen, da die Lichtstromkreise in den Viehställen meistens mit 6 A, höchstens aber mit 10 A abgesichert sind. Auch für etwaige Pumpenmotoren und Melkeinrich-

---

[1] Diese Schutzart ist nicht zu verwechseln mit der sog. „Stallerdung". Unter dieser wird die Erdung solcher metallenen Gebäudekonstruktionsteile verstanden, die weder Teile der elektrischen Anlagen sind, noch mit dieser in leitender Verbindung stehen, da sie in keinem Falle mit Betriebs- und Schutzerdung leitende Verbindung haben dürfen, die ja für höhere Berührungsspannungen bemessen sind. Solche Erdungen wurden früher angewandt und auch in den seinerzeitigen VDE-Leitsätzen VDE 0140/1924 als Schutz gegen Berührungsspannungen für Vieh empfohlen. Diese Erdungen haben sich aber nicht bewährt, weil die Erdungswiderstände nicht eingehalten wurden bzw. werden konnten.

tungen ist meistens mit 10-A-Sicherungen auszukommen. Für höher abgesicherte Geräte, wie z. B. Kartoffeldämpfer, Antriebsmotoren, Steckanschlüsse für ortsveränderliche Motoren usw., ist die Schutzschaltung anzuwenden. Dieses gilt selbstverständlich auch für zwangläufig geerdete Geräte, wie Heißwasserspeicher, Waschmaschinen usw., bei denen nötigenfalls die Anwendung der Fehlerspannungsschutzschaltung durch Einbau isolierender Trennstücke zwischen Gerätekörper und Wasserrohrnetz erleichtert werden kann. Das Wasserrohrnetz bzw. die Schutzerdungsanlage kann selbstverständlich als Hilfserder für die Schutzschaltung mitbenutzt werden. Es muß jedoch unbedingt vermieden

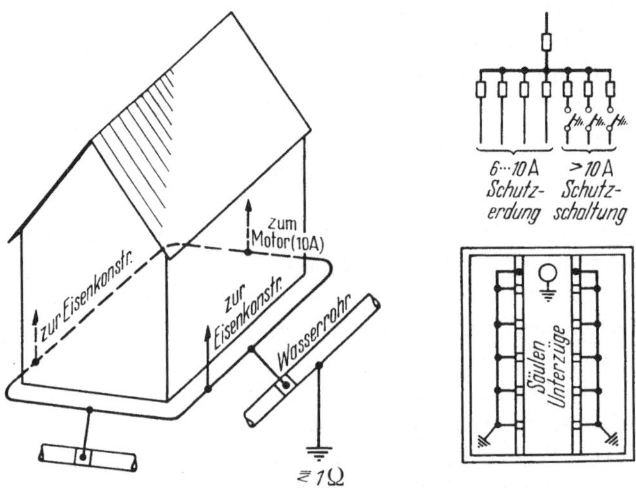

Abb. 237. Schutzerdung als Schutz gegen elektrische Viehunfälle durch Inanspruchnahme eines Wasserrohrnetzes mit einem Erdungswiderstand von mindestens 1 Ohm

werden, daß höher abgesicherte Anlagenteile, wie Stahlpanzerrohre u. dgl., mit der Schutzerdungsleitung in Berührung kommen, soweit diese Teile nicht besonders durch Schutzschalter gesichert sind. Abb. 237 zeigt ein Ausführungsbeispiel dieser Schutzanordnung.

Nullung. Wenn die Nullung als Schutzmaßnahme gegen elektrische Viehunfälle angewendet werden soll, müßte zunächst die Umstellung der Nullungsbedingungen von 65 V auf 24 V vorgenommen werden. Das ist mehr als schwierig, weil bei bestimmten Störungsfällen noch nicht einmal die Berührungsspannungsgrenze von 65 V eingehalten werden kann. Im übrigen lassen sich die Nullungsbedingungen nicht auf die Einzelanlage, sondern nur auf das ganze Ortsnetz abstellen. Eine Umstellung der für das ganze Netz geltenden Nullungsbedingungen ist aber praktisch nicht möglich. Nach Ansicht von ALVENSLEBEN † lassen sich die Gefahren mildern, wenn der Nulleiter häufig geerdet wird. Zum Beispiel wurden im Versorgungsgebiet des ehemaligen Märkischen

Elektrizitätswerkes Belgard in Pommern die elektrischen Viehunfälle dadurch beseitigt, daß der Nulleiter an jedem Freileitungshausanschluß zusätzlich geerdet wurde. Das ist auch nicht überraschend, wenn der zusätzlichen Nulleitererdung nur die Aufgabe vorbehalten bleibt, den während des Betriebes normalerweise auftretenden Spannungsunterschied zwischen Nulleiter und Erde, verursacht durch den Spannungsabfall des betriebsmäßig belasteten Nulleiters, herabzudrücken. Im Störungsfalle können aber solche Erdungen die Berührungsspannungen nicht wesentlich verringern. In Fachkreisen bezeichnet man sie deshalb als sogenannte Dekorationserder, d. h. sie dienen nur dem Schein und nicht dem technischen Zweck.

Wenn schon von der Nullung Gebrauch gemacht werden soll, dann nur in räumlich begrenzten Anlagen, wie z. B. auf Bauernhöfen mit eigener Transformatorenstation. Obwohl auch hier trotz Einhaltung der VDE-mäßigen Nullungsbedingungen in Störungsfällen, z. B. Nulleiterbruch, eine Einhaltung der Berührungsspannung von 24 V nicht garantiert werden kann, besteht immerhin die Wahrscheinlichkeit, daß mit Störungen dieser Art um so weniger zu rechnen ist, je kleiner das Netz ist. Wenn darüber hinaus noch eine weitgehendste Erdung des Nulleiters durch Anschluß an wirksame Erder ausgeführt wird und alle dem Vieh zugänglichen Metallteile wie bei der Schutzerdung an den Nulleiter angeschlossen werden, ist die Nullung auch als Schutz gegen elektrische Viehunfälle geeignet.

Indessen kann von der Nullung als Schutzmaßnahme gegen elektrische Viehunfälle in einem größeren Umfange Gebrauch gemacht werden, wenn die an sich erfüllten VDE-mäßigen Nullungsbedingungen durch weitere, örtlich zu treffende Maßnahmen wirksam unterstützt werden. Zu diesen Maßnahmen gehört in erster Linie ein Hausanschluß-Schutzschalter mit Fehlerspannungsauslösung für den Nulleiter, dessen Hilfserder so bemessen ist, daß der Schalter bei einer Berührungsspannung des Nulleiters der Anschlußanlage bei höchstens 24 V auslöst. Wenn ferner noch der Nulleiter hinter dem Hausanschluß und am entferntesten Ausläufer der Anschlußanlage an ein zur Verfügung stehendes Hauswasserrohrnetz angeschlossen wird, so daß das Wasserrohr parallel zum Nulleiter liegt, ist durch diese Maßnahme eine wirksame Unterstützung der Nullungsbedingungen gegeben. Abb. 238 zeigt diese Schutzart. Selbstverständlich müssen auch bei dieser Schutzart alle dem Vieh zugänglichen Metallteile, die von irgendwo Spannung annehmen können, mit dem Nulleiter verbunden werden.

Schutzschaltung. Die Fehlerspannungsschutzschaltung ist eine zusätzliche Schutzmaßnahme, bei der ohne nennenswerte Schwierigkeiten die Einhaltung einer Berührungsspannung von 24 V erzielbar ist. Schon nach den VDE-Vorschriften muß eine Auslösung bei etwa 20 V erfolgen, wenn der Erdungswiderstand des Hilfserders nicht größer als 200 Ω ist. Die Einhaltung dieses Widerstandes ist ohne Schwierigkeiten möglich. Die Auslösung bei den angezogenen Werten setzt jedoch voraus, daß die zu schützenden Teile von Erde isoliert sind. Das ist in landwirtschaftlichen Anlagen jedoch meistens nicht der Fall, da diese Teile alle mehr

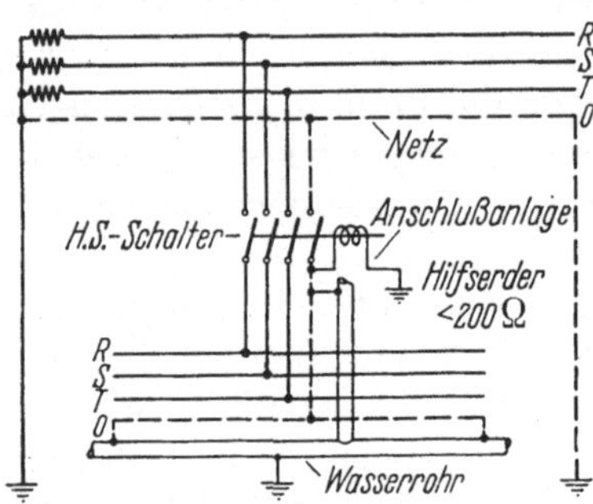

Abb. 238. Nullung als Schutz gegen elektrische Viehunfälle durch Unterstützung der Nullungsbedingungen

oder weniger zwangläufig geerdet sind. An den Widerstand des Hilfserders müssen deshalb erhöhte Anforderungen, die aber völlig im technischen als auch wirtschaftlichen Bereich der Möglichkeit liegen, gestellt werden, wie schon auf S. 180 beschrieben wurde.

Nach den Erfahrungen des Rheinisch-Westfälischen Elektrizitätswerkes empfiehlt es sich, die Schutzschaltungsleitung bei größeren Anlagen als Ringleitung auszuführen[1]. Dadurch wird erreicht, daß die selbsttätige Abschaltung auch dann erfolgt, wenn die Schutzschaltungsleitung an einer Stelle unterbrochen ist. Abb. 239 a zeigt diese Schaltanordnung unter Verwendung eines normalen Fehlerspannungsschutzschalters mit der üblichen Prüfeinrichtung, die aber bekanntlich eine Unterbrechung in der Schutzschaltungsleitung nicht erfaßt. Abb. 239 b zeigt eine Schaltanordnung, bei der die Prüfeinrichtung innerhalb der Ringleitung liegt, so daß auch die Schutzschaltungsleitung auf Unterbrechung geprüft werden kann. Diese Schaltung erfordert aber einen kleinen Eingriff in den Schutzschalter selbst und ist nur anwendbar, wenn die schutzgeschalteten Geräte und die Schutzschaltungsleitung in ihrem ganzen Verlauf von Erde isoliert sind, anderenfalls die Prüfeinrichtung wegen des hohen Widerstandswertes des eingebauten Prüf-

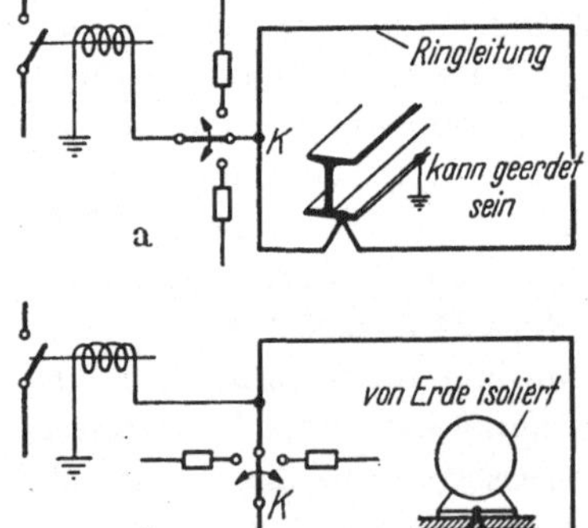

Abb. 239. Schutzschaltungsleitung als Ringleitung. a Mit außerhalb der Ringleitung liegender Prüfeinrichtung. b Mit innerhalb der Ringleitung liegender Prüfeinrichtung

widerstandes versagt. Im Gegensatz zu der erstgenannten Schaltung, bei der gegebenenfalls Rohrmäntel u. dgl. als Rückleiter für die Ring-

---

[1] Deutsche Patentschrift Nr. 448514, Sicherheitsschaltung in Stromverteilungsanlagen.

leitung herangezogen werden können — d. h. nur insoweit, als dadurch nicht ein Kurzschluß der Fehlerspannungsspule eingeleitet wird —, ist das bei der letztgenannten Schaltung nicht möglich, wenn die Rohrmäntel mit der Erde verbunden sind.

Der Fehlerstromschutzschalter, der in jüngster Zeit erst entwickelt wurde, ist die eleganteste Lösung, die elektrischen Viehunfälle wirksam zu bekämpfen[1].

Bei allen drei Schutzschaltungsarten müssen, ebenso wie bei der Schutzerdung und Nullung, alle dem Vieh zugänglichen Metallteile untereinander verbunden und dann in Parallelschaltung an die Schutzleitung angeschlossen werden. Der Schutzschalter muß so in den Leitungszug eingeschaltet werden, daß er sämtliche Anlagenteile abschaltet, von denen ein Spannungsübertritt nach den geschützten Teilen zu erwarten ist. Das schließt natürlich nicht aus, daß für mehrere Anlagenteile auch mehrere Schutzschalter angeordnet werden können, wenn sich hieraus betriebliche Vorteile ergeben. Es ist wohl selbstverständlich, daß bei Ausführung der Schutzschaltung in elektrischen Anlagen der Landwirtschaft die denkbar größte Sorgfalt aufgewendet werden muß. Das gilt besonders für die Auswahl der Schalter je nach ihrem Montageort und für die Verlegung der Schutzschaltungs- und Hilfserdleitungen als auch für den Hilfserder selbst.

Kleinspannung. Soweit sich die elektrischen Einrichtungen in Viehställen nur auf Beleuchtungsanlagen erstrecken, können diese mit Kleinspannung von 24 V betrieben werden. Die erforderlichen Schutztransformatoren, auch Stalltransformatoren genannt, müssen an geeigneter Stelle außerhalb der Viehställe angebracht werden. Beachtenswert ist bei der Installation, daß die Schutzmäntel der Kleinspannungsleitungen nicht mit Teilen von Starkstromanlagen, die im Fehlerfalle Spannung annehmen können, in Verbindung stehen dürfen. Wird diese Bedingung eingehalten, dann bietet die Anwendung der Kleinspannung eine sehr sichere Schutzmaßnahme gegen Berührungsspannungen in Viehställen.

Behelfsmaßnahmen. Die Starkstromanlagen in der Landwirtschaft sind im Durchschnitt 30 Jahre alt. Alterungsfolgen werden daher mehr und mehr in Erscheinung treten, zumal die Abnutzung der Anlagen durch den rauhen Landwirtschaftsbetrieb groß ist. Bei der Überwachung der Anlagen durch die Aufsichtsbehörden wird auch immer wieder auf die Erhaltung eines ordnungsmäßigen Zustandes hingewiesen. Die Erhaltung in ordnungsmäßigem Zustand bedingt im allgemeinen nicht, daß bestehende Anlagen, die nach der Zeit ihrer Erstellung gültig gewesenen Vorschriften ausgeführt waren, später in Kraft tretenden Vorschriften jeweils angepaßt werden müssen. Solche nachträglichen Anpassungen sind nur insoweit erforderlich, als die Belassung des bisherigen Zustandes

---

[1] SCHRANK, W.: Die Differentialschutzschaltung. ETZ Bd. 65 (1944) S. 109.

einen erheblichen Mißstand, der das Leben oder die Gesundheit von Personen gefährdet oder eine unmittelbare Brandgefahr bedeutet[1]. Die behördlichen Bestimmungen schreiben also einen Schutz gegen elektrische Viehunfälle nicht vor. Aus diesem Grunde ist man geneigt, zu Behelfsmaßnahmen zu schreiten. Es ist sehr schwer, die Behelfsmaßnahmen allgemein anzugeben; sie müssen vielmehr auf die örtlichen Verhältnisse zugeschnitten werden, wenn ihre Wirksamkeit einigermaßen sichergestellt sein soll.

In Erkenntnis der Erfahrung, daß die meisten Viehunfälle sich an schutzgeerdeten Selbsttränkeeinrichtungen ereignet haben, schlägt W. SIMMERMACHER vor, die bisher mit der Tränke in Verbindung stehende Hauswasserversorgungsanlage nur für die Elektropumpe als Schutzerder zu benutzen und die Tränkleitung von der übrigen Wasserleitung durch Einfügen eines Isolierzwischenstückes zu trennen. Es wurde nämlich festgestellt, daß die Hauswasseranlage auch als Schutzerdung für die übrigen Anlagenteile mitbenutzt wurde, obwohl der Erdungswiderstand ohnehin nicht ausreichend war. Diese Anlagenteile müssen deshalb einen besonderen Schutz erhalten. Um nun mit dem gegebenen Erdungswiderstand der Hauswasseranlage als Schutzerder für den Pumpenmotor einigermaßen auszukommen, ist seine Absicherung so gering wie möglich durchzuführen. Meistens sind den Pumpenmotoren Motorschutzschalter mit thermischer Überstromauslösung vorgeschaltet. Da die Pumpenmotoren in der Regel nicht mehr als 1 kW leisten, kann der Auslöser des Motorschutzschalters bei einer Betriebsspannung von 220 V auf etwa 2 bis 3 A eingestellt werden, was dem Betriebsstrom des Motors entspricht. Tritt ein Körperschluß im laufenden Pumpenmotor auf, so addieren sich Fehler- und Betriebsstrom und erreichen schnell den Auslösestrom, der schon bei 50% über Nennstrom, d. h. beim 1,5fachen Wert den Schalter innerhalb 2 Minuten zur Auslösung bringt. Bei Stillstand des Motors ist zwar die Abschaltung in Frage gestellt, kann aber immerhin in einigen Minuten auch erfolgen. Längere Zeit kann im Stillstand des Motors nur ein Fehlerstrom in der Höhe des Nennstromes fließen. Er erzeugt selbst bei 10 Ω Erdungswiderstand der Hauswasseranlage nur eine Berührungsspannung von 20 bis 30 V. Dieser Fehlerstrom, der diese Berührungsspannung erzeugt, führt aber bei der ersten Wiedereinschaltung des Motors im Zusammenwirken mit dem Einschaltstrom in etwa 2 bis 3 Sekunden zum Auslösen des Motorschutzschalters.

Um die Wirksamkeit dieser Maßnahme nicht durch die örtlich verschiedene Anordnung der sonstigen Schaltorgane, wie Wasserdruckschalter u. ä., die ihrerseits zu Körperschlüssen Anlaß geben können, zu beeinträchtigen, ist der Motorschutzschalter vor die gesamte Pumpen-

---

[1] Elektrische Anlagen in der Landwirtschaft, VDE 0130/V. 42.

anlage einzuschalten. Besteht das Gehäuse des Motorschutzschalters nicht aus Isolierstoff, sondern aus Metall, so darf zwischen dem Metallgehäuse und der geschützten Wasserleitung keine metallene Verbindung, z. B. über Rohrmäntel od. dgl., bestehen, da ein zuleitungsseitiger Körperschluß im Motorschutzschalter nicht zur Abschaltung führt, also Berührungsspannungen über die Verbindung nach dem Wasserrohr übertragen würden.

Um darüber hinaus noch für den Fall, wenn der Erdungswiderstand des Hauswasserrohrnetzes außergewöhnlich hoch ist und somit die Berührungsspannung im Fehlerfalle für das Vieh gefährliche Werte annimmt, das Vieh gegen eine gefährliche Stromstärke zu schützen, ist

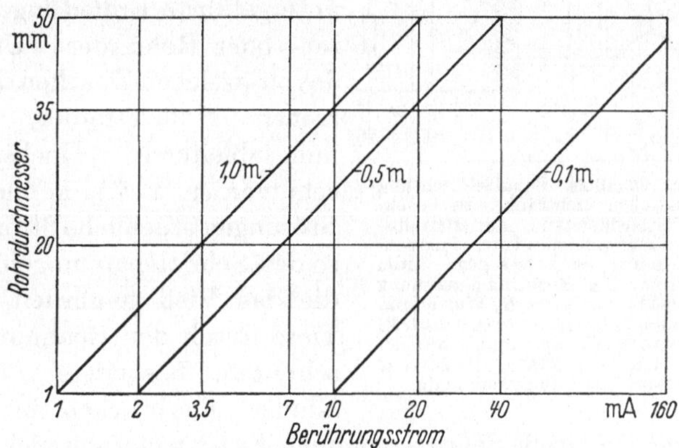

Abb. 240. Abhängigkeit des Berührungsstromes vom Durchmesser und der Länge des Isolierzwischenstückes

hinter dem Austritt des Wasserrohres aus der Erde zur Tränkeleitung ein Rohrzwischenstück aus nichtleitendem Werkstoff (Glas, Gummi, Keramik u. ä.) einzubauen. Unter Zugrundelegung eines Widerstandes für Leitungswasser von $\varrho = 20$ MΩ/m Länge und mm^2 Querschnitt und einer Spannung von 220 V ergeben sich in Abhängigkeit von dem inneren Durchmesser und der Länge des Isolierzwischenstückes die in Abb. 240 eingetragenen Stromwerte. Länge und Durchmesser des Zwischenstückes sind so zu wählen, daß die Stromstärke etwa 10 bis 20 mA nicht überschreitet. Abb. 241 zeigt die Gesamtanordnung dieses behelfsmäßigen Schutzsystems.

Bei dieser Behelfsmaßnahme wird vorausgesetzt, daß der Spannungsübertritt im Fehlerfalle von der Pumpenmotorseite aus erfolgt. In der Mehrzahl aller Fälle wird das auch zutreffen. Tritt jedoch die Spannung unmittelbar auf die nun von Erde praktisch isolierte Tränkleitung über, z. B. durch Isolationsfehler der Lichtleitung, dann bedeutet die Isolierung der Tränkleitung von dem Hauswasserrohrnetz eine größere Gefahr als sonst, weil eine hohe Spannung bestehen bleibt. Inwieweit diese Möglichkeit zutrifft, kann nur von Fall zu Fall unter Berücksichtigung der örtlichen Verhältnisse beurteilt werden. In Viehställen, in denen die Beleuchtung mit Kleinspannung betrieben wird, sind die Möglichkeiten eines Spannungsübertrittes auf die isolierte Tränkleitung jedenfalls geringer.

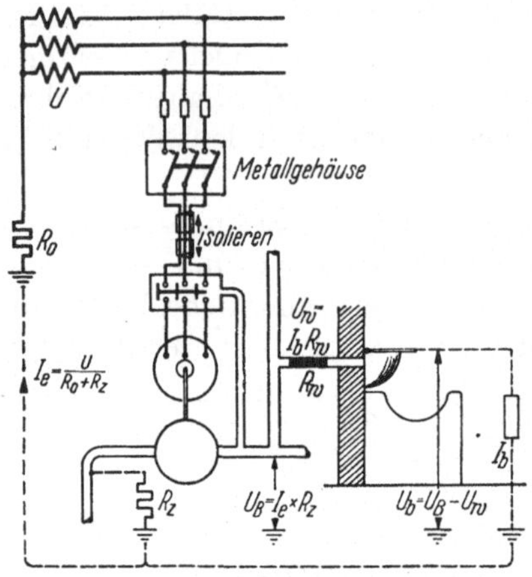

Abb. 241. Behelfsmäßige Schutzeinrichtung an einer elektrischen Viehtränke. Es bedeuten: R_0 Erdungswiderstand der Betriebserdung, R_z Erdungswiderstand der Pumpenanlage, U Spannung des Netzes gegen Erde. I_e Erdschlußstrom, U_B Berührungsspannung der Pumpenanlage gegen Erde, R_w Widerstand der Wassersäule im Isolierzwischenstück, I_b Berührungsstrom, U_w Spannung zwischen Pumpenanlage und Viehtränke, U_b für das Vieh wirksame Berührungsspannung

Maßnahmen gegen Schrittspannungen. Oftmals befinden sich auf Viehweiden, Bauernhöfen und an Viehtreibwegen an Holzmasten heruntergeführte Erdleitungen zu Platten- oder Rohrerdern. Unabhängig davon, welchen Zwecken diese Erder dienen (Nulleitererder, Überspannungsableitererder, Hochspannungsschutzerder u. ä.), können sie bei Störungen erhebliche Ströme führen, so daß Schrittspannungen auftreten, die das Vieh gefährden, wenn die Tiere durch den Spannungstrichter schreiten. Besonders Pferde und Rinder überbrücken infolge ihrer Schrittlänge eine große Schrittspannung. Es ist technisch nicht erforderlich und wirtschaftlich auch weder möglich noch vertretbar, die Erdungswiderstände dieser Erder so klein zu halten, daß bei den verhältnismäßig seltenen Störungsfällen keine nennenswerten Schrittspannungen auftreten. Indessen müssen die an den Masten heruntergeführten Erdleitungen wenigstens so angebracht werden, daß sie nicht, wie Abb. 242 zeigt, von dem Vieh abgerissen werden können und gegen die spannungführenden Leitungen schlagen. Soweit nicht in Einzelfällen schon Tiefenerder mit isolierter Erdungsleitung angewandt sind, empfiehlt es sich, die Gefahrenzonen um die Erder in einem Durchmesser von ungefähr 6 m durch Holzeinfriedungen abzugrenzen (vgl. I. Teil, S. 64), so daß Tiere nicht in den Bereich des im Störungsfalle sich bildenden Spannungstrichters gelangen. Falls elektrische Weidezäune angewendet sind, können sie auch zur Abgrenzung dieser Gefahrenzone heran-

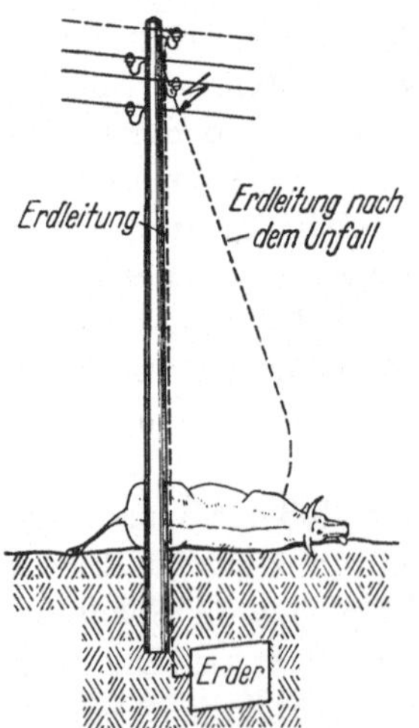

Abb. 242. Gefährdung von Großvieh durch Abreißen von Erdleitungen an Masten

gezogen werden, wenn es die örtlichen Verhältnisse gestatten. Daß die Zaundrähte nicht mit der Erdleitung in leitende Verbindung gebracht werden dürfen, ist nicht nur selbstverständlich, sondern ist auch ausdrücklich nach den Vorschriften für elektrische Weidezäune VDE 0131/1.52, § 5 verboten.

9. Vergleich und Wahl der Schutzmaßnahmen

a) Sicherheitstechnische Gesichtspunkte

Vergleicht man die verschiedenen Schutzmaßnahmen, so ist es nicht möglich, der einen oder der anderen den Vorzug zu geben. Es wird nämlich jede Schutzmaßnahme, sofern sie den Orts-, Betriebs- und Netzverhältnissen angepaßt ist, einen völlig ausreichenden Schutz gewähren. Aus diesem Grunde werden auch von den meisten Elektrizitätswerken sämtliche Schutzmaßnahmen zugelassen. Das gilt natürlich mit der Einschränkung, daß sich die Schutzmaßnahmen nicht gegenseitig beeinflussen oder sogar aufheben, oder insofern, als beispielsweise im gleichen Netz nicht Nullung und Schutzerdung angewandt werden dürfen.

In Anbetracht dessen, daß die Schutzmaßnahmen alle einen gleichwertigen Sicherheitsgrad bieten, darf eine Schutzmaßnahme nur dann als unzuverlässig bezeichnet werden, wenn die Bedingungen für ihre ordnungsgemäße Durchführung nicht gegeben sind. Sie muß aber als zuverlässig angesprochen werden, wenn diese Bedingungen tatsächlich erfüllt sind. Es darf also die Entscheidung darüber, welche Schutzmaßnahme jeweils gewählt wird, nur davon abhängig gemacht werden, daß die Einhaltung der Bedingungen, insbesondere der VDE-Vorschriften, gewährleistet ist. Zutreffendenfalls muß grundsätzlich jede der zur Wahl stehenden Schutzmaßnahmen als gleichwertig und gleichberechtigt angesehen werden. Lediglich in Sonderfällen kann es vorkommen, daß je nach den Begleitumständen diese oder jene Schutzmaßnahme ausgeschlossen und an ihre Stelle eine bestimmte zu setzen ist.

In jüngster Zeit wird aber seitens der Feuer- und Sachversicherungsgesellschaften angestrebt, in landwirtschaftlichen Anlagen an Stelle von Nullung und Schutzerdung grundsätzlich die Schutzschaltung durchzuführen[1]. Aus der Erkenntnis, daß die stromabhängig wirkende und auf eine zulässige Berührungsspannung von 65 V abgestellte Nullung und Schutzerdung in den Fällen, in denen

1. die erforderlichen VDE-mäßigen Sicherungsabschaltströme durch Übergangswiderstände begrenzt werden, so daß beim Zusammentreffen ungünstigster Umstände die Brandgefahr erhöht wird und

2. der Berührungsspannungsschutz auch auf Tiere ausgedehnt werden muß,

---

[1] Schnell, P.: Erdung, Nullung und Schutzschaltung in Installationen landwirtschaftlicher Betriebe. ETZ Bd. 59 (1938) S. 1197.

nicht immer einen ausreichenden Schutz ermöglichen, sind diese Bestrebungen gerechtfertigt. Da die Schutzschaltung in diesen Fällen einen zuverlässigen Schutz gewährleistet, weil

1. das Auslöseorgan spannungsabhängig oder schon bei kleinen Strömen wirkt, so daß im allgemeinen feuergefährliche Ströme nicht zustande kommen und

2. die Auslösespannung ohne großen Aufwand auf Werte (< 24 V) eingestellt werden kann, die erfahrungsgemäß innerhalb der Auslösezeit von Tieren ohne Schaden ertragen werden können,

ist ihre bevorzugte Anwendung auch empfehlenswert, wenn die gemachten Voraussetzungen zutreffen. Aus der vorzugsweisen Anwendung der Schutzschaltung darf jedoch nicht auf eine Unzuverlässigkeit der Nullung und Schutzerdung als VDE-mäßiger Berührungsspannungsschutz geschlossen werden, weil durch die beabsichtigte alleinige Anwendung der Schutzschaltung in landwirtschaftlichen Betrieben ein Schutz angestrebt wird, der über die VDE-mäßigen Forderungen hinausgeht. Im Interesse der an sich sehr schadenanfälligen landwirtschaftlichen Betriebe und im Hinblick auf ihre große volkswirtschaftliche Bedeutung sind aber die gestellten Forderungen berechtigt, so daß der Einsatz besonderer technischer Schadenverhütungsmaßnahmen vertretbar ist.

Daß die örtlichen Verhältnisse für die Bevorzugung einer bestimmten Schutzmaßnahme entscheidend sein können, beweisen auch die Erfahrungen der Berliner Kraft- und Licht- (BEWAG) Akt.-Ges. Im großstädtischen Berliner Versorgungsgebiet wurde bis zum Jahre 1936 in den Drehstromnetzen ohne Nulleiter vorzugsweise die Schutzschaltung angewandt. Im Laufe der Jahre stellten sich jedoch eine Reihe von Mängeln ein, die nicht vorauszuahnen und in erster Linie auf unsorgfältige Installationen und schwer erkennbare Fehlschaltungen zurückzuführen waren. Die Prüfung und Beseitigung dieser Mängel erforderte naturgemäß eine große Belastung des Abnahmepersonals, ganz abgesehen davon, daß oft eine Schutzmaßnahme nur vorgetäuscht, also in Wirklichkeit gar nicht vorhanden war. Um diesen Schwierigkeiten zu begegnen, ging man nach eingehender Prüfung der Netz- und Erdungsverhältnisse zur bevorzugten Anwendung der Schutzerdung über. Wenn auch dieser Übergang gleichzeitig von wirtschaftlichen Gesichtspunkten getragen war, so stand doch über allem die Forderung, dem Stromabnehmer eine äußerst sichere Schutzmaßnahme zur Verfügung zu stellen. Eine bevorzugte Anwendung der Schutzerdung hätte nicht verantwortet werden können, wenn die Bevorzugung auf Kosten des Sicherheitsgrades gegangen wäre. Gleichfalls darf aus der bevorzugten Anwendung der Schutzerdung nicht auf eine allgemeine Unzuverlässigkeit der Schutzschaltung geschlossen werden. Im vorliegenden Falle war dieser

Weg aber einfacher, als wenn durch organisierte Belehrungsmaßnahmen[1] versucht worden wäre, die Installateure mit den Eigenarten der Schutzschaltung vertraut zu machen, die sich ohnehin aus eigenen Erfahrungen von selbst ergeben, ganz abgesehen davon, daß die bevorzugte Anwendung der Schutzerdung nicht vernachlässigbare wirtschaftliche Vorteile hatte.

Beachtenswert ist schließlich noch die Betriebssicherheit *der* Schutzmaßnahmen, die einen Schutzleiter benötigen. Die Möglichkeit der Schutzleiterunterbrechung ist bei allen Schutzmaßnahmen, Nullung, Schutzerdung und Schutzschaltung, vorhanden. Hinsichtlich der Auswirkung besteht jedoch der bedeutsame Unterschied, daß bei einer Unterbrechung des als Schutzleiter verwendeten Nulleiters *ohne weiteres und sogleich* die Gefahr ansteht, die *gleichzeitig auf eine ganze Reihe anderer genullter Anlagen verschleppt werden kann.* Dagegen ist bei der Schutzerdung und Schutzschaltung im Falle der Unterbrechung nur der Schutz als *solcher* aufgehoben, ohne daß dies sogleich und direkt gefährlich wird. Es gehört vielmehr erst das Auftreten einer *zweiten Störung* (Körperschluß) dazu, um eine Gefahr auszulösen. Diese Tatsache veranlaßte einige Elektrizitätswerke, in ihren weit verzweigten Freileitungsnetzen von der Nullung als Schutzmittel abzusehen.

b) Wirtschaftliche Gesichtspunkte

Die Schutzmaßnahmen werden oft als eine wirtschaftliche Belastung empfunden und sind es auch, wenn sie einen beträchtlichen Anteil der Gesamtkosten einer Anlage ausmachen.

Mit Rücksicht auf die Eigenart und Anwendungsbedingungen der verschiedenen Schutzmaßnahmen können die Kosten zum überwiegenden Teil vom Elektrizitätsversorgungsunternehmen getragen oder auch ganz oder teilweise dem Stromabnehmer aufgebürdet werden. Der letzte Fall kann natürlich zu Hemmungen in der Anschlußbewegung führen, wenn die Kosten für die Schutzmaßnahmen die Herstellungskosten der Anlage wesentlich heraufsetzen.

Um die Anschlußbewegung zu fördern, wird daher schon von sich aus jedes Versorgungsunternehmen bestrebt sein, die Kosten für die Schutzmaßnahmen soweit wie möglich zu senken. Zum Beispiel wurde in den 3×220-V-Drehstromnetzen der Berliner Kraft- und Licht-(BEWAG) Akt.-Ges. bis zum Jahre 1936 die Schutzerdung nur in Stromkreisen, die bis zu 10 A gesichert waren, zugelassen. In höher abgesicherten Stromkreisen wurde die Schutzschaltung angewandt. Die damalige Entwicklung der Anschlußbewegung von Elektroherden machte es notwendig, sich beizeiten mit einer Verbilligung der Schutzmaßnahmen

---

[1] SCHNELL, P.: Anlage zur Vorführung von Lebens- und Brandgefahren durch den elektrischen Strom und Verhütungsmaßnahmen. ETZ Bd. 71 (1950) S. 645.

für die mit 15 und 20 A abgesicherten Elektroherde zu befassen[1]. Die angestellten Überlegungen führten zur Prüfung der Aufgabe, an Stelle der teuren Schutzschaltung die billige Schutzerdung auch in Stromkreisen bis zu 20 A zuzulassen. In Verfolg dieser Aufgabe wurden vom Verfasser Untersuchungen vorgenommen, deren Ergebnisse es erlaubten, die geplante erweiterte Anwendung der Schutzerdung durchzuführen, weil

1. das überall zur Verfügung stehende Frischwasserrohrnetz als Schutzerder mitverwendet werden konnte und

2. die netztechnischen Voraussetzungen — Ersatz der Durchschlagsicherungen zwischen den Netztransformatorensternpunkten und Erde durch eine starre Sternpunkts-Betriebserdung im Sinne von VDE 0140, § 20 —, die allein eine einfache Prüfung der Schutzerdung ermöglichten, geschaffen wurden.

Auf diese Weise konnte von 8000 Anlagen, die an das sternpunktsgeerdete 3×220-V-Drehstromnetz ohne Nulleiter angeschlossen wurden, in 82% aller Fälle die Schutzerdung angewendet werden, während in nur 18% der Fälle auf die Schutzschaltung zurückgegriffen werden mußte. Man sollte daher, wenn es die örtlichen und Netzverhältnisse gestatten, solche Schutzmaßnahmen wählen, die mit den geringsten wirtschaftlichen Mitteln durchführbar sind. Indessen muß zugegeben werden, daß in Einzelfällen nicht immer nach diesen Gesichtspunkten verfahren werden kann. Unterstellt man beispielsweise den Fall, daß in einem Netz weder Nullung noch Schutzerdung angewendet werden kann und somit im allgemeinen auf die für den Abnehmer etwas kostspielige Schutzschaltung zurückgegriffen werden muß, so wird diese Schutzmaßnahme als wirtschaftlich belastend empfunden, wenn die Kosten für die Schutzmaßnahme die Anschaffungskosten des zu schützenden Objekts nahezu erreichen oder sogar noch übersteigen. Hierbei ist aber zu bedenken, daß das Gefahrenmoment ja nicht von dem Anschaffungswert, der Leistungsaufnahme oder dem Energieverbrauch des Anschlußobjektes, sondern von anderen schon genannten Umständen abhängig ist. Als Beispiel seien genannt: eine elektrische Raumheizung, deren Heizkörper in allen Teilen trotz größter Leistungsaufnahme mit einfachsten Mitteln so gut isoliert werden können, und ein Tauchsieder von wenigen 100 W, dessen Bauform aber mit Rücksicht auf die bequeme Handhabung auf so kleine Ausmaße beschränkt werden muß, daß hier infolge der hohen Temperatur die Isolierung größte Schwierigkeiten bereitet. Hinzu kommt die Tatsache, daß Tauchsieder als Massenartikel infolge ihrer Billigkeit und ihrer vielseitigen Verwendbarkeit eine sehr weite Verbreitung gefunden haben, während die Raumheizung zur Zeit immer noch auf Einzelfälle

---

[1] Die technischen Einzelheiten sind bereits im II. Teil, Abschn. E, unter 6 und 7 niedergelegt. Vgl. auch unter a) dieses Unterabschnittes.

beschränkt bleiben muß. Während also bei der Raumheizung oft jede zusätzliche Schutzmaßnahme entbehrlich ist, und wenn sie schon erforderlich ist, die Kosten dafür keine Rolle spielen, ist bei dem Tauchsieder bei seiner Verwendung in gefährdeten Räumen eine Schutzmaßnahme stets erforderlich, die naturgemäß zusätzliche Kosten verursacht. Diese Erkenntnis hat sich auch schon durchgesetzt insofern, als Tauchsieder u. ä. Geräte schon vielfach mit Schutzkontaktsteckern fabrikationsmäßig hergestellt werden. So bedauerlich es ist, daß der Absatz solcher Geräte durch die Forderung zusätzlicher Schutzmaßnahmen erschwert wird, so kann doch keineswegs etwa mit Rücksicht auf entstehende Kosten für Schutzmaßnahmen von deren Durchführung abgesehen werden. Die Erkenntnis, daß die Wirtschaftlichkeit der Schutzmaßnahmen nicht auf die entstehenden Kosten, sondern auf den Wert des Menschenlebens abgestellt werden muß, hat sich leider noch nicht überall durchgesetzt. In bezug auf den Schutz von Menschenleben kann somit von einer Unwirtschaftlichkeit der Schutzmaßnahmen niemals die Rede sein. Auch die gewerblichen Berufsgenossenschaften als Träger der Unfallverhütung vertreten diesen Standpunkt, indem sie in vielen Fällen die Anwendung von Schutzmaßnahmen fordern (Kleinspannung für Leuchten in Kesseln, Bäckereien u. ä.), die in bezug auf ihre Kosten als unwirtschaftlich bezeichnet werden müßten.

Steht die Schutzbedürftigkeit eines Anlagenteils fest, so sind für die Wahl der Schutzmaßnahme. wenn man von der Schutzisolierung und Kleinspannung absieht, grundsätzlich nur die Netzverhältnisse entscheidend. Es ist deshalb, z. B nicht einzusehen, wenn für ein wertvolles Gerät (Elektroherd) die teure Schutzschaltung und in der gleichen Anlage für die weniger wertvollen Geräte die billige Schutzerdung über das Wasserrohr angewendet wird, es sei denn, daß eine höhere Absicherung des wertvollen Geräts die Anwendung der Schutzerdung ausschließt, die niedrigere Absicherung der weniger wertvollen Geräte aber noch die Anwendung der Schutzerdung erlaubt, oder aber die Schutzschaltung neben dem Berührungsspannungsschutz noch andere Aufgaben (Schutz gegen zu hohe Erdschlußströme innerhalb des Geräts) erfüllen soll. Auch besteht kein Anlaß, für ·besonders gefährdete Räume (Badezimmer) die Schutzschaltung zu fordern und sich für weniger gefährliche Räume mit der Schutzerdung zu begnügen. Leider wird oft nach diesen oder ähnlichen Gesichtspunkten die Wahl der Schutzmaßnahmen getroffen[1]. Hieraus wäre dann zu schließen, daß die teure Schutzmaßnahme als besonders zuverlässig und die billige Schutzmaßnahme als weniger zuverlässig anzusprechen ist, oder daß in weniger gefährdeten Räumen bzw. bei weniger wertvollen Geräten

---

[1] ALTSTAEDT, F., u. E. HORN: Bemerkungen zu dem Aufsatz von H. LAUBICK: Die Stromversorgung der künftigen Wohnungsbauten. ETZ Bd. 62 (1941) S. 815.

mit einer unzureichenden Schutzmaßnahme auszukommen ist. Ersteres ist aber nicht zutreffend, weil bei vorschriftsmäßiger Durchführung alle Schutzmaßnahmen einen gleich guten Sicherheitsgrad verbürgen, und letzteres bedeutet eine Verantwortungslosigkeit gegenüber dem Stromabnehmer, da ihm eine Schutzmaßnahme nicht nur vorgetäuscht, sondern in seine Anlage auch noch eine Gefahr hineingebracht wird, die ohne Anwendung der unzureichenden Schutzmaßnahme vielleicht nicht vorhanden wäre. Es muß deshalb mit Nachdruck stets darauf hingewiesen werden, daß die Wahl der Schutzmaßnahmen niemals auf Kosten des Sicherheitsgrades getroffen werden darf.

M. Die Berücksichtigung der Schutzmaßnahmen bei der Planung elektrischer Anlagen[1]

1. Notwendigkeit

Es ist verständlich, daß die Elektrizitätsversorgungsunternehmen in ihren Sondervorschriften und Anschlußbedingungen den Schutzmaßnahmen die Bedeutung beimessen, die ihnen zukommt. Denn erstens haben die Elektrizitätswerke selbst das allergrößte Interesse an der Verhütung elektrischer Unfälle, und zweitens kann die Gefahrlosigkeit hinsichtlich der Inanspruchnahme elektrischer Anlagen die Anschlußbewegung nur fördern.

Daß die Elektrizitätswerke auch bei der Inbetriebsetzung der Anlagen eine Prüfung der Schutzmaßnahmen vornehmen und notwendigenfalls entsprechende Weisungen erteilen und in Sonderfällen mindestens die Richtung angeben, in welcher erfolgversprechende Maßnahmen zu treffen sind, muß zweifellos als ein weiterer wesentlicher Beitrag zur Verhütung elektrischer Unfälle angesehen werden. Diese Bereitwilligkeit wird von dem Ersteller der Anlagen jedoch oft als Bevormundung angesehen oder bestenfalls als eine Selbstverständlichkeit hingenommen. In der Praxis wirkt sich das dann häufig so aus, daß bis zur Inbetriebsetzung der Anlage die Schutzmaßnahmen ganz vernachlässigt oder erst auf Weisung des mit der Prüfung betrauten Elektrizitätswerkes durchgeführt werden. Abgesehen davon, daß dem Elektrizitätswerk bei der Inbetriebsetzung elektrischer Anlagen andere Aufgaben zufallen, führt dieser Zustand oft zu Unzuträglichkeiten zwischen den Stromabnehmern, Elektrizitätswerken und Installationsfirmen. Diese Unzuträglichkeiten wirken sich besonders durch Verzögerung der Inbetriebsetzung, Arbeits- und Zeitverluste, unnötigen Materialaufwand, Überschreitung der Kostenanschläge, Verunstaltung der Anlagen und hohe

---

[1] SCHRANK, W.: Die Berücksichtigung des Berührungsspannungsschutzes bei der Planung von Niederspannungsanlagen. ETZ Bd. 61 (1940) S. 925.

Inanspruchnahme der Abnahmebeamten aus. Der Verlust an kostbarem Material, an Zeit und Geld ist so groß, daß die vielleicht an anderer Stelle erzielte Leistungssteigerung dadurch wieder bedeutungslos wird. Manche Anlagen lassen sich zwar durch Umgestaltung noch verbessern, aber die dafür aufgewendete Zeit bedeutet unwiederbringlichen Verlust. Bei vorzeitiger Inbetriebsetzung seitens der Installationsfirmen wird dann auch öfter eine Verzögerung in der Anwendung der Schutzmaßnahmen entstehen, so daß die Anlagen ohne Schutzmaßnahmen in Betrieb genommen werden. Die Elektrizitätswerke müssen deshalb dem Ersteller der Anlagen die Aufgabe zuweisen, schon bei der Planung die Schutzmaßnahmen zu berücksichtigen. Es ist also nicht nur Aufgabe des planenden Ingenieurs, die elektrischen Anlagen nach betriebstechnischen und wirtschaftlichen Gesichtspunkten zu planen, sondern auch die erforderlichen Schutzmaßnahmen müssen in die Planung nach sicherheitstechnischen Gesichtspunkten einbezogen werden. Denn das Gebiet der Schutzmaßnahmen stellt im Rahmen der Elektrotechnik kein eigentliches Sondergebiet dar, sondern gehört mit zur Installationstechnik. Das gilt sowohl für die von Installationsfirmen neu erstellten oder umgebauten und von den Elektrizitätsversorgungsunternehmen betriebenen Verteilungsnetze als auch für Anschlußanlagen jeden Umfanges.

2. Projektierungsbeispiele

a) Verteilungsnetze

Die Netzsysteme von Verteilungsnetzen können meistens nicht beliebig gewählt werden, da sie in der Regel durch die zur Verfügung stehenden Einspeisungs-Stromquellen als auch mit Rücksicht auf Netzvermaschung, Leistungsfähigkeit und Normalisierung bedingt sind. Von Ausnahmen abgesehen, werden also in erster Linie die betriebstechnischen und wirtschaftlichen Gesichtspunkte das Netzsystem bestimmen. Entsprechend der Wahl des Netzsystems sind bei der Projektierung sinngemäß die schutztechnischen Gesichtspunkte zu berücksichtigen. Da einerseits vom Netzsystem in einem gewissen Umfange sowohl der Anwendungsbereich als auch die Art der Schutzmaßnahmen innerhalb der Anschlußanlagen abhängt, andererseits vom Netzsystem die Einhaltung bestimmter Bedingungen gefordert werden muß, wenn die Schutzmaßnahmen ohne technische und wirtschaftliche Schwierigkeiten in die Praxis umgesetzt werden sollen, sind die in diesem Zusammenhang stehenden Fragen bei der Projektierung von Verteilungsnetzen einer sorgfältigsten Prüfung zu unterziehen, damit die erforderlichen Bedingungen bei der Planung von vornherein berücksichtigt werden können. Vor Planung eines Ortsnetzes muß man wissen, ob in den Anschlußanlagen als Schutzmaßnahme Nullung, Schutzerdung oder Schutzschaltung angewendet werden soll. Und zwar deshalb, weil die Nullung in einem nicht dafür berechneten und entsprechend eingerichteten und ausgelegten Netz wegen der Fraglichkeit der Nullungsbedingungen unzulässig ist. Aber auch bei Anwendung der Schutzerdung besteht zwischen dieser und den Ortsnetzbetriebserdungen ein Zusammenhang und eine gegenseitige Abhängigkeit der Erdungen bzw. ihrer Widerstände. Lediglich bei Anwendung der Schutzschaltung genügt es, das Ortsnetz nur für die betrieblichen Anforderungen auszulegen, wobei also auf den Schutz in den Anschlußanlagen keine Rücksichtnahme erforderlich ist.

Um den Anwendungsbereich der Schutzmaßnahmen in den Anschlußanlagen nicht unnötig zu vergrößern — dieser hängt ja zum Teil von der Spannung des Netzes gegen Erde ab — ist zunächst zu prüfen, ob die Spannungsgrenzen von 65, 150 und 250 V gegen Erde eingehalten werden können. Diese Einhaltung kann meistens durch Erdung eines Netzpunktes (Mittel- oder Sternpunkt) erreicht werden.

In Netzen *ohne* Nulleiter, in denen durch Inanspruchnahme eines ausgedehnten Frischwasserrohrnetzes als Schutzerder von der Schutzerdung Gebrauch gemacht werden soll, ist die Betriebserdung des Netzes entsprechend Gl. (28) so auszulegen, daß die Schutzerdung möglichst bis zu 25-A-Stromkreisen angewendet werden kann. Soll bzw. kann die Schutzerdung nicht, oder nur in beschränktem Umfange (z. B. in Stromkreisen bis zu 10 A) durchgeführt werden, so ist für die Betriebserdung ein Erdungswiderstand anzustreben, der eine Überschreitung der Spannungsgrenzen von 65, 150 und 250 V bei Erdschluß eines Leiters nicht zuläßt. Das ist erreichbar, wenn die Betriebserdung nach Gl. (41) bemessen wird. Ist diese Bemessung nicht möglich, so muß eben ein erhöhter Anwendungsbereich der Schutzmaßnahmen in Kauf genommen werden. Bei Kabelnetzen sind die Bleimäntel an den Muffen stets zuverlässig kurzschlußfest durchzuschalten, damit sie erforderlichenfalls für die Zwezke der Schutzerdung herangezogen werden können.

In Netzen *mit* Nulleiter, in denen die Nullung als Schutzmaßnahme angewendet werden soll, ist bei der Projektierung der Nachweis der 1. und 2. Nullungsbedingung zu führen, wobei die 3. Nullungsbedingung als erfüllt vorausgesetzt wird.

Gemäß der 1. Nullungsbedingung hat sich der Nachweis durch Berechnung der Netzimpedanz auf die Erfüllung der Bedingung Gl. (35) und (36)

$$I_n \lessgtr \frac{\text{treibende Spannung}}{2,5 \cdot \text{Netzimpedanz}} \tag{47}$$

zu erstrecken, worin I_n = die höchste Sicherungsstromstärke *der* Sicherung ist, hinter der mit einem einpoligen Kurzschluß zu rechnen ist[1].

---

[1] Bei kleinen Netzimpedanzen ($< 0,5\ \Omega$) und großen Kurzschlußströmen (> 250 A) muß die Impedanz des Netztransformators berücksichtigt werden. Der

Hierbei ist sowohl die Vermaschung der Außenleiter sowie des Nullleiters, als auch die Lage der Trennstellen zu berücksichtigen. Notwendigenfalls muß durch gestaffelte Sicherungen (auch Mastsicherungen an Freileitungs-Hausanschlüssen) oder durch Einbau von Stations-Schutzschaltern mit Nulleiter-Überstromauslösung eine Erfüllung der Bedingung erreicht werden. Man hüte sich aber hier vor Übertreibungen, da diese Sicherungsorgane eine Beunruhigung des Netzbetriebes zur Folge haben können.

Gemäß der 2. Nullungsbedingung hat sich der Nachweis durch Beurteilung der Erdschlußmöglichkeit und gegebenenfalls durch Berechnung des Erdschlußstromes und der sich hieraus ergebenden Spannungserhöhung der Außenleiter und des Nulleiters gegen Erde auf die Erfüllung der Bedingung entsprechend Gl. (41) nach der für die Praxis genügenden Formel

$$R_0 \approx \frac{\text{kleinster möglicher Erdungswiderstand der Erdschlußstelle}}{2{,}5}$$

zu erstrecken, worin $R_0 =$ der Gesamterdungswiderstand des Netznullleiters ist. Eine Vermaschung des Nulleiters kann dabei berücksichtigt werden, wenn die Vermaschung nicht durch im Nulleiter liegende Trennstellen (die Trennstellen liegen meistens nur in den Außenleitern) aufgehoben werden kann. Nach den VDE-Vorschriften soll $R_0 = 2\,\Omega$ nicht überschreiten. Errechnet sich aus Gl. (41) aber ein Wert für R_0, der

---

induktive Widerstand einer Wicklung eines Drehstromtransformators ergibt sich aus

$$\omega L = \frac{U}{\sqrt{3}\,I} \cdot \frac{u_k}{100},\tag{48}$$

worin $U =$ die verkettete Spannung, $I =$ der Nennstrom und $u_k =$ die Kurzschlußspannung in % bedeuten. Der größtmögliche Strom, den ein Transformator bei dreipoligem Kurzschluß durchläßt, ist ungefähr

$$I_{k\mathrm{max}} \approx I \cdot \frac{100}{u_k}\tag{49}$$

der zweipolige Kurzschlußstrom ist etwa 13,5% geringer. Arbeiten mehrere Transformatoren beliebiger Größe aber gleicher Kurzschlußspannung parallel, so sind sie zu einem Ersatztransformator durch Bildung der algebraischen Summe aller Nennströme

$$\Sigma I = I_1 + I_2 + I_3 + \cdots\tag{50}$$

zusammenzufassen. Der Ohmsche Widerstand einer Transformatorwicklung ergibt sich angenähert aus

$$r \approx \frac{N_{\mathrm{Cu}} \cdot {}^1/_6}{I^2},\tag{51}$$

worin $N_{\mathrm{Cu}} =$ die gesamten Kupferverluste und $I =$ den Transformatorennennstrom bedeuten. Weil eine gleichseitige Aufteilung der Kupferverluste auf die 6 Wicklungen angenommen werden kann, ist $^1/_6\,N_{\mathrm{Cu}}$ einzusetzen. Vgl. M. WALTER: Kurzschlußströme in Drehstromnetzen S. 33. München u. Berlin: Oldenbourg 1935.

mit wirtschaftlichen Mitteln nicht erreichbar ist — unabhängig davon, ob er $<$ oder $>2\,\Omega$ ist — dann ist stets ein Stations-Schutzschalter mit verzögerter Fehlerspannungsauslösung zweckmäßig, es sei denn, daß der Erdschlußstrom

$$I_e \gtrless 2,5 \cdot I_n \tag{52}$$

ist, worin $I_n =$ die Sicherungs-Nennstromstärke *der* Sicherung bedeutet, die von dem Erdschlußstrom durchflossen wird, so daß sie abschmilzt. Eine Verbindung des Nulleiters mit den im Versorgungsbereich des Netzes liegenden Erdern (Wasserrohrnetz) ist stets in Betracht zu ziehen, und zwar unabhängig davon, ob durch diese Verbindung eine Verminderung des Nulleiter-Erdungswiderstandes oder eine Herabsetzung der Erdschlußmöglichkeit erreicht werden soll. Schließlich sind noch die Bodenverhältnisse insofern zu berücksichtigen, als die Nulleiter-Erder möglichst an *den* Netzpunkten zu errichten sind, in denen eine bessere Bodenleitfähigkeit als allgemein zu erwarten ist.

Die Erfüllung der 2. Nullungsbedingung schon bei der Planung nachzuweisen, wird manchmal Schwierigkeiten bieten, da die Erdschluß- und Erdungsmöglichkeiten als auch die Bodenleitfähigkeiten, mit Sicherheit nicht immer beurteilt werden können. Praktische Erfahrungen und Geländebesichtigungen werden aber meistens über die Schwierigkeiten hinweghelfen.

Zum Nachweis, daß die genannten Bedingungen bei der Projektierung berücksichtigt wurden, sind die ermittelten Werte, z. B. Leitungsimpedanzen, Kurzschlußströme, Sicherungsnennströme, Erdungswiderstände usw. als auch die Lage von Trennstellen, Sicherungen, Erdern u. dgl. in die Netzpläne einzutragen. Abgesehen davon, daß solche vervollständigten Netzpläne bei der Beseitigung von Störungen wertvolle Hilfe bieten, entlasten sie auch das Gewissen des projektierenden Technikers. Nachstehend sollen einige Berechnungsbeispiele folgen, die der Praxis entnommen sind.

Beispiel 1. Freileitungsortsnetz. An Hand des in Abb. 243 dargestellten Lageplanes, des vorgesehenen Anschlußwertes und unter Berücksichtigung des ermittelten Gleichzeitigkeitsfaktors wurde das Ortsnetz nach betriebstechnischen und wirtschaftlichen Gesichtspunkten projektiert[1]. Das Netz wird ausgeführt als Aluminiumfreileitung auf Holzmasten. Die Speisung erfolgt über eine Transformatorenstation mit Drehstrom 380/220 V. Da als Schutzmaßnahme in den Anschlußanlagen die Nullung angewendet werden soll, ist nunmehr die Planung auf die schutztechnischen Gesichtspunkte auszudehnen, d. h. die Erfüllung der Nullungsbedingungen ist nachzuweisen.

---

[1] KINZINGER, K.: Ortsnetze für Kabel und Freileitung. München u. Berlin: Oldenbourg 1932.

Nachweis der 1. Nullungsbedingung: Das Netz wird als Ringleitung betrieben. Der Ring erhält keine Trennstellen. Die von den Punkten

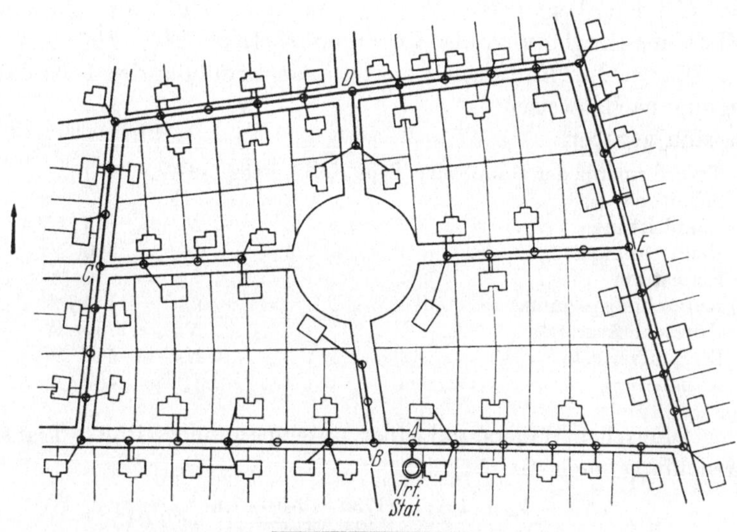

Abb. 243. Lageplan des projektierten Freileitungsortsnetzes

B, C, D und *E* abgehenden Stichleitungen erhalten Trennstellen und Sicherungen in den Außenleitern. Für die Kurzschlußstromberechnung

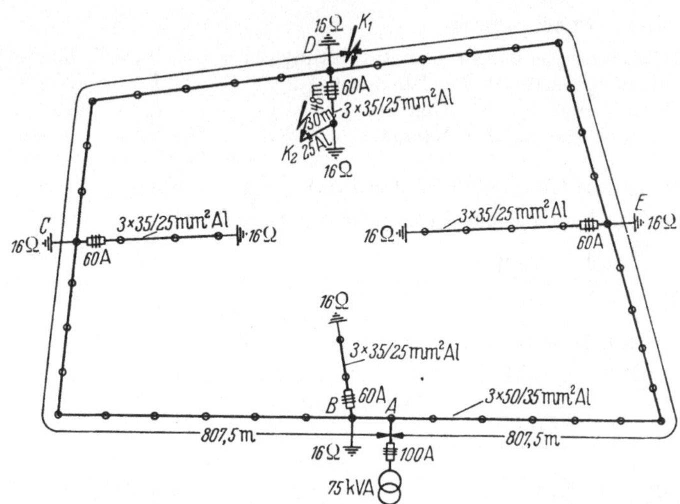

Abb. 244. Netzplan des Ortsnetzes mit Nachweis der erfüllten Nullungsbedingungen.

bleiben die Stichleitungen zunächst außer Betracht. Der kleinste Kurzschlußstrom ist dann zu erwarten, wenn der Kurzschluß in dem Punkt

eintritt, in dem sich die Widerstände der parallel geschalteten Halb-
ringe wie 1:1 verhalten. Da die Ringleitung einen gleichbleibenden
Querschnitt hat, liegt dieser Punkt, vom Speisepunkt aus gesehen, in
der Mitte der Ringleitung, also im Punkt K_1 (Abb. 244). Für einen einpoligen Kurzschluß in diesem Punkt ist die Erfüllung der 1. Nullungsbedingung nachzuweisen.

Es sind gegeben:

Transformator der Hauptreihe Type KOU, Fabr. SSW
Schaltung . . . . Y/Y
Nennleistung . . . . $N \ = \ \ 75$ kVA
Nennspannung . . . . $U \ = \ 380$ V
Nennstrom . . . . $I \ = \ 114$ A
Kurzschlußspannung . . . . $u_k \ = \ \ \ 3{,}7\%$
Kurzschlußverluste . . . . $N_k \ = 1730$ W
Leerlaufverluste . . . . $N_{Fe} = \ 540$ W
Absicherung . . . . $I_n \ = \ 100$ A

Hieraus Ohmscher Widerstand einer unterspannungsseitigen Transformatorwicklung nach Gl. (51)

$$r_T = \frac{(N_k - N_{Fe}) \cdot 1/6}{I^2} = \frac{(1730 - 540) \cdot 1/6}{114^2} = 0{,}015 \, \Omega$$

und der induktive Widerstand nach Gl. (48)

$$\omega L_T = \frac{U}{\sqrt{3}\,I} \cdot \frac{u_k}{100} = \frac{380}{\sqrt{3} \cdot 114} \cdot \frac{3{,}7}{100} = 0{,}071 \, \Omega \, .$$

Es sind ferner gegeben:

Außenleiterquerschnitt der Ringleitung . . . . . $F_a = \ \ 50$ mm^2
Nulleiterquerschnitt der Ringleitung . . . . . . $F_0 = \ \ 35$ mm^2
Gesamte Strecke der Ringleitung . . . . $l \ = 1615$ m
Leiterabstand an den Masten . . . . $a \ = \ \ 50$ cm.

Hieraus den Ohmschen Widerstand eines Außenleiters und des Nullleiters der halben Strecke links und rechts herum

$$r_{a_l} = r_{a_r} = \frac{1/2\,l}{\varkappa\,F_a} = \frac{807{,}5}{34 \cdot 50} = 0{,}47 \, \Omega; \quad r_{0_l} = r_{0_r} = \frac{1/2\,l}{\varkappa\,F_0} = \frac{807{,}5}{34 \cdot 35} = 0{,}68 \, \Omega$$

und der induktive Widerstand (nach Tab. 25 bei $a = 50$ cm 0,67 Ω/km)
jeder Freileitungsschleife links und rechts herum

$$\omega L = \frac{0{,}67 \cdot 1/2\,l}{1000} = \frac{0{,}67 \cdot 807{,}5}{1000} = 0{,}54 \, \Omega \, .$$

Da in der Kurzschlußbahn die Strecken links und rechts herum
parallel liegen, ergibt sich ein resultierender Ohmscher und induktiver
Widerstand für die Freileitung von

$$r_F = \frac{0{,}47}{2} + \frac{0{,}68}{2} = 0{,}575 \, \Omega \ \text{ und } \ \omega L_F = \frac{0{,}54}{2} = 0{,}27 \, \Omega \, .$$

Aus den Widerständen des Transformators und der Freileitung ergibt sich die Netzimpedanz:

Ohmscher Widerstand der Transformatorenwicklung . . . . . r_T $= 0{,}015\ \Omega$
Resultierender Ohmscher Widerstand der Freileitung . . . . . r_F $= 0{,}575\ \Omega$

$\Sigma\, r\ = 0{,}590\ \Omega$

Induktiver Widerstand der Transformatorenwicklung . . . . . $\omega L_T = 0{,}071\ \Omega$
Resultierender induktiver Widerstand der Freileitungsschleife . . $\omega L_F = 0{,}270\ \Omega$

$\Sigma\, \omega L = 0{,}341\ \Omega$

Hieraus die gesamte Netzimpedanz

$$z = \sqrt{\Sigma\, r^2 + \Sigma\,(\omega L)^2} = \sqrt{0{,}590^2 + 0{,}341^2} = 0{,}68\ \Omega$$

und die höchstzulässige Sicherungsnennstromstärke nach Gl. (47)

$$I_{n\,\max} = \frac{U}{\sqrt{3}\cdot 2{,}5\cdot z} = \frac{380}{1{,}73\cdot 2{,}5\cdot 0{,}68} = 130\ \text{A}.$$

Die 1. Nullungsbedingung ist erfüllt, da für $I_n = 100$ A vorgesehen ist und $I_{n\,\max} > I_n$ ist.

Für einen einpoligen Kurzschluß im Punkt K_2 ergibt die Berechnung einen Kurzschlußstrom von rd. 230 A. Da die Stichleitung nur mit 60 A abgesichert ist, wird der $230/60 \approx 3{,}8$ fache Sicherungsnennstrom erreicht, so daß die 1. Nullungsbedingung auch im entferntesten Punkt sichergestellt ist.

Nachweis der 2. Nullungsbedingung. Die Prüfung auf Erdschlußmöglichkeit ergab, daß Gaskandelaber, Hydranten, Luftkabel, Gleisanlagen u. ä. Erder nicht im Versorgungsgebiet des Netzes liegen. Öffentliche Wasserversorgung liegt nicht vor. Die Wasserversorgung wird durch Hauswasserversorgungsanlagen mit Elektropumpen sichergestellt. Für die Notwasserversorgung befinden sich an einigen Straßenpunkten eiserne Handbrunnen. Eine Verbindung mit dem Nulleiter ist nicht empfehlenswert. Deshalb muß diese Erdschlußmöglichkeit in Betracht gezogen werden. Durchgeführte Erdungsmessungen an den Handbrunnen ergaben als kleinsten Erdungswiderstand $R_e = 5\ \Omega$. Folglich muß nach Gl. (41) der Gesamterdungswiderstand des Nulleiters

$$R_0 = \frac{R_e}{2{,}5} = \frac{5}{2{,}5} = 2\ \Omega$$

sein. Der spezifische Erdungswiderstand wird in der Mitte des Versorgungsgebietes infolge des aufgeschütteten Bodens auf $\varrho_1 = 400\ \Omega\text{m}$, am Rande der Siedlung infolge des gewachsenen Gartenbodens auf $\varrho_1 = 1000\ \Omega\text{m}$ geschätzt. Da für die 4 Netzausläufer Nulleitererdungen grundsätzlich erforderlich sind und Banderder über 50 m Länge nicht verlegt zu werden brauchen, werden je 4 Banderder von 50 m Länge vorgesehen. Das ergibt nach Gl. (23) einen resultierenden Erdungswiderstand von

$$R = 2{,}1 \cdot \frac{\varrho_1}{l} = 2{,}1 \cdot \frac{400}{4 \cdot 50} \approx 4\ \Omega.$$

Um dem geforderten Gesamterdungswiderstand von $2\,\Omega$ zu erreichen, muß der Nulleiter der Ringleitung gleichfalls noch einen Erdungswiderstand von $4\,\Omega$ erhalten. Hierfür sind Rohrerder vorzusehen, die eine Gesamtlänge nach Gl. (22) von

$$l = 0{,}9 \cdot \frac{\varrho_2}{4} = 0{,}9 \cdot \frac{100}{4} = 22{,}5\,\text{m}$$

haben müssen. Die Gesamtlänge wird aufgeteilt in 4 Rohrerder von je rd. 6 m Länge. Die Rohrerder werden in den Punkten B, C, D und E angeordnet. Der Rohrerder im Punkt B dient gleichzeitig als Erder für den Überspannungsschutz[1]. Abb. 244 zeigt den Netzplan mit den eingetragenen Werten, aus denen die Erfüllung der Nullungsbedingungen nachgewiesen werden kann.

Beispiel 2. Privatfreileitungsnetz. Für die Stromversorgung einer nur in den Sommermonaten bewohnten Strandsiedlung ist die Wahl des Netzsystems unter Berücksichtigung der wirtschaftlichsten Schutzart zu treffen. Zur Wahl setehen Drehstrom 3×220 V ohne Nulleiter und Drehstrom $380/220$ V mit Nulleiter. Die Schutzbedürftigkeit der Anschlußanlagen wurde, unabhängig von den Spannungsgrenzen 150 und 250 V anerkannt. Insgesamt ist mit dem Anschluß von 223 Strandhäusern zu rechnen. Die Stromversorgung erfolgt von einer Transformatorstation über ein Erdkabel zu einem freistehenden Hausanschluß und von dort über eine T-förmige Freileitung auf Holzmasten zu freistehenden Verteilungskästen, wie aus dem Lageplan in Abb. 245 u. a. ersichtlich ist. An die Verteilungskästen werden die Strandhäuser gruppenweise mit Erdkabel angeschlossen. Diese Anschlußart ist zweckmäßig, weil die geringe Bauhöhe der Strandhäuser Freileitungsanschlüsse ohne Dachständer nicht zuläßt, die ohnehin wegen der dichten Bauweise aus ästhetischen Gründen abzulehnen wären. In bezug auf die Erstellungskosten sind nur die Gesamtkosten von Verteilungsnetz und Anschlußanlagen entscheidend, da die Kosten der gesamten Anlage mit Ausnahme der für die Transformatorstation von den Stromabnehmern übernommen werden. Die auf die Schutzmaßnahmen entfallenden Kosten sollen bei den beiden Netzsystemen gegenübergestellt werden.

1. Drehstromnetz 3×220 V ohne Nulleiter. Bei Ausführung des Verteilungsnetzes als 3×220-V-Drehstromnetz kann als Schutzmaßnahme für die in den Anschlußanlagen aufzustellenden Elektroherde nur die Schutzschaltung angewendet werden, da für die Schutzerdung geeignete

---

[1] Die Erdung der Überspannungsableiter ist stets mit dem Nulleiter zu verbinden. Vgl. W. Siemer: Richtlinien für den Einbau von Überspannungsableitern in Freileitungsnetzen. ETZ Bd. 64 (1943) S. 601. — W. Schrank: Überspannungsableiter in Niederspannungsanlagen. Elektrotechn. Bd. 1 (1947) S. 85.

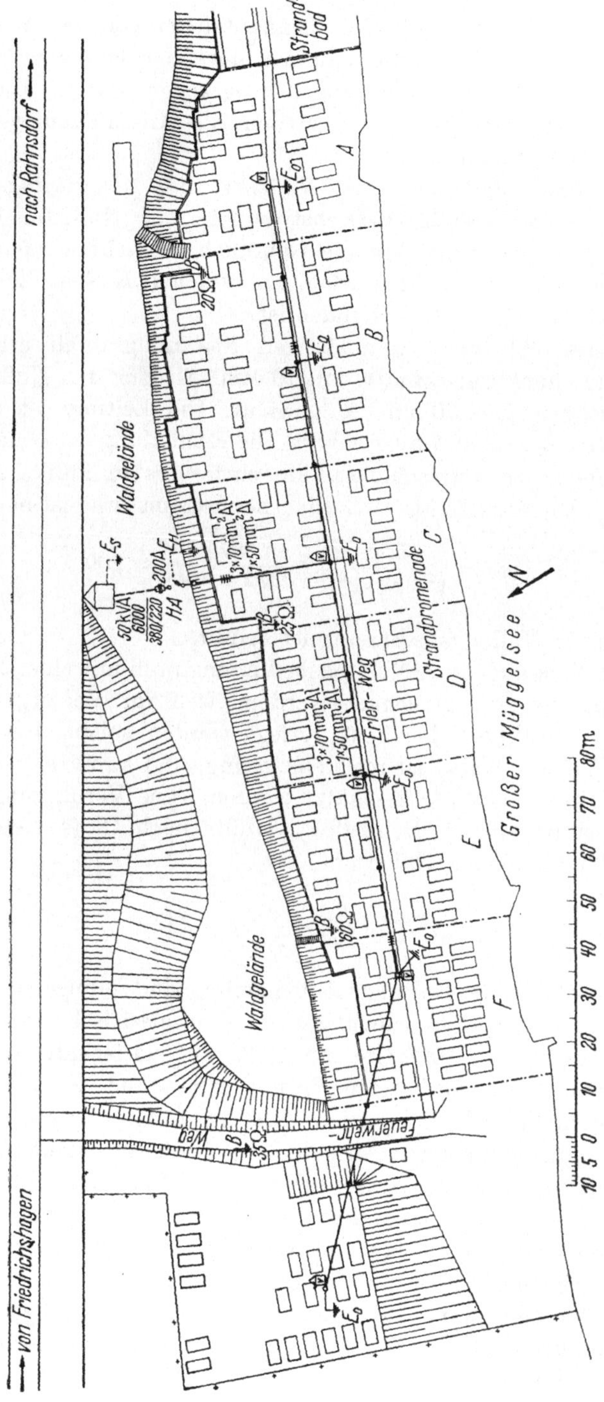

Abb. 245. Lage- und Netzplan eines Privatfreileitungsnetzes mit Stations-Schutzschalter zur Erfüllung der 2. Nullungsbedingung

Erder nicht verfügbar sind. Die Bleimäntel der von den Verteilungen abgehenden und zu den Strandhäusern führenden Erdkabel können als Hilfserder für die Schutzschaltung herangezogen werden. Die Herstellungskosten der Schutzschaltung in den 223 Anschlußanlagen werden auf DM 4460,— veranschlagt.

Drehstromnetz 380/220 V mit Nulleiter. Bei Ausführung des Verteilungsnetzes als 380/220-V-Drehstromnetz mit Nulleiter kann von der Nullung als Schutzmaßnahme Gebrauch gemacht werden. Es muß zunächst jedoch untersucht werden, mit welchen Kosten die Erfüllung der Nullungsbedingungen verbunden ist.

Mit Rücksicht auf den zulässigen Spannungsabfall erhalten die Außenleiter einen Querschnitt von 70 mm² Al. Für den Nulleiter wird ein Querschnitt von 50 mm² Al gewählt. Die Leitung ist am Hausanschluß mit $I_n = 200$ A abgesichert. Die Ermittlung der Netzimpedanz für den einpoligen Kurzschlußfall im entferntesten Punkt ergibt $z = 0,43\ \Omega$. Die höchstzulässige Sicherungsnennstromstärke ist nach Gl. (47)

$$I_{n\,\mathrm{max}} = \frac{U}{\sqrt{3}\cdot 2,5\cdot z} = \frac{380}{1,73\cdot 2,5\cdot 0,43} \approx 200\ \mathrm{A}\,,$$

d. h. die erste Nullungsbedingung ist erfüllt.

Im Hinblick auf die 2. Nullungsbedingung muß mit einer Erdschlußmöglichkeit insofern gerechnet werden, weil im Versorgungsbereich des Netzes Luftkabel der Post verlegt werden sollen. Der Erdungswiderstand dieser Kabel ist meistens gering, und kann im vorliegenden Falle auf etwa $R_e = 3\ \Omega$ geschätzt werden. Eine Verbindung mit dem Nulleiter ist unzulässig. Demzufolge müßte nach Gl. (41) ein Gesamterdungswiderstand des Nulleiters von

$$R_0 = \frac{R_e}{2,5} = \frac{4}{2,5} = 1,2\ \Omega$$

erreicht werden. Die Erdungsmöglichkeiten sind infolge des sandigen Strand- und Waldbodens sehr ungünstig. Der spezifische Erdungswiderstand wurde zu $\varrho = 1000\ \Omega\mathrm{m}$ ermittelt. Mit wirtschaftlichen Mitteln kann deshalb der erforderliche Erdungswiderstand durch Rohr- oder Banderder nicht erreicht werden. Die im Gelände verteilten Handbrunnen kommen für einen Anschluß des Nulleiters nicht in Betracht. Indessen können die Bleimäntel der von den Verteilungen abgehenden Kabel die Nulleitererder, insbesondere die an den Netzausläufern erforderlichen, ersetzen, so daß von weiteren Netzausläufererdungen, die den Gesamterdungswiderstand nicht wesentlich beeinflussen würden, abgesehen werden kann. Auf Grund der Kabellängen (etwa 60 m), der Anzahl der im Erdboden liegenden Kabelmuffen und des ermittelten spezifischen Bodenwiderstandes würde sich für jeden Kabelabzweig ein

Erdungswiderstand[1] von etwa 36 Ω ergeben, so daß bei den vorgesehenen 6 Kabelabzweigen ein Gesamterdungswiderstand von etwa 6 Ω erreicht werden könnte. Es besteht allerdings Aussicht, durch Anschluß des Nulleiters an den Bleimantel des Hochspannungskabels den Gesamterdungswiderstand noch etwas zu senken, ob der erforderliche Wert aber erreicht wird, erscheint fraglich. Es wird deshalb der Einbau eines Stationsschutzschalters mit Fehlerspannungsauslösnng vorgesehen. Gewählt wird ein vierpoliger ST-Schalter für eine Abschaltstromstärke von 200 A.

Um ein sicheres Ansprechen des Fehlerspannungsauslösers zu gewährleisten, müßte der Hilfserder nach Tab. 29 einen Erdungswiderstand von $R_{h_1} = 50\ \Omega$ haben. Bei dem spezifischen Bodenwiderstand von 1000 Ωm ist hierfür ein Rohrerder nach Gl. (22) von

$$l_1 = 0{,}9 \cdot \frac{1000}{50} = 18\,\mathrm{m}$$

Länge erforderlich. Der Hersteller des Schalters gibt aber den primären Ansprechstrom des induktiv angekoppelten Fehlerspannungsauslösers mit $I = 60\,\mathrm{mA}$ bei einem induktiven Widerstand von $\omega L = 500\ \Omega$ und einem Ohmschen Widerstand von $R = 100\ \Omega$ an. Die Auslösespannung ist somit bei 0 Ω Hilfserderwiderstand nach Gl. (44)

$$U_a = \sqrt{R^2 + (\omega L)^2} = 0{,}06 \cdot \sqrt{100^2 + 500^2} = 30{,}6\,\mathrm{V}\,.$$

Da der thermisch wirkende Auslöser keine Zeiteinstellung besitzt und somit die Auslösezeit lediglich von der Höhe des Fehlerstromes, dieser aber wieder u. a. vom Erdungswiderstand des Hilfserders abhängt, wird der Hilfserder so bemessen, daß der Auslöser bei einer Berührungsspannung $U_B = 40\,\mathrm{V}$ in unbestimmter Zeit ansprechen kann. Folglich muß der Erdungswiderstand des Hilfserders

$$R_{h_2} = \frac{\sqrt{[U_B^2 - (I\,\omega\,L)^2]} - I\,R}{I} = \frac{\sqrt{[40^2 - (0{,}06 \cdot 500)^2]} - 0{,}06 \cdot 100}{0{,}06} = 340\ \Omega$$

sein (vgl. Spannungsvektorbild Abb. 157). Bei 65 V Berührungsspannung wird dann der Auslöser infolge des höheren Fehlerstromes in der unter Tab. 29 angegebenen Zeit sicher ansprechen. Der erforderliche Erdungswiderstand des Hilfserders kann gegenüber dem erstgenannten nach Gl. (24) mit einer Rohrlänge von

$$l_2 = \frac{R_{h_1}}{R_{h_2}}\,l_1 = \frac{50}{340} \cdot 18 = 2{,}65\,\mathrm{m}$$

erreicht werden.

---

[1] Die Juteumhüllung bei bandeisen- oder drahtbewehrten Bleikabeln läßt zunächst eine leitende Verbindung des Bleimantels mit dem Erdreich nicht zu. Die Erdverbindung ist deshalb nur über die Kabelmuffen zu erwarten. Erst nach längerer Zeit beteiligt sich auch die Kabelbewehrung und der Bleimantel an der Erdverbindung. Ähnlich verhalten sich bitumierte Eisenrohre.

Der ST-Schalter wird am Hausanschluß angebracht. Der Hilfserder wird außerhalb des sich im Fehlerfalle um das Zuleitungskabel bildenden Spannungstrichters errichtet. Als Abstand wird eine Entfernung von etwa 10 m rechtwinklig vom im Erdboden verlaufenden Kabel angesehen. Da die Hilfserdleitung durch den Spannungstrichter führt, wird sie als Erdkabel isoliert von Erde verlegt.

Mit dieser Anordnung des ST-Schalters ist die 2. Nullungsbedingung erfüllt.

Die zusätzlichen Kosten für die Nullung als Schutzmaßnahme durch Mitverlegung des Nulleiters im Freileitungsnetz und Einbau des Stationsschutzschalters werden insgesamt auf 710,— DM veranschlagt.

Gegenüberstellung der Kosten. Bei Durchführung der Nullung als Schutzmaßnahme würde sich gegenüber der Schutzschaltung eine Ersparnis von

$$\begin{array}{r} 4460,-\text{ DM} \\ 710,-\text{ DM} \\ \hline 3750,-\text{ DM} \end{array}$$

ergeben[1]. Es wird deshalb das Netz als Drehstromnetz 380/220 V ausgeführt, wie in dem Lageplan eingezeichnet ist. Der hohe Kostenunterschied ist natürlich durch die hohe Zahl der Anschlußanlagen bedingt. Bei einer Zahl von weniger als 35 Anlagen würden sich die Kosten für die Schutzschaltung niedriger stellen als für die Nullung.

Beispiel 3. Städtisches Kabelnetz. Im Versorgungsgebiet eines städtischen Kabelnetzes für eine Stadt von 24 000 Einwohnern sind für die Anschlußanlagen die wirtschaftlichsten Schutzmaßnahmen unter Berücksichtigung ihres Anwendungsbereiches hinsichtlich der Spannung gegen Erde zu ermitteln. Das Stromversorgungsnetz arbeitet mit Drehstrom von etwa 3 × 210 V. Die Sternpunkte der Transformatoren sind herausgeführt. Zwischen den Sternpunkten und der Erde sind Durchschlagsicherungen eingebaut. Mit der Betriebserdung sind die hoch- und niederspannungsseitigen Kabelbleimäntel verbunden. Da innerhalb des Versorgungsbereiches ein städtisches Wasserrohrnetz aus Metallrohren verlegt ist und bekanntlich die Schutzerdung über ein Wasser-

---

[1] Die durch die höhere Übertragungsspannung zulässigen kleineren Leiterquerschnitte, die ja im quadratischen Verhältnis

$$F_{380} = \frac{F_{220}}{\left(\dfrac{U_{380}}{U_{220}}\right)^2} \tag{53}$$

zur Spannungserhöhung abnehmen und die hierdurch wieder zulässige Verminderung der Mastzopfstärken oder Erhöhung der Spannweiten und die damit verbundenen nicht unwesentlichen Ersparnisse sind bewußt außer acht gelassen worden, da sie die Vergleichsgrundlage stören würden.

rohrnetz eine sehr billige Schutzmaßnahme darstellt, ist zu untersuchen, ob und inwieweit von der Schutzerdung bei Inanspruchnahme des Wasserrohrnetzes als Schutzerder Gebrauch gemacht werden kann.

Die Unterlagen für die Prüfung und Beurteilung dieser Frage werden am zweckmäßigsten und einfachsten durch Messungen gewonnen. Zur Durchführung der Messung wird die in Abb. 246 gezeigte Meßanordnung gewählt. Bei dieser Messung werden erfaßt:

1. Der Erdschlußstrom I_e durch den Strommesser A,

2. die Phasenspannung U_{R-O} der mit dem Erdschlußstrom belasteten Transformatorentwicklung durch den registrierenden Spannungsmesser V_1,

3. die Verlagerung der Nullpunktspannung U_{O-E} durch den Spannungsmesser V_2,

4. die Spannungen der 3 Außenleiter gegen Erde U_{R-E}, U_{S-T} durch die Spannungsmesser V_3, V_4 und V_5.

5. Die Regelung des Erdschlußstromes erfolgt durch den Regelwiderstand R, so daß sich die unter 2. bis 4. genannten Spannungen in Abhängigkeit vom Erdschlußstrom ergeben.

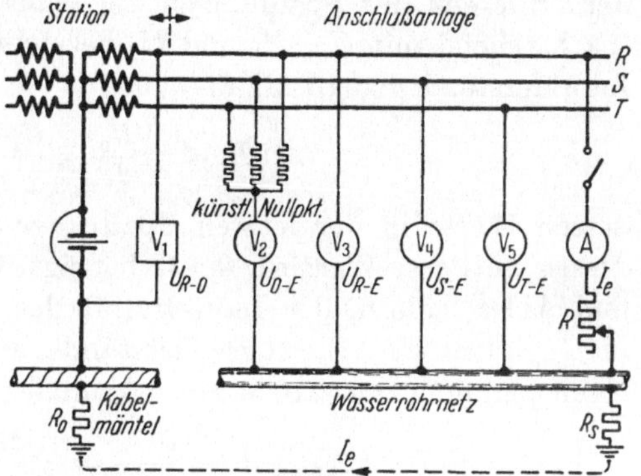

Abb. 246. Versuchsanordnung zur Bestimmung von Schleifenwiderständen in einem Kabelortsnetz

Die Erdungswiderstände R_0 und R_s können einzeln nicht erfaßt werden, da sich die Sperrflächen der Erder überdecken und außerdem aus dem Bereich der Sperrflächen bei den Messungen nicht herauszukommen ist (vgl. S. 43 u. 67). Der registrierende Spannungsmesser V_1 wird in der speisenden Netzstation aufgestellt. Die übrigen Messungen werden am Hausanschluß einer von der speisenden Netzstation möglichst weit entfernt liegenden Anschlußanlage durchgeführt, um somit die ungünstigen Widerstandsverhältnisse zu erfassen. Zur Schließung des Erdschlußstromkreises muß die zwischen dem Transformatorsternpunkt und der Betriebserdung liegende Durchschlagsicherung überbrückt werden, was aber erst dann erfolgen darf, wenn das Netz keinen satten Erdschluß hat. Für die Praxis genügt es meistens, diese Feststellung durch Messen der Phasenspannungen gegen Erde zu treffen; liegen diese drei Spannungen alle in der Größenanordnung von $210/\sqrt{3} \approx 120$ V, dann liegt ein satter Erdschluß eines Außenleiters nicht vor.

In Anwendung der in Abb. 246 dargestellten Meßanordnung wurden die nachstehenden mittleren Meßergebnisse erzielt:

Versuch Nr.	I_e A	U_{R-O} V	U_{O-E} V	U_{R-E} V	U_{S-E} V	U_{T-E} V	R_{Sch} Ω
1	0	125	0	125	125	125	—
2	40	125	14	110	130	134	0,37
3	60	125	32	90	135	150	0,58
4	100	125	57	70	155	165	0,55
5	150	125	83	42	170	195	0,55
6	200	125	95	35	180	200	0,45

Aus dem Erdschlußstrom I_e und der Nullpunktspannung U_{O-E} bzw. der Differenz der Spannungen U_{R-E} bei $I_e = O$ und U_{R-E} bei $I_e > O$ (nachstehend mit U_0, U_1 und U_2 bezeichnet) errechnet sich der Schleifenwiderstand gemäß Gl. (34)

$$R_{Sch} = \frac{U_0}{I_e} = \frac{U_1 - U_2}{I_e}.$$

dessen Werte in der letzten Spalte der Tabelle eingetragen sind und dessen mittlerer Wert rd. 0,5 Ω beträgt, wenn man von kleineren Meß- und Ablesefehlern, der Induktivität des Stromkreises und der Stromabhängigkeit der Erdungswiderstände absieht. Folglich kann bei der Nennspannung von 210 V ein maximaler Erdschlußstrom von

$$I_{e\,max} = \frac{U}{\sqrt{3}\,R_{Sch}} = \frac{210}{1,73 \cdot 0,5} \approx 250\,\text{A}$$

fließen, d. h. die maximale Nennstromstärke einer Sicherung unter Zugrundelegung ihres 2,5fachen Wertes als Abschaltstrom könnte

$$I_{n\,max} = \frac{I_{e\,max}}{2,5} = \frac{250}{2,5} = 100\,\text{A}.$$

betragen. Bei Anwendung der Schutzerdung bis zu dieser Grenze treten jedoch hohe Nullpunktsverlagerungen ein, so daß die Spannungen gegen Erde der nicht mit dem Erdschlußstrom belasteten Außenleiter ihren mit Rücksicht auf den Anwendungsbereich der Schutzmaßnahmen festgelegten Grenzwert von 150 V wesentlich übersteigt. Bei abschaltenden Erdschlüssen werden diese Verlagerungen zwar nur kurzzeitig sein, indessen können Erdschlußströme, die unterhalb der Sicherungsabschaltströme liegen, dauernd oder wenigstens längere Zeit stehenbleiben. Andauernde Verlagerungen sind aber auch von anderen betriebstechnischen Gesichtspunkten aus betrachtet, unerwünscht. Abb. 247 zeigt die vektorielle Darstellung der aus der Tabelle entnommenen Spannungen bei den eingestellten Erdschlußströmen. Das Spannungsdiagramm zeigt, daß die Spannungserhöhung innerhalb der zulässigen Grenze bleibt, wenn der Erdschlußstrom 60 A nicht übersteigt. Aus

diesem Grunde wird die Schutzerdung nur in Stromkreisen bis zu einer
Sicherungsabschaltstromstärke von etwa 60 bis 65 A zugelassen, d. h.
bei Sicherungen bis zu einem Nennstrom von $I_n = 25$ A, wobei voraus-

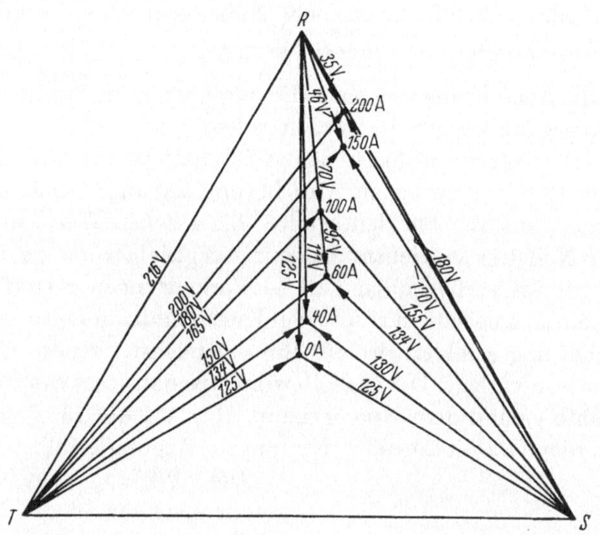

Abb. 247. Spannungsdiagramm zur Beurteilung des Anwendungsbereiches der Schutzerdung
unter Berücksichtigung von unzulässigen Spannungserhöhungen der Leiter gegen Erde

gesetzt wird, daß in jedem Einzelfalle in der Anschlußanlage die Schleifenwiderstände entsprechend der jeweiligen Sicherungsnennstromstärke

I_n	6	10	15	20	25 A
R_{Sch}	8,1	4,9	3,2	2,4	1,9 Ω

eingehalten werden. Da der größte Teil der Anschlußanlagen nur bis 25 A
gesichert ist, kann die Schutzerdung vorzugsweise angewandt werden.

Beispiel 4. Netzerweiterung. Das
380/220 V-Freileitungsortsnetz eines
Dorfes soll um eine Strecke $l =$
1000 m erweitert werden. Abb. 248
zeigt das Netzschema. In dem alten
Netzteil sind die Nullungsbedingungen erfüllt. Ein Stations-Schutzschalter ist nicht vorhanden. Das
Netz soll auch nach der Erweiterung den VDE-mäßigen Nullungsbedingungen entsprechen. Die Lei-

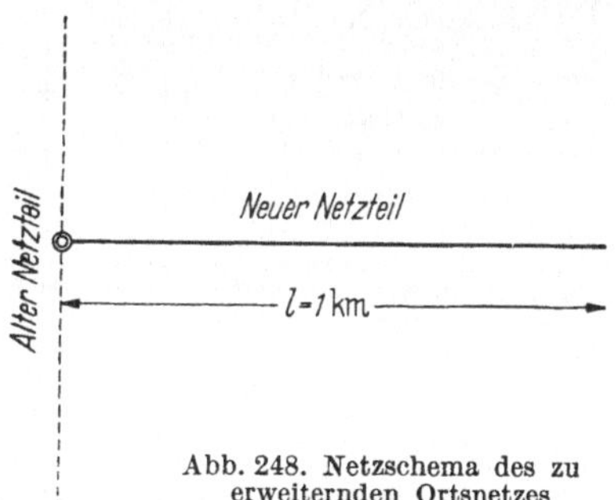

Abb. 248. Netzschema des zu
erweiternden Ortsnetzes

tungsquerschnitte der *Außenleiter* für die neue Strecke sind unter
Berücksichtigung der Belastungsverteilung, des zulässigen Spannungsabfalls und des ermittelten Gleichzeitigkeitsfaktors zu 35 mm² Cu er-

rechnet worden. Die Absicherung in der Station muß mit 80 A erfolgen. Die Strecke soll in drei Ausführungsarten projektiert werden, und zwar

1. mit einem Strecken-Stations-Schutzschalter,

2. mit entsprechend bemessenem Nulleiterquerschnitt und

3. mit gestaffelten Streckensicherungen.

Für jede Ausführungsart sind die Baukosten zu ermitteln, die abschließend gegenübergestellt werden sollen.

Zu 1. Die Wärmeauslöser des ST-Schalters für die Außenleiter werden gemäß der geforderten Absicherung auf $I_n = 80$ A, die elektromagnetischen Auslöser auf den etwa 3- bis 4fachen Wert eingestellt.

Da der Nulleiter betriebsmäßig nur Ausgleichströme zu führen hat, sofern — wie im vorliegenden Fall — Vorkehrungen getroffen werden, die bewirken, daß bei einem einpoligen Kurzschluß am Leitungsende noch eine Abschaltung erfolgt, wird für ihn der nächst kleinere Querschnitt, also 25 mm² Cu verlegt. Der Nulleiterüberstromauslöser des ST-Schalters kann deshalb gemäß dem Nomogramm Abb. 131 auf rd. $I_0 = 60$ A eingestellt werden. Damit ist die 1. Nullungsbedingung erfüllt.

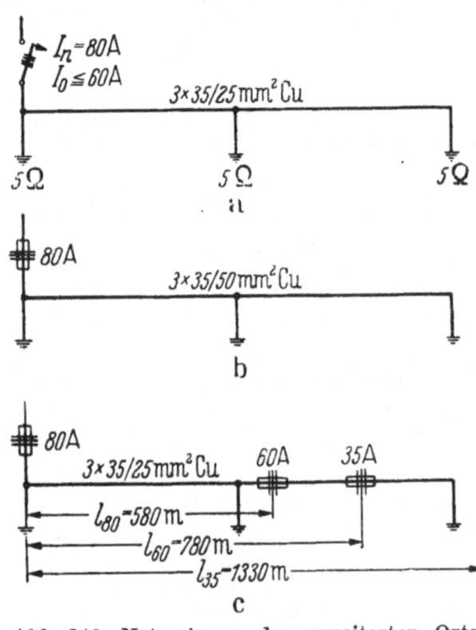

Abb. 249. Netzschema des erweiterten Ortsnetzes. a Mit Stationsschutz-Schalter. b Mit erhöhtem Nulleiterquerschnitt. c Mit gestaffelten Sicherungen

Die Prüfung auf Erdschlußmöglichkeit gemäß der 2. Nullungsbedingung in der neuen Strecke ergibt, daß keine Beeinträchtigungen gegenüber dem alten Netzzustand eintreten. Die 2. Nullungsbedingung kann deshalb bei Anschluß des neuen Nulleiters an den alten als grundsätzlich erfüllt angesehen werden. Lediglich ist der Nulleiter der neuen Strecke noch je am Anfang, in der Mitte und am Ende zu erden. Für diese Erder genügen Erdungswiderstände gemäß VDE 0140/1932, § 11 Ziff. 2 von je 5 Ω bzw. 50 m Bandlänge. Diese Erder am Anfang und Ende der Leitung werden gleichzeitig für die Überspannungsableiter benutzt. Die Notwendigkeit eines Fehlerspannungsauslösers beim ST-Schalter entfällt. Die Baukosten für die Strecke in dieser Ausführungsart betragen 2783,10 DM. Abb. 249a zeigt das Netzschaltbild der erweiterten Strecke.

Zu 2. Bei einem Außenleiterquerschnitt von 35 mm² Cu, einer Absicherung von 80 A und einer Streckenlänge von 1000 m darf zur Sicherstellung der 1. Nullungsbedingung der Ohmsche Widerstand des Nullleiters nicht größer sein als

$$r_0 = \sqrt{\left[\left(\frac{U}{\sqrt{3}\cdot 2{,}5\,I_n}\right)^2 = (\omega L)^2\right]} - r_a\,,\qquad(54)$$

worin

U = verkettete Spannung,
I_n = Sicherungsnennstromstärke,
ωL = induktiver Leitungswiderstand nach Tab. 25,
r_a = Ohmscher Widerstand eines Außenleiters

bedeuten; also

$$r_0 = \sqrt{\left[\left(\frac{380}{1{,}73\cdot 2{,}5\cdot 80}\right)^2 - 0{,}67^2\right]} - \frac{1000}{57\cdot 35} = 0{,}36\,\Omega$$

und hieraus der Nulleiterquerschnitt

$$F_0 = \frac{l}{\varkappa\,r_0} = \frac{1000}{57\cdot 0{,}36} = 48{,}5 \approx 50\,\text{mm}^2\,.$$

Der Nulleiter muß also doppelt so stark sein als unter 1. Damit ist die
1. Nullungsbedingung erfüllt. Erfüllung der 2. Nullungsbedingung wie
unter 1 (Abb. 249b).

Zu 3. Bei einer Absicherung der Strecke von 80 A und unter Bei-
behaltung der Leitungsquerschnitte von $3\cdot 35/25$ mm² ist die 1. Nullungsbedingung nur für eine Teilstrecke erfüllt, und zwar bis zu einer
Entfernung von

$$l_{80} = \frac{\left(\dfrac{F_0}{F_a}\right)^2 U_{ph}\cdot 10^3}{2{,}5\,I_n\,(r_0\cos\varphi_k + \omega L\sin\varphi)}\,\text{m}\,,\qquad(55)$$

von der Station aus gerechnet. In der Formel bedeuten:

F_0 = Querschnitt des Nulleiters,
F_a = Querschnitt eines Außenleiters,
U_{ph} = Phasenspannung $U/\sqrt{3}$,
I_n = Sicherungsnennstromstärke,
r_0 = Ohmscher Widerstand des Nulleiters $\dfrac{l}{\varkappa F_0}$,
$\cos\varphi_k$ = cos des Kurzschlußphasenwinkels = $\dfrac{r_0 + r_a}{\sqrt{(r_0 + r_a)^2 + (\omega L)^2}}$,
ωL = induktiver Leitungswiderstand nach Tab. 25,
$\sin\varphi$ = $\sqrt{1 - \cos^2\varphi_k}$.

Bei der 80-A-Sicherung ist demnach die 1. Nullungsbedingung nur bis
zu einer Entfernung von

$$l_{80} = \frac{\left(\dfrac{25}{35}\right)^2\cdot 220\cdot 10^3}{2{,}5\cdot 80\,(0{,}7\cdot 0{,}88 + 0{,}67\cdot 0{,}6)} = 580\,\text{m}$$

erfüllt. Hier muß eine Zwischensicherung von 60 A eingebaut werden,
die gemäß Gl. (55) bis zu einer Entfernung von $l_{60} = 780$ m ausreicht,
wo wieder eine weitere Zwischensicherung von 35 A einzubauen ist, die

schließlich bis zu einer Entfernung von $l_{35} = 1330$ m ausreicht. Die Nachprüfung hinsichtlich der Belastungsverteilung ergibt hier keine Anstände. Damit ist formell die 1. Nullungsbedingung erfüllt. Erfüllung der 2. Nullungsbedingung wie unter 1. Die Baukosten der Strecke in dieser Ausführungsart betragen 2708,40 DM. Abb. 249c zeigt das Netzschaltbild der Strecke.

Zu 1. bis 3. Die Kostengegenüberstellung ergibt:

Ausführungsart unter 1. . . . . 2783,10 DM
„   „   2. . . . . 3022,— „
„   „   3. . . . . 2708,40 „

Die Ausführungsart unter 2. scheidet sofort aus, da die Baukosten gegenüber 1. um 9% und gegenüber 3. um 11,5% höher liegen. Die Ausführungsform unter 1. liegt hinsichtlich der Baukosten gegenüber der unter 3. zwar um rd. 3% höher, hat aber nicht zu unterschätzende betriebliche Vorteile.

b) Anschlußanlagen

Bei der Projektierung von Anschlußanlagen sind hinsichtlich des Berührungsspannungsschutzes zunächst zwei Hauptfragen zu beantworten:

1. Sind Schutzmaßnahmen erforderlich oder nicht?

2. Welche Schutzmaßnahmen müssen, können oder sollen angewendet werden?

Die Beantwortung dieser Hauptfragen setzen Gewissenhaftigkeit, Verantwortungsbewußtsein und ausreichende Fachkenntnisse des projektierenden Technikers voraus.

Als oberster Grundsatz für die Beantwortung der ersten Hauptfrage gilt: Die Schutzmaßnahmen sollen nur dort angewendet werden, wo die Möglichkeit einer besonderen Gefährdung vorliegt; wenn Schutzmaßnahmen nicht erforderlich sind, soll man von ihrer Anwendung absehen. Dieser Grundsatz hat nicht nur eine wirtschaftliche Berechtigung, sondern ist auch in schutztechnischer Hinsicht insofern berechtigt, als bei Versagen der Schutzeinrichtungen oftmals erst Gefahren eintreten, die sonst vielleicht nicht vorhanden wären. Theoretisch könnte man den Sicherheitsgrad der elektrischen Anlagen

1. ohne zusätzliche Schutzmaßnahmen in vollisolierten Räumen und

2. mit zusätzlichen Schutzmaßnahmen in Räumen mit elektrisch leitfähigen Fußböden oder geerdeten Bauteilen

gleichsetzen. In der Praxis ist es aber leider nicht so; abgesehen davon, daß Anlagen mit zusätzlichen Schutzmaßnahmen, wie z. B. Schutzerdung, Nullung und insbesondere Schutzschaltung, einen mehr oder weniger großen technischen Aufwand erfordern und auch einer laufenden Kontrolle in bezug auf ihre Wirksamkeit und Schutzbereitschaft bedürfen — letztere aber erfahrungsgemäß unterlassen wird —, wird oftmals nur eine Schutzmaßnahme vorgetäuscht, die in Wirklichkeit nicht vorhanden ist. Hinzu kommt, daß die Wirkung der Schutzmaßnahme oft nur in den fest verlegten Leitungen sichergestellt ist, aber die angeschlossenen Geräte und Leuchten mit den beweglichen Anschlußleitungen nicht in die Schutzmaßnahme einbezogen sind. Gewiß ist von der Seite der VDE-Vorschriften alles getan worden, um derartige Unzulänglichkeiten auszuschalten. So dürfen z. B. nach VDE 0100/5.57, § 3, Abs. e), ab 1. 3. 1959 nur Stromverbrauchsgeräte und Leuchten *mit* Schutzeinrichtungen in den Handel gebracht werden. Auch alle Steckvorrichtungen, mit Ausnahme normaler Wandsteckdosen, müssen als Schutzkontaktsteckvorrichtungen ausgebildet sein und durch Schutzleiter mit den Schutzkontakten verbunden werden. Auch wenn man unterstellt, daß diese Vorschriften vom Hersteller und Installateur beachtet und eingehalten werden, so bleibt doch noch die übergroße Zahl der Anlagenbenutzer, in deren Ermessen die Pflege der Anlagen und Geräte liegt. Man kann in der Praxis einfach nicht übersehen, daß Installationen und Reparaturen von fachunkundigen Anlagenbenutzern in erschreckendem Maße zunehmen und viele tödlichen elektrischen Unfälle sind auf diese Ursache mehr oder weniger zurückzuführen. Das ist auch einer der wichtigsten Gründe, warum der von verschiedenen Seiten erhobenen Forderung, Schutzmaßnahmen grundsätzlich in allen Räumen vorzuschreiben, nicht entsprochen werden kann; denn zweifellos würde die Übersichtlichkeit der Anlage hierdurch noch mehr erschwert werden und die zahlreichen Verwechslungsmöglichkeiten des Schutzleiters würden zu einer Steigerung der Unfälle führen. Würde man also in vollisolierten Räumen noch zusätzliche Schutzmaßnahmen anwenden, so würde dadurch der Sicherheitsgrad nicht herauf-, sondern eher herabgesetzt werden[1]. Gegen alle Gefahrenmomente schützt am besten der *elektrisch isolierende* Raum. Er kommt als Schutzmaßnahme — und eine solche ist er — dem Benutzer elektrischer Anlagen gar nicht zum Bewußtsein und kann demzufolge auch kaum unwirksam gemacht werden. Die Isolierung im allgemeinen und die des Raumes im besonderen ist und bleibt die beste Schutzart, die den höchsten Sicherheitsgrad in der Praxis verbürgt[2].

Auf keinen Fall dürfen Schutzmaßnahmen als Ausgleich konstruktiver oder projektierender Mängel elektrischer Anlagen vorgesehen und

---

[1] Der Verfasser ist der Meinung, daß die Forderung auf Anwendung von Schutzmaßnahmen in allen Räumen nicht einem gesteigerten Sicherheitsbedürfnis, sondern eher einer gewissen Bequemlichkeit entspringt, weil dann die Anwendung von Schutzmaßnahmen in Abhängigkeit von der Raumbeschaffenheit gegenstandslos geworden ist.

[2] SCHRANK, W.: Die Auswahl von Fußbodenbelägen vom Standpunkt ihrer elektrischen Isolierfähigkeit. Parkett Bd. 7 (1958) S. 32.

somit als Beruhigungsmittel für das Gewissen des Konstrukteurs oder Projekteurs angesehen werden. Das würde eine völlige Verkennung des Aufgabenbereichs der Schutzmaßnahmen bedeuten. Die engere Beantwortung der ersten Hauptfrage hat deshalb in erster Linie nach der Tab. 23 und die im Anschluß daran angeführten Gesichtspunkte und unter Berücksichtigung etwa bestehender Sondervorschriften des jeweiligen Elektrizitätswerkes zu erfolgen.

Demnach müssen bekannt sein:

a) Spannung des Netzes gegen Erde, b) Beschaffenheit des Raumes (Raumklasse), c) Geräteart, um zu beurteilen, ob eine betriebsmäßige Umfassung oder nur eine großflächige Berührung in Frage kommt. Nach Klärung dieser Unterfragen kann die Beantwortung der ersten Hauptfrage erfolgen.

Für die Beantwortung der zweiten Hauptfrage sind in nachstehender Reihenfolge die

a) Netzverhältnisse, b) örtlichen Verhältnisse, c) Betriebsverhältnisse, d) wirtschaftlichen Gesichtspunkte

entscheidend. Soweit bei größeren Projekten das Netzsystem noch nicht bekannt und somit die Netzverhältnisse auch nicht beurteilt werden können, ist eine weitere Klärung der Unterfragen schlecht möglich, und zwar um so weniger, wenn die wirtschaftlichen Gesichtspunkte berücksichtigt werden sollen. Aus diesem Grunde müssen erst die Netzverhältnisse bekannt sein. Die Prüfung der örtlichen Verhältnisse hat sich auf die Erdungsverhältnisse, je nachdem, welche Bedeutung sie für die jeweilige Schutzmaßnahme haben, zu erstrecken. Die Betriebsverhältnisse können insofern für die Wahl der Schutzmaßnahme entscheidend sein, als sie oftmals eine bestimmte Schutzmaßnahme erfordern oder ausschließen. Nachdem die Netz-, Orts- und Betriebsverhältnisse festliegen und noch eine weitere Auswahl unter den Schutzmaßnahmen zur Verfügung steht, wird die Schutzmaßnahme gewählt, die mit dem geringsten Kostenaufwand durchgeführt werden kann. Damit sind auch die wirtschaftlichen Gesichtspunkte berücksichtigt.

In allen Fällen wird sich bei Beantwortung der beiden Hauptfragen die Reihenfolge der Unterfragen nicht einhalten lassen, weil die Verhältnisse manchmal ineinandergreifen, so daß sinngemäß verfahren werden muß. Abgesehen von Sonderfällen, die ohnehin eine abweichende Behandlung erfahren müssen, werden oftmals Schwierigkeiten bei größeren Projekten für Industriebetriebe auftreten.

Zur Bearbeitung größerer Projekte sind deshalb nur Fachleute mit vieljährigen praktischen Erfahrungen berufen, denn eine gute Praxis hilft leicht über die manchmal auftretenden Schwierigkeiten hinweg.

Soweit für die Projekte Leitungspläne angefertigt werden, müssen die Schutzmittel[1] unter Verwendung symbolischer Schaltzeichen eingetragen werden. Einzelheiten sind mit dem Bauleiter abzusprechen. In Zweifelsfällen empfiehlt sich eine Rücksprache mit dem zuständigen Elektrizitätswerk.

Nachstehend sollen einige Projektierungsbeispiele, die der Praxis entnommen sind, aufgezeigt werden. Jedes Projekt wurde entsprechend den beiden Hauptfragen auf

1. Schutzbedürftigkeit und 2. Schutzart

bearbeitet. Man bedient sich hierbei am besten tabellenförmiger Zusammenstellungen, die sich sowohl bei der Projektierung als auch bei späteren Rückfragen als zweckmäßig erweisen können.

Beispiel 1. Siedlungshaus. Die Ergebnisse der Prüfung auf Schutzbedürftigkeit gehen aus Tab. 32 hervor. Aus Tab. 33 sind bei verschiedenen Netzverhältnissen die angewandten Schutzmittel zu ersehen. Abb. 250 zeigt die Installationszeichnung mit den eingetragenen Schutzmaßnahmen bei den in Tab. 33 unter a) genannten Netzverhältnissen.

Beispiel 2. Fabrikgebäude. Abb. 251 zeigt die elektrischen Einrichtungen eines dreistöckigen Fabrikgebäudes in perspektivischer Darstellung, aus der besonders die Aufstellungsart der Hauptverteilung und der verschiedenen Motoren einschließlich ihrer Anlaßorgane ersichtlich ist. Auf Grund dieser Zeichnung sind die Schutzmaßnahmen festzulegen.

Es sind gegeben:

Netzverhältnisse. Drehstrom 3×500 V mit geerdetem Sternpunkt. Schutzerdung kann mit Rücksicht auf die Bemessung der Betriebserdung in Stromkreisen bis zu 25 A angewendet werden.

Erdungsverhältnisse. Ein ausgedehntes Frischwasserrohrnetz, die Kabelbleimäntel und die leitenden Gebäudeteile können als Schutzerder in Anspruch genommen werden. Mit einem ausreichenden Erdungswiderstand dieser Erder, insbesondere wenn sie zusammengeschlossen werden, ist zu rechnen, da auf Grund der Netzverhältnisse und der begrenzten Anwendung der Schutzerdung in Stromkreisen bis zu 25 A nur ein Erdungswiderstand nach Gl. (27) von

$$R_s = \frac{1/2 \, U_{Ph}}{2{,}5 \, I_n} = \frac{1/2 \cdot 500/\sqrt{3}}{2{,}5 \cdot 25} = 2{,}3 \, \Omega$$

erforderlich ist.

Betriebsverhältnisse. Sämtliche Motoren werden mit Drehstrom 3×500 V betrieben. Die Motoren sind z. T. gruppenweise zu einem Hauptstromkreis zusammengefaßt. Dieser ist in der Hauptverteilung

---

[1] Ganz besonders ist bei vorgesehener Verlegung von Stegleitungen zu prüfen, ob nicht etwa ein Schutzleiter erforderlich wird, weil eine nachträgliche Verlegung der Schutzleiter zumindest im Sinne der Vorschriften nicht mehr möglich ist. Auch in Zweifelsfällen sollte er von vornherein mitverlegt werden.

entsprechend dem Querschnitt abgesichert. Jedem Motor ist ein Motorschutzschalter mit dreipoliger thermischer Überstromauslösung zu-

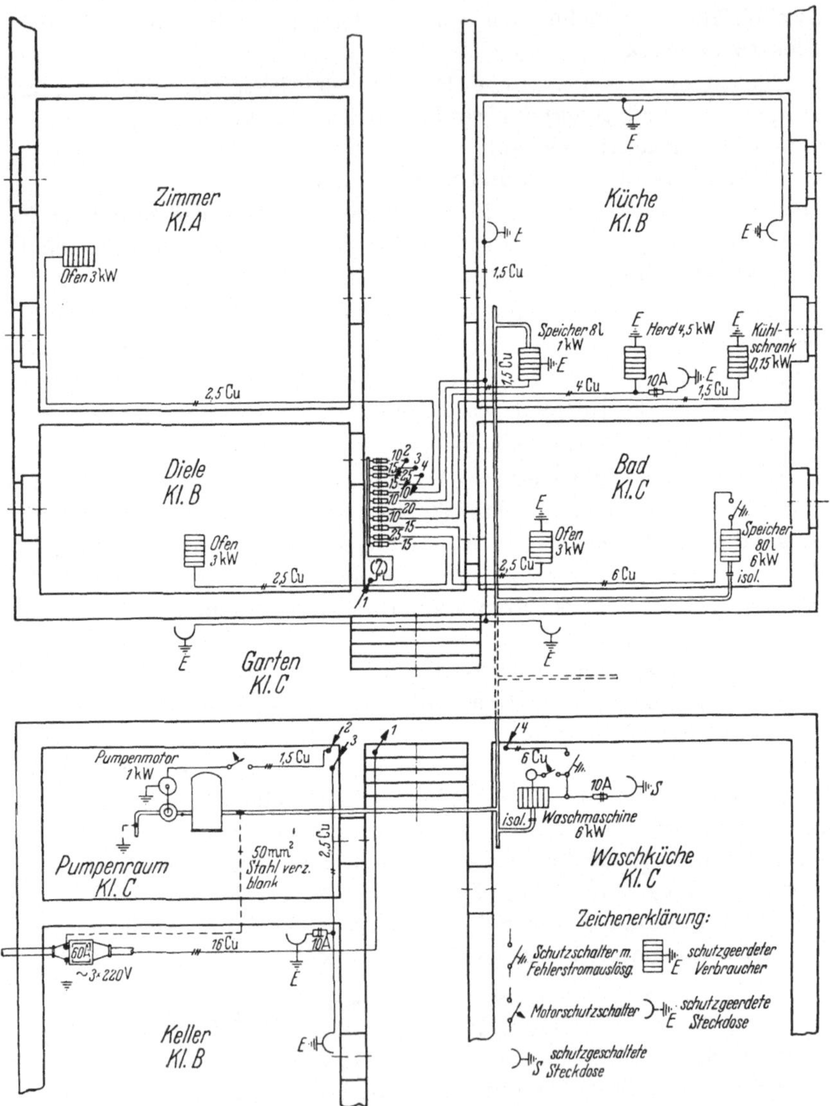

Abb. 250. Installationszeichnung der elektrischen Anlage eines Siedlungshauses mit Angabe der Schutzmaßnahmen

geordnet. Der Kurzschlußschutz wird durch Sicherungen übernommen. Für die ortsveränderlichen Elektrowerkzeuge wird Hochfrequenz von 150 Per/s bei einer Drehstromspannung von 3×72 V verwendet. Die

Tabelle 32. *Prüfung auf Schutzbedürftigkeit*
(Spannung gegen Erde[1] etwa 130 V)

Fest angeschlossene Elektrogeräte

Elektrogerät	Raum	Raum-beschaffenheit	Klasse	Betriebsmäßige Umfassung oder großflächige Berührung	Schutz-bedürf-tigkeit
Elektroherd Speicher 8 l Kühlschrank	Küche	Steinfuß-boden	B	Betriebsmäßige Umfassung	ja
Heizofen	Diele	Terrazzo	B	Großflächige Berührung	.nein
Speicher 80 l Heizofen Waschmasch.	Bad Wasch-küche	feuchter Raum	C	Unabhängigkeit davon, weil auf Grund der Zugehörig-keit des Raumes zur Kl. C Schutzmaßnahmen *stets* er-forderlich sind	ja
Pumpenmotor für Hauswasser-versorgungs-anlage	Keller	Unabhängig davon, weil schon auf Grund der zwang-läufigen Verbindung des Motorgehäuses mit der Hauswasserleitung, die ihrerseits wieder an den Zapfstellen aller Räumebe triebsmäßig umfaßt wird, Schutzmaßnahmen erforderlich sind			ja
Heizöfen	Zimmer	Holzfußboden trockner Raum	A	Unabhängig davon, weil auf Grund der Zugehörigkeit des Raumes zu Kl. A Schutzmaßnahmen *nicht* erforderlich sind	nein

Steckvorrichtungen[2]

Anzahl	Raum	Raum-beschaffenheit	Klasse	Anschluß für Elektrogeräte wie z. B.	Schutz-kontakt-steck-dosen
3	Küche	Steinfußboden	B	Zusatzkoch-, Brat- und Backgeräte	ja
15	Zimmer	Holzfußboden	A	Staubsauger, Bügeleisen, Strahlöfen usw.	nein
2	Keller	Zement-fußboden	B	Strahlöfen, Wasserkocher	ja
1	Waschküche	feuchter Raum	C	Wäscheschleuder	ja
2	Garten	im Freien	C	Leuchten, Lüfter	ja

[1] Rücksichtnahme auf die Spannungsgrenzen von 150 V und 250 V nur in-soweit erforderlich, als bei Geräten in Räumen der Kl. B zwischen einer betriebs-mäßigen Umfassung und einer großflächigen Berührung unterschieden werden muß. Im ersten Falle müssen bis 150 V Schutzmaßnahmen angewandt werden, im zweiten Falle sind sie nicht erforderlich. Über 150 V ist die Schutzbedürftigkeit von diesem Unterschied unabhängig.

[2] In Räumen der Kl. B müssen Schutzkontaktsteckdosen unabhängig von der 150-V-Spannungsgrenze stets angebracht werden, weil vorher nicht übersehen werden kann, ob die Anschlußgeräte zu ihrer Bedienung betriebsmäßig umfaßt oder nur großflächig berührt werden müssen.

Tabelle 33. *Art der Schutzmaßnahmen*
(Besondere zu berücksichtigende Betriebsverhältnisse liegen nicht vor)

Netzverhältnisse[1]	Ortsverhältnisse	Schutzbedürftige Geräte und Steckdosen	Sich.	Wirtschaftlichste Schutzart	Bedingungen
a) Drehstromnetz in Kabelausführung 3×220 V mit geerdetem Netzstern. Schutzerdung zulässig in Stromkreisen bis zu 20 A. Spannung gegen Erde normal $$\frac{220}{\sqrt{3}} = 127 \text{ V}$$	Der Bleimantel des Kabelnetzes kann als Schutzerder sowohl allein als auch in Verbindung mit dem Wasserrohrnetz verwendet werden. Der Erdungswiderstand des Eigenwasserrohrnetzes wird als unzureichend beurteilt. Anschluß an ein öffentliches Wasserrohrnetz liegt nicht vor	Elektroherd Speicher 8 l Kühlschrank Heizofen/Bad Pumpenmotor Steckdosen	20 10 10 15 10 10	Schutzerdung	Verbindung des Kabelbleimantels mit dem Hauswasserrohr. Das Hauswasserrohrnetz kann dann als Sammelerdleitung dienen, an die sämtliche zu erdenden Geräte und Schutzkontakte der Steckdosen anzuschließen sind. Erdungs- bzw. Schleifenwiderstand $\lessgtr 1,3 \, \Omega$ bzw. $2,6 \, \Omega$
		Speicher 80 l Waschmaschine	25 25	Schutzschaltung	Porzellanrohre zwischen Speicher und Wasserrohr; kein fester Wasserrohranschluß für Waschmaschine
b) Drehstromnetz wie oben, jedoch in Freileitungsausführung	Das Hauswasserrohrnetz kann als Hilfserder verwendet werden	Sämtliche obengenannten	—	Schutzschaltung	1. Porzellanrohre bei beiden Speichern 2. Kein fester Wasserrohranschluß für Waschmaschine 3. Für Pumpenmotor neutraler Hilfserder außerhalb des Spannungstrichters
c) Nulleiternetz Drehstrom 380/220 V[1] mit einem für Nullung zugelassenen Nulleiter	Mit Ausnahme des Hauswasserrohrnetzes sind weitere Erder, die mit dem Nulleiter verbunden werden müssen, nicht vorhanden	Sämtliche obengenannten und der Heizofen[1] in der Diele	—	Nullung	Einhaltung der Nullungsbedingungen auch innerhalb der Anlage. Zwangläufig geerdete Geräte, wie Speicher und Pumpenmotor, *müssen* genullt werden

[1] Bedingen die Netzverhältnisse auch eine Überschreitung der Spannungsgrenze von 150 V gegen Erde, so müssen die Geräte in Räumen der Kl. B auch dann Schutzeinrichtungen erhalten, wenn sie nur großflächig berührt werden können.

Umwandlung der Frequenz und der Spannung erfolgt durch ein Umformeraggregat. Der Sternpunkt des Hochfrequenzgenerators ist geerdet. Für die Beleuchtungsanlage wird die Spannung von 3×500 V auf 3×220 V herabtransformiert. Der Sternpunkt des Transformators ist nicht herausgeführt.

Prüfung auf Schutzbedürftigkeit. Spannung gegen Erde des sternpunktgeerdeten Drehstromnetzes $500/\sqrt{3} = 290$ V. Folglich sind nach Tab. 23 für alle an dieses Netz angeschlossenen Betriebsmittel Schutzmaßnahmen grundsätzlich erforderlich.

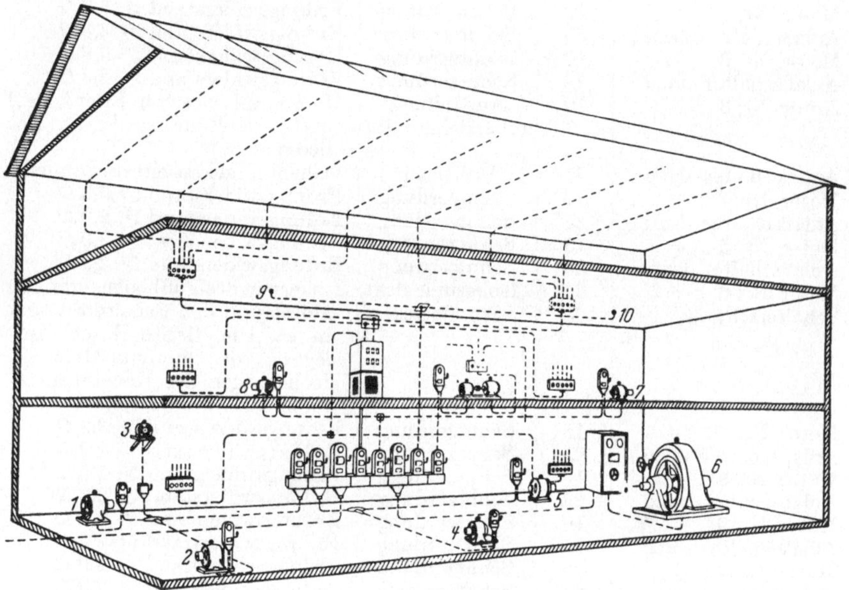

Abb. 251. Perspektivische Darstellung der elektrischen Einrichtungen eines Fabrikgebäudes zur Beurteilung der erforderlichen Schutzmaßnahmen

Spannung gegen Erde des sternpunktgeerdeten Hochfrequenz-Drehstromnetzes $72/\sqrt{3} \approx 42$ V. Schutzmaßnahmen sind deshalb nach Tab. 23 nicht erforderlich. Spannung gegen Erde des Beleuchtungs-Drehstromnetzes im Erdschlußfalle 220 V. Für die an dieses Netz angeschlossenen Geräte sind Schutzmaßnahmen nach Tab. 23 von Raumklasse B ab erforderlich.

Wirtschaftlichste Schutzarten. Die Ergebnisse der Prüfung, welche Schutzarten bei den verschiedenen Betriebsmitteln am vorteilhaftesten sind und welche Bedingungen erfüllt werden müssen, gehen aus Tab. 34 hervor. Die örtlichen Verhältnisse erlauben, daß die Bedingungen ohne technische und wirtschaftliche Schwierigkeiten eingehalten werden können. Als Schutzleiter können die Bleimäntel der innerhalb des

Fabrikgebäudes liegenden Kabel verwendet werden; sie sind an den Muffen u. dgl. kurzschlußfest durchzuschalten.

Darüber hinaus ist ein großer Teil der Fabrikgebäude in Stahlskelettbauweise ausgeführt. Diese umfangreichen Erder lassen auf einen sehr kleinen Gesamterdungswiderstand schließen, der noch durch parallele Verbindungen vermindert werden kann.

Tabelle 34. *Art der Schutzmaßnahmen und Bedingungen*

Anlagenteil	Sich.	Schutzart	Bedingungen
Motor Nr. 1	10	Schutzerdung	Erdungswiderstand $\gtrless 5{,}8\ \Omega$
Anlaßschalter dazu .	25	Schutzerdung[1]	Erdungswiderstand $\gtrless 2{,}3\ \Omega$
Motor Nr. 2	10	Schutzerdung	Erdungswiderstand $\gtrless 5{,}8\ \Omega$
Anlaßschalter dazu	25	Schutzerdung	Erdungswiderstand $\gtrless 2{,}3\ \Omega$
Motor Nr. 3	10	Aufstellung außerReichweite	Motorengehäuse vom Eisenkonsol und von Rohranschlüssen isolieren
Anlaßschalter dazu .	25	Isolierung	Isolierstoffgekapseltes Schaltgerät
Motor Nr. 4	10	Schutzerdung	Erdungswiderstand $\gtrless 5{,}8\ \Omega$
Anlaßschalter dazu .	25	Schutzerdung	Erdungswiderstand $\gtrless 2{,}3\ \Omega$
Motor Nr. 5	15	Schutzerdung	Erdungswiderstand $\gtrless 3{,}9\ \Omega$
Anlaßschalter dazu .	25	Schutzerdung	Erdungswiderstand $\gtrless 2{,}3\ \Omega$
Motor Nr. 6	80	Isolierung des Standortes	Isolierung des Fußbodens um den Motor und den Schalterschrank in ca. 1 m Breite durch Auflegung von Gummimatten. Isolierungen der Kabelbleimäntel und Kühlrohre vom Gehäuse
Schalterschrank . .	100		
Motor Nr. 7	15	Schutzerdung	Erdungswiderstand $\gtrless 3{,}9\ \Omega$
Anlaßschalter dazu .	25	Schutzerdung	Erdungswiderstand $\gtrless 2{,}3\ \Omega$
Motor Nr. 8	10	Schutzerdung	Erdungswiderstand $\gtrless 5{,}8\ \Omega$
Anlaßschalter dazu .	25	Schutzerdung	Erdungswiderstand $\gtrless 2{,}3\ \Omega$
Motor Nr. 9	10	Schutzerdung	Erdungswiderstand $\gtrless 5{,}8\ \Omega$
Anlaßschalter dazu .	25	Schutzerdung	Erdungswiderstand $\gtrless 2{,}3\ \Omega$
Motor Nr. 10 . . .	15	Schutzerdung	Erdungswiderstand $\gtrless 3{,}9\ \Omega$
Anlaßschalter dazu .	25	Schutzerdung	Erdungswiderstand $\gtrless 2{,}3\ \Omega$
Frequenzwandler[2] .	15	Schutzerdung	Erdungswiderstand $\gtrless 3{,}9\ \Omega$
Anlaßschalter dazu .	25	Schutzerdung	Erdungswiderstand $\gtrless 2{,}3\ \Omega$
Transformator . . .	35	Isolierung	Isolierung des Transformators von der Gebäudekonstruktion und den ihn umgebenden leitfähigen Teilen der Zelle. Bedienungsschaltgriffe mit Isolierstoff umpressen oder Isolierung des Fußbodens wie bei Motor Nr. 6.
Hauptverteilung . .	200	Isolierung	Isolierstoffgekapselte Verteilungsanlage
Steckvorrichtungen am 3 × 220-V-Netz	10	Schutzerdung	Erdungswiderstand $\gtrless 2{,}6\ \Omega$

[1] Die Schutzerdung der Motoren ist nach den in den Anlaßschaltern eingebauten Sicherungen zu bemessen. Für die Bemessung der Schutzerdung der Anlaßschalter sind die in der Hauptverteilung eingebauten Sicherungen zugrunde zu legen.

[2] Die Betriebserdung des Generatorsternpunktes ist mit der Schutzerdung zusammenzuschließen.

Betriebsverhältnisse. Mit Rücksicht auf den fabrikmäßigen Zusammenbau der Elektromotoren mit den Arbeitsmaschinen und die Verbindungen letzterer mit leitenden Gebäudeteilen lassen sich zwangläufige Erdungen der schutzbedürftigen Anlagenteile nicht vermeiden.

Beispiel 3. Industriewerk. Die Anlage wird über 2 Hochspannungsstationen versorgt. In der Station I sind 2 Transformatoren von 50 und 300 kVA und in der Station II 2 Transformatoren von 200 und 300 kVA aufgestellt. Sämtliche Transformatoren arbeiten je nach Bedarf parallel auf das Niederspannungsverteilungsnetz. Die Betriebsspannung ist Drehstrom 3×220 V. Die Sternpunkte an den Transformatoren sind herausgeführt. Das Verteilungsnetz besteht zum größten Teil aus Erdkabeln, zum kleineren Teil aus im Freien verlegten Leitungen.

Prüfung auf Schutzbedürftigkeit. Bei Erdung der Transformatorensternpunkte ist die Spannung gegen Erde $220/\sqrt{3} = 127$ V. Die Betriebsräume des Werkes entsprechen überwiegend der Raumklasse C, zum kleineren Teil der Klasse B, mit Ausnahme der Werkstischlerei, deren Räume der Klasse A angehören. In allen den Klassen C, B und A angehörigen Räumen befinden sich in Reichweite der Motoren und Anlaßorgane geerdete leitfähige Gebäudeteile, mit deren gleichzeitiger Umfassung betriebsmäßig zu rechnen ist. Demzufolge sind Schutzmaßnahmen in allen Räumen, auch in den Räumen der Klassen B und A, erforderlich, und zwar unabhängig davon, ob die Anlagenteile nur großflächig berührt oder betriebsmäßig umfaßt werden.

Örtliche Verhältnisse. Die örtlichen Verhältnisse sind besonders durch gute Erdungsmöglichkeiten gekennzeichnet. Auf dem Werksgelände sind zum überwiegenden Teil betriebseigene und zum kleineren Teil städtische Frischwasserrohre größerer Rohrweiten verlegt. Außerdem sind umfangreiche werkseigene Gleisanlagen für Krane vorhanden. Die Schutzschaltung ist für die zwangläufig geerdeten Motoren nicht anwendbar, da bei einem Fehler gleich eine ganze Gruppe von Motoren ausfallen würde, was betriebstechnisch nicht tragbar ist. Eine Isolierung der Motoren von den geerdeten Teilen ist mit wirtschaftlich tragbaren und technisch einwandfreien Mitteln schlecht möglich.

Schutzart. Die örtlichen und betrieblichen Verhältnisse sprechen für die Anwendung der Schutzerdung. Von den 89 Motoren sind die Mehrzahl mit 25 bis 80 A gesichert. Die entsprechenden Erdungswiderstände werden erreichbar sein. Als Beurteilungsmaß empfiehlt sich im vorliegenden Falle der Schleifenwiderstand, weil die Nachprüfung von Erdungswiderständen der Schutzerder mit Rücksicht auf die unkontrollierbaren Erdverbindungen auf unüberwindliche meßtechnische Schwierigkeiten stoßen würde. Aus diesem Grunde ist die starre Erdung der Transformatorensternpunkte vorzusehen.

Die Betriebserdungen werden an das nächstliegende Wasserrohr angeschlossen, während die Hochspannungs-Schutzerdungen getrennt

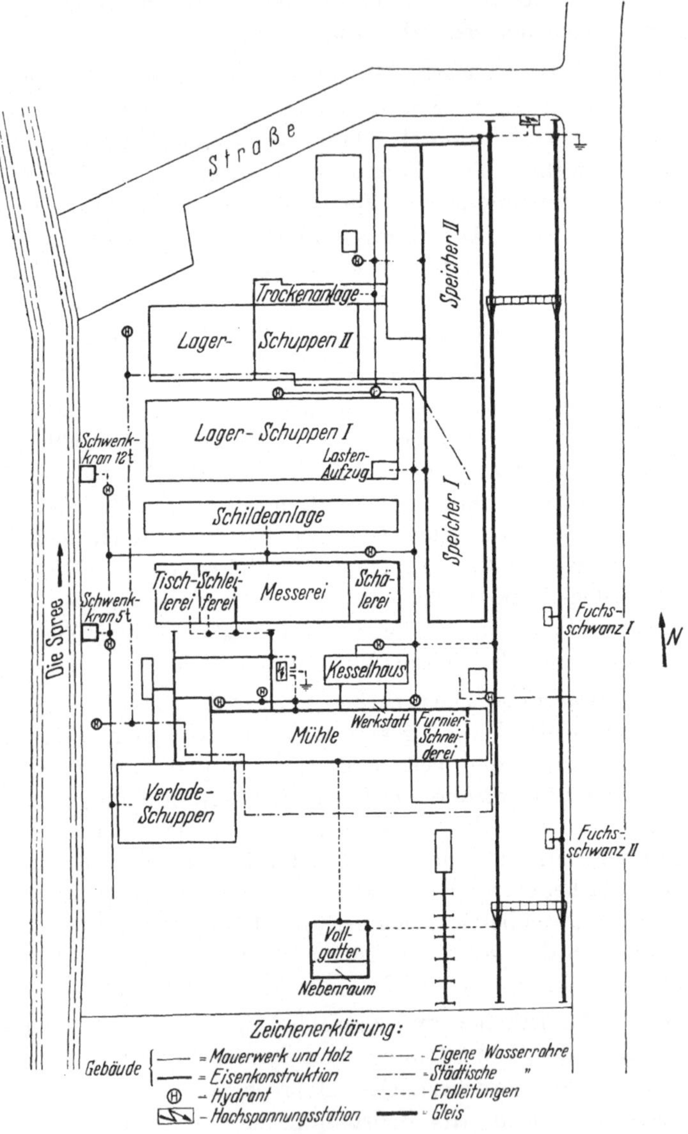

Abb. 252. Lageplan eines Industriewerkes mit vorhandenen und noch zu verlegenden Erdungsleitungen

durchgeführt werden. Die spätere Nachprüfung muß für die schutzbedürftigen Anlagenteile entsprechend Gl. (33) und (34) nachstehende Schleifenwiderstände ergeben:

Sicherung des Anlagenteils	10	15	20	25	35	60	80 A
Schleifenwiderstand	5,1	3,4	2,5	2,0	1,45	0,85	0,64 Ω

Diese Werte werden erreicht werden, wenn alle Erder auf dem Werksgelände untereinander planmäßig verbunden werden, wobei mehrfache Verbindungen den Sicherheitsgrad noch erhöhen. Abb. 252 zeigt den Werkslageplan mit den bestehenden und noch durchzuführenden Erdverbindungen. Das ganze Erdungssystem bildet ein großes zusammenhängendes Schutzsystem. Soweit die schutzbedürftigen Anlagenteile nicht zwangsläufig hiermit verbunden sind, werden sie an dieses Schutzsystem mittels Erdleitungen angeschlossen.

Für die mit größeren Sicherungen als 80 A geschützten Motoren, wie:

1 Motor in der Schälerei,   abgesichert mit 100 A
1 Motor im Vollgatterraum,   ,,   ,, 350 A
1 Motor in der Messerei   ,,   ,, 160 A
1 Motor in der Mühle,   ,,   ,, 125 A

ist dieses Schutzsystem aber nicht mehr durchführbar. Bei diesen Motoren, die nicht zwangsläufig geerdet sind bzw. bei denen sich die zwangläufige Erdung ohne technische Schwierigkeiten aufheben läßt, ist die isolierende Abdeckung durchzuführen. Die Griffe der Bürstenabhebevorrichtungen sind zu isolieren. Die Kühlrohre sind durch Zwischenlagen von den Motorgehäusen zu isolieren. Auf eine ausreichende Isolierung der Motorgehäuse gegen die Fundamente ist zu achten.

Beispiel 4. Gutshof. Für die nach betriebstechnischen und wirtschaftlichen Gesichtspunkten projektierte elektrische Licht- und Kraftanlage eines Gutshofes[1] sind die erforderlichen Schutzmaßnahmen zu ermitteln. Das Netzsystem ist Drehstrom 380/220 V. Spannung gegen Erde also 220 V.

Prüfung auf Schutzbedürftigkeit. Die Prüfung auf Schutzbedürftigkeit, entsprechend Beispiel 1 auf S. 325 ergab, daß sämtliche Elektrogeräte und Motoren, soweit sie entweder im Freien oder in Räumen der Klassen B und C aufgestellt sind bzw. benutzt werden, Schutzmaßnahmen erhalten müssen. Darüber hinaus sollen auch die metallischen Konstruktionsteile in den Großviehställen gegen Berührungsspannungen von mehr als 24 V geschützt werden, um einen Schutz gegen elektrische Viehunfälle sicherzustellen.

Festlegung der Schutzarten. Die Anlage wird über eine 600 m lange Freileitung an das bestehende Ortsnetz angeschlossen. Das Elektrizitätswerk erklärt die Nullung als Schutzmaßnahme für zulässig mit der Maßgabe, daß

---

[1] KINZINGER, K.: Projektierungsbeispiele aus der Praxis elektrischer Hoch- und Niederspannungsanlagen. Leipzig: Hachmeister & Thal 1931. — SCHRANK, W.: Planungsbeispiele für Schutzmaßnahmen in landwirtschaftlichen Installationen. Elektrotechniker Bd. 3 (1951) S. 9.

1. die 1. Nullungsbedingung nicht durch lange Verteilungsleitungen innerhalb der Anschlußanlage in Frage gestellt wird und

2. geeignete Maßnahmen zur Unterstützung der 2. und 3. Nullungsbedingung innerhalb der Anschlußanlage getroffen werden.

Die Nullung ist also nur bedingt anwendbar. Zur Beurteilung des Anwendungsbereiches der Nullung wird vom Elektrizitätswerk die Impedanz der einphasigen Netzschleife vom Transformator des Ortsnetzes bis zum Hausanschluß der Anschlußanlage mit $z = 1,1\ \Omega$ angegeben. Da die Anschlußanlage am Hausanschluß mit $I_n = 60\ \text{A}$ gesichert ist, darf nach Gl. (47) die gesamte Impedanz

$$z_g = \frac{U}{\sqrt{3}\,I_n\,2{,}5} = \frac{380}{1{,}73 \cdot 60 \cdot 2{,}5} = 1{,}47\ \Omega$$

nicht überschreiten. Die Ermittlung an Hand des in Abb. 253 dargestellten Verteilungsnetzes entsprechend Beispiel 1 auf S. 306 ergibt, daß sowohl innerhalb der Ringleitung als auch bis zum Punkt C die 1. Nullungsbedingung erfüllt ist.

Zur Unterstützung der 2. Nullungsbedingung wird der Nulleiter der Anschlußanlage im Punkt C betriebsmäßig geerdet, und zwar erfolgt der Anschluß der Erdleitung über eine Bandeisenerdleitung, die bis zum Gebäude 13 verlegt und dort an die Wasserversorgungsanlage angeschlossen wird. Am Holzmast (Gebäude 15) ist außerdem der Überspannungsschutzerder als Nulleitererder wirksam, der ebenfalls an das Wasserrohrnetz angeschlossen wird. Am Hausanschluß (Gebäude 6) wird der Nulleiter gleichfalls mit dem Wasserrohr verbunden. Auf diese Weise liegt parallel zum Nulleiter die metallische Wasserrohrleitung, so daß auch bei einem Nulleiterbruch in der Anschlußanlage noch keine Berührungsspannung auftritt.

Mit Rücksicht auf die verhältnismäßig lange und somit störanfällige Anschlußfreileitung vom Ortsnetz zum Hausanschluß wird zur Sicherstellung der 3. Nullungsbedingung ein vierpoliger Hausanschluß-Schutzschalter mit Fehlerspannungsauslöser für den Nulleiter vorgesehen. Bei Nulleiterbruch in der Anschlußfreileitung und Überschreitung der Berührungsspannung des Nulleiters der Anschlußanlage erfolgt Auslösung des Schalters.

Hiermit sind die Bedingungen des Elektrizitätswerkes erfüllt und der Anwendungsbereich der Nullung festgelegt. Die Nullung kann als wirtschaftlichste Schutzmaßnahme für alle Anlagenteile durchgeführt werden, die von der Ringleitung und von der Stichleitung bis zum Punkt C abzweigen.

Am Ende der von Punkt C nach D führenden Leitung muß nicht nur von der Nullung abgesehen werden, sondern der Nulleiter darf über den Punkt C hinaus mit Rücksicht auf die Nichterfüllung der 1. Nullungsbedingung überhaupt nicht verlegt werden, da bei einem einpoligen Kurzschluß das Abschmelzen der 60-A-Sicherung in Frage gestellt ist. Da im Punkt D nur ein Anschluß für einen mit 35 A gesicherten Motor vorhanden ist, wird der Nulleiter betriebsmäßig auch nicht benötigt. Der Nulleiter könnte indessen mitverlegt und es könnte auch am Ende der Leitung genullt werden, wenn entweder im Punkt C eine Zwischensicherung von 35 A eingebaut oder der Hausanschlußschalter mit einem Nulleiterüberstromauslöser, der auf etwa den 2,5ten Teil des Kurz-

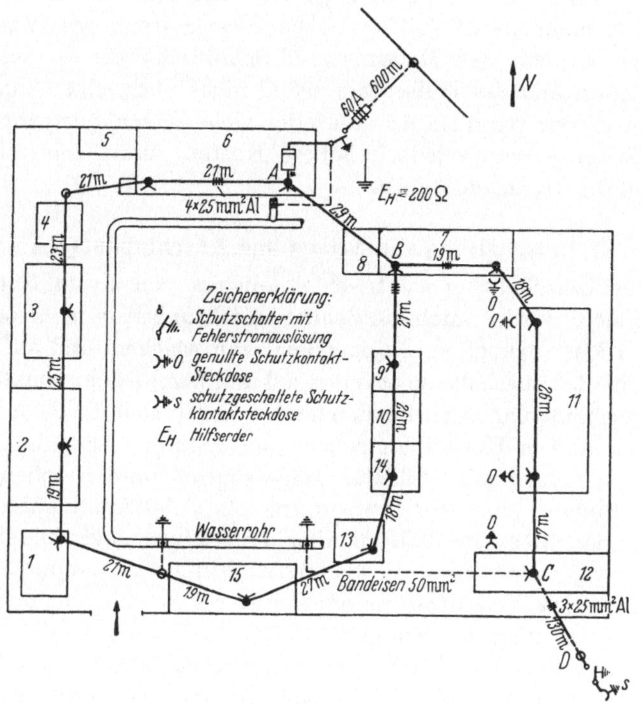

Abb. 253. Leitungsplan für die elektrische Anlage eines Gutshofes mit Angabe der Schutzeinrichtungen

schlußstromes einzustellen wäre, der sich aus der Impedanz bis zum Punkt D ergibt, versehen wird. Die erste Maßnahme ist aber mit Rücksicht auf die Selektivität der 35-A-Motorsicherung unzweckmäßig, während die zweite Maßnahme insofern kostspielig ist, als sie die Mitverlegung des Nulleiters lediglich für den Schutz erfordert, der aber sonst nicht benötigt wird. Es wird deshalb für den Anschluß des Motors in Punkt D eine Steckvorrichtung mit vorgeschaltetem Trennschutzschalter mit Fehlerspannungsauslösung vorgesehen. Der Hilfserder wird in unmittelbarer Nähe des Schalters errichtet. In Abb. 253 sind die wichtigsten Merkmale der Schutzmaßnahmen eingezeichnet.

Um die Eisenkonstruktionsteile der Großviehställe gegen Berührungsspannungen von mehr als 24 V zu schützen, die möglicherweise von den Lichtleitungen übertreten können, wird für die Lichtanlagen der Großviehställe Kleinspannung von 24 V vorgesehen. Die notwendigen Stalltransformatoren werden außerhalb der Ställe angebracht, so daß ihre Gehäuse nicht mit leitenden Gebäudeteilen in Verbindung stehen. Auch durch Nullung der leitenden Gebäudeteile könnte im vorliegenden Falle eine Überschreitung der Berührungsspannungsgrenze von 24 V verhindert werden, weil der Nulleiter gegen Berührungsspannungen von mehr als 24 Volt durch Parallelschaltung des Wasserrohrnetzes und Einbau des Hausanschluß-Schutzschalters — sofern der Erdungswiderstand des Hilfserders 200 Ω nicht übersteigt — genügend gesichert ist. Der parallele Anschluß der vielen Eisenkonstruktionsteile an den Nulleiter würde jedoch höhere Kosten verursachen als durch Stalltransformatoren entstehen.

c) Umschaltung von Netzen und Anschlußanlagen

Bei der Umschaltung elektrischer Anlagen von einem Netzsystem auf das andere werden auch die Schutzeinrichtungen in mehr oder minder hohem Maße betroffen. Je nachdem, von welchem und auf welches Netzsystem die Umschaltung erfolgen soll und welche Schutzmaßnahmen in den Anschlußanlagen vorhanden sind, ergeben sich die erforderlichen Umstellungen. Die Umstellungen sind am größten, wenn nulleiterlose Anlagen auf solche mit Nulleiter umgeschaltet werden sollen und in den Anschlußanlagen die Schutzerdung als Schutzmaßnahmen angewandt ist, nach der Umschaltung aber die Nullung angewendet werden soll oder muß. Ist indessen die Schutzschaltung durchgeführt, so kann sie bei normalen Verhältnissen ohne weiteres bestehenbleiben, da sie von dem Netzsystem unabhängig ist.

Sieht man von der Gleichstrom-Drehstromumschaltung ab, die im allgemeinen einen völligen Neubau der Anlagen erfordert, wenigstens was die Verteilungsnetze anbelangt, dann ist die Umschaltung von Drehstromanlagen von 3×220 V ohne Nulleiter auf 380/220 V mit Nulleiter wohl die häufigste Art der Umschaltung. Sie kann auf dem Wege des Umbaues ohne wesentliche Betriebsunterbrechungen durchgeführt werden, soweit es sich nicht um Kabelnetze handelt, und die Kabelbleimäntel nicht als Nulleiter herangezogen werden sollen (vgl. Abschn. F, S. 155). Bei der Bearbeitung der Umschaltprojekte sind nicht nur die Schutzmaßnahmen schlechthin zu berücksichtigen, sondern es ist auch zu beachten, ob infolge Spannungserhöhung der Leiter gegen Erde der Anwendungsbereich der Schutzmaßnahmen vergrößert wird. Ferner ist darauf zu achten, daß der Sicherheitsgrad der Schutzmaßnahmen während der Bauzeit nicht beeinträchtigt wird. Deshalb

sind sorgfältigste Planungen erforderlich und die notwendigen Arbeitsgänge, insbesondere deren Reihenfolge, genau festzulegen. Am nachstehenden aus der Praxis entnommenen Projektierungs- und Ausführungsbeispiel soll die Umsetzung dieser Gesichtspunkte in die Praxis
gezeigt werden.

Abb. 254 zeigt den Lageplan des umzuschaltenden Netzgebietes.
Das Netzgebiet wird mit Drehstrom 3×220 V betrieben. Die Sternpunkte der Transformatoren sind starr geerdet. Das Netz besteht z. T.

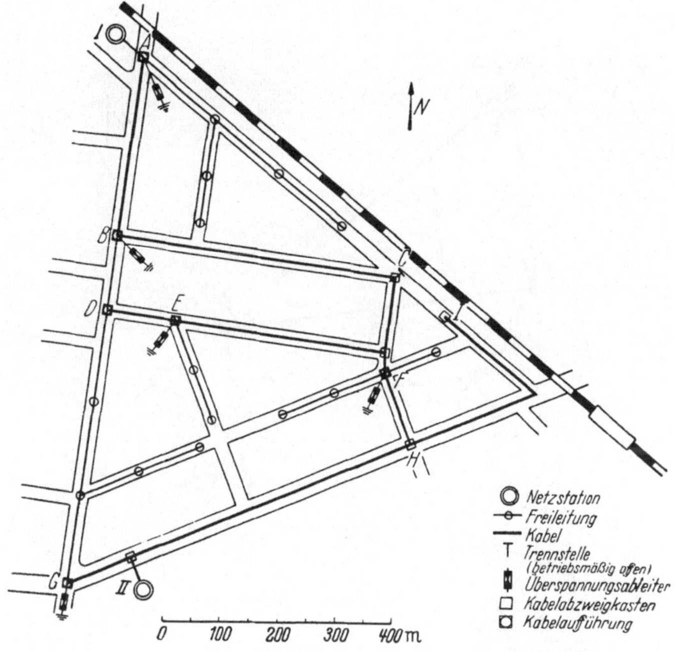

Abb. 254. Lageplan eines umzuschaltenden Netzgebietes

aus Erdkabel und z. T. aus Freileitung. Es soll auf 380/220 V umgeschaltet werden. Als Schutzmaßnahmen in den Anschlußanlagen sind
Schutzerdung und Schutzschaltung durchgeführt. Nach der Umschaltung soll die Nullung als Schutzmaßnahme Anwendung finden, soweit
nicht die Schutzschaltung belassen werden kann[1]. Folglich muß das
Netz nach der Umschaltung den Nullungsbedingungen entsprechen.

Mit Rücksicht auf die Erfüllung der 1. und 3. Nullungsbedingung
soll von der Inanspruchnahme der Kabelbleimäntel als stromführender

---

[1] Die Schutzerdung der Anlagenteile kann neben der Nullung bestehenbleiben, wenn die im Abschn. F, S. 159, genannten Bedingungen erfüllt sind. Indessen müssen zwangsläufig geerdete schutzgeschaltete Anlagenteile genullt werden, wenn die Selektivität zwischen Schutzschalter und Sicherung in Frage gestellt ist (vgl. Abb. 155 und S. 254).

Nulleiter nur in ganz beschränktem Umfange Gebrauch gemacht werden. Es werden deshalb nur die Bleimäntel der kurzen Kabelstrecken als Nulleiter verwendet, die keine Muffen enthalten. Alle längeren Strecken werden entweder gegen Vierleiterkabel ausgewechselt oder mit zwei Außenleitern und dem Nulleiter betrieben, oder gänzlich von der Umschaltung ausgeschlossen. Die Entscheidung, welche von diesen drei Maßnahmen angewendet wird, bestimmen die Belastungs- und Betriebsverhältnisse, insbesondere Größe, Art und Anzahl der Motoren.

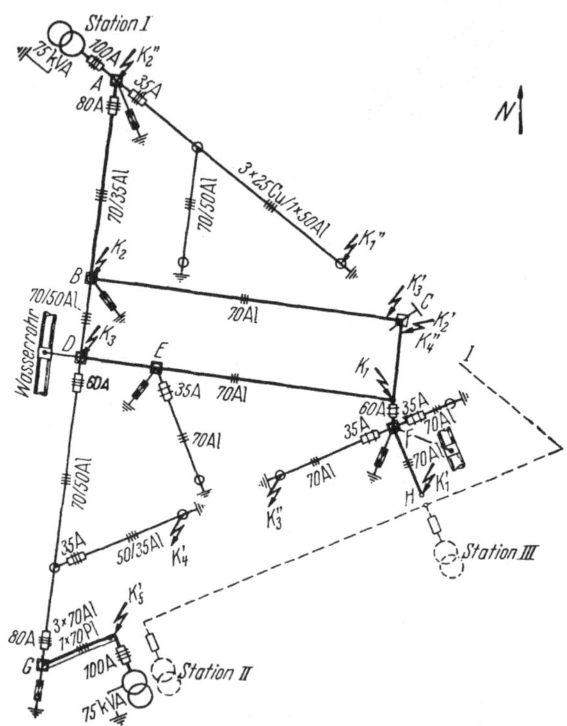

Abb. 255. Netzplan des umzuschaltenden Netzgebietes mit Nachweis der erfüllten Nullungsbedingungen

Die diesbezüglichen Prüfungen ergaben, daß die Kabelstrecke von der Station II über $H—J$ von der Umschaltung ausgeschlossen wird. Das Kabel von der Station I bis B wird gegen ein Vierleiterkabel ausgewechselt. Die mit einer betriebsmäßig offenen Trennstelle versehene Kabelschleife $B—C—E—D$ und das Kabel $F—H$ werden nur mit $2 \times 380/220$ V betrieben. Der Bleimantel des Kabels von der Station II bis G wird als Nulleiter verwendet. Für die Freileitungen wird der Nullleiter nachverlegt mit Ausnahme der Freileitungsstrecken, die von der Kabelschleife abzweigen und somit gleichfalls nur mit $2 \times 380/220$ V betrieben werden können. Zur Speisung der von der Umschaltung ausgeschlossenen Kabelstrecke wird in der Station II der Netztransformator belassen und eine weitere Station III im Punkt H errichtet. Das umzuschaltende Netzgebiet wird über die Station I und über einen weiteren Netztransformator in der Station II betrieben. In den Stationen II und III werden die erforderlichen Kabeltrennungen durchgeführt.

Abb. 255 zeigt den künftigen Netzplan, an Hand dessen zunächst der Nachweis der 1. Nullungsbedingung zu führen ist. Die Berechnung der Kurzschlußströme bei Parallelbetrieb der Netzstationen entspre-

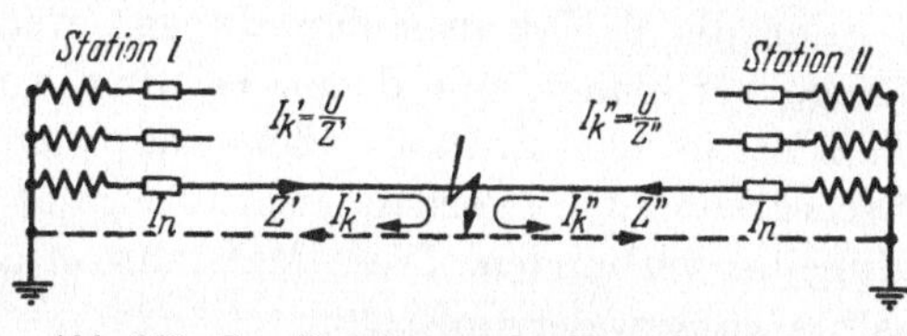

Abb. 256. Zur Berechnung der Kurzschlußströme bei einem zweiseitig gespeisten Netz

chend Abb. 256[1] als auch bei Einzelbetrieb ergibt, daß die 1. Nullungsbedingung bei den eingetragenen Leitungsquerschnitten auch in den von den Speisepunkten am ungünstigsten gelegenen Kurzschlußstellen k_1, k_2 usw. erfüllt wird, jedoch nur unter Einsatz gestaffelter Sicherungen, wie in dem Netzplan eingezeichnet. In nachstehender Tabelle sind die Ergebnisse auszugsweise zusammengestellt.

Einspeisung	Kurzschlußstelle (Abb. 255)	Kurzschlußstrom I_k		Nennstrom nächst. Sich. I_n		$\dfrac{I_k}{I_n}$	
nur von Station I	k_1'	220		60		3,67	
	k_2'	220		80		2,76	
	k_3'	290		80		3,62	
	k_4'	280		35		8,00	
	k_5'	150		60		2,50	
nur von Station II	k_1''	115		35		3,30	
	k_2''	157		60		2,62	
	k_3''	141		35		4,00	
	k_4''	150		60		2,50	
	k_5''	460		100		4,60	
von Station I und II		Stat. I	Stat. II	Stat. I	Stat. II	Stat. I	Stat. II
	k_1	241	154	80	60	3,00	2,57
	k_2	640	209	80	60	8,00	3,48
	k_3	447	220	80	60	5,60	3,67

Zur Erfüllung der 2. Nullungsbedingung wird der Nulleiter in den Netzstationen mit den vorhandenen 2 Betriebserdern verbunden. Diese

---

[1] Die Netzimpedanzen z' und z'' bestimmen die Kurzschlußströme I_k' und I_k''. Über die Kurzschlußstelle k fließt ΣI_k. Entscheidend sind aber die Kurzschlußströme I_k' und I_k'', die die nächsten Sicherungen zum Abschmelzen bringen müssen, so daß die Kurzschlußstelle abgeschaltet wird. I_k' bzw. I_k'' müssen also $\gtreqless 2{,}5\,I_n$ sein, wenn die 1. Nullungsbedingung als erfüllt gelten soll.

Betriebserdungen waren schon mit Rücksicht auf die Zulassung der Schutzerdung in Stromkreisen bis zu 20 A nach Gl. (28) zu je $R_B = 1,3\,\Omega$ bemessen und sind außerdem mit den Bleimänteln der Hoch- und Niederspannungskabel verbunden. Ferner werden in den Punkten D und F Verbindungen mit dem öffentlichen Frischwasserrohrnetz, das bisher für die Schutzerdung in den Anschlußanlagen verwendet wurde, hergestellt.

Für die 6 Netzausläufererdungen werden Banderder von je 50 m Länge verwendet, mit denen bei dem vorhandenen Ackerboden nach Tab. 17 je ein Erdungswiderstand von $R_A \approx 4,5\,\Omega$ erreichbar ist. Ferner werden die vorhandenen Erder der Überspannungsleiter mit dem Nulleiter verbunden. Diese Maßnahmen ergeben mindestens einen Gesamterdungswiderstand von

$$R_0 = \frac{\dfrac{R_B}{2} \cdot \dfrac{R_A}{6}}{\dfrac{R_B}{2} + \dfrac{R_A}{6}} = \frac{\dfrac{1,3}{2} \cdot \dfrac{4,5}{6}}{\dfrac{1,3}{2} + \dfrac{4,5}{6}} = 0,35\,\Omega,$$

wobei die nicht zu unterschätzenden Verbindungen des Nulleiters mit dem Wasserrohrnetz und den Kabelbleimänteln noch unberücksichtigt sind. Da weitere Erder im Versorgungsbereich des Netzes nicht vorhanden sind und somit Erdschlüsse über nicht mit dem Nulleiter verbundene Erder kleinerer Ausbreitungswiderstände nicht eintreten können, gilt die 2. Nullungsbedingung als erfüllt.

Die praktische Durchführung der Umschaltarbeiten macht es erforderlich, daß das Netz während der Bauzeit nicht mit dem geerdeten Sternpunkt, sondern mit einem geerdeten Außenleiter betrieben wird. Dadurch wird die Spannung des Netzes gegen Erde schon vor der Umschaltung um das $\sqrt{3}$fache heraufgesetzt, überschreitet also den Grenzwert von 150 V, was eine Erweiterung des Schutzbereiches erfordert. Vor Aufhebung der Sternpunkterdung ist deshalb zu prüfen, ob in den Anschlußanlagen infolge der Erweiterung des Schutzbereiches nicht vorher noch Schutzmaßnahmen zu treffen sind. Zutreffendenfalls sind diese vorher, wenn auch zunächst nur behelfsmäßig[1], durchzuführen, denn nach der Umschaltung müssen sie ohnehin angewandt sein.

Mit Rücksicht auf die Verkürzung der Bauzeit und die Möglichkeit, die Umschaltarbeiten im Netz als auch in den Anschlußanlagen gleichzeitig durchzuführen, wird, wie schon erwähnt, die Sternpunkterdung aufgehoben und ein Außenleiter geerdet. Das ist erforderlich, damit in den einphasig angeschlossenen Anschlußanlagen, in denen ja ein Außenleiter als Nulleiter verwendet wird, der geerdete Außenleiter herausgefunden werden kann. Unter Beachtung der schutztechnischen

---

[1] Die behelfsmäßige Durchführung darf jedoch nicht den Sicherheitsgrad beeinträchtigen.

Gesichtspunkte wickelt sich das Umschaltprogramm[1] in nachstehender Reihenfolge (Abb. 257) ab:

1. Nachverlegung des Netznulleiters[2] bzw. Durchschaltung der Kabelbleimäntel.

2. Erdung des Netznulleiters am Anfang und Ende, nötigenfalls auch in der Mitte durch neu zu errichtende Nulleitererder und vorhandene Überspannungsableitererder.

3. Aufhebung der Sternpunkterdung.

4. Überbrückungen des Netznulleiters mit dem Außenleiter T am Anfang und Ende.

5. Bei Netzabzweigen, die nur mit 2 Außenleitern und dem Nulleiter betrieben werden, Überbrückung der im Zuge des künftigen Nulleiters liegenden Sicherungen und Trennstellen.

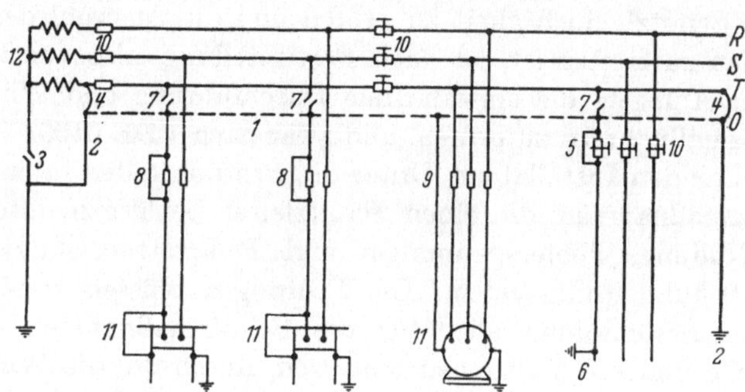

Abb. 257. Reihenfolge der Umschaltarbeiten unter Berücksichtigung des Sicherheitsgrades

6. Erdung des künftigen Nulleiters der vorgenannten Netzabzweige an dem Endpunkt.

7. Umlegung der vorgenannten Netzabzweige und einphasig angeschlossenen Anschlußanlagen von einem der Außenleiter auf den Nulleiter, Anlagen zwischen T und O können erst im Zeitpunkt der Betriebsumstellung umgelegt werden.

8. Überbrückungen von Sicherungen und Schaltern, die im Zuge des Nulleiters innerhalb der Anschlußanlagen liegen.

9. Nachverlegung des Nulleiters in dreiphasig angeschlossenen Anschlußanlagen.

10. Anpassung der Netzsicherungen zwecks Erfüllung der 1. Nullungsbedingung während der Bauzeit.

---

[1] Die im Rahmen des Umschaltprogramms noch anfallenden Arbeiten sind hier nicht berücksichtigt.

[2] Für die nachträgliche Kennzeichnung des Nulleiters in den Anschlußanlagen genügt es, sie mit grauer Farbe oder grauem Band an den Stellen vorzunehmen, an denen er zur Nullung benutzt wird, z. B. an Schutzkontaktsteckdosen.

11. Nullung der schutzbedürftigen Anlagenteile[1].

12. Umsetzung des Netztransformators, Aufhebung der unter 4 genannten Überbrückungen, Anschluß des Nulleiters an den Transformatorsternpunkt, Wiederherstellung der Sternpunkterdung, symmetrische Lastverteilung entsprechend Ziff. 7.

Da sich Überschneidungen der einzelnen Arbeitsgänge nicht immer vermeiden lassen, sind sinngemäße Abweichungen von der Reihenfolge der Arbeitsgänge insoweit zulässig, als hierdurch nicht der Sicherheitsgrad beeinträchtigt wird. Dieses Verfahren wurde von der Berliner Kraft- und Licht- (BEWAG) Akt.-Ges. mit gutem Erfolg angewandt.

3. Prüfung der Schutzmaßnahmen

In gleicher Weise wie bei der Planung, also vor Errichtung der Anlagen, die Schutzbedürftigkeit zu prüfen und die Auswahl der Schutzmaßnahmen zu treffen ist, ist nach Fertigstellung, also vor Inbetriebnahme der Anlagen, die einwandfreie Durchführung und Wirksamkeit der Schutzmaßnahmen zu prüfen, und zwar nach VDE 0100/... 58 durch den ausführenden Installateur. Unter die Prüfung fallen in erster Linie die Schutzmaßnahmen, die einen Schutzleiter benötigen, also Schutzerdung, Nullung, Fehlerspannungs- und Fehlerstromschutzschaltung und das Schutzleitungssystem. Die Prüfungen müssen zunächst eine eingehende Besichtigung aller für die Schutzmaßnahmen wichtigen Anlagenteile und die Messungen umfassen, durch die die Wirksamkeit der Schutzmaßnahmen nachgewiesen wird. Besonders ist durch Besichtigung zu ermitteln, ob

1. Außenleiter und Stromsicherungen richtig bemessen sind,

2. Schutzleiter die vorgeschriebenen Querschnitte haben,

3. Schutzleiter einwandfrei und ohne Unterbrechung verlegt und sorgfältig angeschlossen sind,

4. Schutzleiter nicht mit unter Spannung stehenden Leitern verbunden sind,

5. Schutz- oder Nulleiter im ganzen Verlauf die vorgeschriebene farbige Kennzeichnung[2] besitzen,

---

[1] Während der Bauzeit läßt es sich nicht vermeiden, daß Schutzerdung und Nullung ohne direkte Verbindung nebeneinander bestehen. Im vorliegenden Falle widerspricht dieser Zustand aber nicht der 2. Nullungsbedingung, weil Schutzerder und Betriebserder so bemessen sind, daß im Fehlerfalle der Abschaltstrom der Sicherung erreicht wird und ohnehin Verbindungen des geerdeten Außenleiters bzw. Nulleiters mit dem als Schutzerder herangezogenen Wasserrohrnetz im Netz schon hergestellt sind.

[2] Bei Mehraderleitungen ist es mit Rücksicht auf die Typenbeschränkung unvermeidlich, daß die für den Nulleiter vorgesehene graue und für den Schutzleiter vorgesehene rote Farbe auch für andere Leiter verwendet wird. Die farbliche Kennzeichnung bietet deshalb allein keine Gewähr, daß der graue Leiter stets der

6. Prüfeinrichtungen der Fehlerspannungs- und Fehlerstromschutzschalter der richtigen Nennspannung entsprechen und

7. an Steckdosen und Steckern die Schutzleiter an die Schutzkontakte[1] angeschlossen und bei Steckvorrichtungen mit Metallgehäuse auch diese an den Schutzleiter angeschlossen sind.

Durch Messungen ist dann die Wirksamkeit, wie im einzelnen schon in den jeweiligen Abschnitten für Schutzerdung S. 120, für Nullung S. 161, für Schutzleitungssystem S. 169, für Fehlerspannungsschutzschaltung S. 186 und für Fehlerstromschutzschaltung S. 198 angegeben wurde, zu ermitteln.

Obwohl die Isolierfähigkeit des Fußbodens schon vor Errichtung der Anlagen feststehen müßte, muß auch diese geprüft werden, falls von ihr die Anwendung von Schutzmaßnahmen abhängig ist, wie schon auf S. 29 angegeben wurde.

Der Vollständigkeit halber sei noch erwähnt, daß auch der Isolationszustand der Anlagen zu ermitteln ist und die vorgeschriebenen Widerstandswerte nicht unterschritten werden dürfen.

4. Die Verantwortung bei Schäden durch fehlende oder mangelhafte Schutzmaßnahmen

Nach der 2. Durchführungsverordnung zum § 13 des Energie-Wirtschaftsgesetzes vom 13. 12. 1935, das durch das Energienotgesetz vom 10. 6. 1949 ausdrücklich als geltendes Recht bestätigt wurde, sind elektrische Anlagen und Verbrauchsgeräte nach den Bestimmungen des Verbandes Deutscher Elektrotechniker einzurichten und zu unterhalten. Nach den hierzu herausgegebenen Kommentaren[2] und der allgemeinen Rechtsprechung ist für den Zustand elektrischer Anlagen grundsätzlich der Stromabnehmer verantwortlich. Neben dem Abnehmer haften für

---

Nulleiter und der rote Leiter stets der Schutzleiter ist. Indessen dürfen aber andere Farben als die vorgeschriebenen nicht für Null- oder Schutzleiter verwendet werden.

[1] Die Verwechslung von Null- und Außenleiter besonders an Schutzkontaktsteckdosen in der Weise, daß nicht der Nulleiter, sondern ein Außenleiter an die Schutzkontaktstücke angeschlossen wird, nimmt in erschwerendem Maße zu. Auf keinen Fall darf man sich allein auf die farbliche Kennzeichnung verlassen, sondern es ist praktisch zu prüfen, ob der vermeintliche Nulleiter tatsächlich richtig erfaßt wurde. Für die praktische Prüfung eignen sich auch Spezialprüfgeräte, die jedoch nicht die Qualität des Schutzmittels, sondern lediglich den richtigen, falschen oder fehlenden Anschluß des Nulleiters erkennen lassen. Vgl. E. Jeske: Gesichtspunkte bei der Installation elektrischer Anlagen im Haushalt. Abb. 4, Elektro-Anz. H. 20/21 (1958) S. 19.

[2] Darge, H., E. Melchinger u. F. Rumpf: Energie-Wirtschaftsgesetz, Kommentar I. Teil, S. 275. Berlin: Otto Elsner Verlagsges. 1936. Henke, E., H. Müller u. F. Rumpf: Rechtsgrundlagen der öffentlichen Elektrizitätswirtschaft in Deutschland S. 216. Berlin: Springer 1930.

den Zustand von Anlagen und Geräten auch der Errichter der Anlage und die Hersteller der Materialien und Geräte, wenn bei Eintritt eines Schadens ein Verstoß bei der Errichtung oder Herstellung gegen die VDE-Bestimmungen nachgewiesen wird. Aus der Tatsache, daß die Elektrizitätswerke sich mit dem Zustand der Anlagen der Abnehmer befassen und die Anlagen Prüfungen oder Besichtigungen unterziehen, kann nicht die Übernahme einer Fürsorge- oder Haftpflicht gefolgert werden. Die Ausübung dieses Prüfungsrechts erfolgt in erster Linie im Interesse der Sicherheit der öffentlichen Stromversorgung, um Störungen fernzuhalten, die sich aus Mängeln in Abnehmeranlagen für das Versorgungsnetz ergeben könnten. Wenn auch die Elektrizitätswerke durch Vornahme oder Unterlassung einer Prüfung keine Haftung übernehmen, so kann dennoch das Gericht bei auftretenden Schäden auf fahrlässiges Handeln erkennen, wenn das Elektrizitätswerk unter Kenntnis eines gefahrbringenden Zustandes Strom in eine fehlerhafte Anlage liefert. Das Elektrizitätswerk oder die von ihm Beauftragten können dann nicht nur schadensersatzpflichtig, sondern auch zivil- und strafrechtlich je nach dem Umfange der Folgen der Fahrlässigkeit zur Verantwortung gezogen werden. Da in erster Linie für den Zustand der Anlage aber der Abnehmer verantwortlich ist, muß ihm von den festgestellten Mängeln Kenntnis gegeben werden, ganz gleich, ob es sich um Mängel in einer neuen Anlage vor der Inbetriebsetzung oder in einer alten, in Betrieb befindlichen Anlage handelt[1]. Nach VDE 0105/XII, 40, § 2 sind hervortretende Mängel in angemessener Frist abzustellen. Bei erheblichen Mißständen, die das Leben oder die Gesundheit von Personen gefährden oder eine unmittelbare Brandgefahr bilden, müssen unverzüglich Maßnahmen zur Beseitigung der Gefahr getroffen werden. Die Erhaltung der Anlagen in ordnungsmäßigem Zustande bedingt im allgemeinen nicht, daß bestehende Anlagen, die nach den zur Zeit ihrer Erstellung gültig gewesenen VDE-Bestimmungen ausgeführt waren, später in Kraft getretenen Vorschriften jeweils angepaßt werden müssen. Solche nachträglichen Anpassungen sind nur insoweit erforderlich, als die Belassung des bisherigen Zustandes einen erheblichen Mißstand bedeutet, der das Leben oder die Gesundheit von Personen gefährdet oder eine unmittelbare Brandgefahr hervorruft. Änderungen oder Erweiterungen vorhandener Anlagen müssen indessen den jeweils geltenden VDE-Bestimmungen gemäß ausgeführt sein.

Nach dem Energie-Wirtschaftsgesetz soll im allgemeinen eine Prüfung vor der Inbetriebnahme stattfinden. Eine weitere Prüfung kommt in der

---

[1] SCHRANK, W.: Prüfung elektrischer Hausinstallationen. Elektro-Anz. H. 8/9 (1957) S. 18.

SCHRANK, W.: Überwachung von Abnehmeranlagen. Elektro-Welt Bd. 4 (1957) S. 59.

Regel nur dort in Betracht, wo Grund zu einer Annahme vorliegt, daß sich im Laufe der Zeit Mängel einstellen. Die Prüfung einer Anlage würde auf eine teilweise Demontage hinauslaufen, wenn angenommen werden muß, daß in solchen Anlagenteilen Mängel bestehen, wo sie nach den handwerklichen Regeln nicht vorhanden sein sollten. Es genügt deshalb im allgemeinen eine Besichtigung der Anlage. Nur in Anlagen, in denen Schutzmaßnahmen gegen zu hohe Berührungsspannungen erforderlich sind oder angewendet wurden, sollte die Wirksamkeit dieser Schutzmaßnahmen geprüft werden. Dies ist erforderlich im Hinblick auf die mögliche Unfallgefahr bei mangelhaft durchgeführten Schutzmaßnahmen.

Indessen können an die Stromabnehmer, die ihre elektrischen Anlagen betreiben, selbstverständlich diese Forderungen nicht gestellt werden; sie haben der Verkehrssorgfaltspflicht Genüge getan, wenn sie Arbeiten und Instandsetzungen an ihren Anlagen, Geräten und Maschinen nur von zugelassenen bzw. anerkannten Fachleuten ausführen lassen, ihre Geräte oder Maschinen nur beim Fachmann kaufen und offensichtliche Mängel einem Fachmann zur Beseitigung übergeben. Ein Stromabnehmer, der gegen diese Regeln verstößt, macht sich zivil- und strafrechtlich haftbar, falls durch diesen Verstoß Schäden oder Unfälle entstehen.

Bei der Planung elektrischer Anlagen ist neben der grundsätzlichen Verpflichtung zur Einhaltung der jeweils gültigen VDE-Bestimmungen auch der Berührungsspannungsschutz in vollem Umfange zu berücksichtigen. Dann werden auch bei der Durchführung der Schutzmaßnahmen keine Schwierigkeiten mehr auftreten. Das gilt sowohl für die Verteilungsnetze und eigenen Anlagen der Elektrizitätsversorgungsunternehmen als auch für die Anschlußanlagen. Die Elektrizitätsversorgungsunternehmen tragen nur für ihre eigenen Anlagen und Netze, deren Grenze in der Regel beim Hausanschluß der Anschlußanlage liegt, die Verantwortung. Sie sind indessen nicht verpflichtet, bei Inbetriebsetzung von Anschlußanlagen eine Nachprüfung durchzuführen und, wenn sie es tun, dann nur aus dem ihnen zustehenden Recht heraus, das sie jedoch jeder gesetzlichen Haftung enthebt. Der Hersteller der Anlagen trägt daher stets die volle gesetzliche Verantwortung[1] und wird nach einer Entscheidung des obersten Gerichtshofes voll schadenersatzpflichtig gemacht, wenn er die VDE-Bestimmungen als gesetzlich anerkannte Regeln der Technik nicht einhält[2]. Es wäre somit falsch

---

[1] Mitteilung der Wirtschaftsgruppe Elektrizitätsversorgung. Dtsch. Elektro-Handw. Bd. 20 (1942) S. 285.

[2] VDE-Bestimmungen und Energiewirtschaftsgesetz, ETZ Bd. 72 (1951) S. 295. Verstoß gegen die VDE-Vorschriften verpflichtet zu Schadenersatz. Dtsch. Elektro-Handw. Bd. 26 (1951) S. 39.

zu sagen: „Es ist immer so gemacht worden, und es ist gut gegangen." Abgesehen davon, daß letzteres eben nicht zutrifft, ist man aber oft gezwungen, mit manchem Herkömmlichen zu brechen und sich zu Neuem — Besserem zu bekennen. Nur in Würdigung dieser Erkenntnis kann der projektierende und ausführende Techniker der großen Verantwortung, die er beim Bau elektrischer Anlagen gegenüber dem Auftraggeber und auch der Öffentlichkeit zu übernehmen hat, gerecht werden, um diese vor Schaden und sich selbst vor Schadensersatzansprüchen und dem Strafrichter zu bewahren.

Im Bewußtsein dieser Verantwortung haben deshalb alle maßgebenden Fachverbände der Industrie, des Handels, des Handwerks und der Elektrizitätswerke unter Federführung des Verbandes Deutscher Elektrotechniker am 24. 2. 1955 eine „Übereinkunft zur Förderung VDE-gemäßer elektrotechnischer Erzeugnisse und Installationen" getroffen[1], nach der sie sich gegenseitig verpflichten, die VDE-Bestimmungen einzuhalten, für Aufklärung zu sorgen und Verstöße abzustellen.

Schrifttum

Das nachstehende Schrifttum beschränkt sich nicht nur auf Quellenangaben und Verweisungen im Text des Buches, sondern soll eine Zusammenfassung der wichtigsten Veröffentlichungen über das Gebiet des Berührungsspannungsschutzes sowie seiner Randgebiete überhaupt darstellen, soweit sie dem Verfasser bis zur Drucklegung bekanntgeworden sind.

ADAM, H., u. R. UNGETÜM: Neuzeitliche elektrische Ausrüstung im Strebbetrieb des Steinkohlenbergbaues. Dtsch. Elektrotechnik Bd. 8 (1954) S. 286.

AIGNER, V.: Ausnutzung vorhandener Kabel unter Benutzung des Bleimantels als vierten Leiter. VDE-Fachberichte 1937 S. 37.

ALBERS-SCHÖNBERG, E.: Über die Empfindlichkeit des menschlichen Körpers für schwachen Wechselstrom. ETZ Bd. 52 (1931) S. 1249.

ALBRECHT, D.: Über die Messung von Erdungswiderständen. Siemens-Z. Bd. 6 (1926) S. 248.

ALVENSLEBEN, K.: Elektrische Unfälle. ETZ Bd. 47 (1926) S. 986.

— Physiologie und Technik der elektrischen Betäubung. ETZ Bd. 54 (1933 S. 741 (Nachtrag S. 757).

— Stand der Forschung über die Wirkung industrieller Ströme auf lebenswichtige Organe. ETZ Bd. 62 (1941) S. 706.

Amerik. Kom. f. Erdungsuntersuchungen. Erdungen an Wasserleitungen. Wat. & Wat. Engng. Bd. 42 (1940) S. 71 [Referat W. SCHRANK: ETZ Bd. 61 (1940) S. 908].

ARTMANN, J.: Todesursache bei Stromtodesfällen. Dissertation Med. Fakultät der Universität München 1941.

BACH, G.: Sichern und Ausbrennen von Niederspannungsmaschennetzen. ETZ Bd. 61 (1940) S. 935.

---

[1] Übereinkunft zur Förderung VDE-gemäßer elektrotechnischer Erzeugnisse und Installationen. ETZ-A Bd. 76 (1955) S. 541.

BANIK, E.: Folgenschwerer Aufzugsunfall. ETZ-B Bd. 4 (1952) S. 198.

BANNER, E. H. W.: Der elektrische Schlag. Electr. Rev. Bd. 148 (1951) S. 1347.

BENDER, W.: Erdschlußüberwachung von Drehstromnetzen und Generatoren. ETZ Bd. 64 (1943) S. 313.

BEWAG: Anschlußbedingungen für Starkstromanlagen der Berliner Kraft- und Licht- (BEWAG) Akt.-Ges., Blatt 18, Ausgabe 1954.

BIEGELMEIER, G.: Sicherheits- und Qualitätsfragen in der Lichttechnik. E. u. M. Bd. 71 (1954) S. 226.

BISSINGER, P.: Rechnerisch-zeichnerisches Verfahren zur Ermittlung der zulässigen Absicherungen und des prozentualen Spannungsabfalls in Niederspannungsanlagen 380/220 V. Elektrizitätswirtsch. Bd. 49 (1950) S. 347.

BLÖTHNER, W.: Erdschlußüberwachung in Gleichstromanlagen. Elektro-Anz. Bd. 20 (1951) S. 191.

BOLHÁR-NORDENKAMPF, F.: Ein Beitrag über Schrittspannungen. E. u. M. Bd. 71 (1954) S. 483.

BORCHARDT, H., u. G. HOSSE: Kabel mit gepreßten Aluminiummänteln. Siemens-Z. Bd. 27 (1953) S. 203.

BRENTANI, D.: Tötung zweier Pferde durch Schrittspannungen. Bull. schweiz. elektrotechn. Ver. Bd. 41 (1950) S. 705 [Referat Elektrotechniker Bd. 3 (1951) S. 144].

BRETZKE, W.: Ein ungewöhnlicher Todesfall durch den elektrischen Strom. Berufsgenossenschaft 1951 S. 64.

BUCHHOLZ, H.: Die Ausbreitung des Wechselstromes im Erdreich zwischen zwei in der Erdoberfläche liegenden Elektroden. Arch. Elektrotechn. Bd. 29 (1935) S. 741 [Referat ETZ Bd. 56 (1935) S. 1334].

BÜTOW, W.: Anwendung der Kleinspannungen in industriellen Betrieben. Elektro-Post Bd. 5 (1952) S. 269.

CARBENTER, L. J.: Schutzerdung in industriellen Anlagen. Electr. Engng. Bd. 73 (1954) S. 256 [Referat ETZ-B Bd. 7 (1955) S. 197].

CARR, T. H.: Das Howardsystem als Schutz gegen Isolationsfehler. Electr. Engng. Lond. Bd. 12 (1941) S. 115 [Referat W. SCHRANK: ETZ Bd. 64 (1943) S. 123].

CASPAR, H.: Die mechanischen und elektrischen Eigenschaften von Kunstharzfußbodenbelägen. Z. VDI Bd. 93 (1951) S. 926.

COENRAADS, J.: Brände und Unfälle, verursacht durch Elektrizität. Electro-Techniek Bd. 33 (1955) H. 12, S. 213 [Referat ETZ-B Bd. 7 (1955) S. 428].

COLEMANN, O. K.: Warum erden? Electr. Engng. Bd. 75 (1956) H. 5, S. 420 [Referat ETZ-B Bd. 8 (1956) S. 345].

CONRAD, A. G., u. H. W. HAGGARD: Versuche über den elektrischen Tod. Electr. Engng. Bd. 53 (1933) S. 399 [Referat ETZ Bd. 56 (1935) S. 224].

CROCE, A.: Umbau von Dreileiterkabelnetzen auf Vierleiternetze (Der Bleimantel als Nulleiter). E. u. M. Bd. 54 (1936) S. 497 [s. a. E. u. M. Bd. 53 (1935) S. 224].

DALZIEL, C. F.: Die Schwelle der Wahrnehmbarkeit elektrischer Ströme. Electr. Engng. Bd. 73 (1954) S. 625 [Referat ETZ-B Bd. 7 (1955) S. 428].

— u. M. MAUSFIELD: Wahrnehmbarkeit elektrischer Ströme. Electr. Engng. Bd. 69 (1950) S. 794 [Referat ETZ Bd. 73 (1952) S. 16].

DEFANDORF, F. M.: Widerstand lebender Bäume. Amer. Instn. electr. Eng. Teil III (1956) S. 936 [Referat ETZ-B Bd. 10 (1958) S. 56].

DELLWIG, H.: Schädigungen des Zentralnervensystems infolge Starkstromverletzungen. Dissertation Med. Akademie Düsseldorf 1938 (enthält weitere Schrifttumsangaben).

DENZLER, M.: Über einen elektrischen Unfall im Badezimmer. Bull. schweiz. elektrotechn. Ver. Bd. 31 (1940) S. 21.

DIEHL, H.: Schutzmaßnahmen bei elektrischen Anlagen im Bergbau unter Tage·
Sonderheft: 50 Jahre elektrotechnische Überwachung im Ruhrbergbau, S. 45,
Techn. Überwachungsverein, Essen (1953).

DITTRICH, F.: Über Schutzleiter für Schutzschaltung. ETZ Bd. 56 (1935) S. 585
[s. a. Brief an ETZ von WALTER: ETZ Bd. 56 (1935) S. 979].

DOBSON, W. P.: Erdungen in elektrischen Anlagen. Engng. J. Bd. 40 (1940) S. 152.

DREXLER, A., u. L. SCHMITZER: Ermittlung der Berührungsspannung. Österr. Z.
Elektrizitätswirtsch. Bd. 6 (1953) S. 285.

DZIEYK, E.: Anschluß von beweglichen Stromverbrauchern in Industrieanlagen.
Elektro-Post Bd. 5 (1952) S. 267.

EICKHOFF, W.: Die elektrische Leitfähigkeit von Fußböden, besonders von Spachtel-
fußböden, und die Notwendigkeit von Schutzmaßnahmen gegen zu hohe Berührungsspannungen. Berufsgenossenschaft H. 12 (1955) S. 487.

Elektrizitätswerke des Kantons Zürich, Beitrag zur Kenntnis der Vorgänge bei
Stromdurchgang durch den menschlichen Körper. Bull. schweiz. elektrotechn.
Ver. Bd. 20 (1929) S. 428.

ENGELHARDT, W.: Die elektrische Leitfähigkeit von Fußböden. Berlin: Verlag
Technik 1952.

ERICH, M.: Betriebs- und Schutzerdung in Verteilernetzen und Stationen. Elektrizitätswirtsch. Bd. 52 (1953) S. 340.

ESTORFF-WEBER, W.: Einfluß von Wechselstrom auf den menschlichen Körper.
Arch. Wärmew. Bd. 21 (1940) S. 251.

FÄLKER, K.-H.: Isolationswächter für Drehstromnetze unter 1000 V mit Schutzleitungssystem. Siemens-Z. Bd. 32 (1958) S. 198.

FERSCHL, L.: Neuartige stabilisierte Differentialschutzeinrichtungen. E. u. M. Bd. 70
(1955) S. 285.

FISCHER, H., u. R. FRÖHLICH: Fortschritte in der Behandlung schwerer und
schwerster Hochspannungsunfälle. Stuttgart: Thieme-Verlag, 1951.

FRANKEN, H.: Elektrische Ausrüstung von Arbeitsmaschinen und Unfallverhütung.
Z. VDI Bd. 96 (1954) S. 1131.

— Vollendete Isolierstoffkapselung. ETZ-B Bd. 4 (1952) S. 187.

FRANZ, N.: Das wirtschaftliche elektrische Gerät. Elektrotechn. u. Masch.-Bau
Bd. 68 (1951) S. 542.

FRANZ, R.: Tödlicher Unfall an einer Elektro-Handkreissäge. Berufsgenossenschaft
H. 5 (1958) S. 187.

FREI, W.: Die Einhaltung der Nullungsbedingungen in elektrischen Verteilernetzen.
Bull. schweiz. elektrotechn. Ver. Bd. 45 (1954) S. 536.

FREIBERGER, H.: Der elektrische Widerstand des menschlichen Körpers gegen
technischen Gleich- und Wechselstrom. Berlin: Springer 1934.

FRITSCH, V.: Die Messung von Erdwiderständen. Braunschweig: Vieweg & Sohn
1942.

— Die Anlage von Erdern und die Messung ihres Widerstandes. Elektr. Nachr.-
Techn. Bd. 17 (1940) S. 77.

— Zur Frage des Widerstandes von Blitzableitererdern in gebirgigem Gelände.
ETZ Bd. 61 (1940) S. 737.

FRÖHLICHER, R.: Die Problematik des elektrischen Unfalls, neue Erkenntnisse zur
Behandlung von Starkstromverunfallten. Bull. schweiz. elektrotechn. Ver.
Bd. 45 (1954) S. 812.

GILBERT, T. C.: Erdung, Nullung und Schutzschaltung in Australien. Electr.
Rev., Lond. Bd. 122 (1938) S. 872 [Referat ETZ Bd. 59 (1938) S. 1242].

GONSIOR, J.: Berührungsspannungen in Abbaubeleuchtungen und ihre Bekämpfung. ETZ Bd. 61 (1940) S. 233.

GORDON, A. S., M. SADOVE, F. RAYMON u. A. S. IVY: Zur Frage der Wiederbelebung nach elektrischen Unfällen. Electr. Engng. Bd. 71 (1952) S. 38 [Referat ETZ-B Bd. 4 (1952) S. 154].

GOSSLAND, L.: Kosten und Wirksamkeit von Erdungen bei Nieder- und Mittelspannungs-Freileitungsnetzen. Proc. Instn. Electr. Engrs. Bd. 97 (1950) S. 563 [Referat ETZ Bd. 73 (1952) S. 98].

GROSSE, H., u. E. SPIESSEL: Die Bedeutung der Prüfeinrichtungen von Durchschlagsicherungen in elektrischen Anlagen in Bergwerken unter Tage. Dtsch. Elektrotechnik Bd. 7 (1953) S. 57.

GUNDLACH, B.: Über einen Fall von Starkstromverbrennung. Dissertation med. Fakultät der Universität Heidelberg 1941.

HAGEN, G., u. G. REICHELT: Die Verwendung der Metallmäntel als Mittelpunkts- bzw. Sternpunkts- oder Schutzleiter in Kabelnetzen bis 1 kV. Dtsch. Elektrotechn. Bd. 9 (1955) S. 325.

HAHNE, K. H.: Der Aluminium-Kabelmantel als Sternpunktsleiter in Wechselstromnetzen. Elektrizitätswirtsch. Bd. 54 (1955) S. 464.

HAMEISTER, G.: Die elektrischen Unfälle in Westdeutschland. ETZ-B Bd. 8 (1956) S. 336.

HAMEISTER, G.: Elektrische Unfälle und ihre Ursachen in England. Elektrizitätswirtsch. Bd. 57 (1958) S. 45.

HASSAUER: Schutzmaßnahmen an elektrisch betriebenen Baggern über Tage und im Tagebau. Wärme Bd. 65 (1942) S. 87.

HEINZE, H.: Schutzmaßnahmen müssen in sinnvollen Grenzen bleiben. Dtsch. Elektro-Handw. Bd. 31 (1956) S. 406.

HOFFMANN, H. A.: Wie soll der Nulleiter gekennzeichnet werden? Dtsch. Elektro-Handw. Bd. 30 (1955) S. 203.

— Vorsicht bei HS- und Rowa-Schaltungen. Dtsch. Elektro-Handw. Bd. 30 (1955) S. 427.

— Der Tod in der Badewanne. Dtsch. Elektro-Handw. Bd. 31 (1956) S. 364.

HOFFMEISTER, P.: Tod durch Starkstrom. Dtsch. Elektro-Handw. Bd. 28 (1953) S. 44.

HOLZER, W.: Der Hochspannungsunfall. ETZ-A Bd. 78 (1957) S. 584.

HOMBERGER, E.: Unfälle an elektrischen Starkstromanlagen in der Schweiz. Bull. schweiz. elektrotechn. Ver. Bd. 49 (1958) S. 165.

HOMBERGER, E.: Unfälle an elektrischen Starkstromanlagen in der Schweiz. Bull. schweiz. elektrotechn. Ver. Bd. 45 (1954) S. 965.

— Unfälle an elektrischen Starkstromanlagen in der Schweiz im Jahre 1952. Bull. schweiz. elektrotechn. Ver. Bd. 44 (1953) S. 945.

— Unfälle an elektrischen Starkstromanlagen in der Schweiz. Bull. schweiz. elektrotechn. Ver. Bd. 46 (1955) S. 1153.

HÖSL, A.: Schutzmaßnahmen in Baderäumen. Elektrotechnik Bd. 37 (1955) S. 157.

HÜBNER, R.: Industrie-Thyratrons und ihre Anwendung in der Praxis. Dtsch. Elektro-Handw. Bd. 33 (1958) S. 70.

HUSI, J.: Neues Erdungsprüfgerät (EP-Gerät) zum Untersuchen der Erdungsanlagen in Niederspannungsnetzen. Bull. schweiz. elektrotechn. Ver. Bd. 42 (1951) S. 539.

HUSSLEIN: VDE-Vorschriftenentwürfe und Schutzisolierung. Dtsch. Elektro-Handw. Bd. 30 (1955) S. 259.

IFLAND, H.: Herstellung von Schutzerdungen. Elektrotechniker Bd. 3 (1951) S. 6.

INDUNI, G.: Ein Erdungsprüfer für geerdete oder genullte Objekte. Bull. schweiz. elektrotechn. Ver. Bd. 29 (1938) S. 34.

IRRESBERGER, G.: Zur Frage des Isolationswiderstandes von Schuhen. Bull. schweiz. elektrotechn. Ver. Bd. 46 (1955) S. 159.
— Stromgefahren in der Landwirtschaft. Berufsgenossenschaft H. 2 (1958) S. 51.
— Zur Frage der elektrischen Leitfähigkeit von Holzmasten. ETZ-B Bd. 6 (1954) S. 407.
ISENSEE, K. D.: Über die Verwendung von Elektrowerkzeugen in Anlagen mit erhöhter elektrischer Leitfähigkeit. Elektrotechniker Bd. 2 (1950) S. 253.
JALLA, F.: Einrichtung zum Schutze gegen zu hohe Spannung bei der Lichtbogenschweißung. Bull. schweiz. elektrotechn. Ver. Bd. 45 (1954) S. 625.
JELLINEK, S.: Elektrische Verletzungen. Leipzig: Barth 1932.
— Der elektrische Unfall. Leipzig-Wien: Deuticke 1931.
— Der elektrische Scheintod. VDE-Fachberichte 1927 S. 70.
JENNY, F.: Der elektrische Unfall. Bern: Huber 1945.
JESKE, E.: Der H-Automat, Zweck und Anwendungsbereich. Elektro-Post Bd. 5 (1952) Heft 1.
— Schutzmaßnahme Schutzschaltung. Elektro-Welt Bd. 4 (1957) S. 61.
KELLER, W.: Beitrag zur Bestimmung der Berührungsspannung und der Kurzschlußstromstärke in genullten Sekundärnetzen. Bull. schweiz. elektrotechn. Ver. Bd. 42 (1951) S. 837.
KESSELRING, F.: Selektivschutz S. 133. Berlin: Springer 1930.
KILLINGER, J.: Über die Einwirkung des Gleichstromes auf den Menschen. ETZ-B Bd. 8 (1956) S. 91.
Koch, W.: Erdungen in Wechselstromanlagen über 1 kV. Berlin: Springer 1955.
— Zur Frage der Schrittspannung in Hochspannungsanlagen. Siemens-Z. Bd. 26 (1952) S. 249.
— Die Einführung der starren Sternpunktserdung in Deutschland und ihre Bedeutung für die Erdungstechnik. ETZ-A Bd. 79 (1958) S. 114.
KOEPPEN, S.: Erkrankungen der inneren Organe nach elektrischen Unfällen. Berlin: Springer 1942.
— Der elektrische Tod. ETZ Bd. 55 (1934) S. 835 [s. a. Briefe an ETZ von KÖRMÖCZI u. JELLINEK: ETZ Bd. 56 (1935) S. 470].
— Erkrankungen der inneren Organe nach elektrischen Unfällen. Mschr. Unfallhk. u. Versich.med. Bd. 52 (1949) S. 289].
— Elektrische Einwirkungen im Bereich niedriger Stromstärken. ETZ-A Bd. 75 (1954) S. 81.
KOETSCHAU, W.: Elektrische Unfälle gestern und heute. Dtsch. Elektro-Handw. Bd. 26 (1951) S. 351.
KOHLBECK, A.: Die Fehlerspannungs- und die Fehlerstromschutzschaltung. Berufsgenossenschaft H. 6 (1955) S. 236.
KRITZLER, K.: Überwachung der Schutzmaßnahmen gegen Berührungsspannungen im Bergbau. Dtsch. Elektrotechnik Bd. 7 (1953) S. 165.
KROHNE, E.: Betriebserfahrungen mit Erdungs-, Nullungs- und Schutzschaltungseinrichtungen in der großstädtischen Elektrizitätsversorgung. ETZ Bd. 58 (1937) S. 1153 [s. a. Brief an ETZ von G. BOENINGER: ETZ Bd. 59 (1938) S. 510].
KRÖNERT, J.: Messung von Erdwiderständen. ATM V 35, 192-1 (1932).
KRÜGER, A. K.: Grundsätzliches über die Aussichten der Wiederbelebung beim elektrischen Tod. Feuerschutztechn. Bd. 22 (1942) S. 87.
— Die Wirkungen des elektrischen Stromes beim Durchgang durch den menschlichen Körper. Feuerschutz Bd. 17 (1937) S. 158.
KRUMM: Nichtalltägliche Gefahrenquellen, ein Beitrag zur Verhütung elektrischer Unfälle. Dtsch. Elektro-Handw. Bd. 20 (1942) S. 146.

KULLACK, H.: Die Aufgaben des Arbeitsschutzes bei der Errichtung und dem Betrieb elektrischer Starkstromanlagen. Dtsch. Elektrotechnik Bd. 9 (1953) S. 311.

— Bemessung des Erdungswiderstandes in Niederspannungsanlagen. Dtsch. Elektrotechnik Bd. 8 (1954) S. 409.

— Die Prüfung des Isolationszustandes elektrischer Starkstromanlagen mit Betriebsspannungen unter 1000 V. Energietechnik Bd. 4 (1954) S. 525.

— Mitführung des Schutzleiters in Leitungen für ortsveränderliche Stromverbraucher. Energietechnik Bd. 3 (1953) S. 570.

— Schutzmaßnahmen an ortsveränderlichen Umspannerwagen. Energietechnik Bd. 3 (1953) S. 330.

— Schutzmaßnahmen gegen zu hohe Berührungsspannungen an ortsveränderlichen elektrischen Großgeräten. Dtsch. Elektrotechnik Bd. 9 (1955) S. 295.

— Beitrag zur Frage der Erdung bei Installationen im Freien. Dtsch. Elektrotechnik Bd. 6 (1952) S. 182.

— Die Zulässigkeit von Arbeiten unter Spannung. Technik Bd. 7 (1952) S. 628.

KUPKE, R.: Tödliche Unfälle durch elektrischen Strom. Arbeit u. Sozialfürsorge Bd. 6 (1951) S. 257.

KUPPERT, A.: Über die Schutzerdung von Hauswasseranlagen. Elektrizitätswirtsch. Bd. 41 (1942) S. 426.

— Die Schutzerdung an Wasserleitungen. Dtsch. Elektro-Handw. Bd. 20 (1942) S. 214.

LANGER, H.: Einfluß verschiedenartiger Masterdungen auf Gefährdungsspannungen und Gefährdungsströme. ETZ-A Bd. 75 (1954) S. 373.

LANGREHR, H.: Verteilung von Einphasenlasten. AEG-Mitt. 1932 S. 57.

LAURICK, H.: Benutzung des Wasserrohrnetzes zur Erdung. Gas- u. Wasserfach Bd. 86 (1943) S. 42.

LÖBL, O.: Erdung, Nullung und Schutzschaltung. Berlin: Springer 1933.

LUDWIG, H.: Beitrag zur Untersuchung von Normalspannungsnetzen in bezug auf Fehlerströme und Berührungsspannungen. Bull. schweiz. elektrotechn. Ver. Bd. 26 (1935) S. 117.

MARDER, F.: Die Nullung als Schutzmaßnahme gegen Berührungsspannungen. Elektrotechniker Bd. 2 (1950) S. 254.

MAUDUIT, A.: Schutzmaßnahmen in Niederspannungsanlagen. Rev. gén. Électr. Bd. 25 (1930) S. 875 [Referat ETZ Bd. 51 (1930) S. 468].

MAYR, O.: Die Erde als Wechselstromleiter. ETZ Bd. 46 (1925) S. 1352.

MECKEL, R.: Der zweipolige Einheitsstecker. ETZ-B Bd. 6 (1954) S. 346.

— Schutzkontaktstecker und dreiadrige Anschlußleitung. ETZ-A Bd. 78 (1957) S. 199.

METZGER, F.: Schutz gegen gefährliche Fehlerspannungen in elektrischen Anlagen durch F. & G.-Fehlerspannungsschutzschalter. F. & G.-Rdsch. H. 35 (1952) S. 105.

MEYER, G.: Anforderungen an den Überspannungsschutz und Erfahrungen mit Ableitern in Niederspannungsanlagen. Energietechnik Bd. 4 (1954) S. 170.

— Kritische Betrachtungen zu elektrischen Unfällen und den Möglichkeiten zu ihrer Minderung. Energietechnik Bd. 4 (1954) S. 307.

— Eine grundlegende Systematik des elektrischen Unfalls. Dtsch. Elektrotechnik Bd. 10 (1956) S. 330.

MOLLY, A.: Gesichtspunkte für die Anwendung von Kleinspannung als zusätzliche Schutzmaßnahme in Starkstromanlagen. ETZ Bd. 53 (1932) S. 521.

MÜLLER, H.: Das Problem der Berührungsspannung bei elektrischen Schaltgeräten. Klöckner-Möller-Post Nr. 1 (1953) S. 54.

Müller, H.: Übergangsströme bei Kochplatten. ETZ-A Bd. 73 (1952) S. 421.

Münger, O.: Erdungswiderstand verschiedener Bodenarten. Bull. schweiz. elektrotechn. Ver. Bd. 31 (1940) S. 529.

Nauck, A.: Unfälle durch elektrischen Strom. Elektrotechn. Anz. Bd. 55 (1938) S. 26.
— Unfallschutz in der Elektrotechnik. Dtsch. Elektro-Handw. Bd. 20 (1942) S. 20.

Neugebauer, H.: Meßtechnische Grundlagen des neuen Siemens-Differentialschutzes. Siemens-Z. Bd. 26 (1952) S. 219.

Obpacher, H.: Erfahrungen mit dem Siemens-Erdungsmesser für Bodenuntersuchungen. Siemens-Z. Bd. 27 (1953) S. 281.

Oels: Ein tödlicher Unfall beim Elektroschweißen. Dtsch. Elektro-Handw. Bd. 14 (1936) S. 1264.

Ollendorf, F.: Erdströme. Berlin: Springer 1928.

Osswald, K.: Die Anwendung von Hochfrequenzströmen in der Medizin. Elektrowärme Be. 11 (1941) S. 7.

Otten, F.: Neue Starkstromkabel. ETZ-B Bd. 7 (1955) S. 124.

Otto, A.: Die Wirkungen elektrischer Ströme auf den menschlichen Körper. Technik Bd. 9 (1954) S. 367.
— Elektrische Unfälle, ihre Wirkung auf den menschlichen Körper und Wiederbelebungsversuche an Verunglückten. Technik Bd. 7 (1952) S. 623.
— Schutz gegen Berührungsspannungen. Technik Bd. 8 (1953) S. 392.

Paris & Co.: Die Sicherheit bei der Verbindung beweglicher Schutzleiter. Dtsch. Elektro-Handw. Bd. 28 (1953) S. 78.

Passavant, H.: Unfallstatistik und Errichtungsvorschriften. Elektrizitätswirtsch. Bd. 33 (1934) S. 441 [s. a. Elektrizitätswirtsch. Bd. 30 (1931) S. 301 u. Bd. 31 (1932) S. 371].
— Über Anlagen und Apparate für Niederspannung. Elektrizitätswirtsch. Bd. 25 (1926) Heft 418 S. 413.

Peter, W.: Der Rohrerder als Beispiel wirtschaftlicher Verlegungsart. Elektrizitätswirtsch. Bd. 54 (1955) S. 327.

Pflier, M.: Prüfgerät für Erdung und Nullung. ETZ Bd. 57 (1936) S. 1425.
— Die Siemens-Erdungsmesser. Siemens-Z. Bd. 19 (1939) S. 396.
— u. Marsch: Bodenuntersuchung und Erdungsmessung. ETZ Bd. 62 (1941) S. 919.

Pieper, F.: Brandschäden durch elektrischen Strom lassen sich durch Schutzschaltung verhüten. Dtsch. Elektro-Handw. Bd. 28 (1953) S. 116.

Pohlhausen, K.: Grundlagen der Bemessung von Starkstromerdern. VDE-Fachberichte Bd. 2 (1927) S. 39.

Posern, J.: Isolationsmeßeinrichtungen für das Schutzleitersystem bei Spannungen unter 1000 V. Deutsch. Elektrotechn. Bd. 12 (1958) S. 32.

Reichsunfallversicherung, Jahresberichte der Berufsgenossenschaft der Feinmechanik und Elektrotechnik. Jahresberichte v. 1930 bis 1940.

Riesen, E.: Brandschäden durch in genullte Apparatgehäuse eingeführte armierte Isolierrohre. Bull. schweiz. elektrotechn. Ver. Bd. 42 (1951) S. 63 [Referat Elektrotechniker Bd. 3 (1951) S. 235].

Rolland: Ist das Vierleiterdrehstromsystem für unterirdische Betriebe im Steinkohlenbergbau geeignet? Elektr. i. Bergbau Bd. 11 (1936) S. 41.

Rüdenberg, R.: Elektrische Schaltvorgärge S. 149. Berlin: Springer 1926.
— Sternpunktserdung bei Hochspannungsleitungen. ETZ Bd. 47 (1926) S. 324.

Ruff, H.: Stations-Fehlerstrom-Schutzschalter. Siemens-Z. Bd. 31 (1957) S. 129.

Ryf, W.: Erfahrungen mit der Erdung von Starkstromanlagen bei Verwendung isolierender Schraubmuffen in Wasserleitungsrohren. Bull. schweiz. elektrotechn. Ver. Bd. 37 (1946) Heft 24.

SAUERMANN, K.: Unfallverhütung bei Anwendung elektrotechnischer Hilfsmittel. Elektro-Anz. H.   (1953) S. 71.

SCHAD: Über das Wesen der elektrischen Betäubung und des elektrischen Todes. Elektrotechn. Bd. 41 (1941) Heft 24 S. 17.

SCHAFFER, A.: Gefährliche Konstruktionsfehler bei elektrischen Geräten. Elektrotechn. u. Masch.-Bau Bd. 68 (1951) S. 107 [Referat Elektrotechniker Bd. 3 (1951) S. 244].

SCHÄFFER: Kleinspannung als Schutzmaßnahme gegen zu hohe Berührungsspannung bei Elektrowerkzeugen. Berufsgenossenschaft 1952 S. 93.

SCHAHFER, R. M., u. W. H. KNUTZ: Tafeln zum Vorausbestimmen von Erdungswiderständen. Electr. Wld., N. V. Bd. 114 (1940) S. 1163 [Referat W. SCHRANK: ETZ Bd. 62 (1942) S. 836].

SCHARTNER: Die automatische Abschaltung der Motoren beim Gehäuseschluß einer Phase. Dtsch. Elektrotechnik Bd. 7 (1953) S. 510.

SCHILF, E.: Belebung Scheintoter durch Elektrizität. ETZ Bd. 51 (1930) S. 255.

SCHMELCHER, T.: Ein neuer Streckenschutzschalter für Niederspannungsnetze. Elektrizitätswirtsch. Bd. 53 (1954) S. 384.

SCHMIDT, G. A.: H-Leitungsschutzschalter in Haushalt-Installationsanlagen. ETZ Bd. 73 (1952) S. 90.

SCHMIDT, H.: Tödlicher elektrischer Unfall auf einer Baustelle. Elektrotechniker Bd. 4 (1952) S. 154.

SCHNEIDER, K.: Probleme im Bereich der Schutzmaßnahmen, insbesondere der Nullung. Elektrizitätswirtsch. Bd. 52 (1953) S. 329.

SCHNEIDER, O.: Über Unfälle durch elektrischen Strom. ETZ Bd. 72 (1951) S. 351.
— Unfälle durch Berührungsspannung. ETZ-A Bd. 78 (1957) S. 197.
— Elektrische Unfälle und physiologische Wirkung des elektrischen Stromes. ETZ-A Bd. 77 (1956) S. 97.

SCHNEIDERMANN, K.: Die Gefahren bei unvorschriftsmäßigen Außenantennen für den Rundfunkempfang. ETZ Bd. 48 (1927) S. 807.

SCHNELL, P.: Anlage zur Vorführung von Lebens- und Brandgefahren durch den elektrischen Strom und Verhütungsmaßnahmen. ETZ Bd. 71 (1950) S. 645.
— Erdung, Nullung und Schutzschaltung in Installationen landwirtschaftlicher Betriebe. ETZ Bd. 59 (1938) S. 1187.
— Differentialschutzschaltung und Lebens- und Brandgefahren in Dreh- und Wechselstromanlagen. ETZ Bd. 64 (1943) S. 119.
— Schutzmaßnahmen gegen zu hohe Berührungsspannungen in ihrer Bedeutung für die Landwirtschaft. Elektrotechnik Bd. 37 (1954) S. 67.

SCHÖFFEL, F.: Alkalitherapie bei Hochspannungsunfällen? Elektrizitätswirtsch. Bd. 51 (1952) S. 447 [Referat ETZ-B Bd. 5 (1953) S. 237].

SCHÖNTAG, A.: Ein neues Verfahren zur Beurteilung der Brandzündung durch einen Kurzschluß. Maschinenschaden Bd. 29 (1956) S. 30.

SCHRADER: Vom Wesen des Todes durch elektrischen Strom. ETZ Bd. 65 (1944) S. 328.

SCHRANK, W.: Schmelzsicherungen, Installationsselbstschalter und Motorschutzschalter als Leitungs- und Geräteschutz. ETZ Bd. 58 (1937) S. 773.
— Wahl der Schutzmaßnahmen gegen zu hohe Berührungsspannungen in Sonderfällen. ETZ Bd. 60 (1939) S. 901.
— Die Berücksichtigung des Berührungsspannungsschutzes bei der Planung von Niederspannungsanlagen. ETZ Bd. 61 (1940) S. 925.
— Berührungsspannungsschutz in Hauswasserversorgungsanlagen. Elektrotechn. Anz. Bd. 54 (1937) S. 989.

Schrank, W.: Berührungsspannungsschutz an Elektropumpen und Heißwasserspeichern in landwirtschaftlichen Betrieben. Techn. i. d. Landw. Bd. 20 (1939) S. 189.

— Sicherheitsmaßnahmen gegen Übertritt von Netzspannung auf Fernmeldeanlagen. Elektrotechn. Anz. Bd. 56 (1939) S. 19.

— Fehlerquellen in schutzgeschalteten Anlagen. Elektrotechn. Anz. Bd. 53 (1936) S. 157 bis 184.

— Die meßtechnische und rechnerische Behandlung von Erdungswiderständen. Elektrotechn. Anz. Bd. 54 (1937) S. 335 bis 382 (Berichtigung S. 426).

— Elektrische Überstromschutzorgane. Arch. Wärmew. Bd. 19 (1938) S. 51.

— Die Differentialschutzschaltung. ETZ Bd. 65 (1944) S. 109.

— Elektrische Viehunfälle. ETZ Bd. 65 (1944) S. 261.

— Erdungen in Transformatorenstationen. ETZ Bd. 70 (1949) S. 42.

— Beitrag zur Lösung schwieriger Erdungsfragen in Transformatorenstationen. ETZ Bd. 70 (1949) S. 199.

— Betriebs- und Revisionserfahrungen mit den VDE-mäßigen Schutzmaßnahmen in den letzten 25 Jahren. Elektrotechniker Bd. 2 (1950) S. 311.

— Schutzeinrichtungen und Schutzmaßnahmen an Elektrowerkzeugen. Technik Bd. 2 (1947) S. 185.

— Elektrische Großtauchsieder zur Bereitung von Badewasser. Elektro-Fachmann Bd. 1 (1950) S. 83.

— Einhaltung der Nullungsbedingungen bei Erweiterung von Freileitungsortsnetzen. Dtsch. Elektro-Handw. Bd. 25 (1950) S. 254.

— Planungsbeispiele für Schutzmaßnahmen in landwirtschaftlichen Installationen. Elektrotechniker Bd. 3 (1951) S. 9.

— Ursachen und Bekämpfung elektrischer Viehunfälle. Dtsch. Elektro-Handw. Bd. 24 (1949) S. 258.

— Revisionserfahrungen bei Dachständerhausanschlüssen. ETZ Bd. 69 (1948) S. 383.

— Schutzmaßnahmen für Elektrodenwärmegeräte. Elektrotechniker Bd. 4 (1952) S. 91.

— Berührungsspannungen in Rundfunkempfangsanlagen. Funktechn. Bd. 2 (1947) Heft 19 S. 15.

— Die Stromversorgung behelfsmäßiger Stadtrandsiedlungen. Elektrotechniker Bd. 1 (1949) S. 11.

— Erdung oder Isolierung des Transformatorsternpunktes. Elektrotechnik Bd. 2 (1948) S. 347.

— Überspannungsableiter in Niederspannungsanlagen. Elektrotechnik Bd. 1 (1947) S. 85.

— Betriebserfahrungen mit Unfallschutzeinrichtungen in Hochspannungsanlagen. Elektrotechnik Bd. 1 (1947) S. 8.

— Elektrische Leitfähigkeit von Kunstharzfußböden. Neue Bauwelt Bd. 7 (1952) S. 171.

— Elektrische Installationen in Räumen mit Kunstharzfußböden. Lichttechnik Bd. 4 (1952) S. 193.

— Über unzweckmäßiges Installationsmaterial. ETZ-B Bd. 4 (1952) S. 243.

— Schutzmaßnahmen gegen zu hohe Berührungsspannungen in Wohnräumen. Elektrotechniker Bd. 4 (1952) S. 150.

— Schutzmaßnahmen in Hochspannungs-Leuchtröhrenanlagen. Elektro-Anz. H. 32/33 (1953) S. 302.

— Die praktische Anwendung von Schleifenwiderstandsmeßgeräten. Elektro-Anz. H. 44 (1955) S. 413.

SCHRANK, W.: Das Problem der Schutzmaßnahmen in Wohnungen im Hinblick auf Kunstharzspachtelfußböden und ortsveränderliche Geräte. Elektro-Post Bd. 7 (1954) S. 323.

— Prüfung elektrischer Hausinstallationen. Elektro-Anz. H. 8/9 (1957) S. 18.

— Überwachung von Abnehmeranlagen. Elektro-Welt Bd. 4 (1957) S. 59.

— Das Schleifenwiderstandsmeßgerät zum Prüfen elektrischer Anlagen. ETZ-B Bd. 7 (1954) S. 429 und Berichtigung ETZ-B Bd. 8 (1955) S. 64.

— Überwachung des Nulleiters durch die Fehlerspannungsschutzschaltung in Abnehmeranlagen. Dtsch. Elektro-Handw. Bd. 30 (1955) S. 308.

— Die Auswahl von Fußbodenbelägen vom Standpunkt ihrer elektrischen Isolierfähigkeit. Parkett Bd. 7 (1958) S. 32.

SCHREIBER: Über Selbstmordfälle durch elektrischen Strom. Dissertation Med. Fakultät der Universität München 1941.

SCHÜRMANN, D.: Elektrische Unfälle und die dabei notwendig werdenden Aufgaben des ärztlichen Arbeitsschutzes. ETZ-B Bd. 6 (1954) S. 418.

SCHULER, H. W.: Gefahren der Elektrizitätsanwendung in Operationssälen. Veska-Z. Bd. 15 (1951) S. 567.

SCHWARZ, H.: Was ist vom Installateur hinsichtlich der zusätzlichen Schutzmaßnahmen gegen Berührungsspannungen zu beachten? Dtsch. Elektro-Handw. Bd. 28 (1953) S. 247.

SCHWENKHAGEN, H. F.: Die Fehlerstromschutzschaltung, eine neue Form der Schutzerdung. Schalksmühle (Westf.). Paris & Co. 1952.

— Schutzeinrichtungen, ihre Möglichkeiten und Grenzen. Maschinenschaden Bd. 26 (1953) S. 53.

— u. P. SCHNELL: Gefahrenschutz in elektrischen Anlagen. Essen: Giradet 1957.

SEIDLER, O.: Bau unfallsicherer Betriebsmittel oder Anwendung zusätzlicher Schutzmittel? Elektrizitätswirtsch. Bd. 55 (1956) S. 370.

— Bemerkungen zur Frage der Schutzmaßnahmen unter besonderer Berücksichtigung der Isolierung. Elektrizitätswirtsch. Bd. 52 (1953) S. 335.

SERGE, T.: Die Beseitigung elektrostatischer Ladungen. Elektromagazin Bd. 5 (1953) S. 27 [Referat Bull. schweiz. elektrotechn. Ver. Bd. 44 (1953) S. 923].

SIBLER, F.: Richtlinien für die Erdung der aus den Verteilernetzen der Elektrizitätswerke gespeisten elektrischen Apparate auf Bahngebiet. Bull. schweiz. elektrotechn. Ver. Bd. 42 (1951) S. 905.

— Erden der Geleisschienen von Kränen auf Bauplätzen. Bull. schweiz. elektrotechn. Ver. Bd. 46 (1955) S. 449.

— Vorsicht beim elektrischen Schweißen. Bull. schweiz. elektrotechn. Ver. Bd. 45 (1954) S. 1147.

— Die Verhütung von elektrischen Unfällen in elektrischen Anlagen. Bull. schweiz. elektrotechn. Ver. Bd. 45 (1954) S. 809.

SIMON, G.: Elektrizität im Physikunterricht. Elt-Wirtschaft Bd. 50 (1951) S. 230.

SIMON, L.: Zur Frage der Schutzmaßnahmen in Niederspannungsanlagen. Elektrizität Bd. 7 (1957) S. 35.

— Der Tod in der Badewanne. Dtsch. Elektro-Handw. Bd. 37 (1956) S. 429.

— Kampf dem Stromtod — Elektrische Unfälle in Österreich. Elektrizitätswirtsch. Bd. 57 (1958) S. 22.

— Erdung am Wasserrohrnetz. Elektrizitätswirtsch. Bd. 56 (1957) S. 562 [Referat ETZ-B Bd. 10 (1958) S. 219].

SKIRL, W.: Elektrische Messungen S. 609. Berlin-Leipzig: Walter de Gruyter & Co. 1936.

SÖDERBAUM, C. E.: Experimentelle Untersuchungen über den elektrischen Widerstand des menschlichen Körpers. Bull. schweiz. elektrotechn. Ver. Bd. 43 (1952) S. 110.

SPIESSEL, E.: Zur Unfallverhütung beim Gebrauch elektrischer Handgeräte. Arbeit u. Sozialfürsorge Bd. 6 (1951) S. 111.

SPRECHER, E.: Der Erdungswiderstand verschiedener Bodenarten und die Vorausberechnung der Elektroden. Bull. schweiz. elektrotechn. Ver. Bd. 25 (1934) S. 397 [Referat ETZ Bd. 56 (1935) S. 411].

SROKA, K. H.: Der elektrische Schock, seine Wirkung und Behandlung. Elektrotechniker Bd. 2 (1950) S. 191.

STARCK, W.: Erdungswiderstände in Hochhäusern. Elektrizitätswirtsch. Bd. 31 (1932) S. 418.

— u. H. GROSS: Reibungselektrizität in Gebäuden unter besonderer Berücksichtigung von Zündfunken in explosionsgefährdeten Räumen. ETZ Bd. 58 (1937) S. 738.

Starkstrominspektorat der Schweiz: Unfälle an elektrischen Starkstromanlagen in der Schweiz. Bull. schweiz. elektrotechn. Ver. Bd. 21 (1930) S. 421. (Weitere Berichte s. Bull. schweiz. elektrotechn. Ver. Bd. 23 bis 32.)

— Erfolgsaussichten der künstlichen Atmung bei elektrischen Unfällen. Bull. schweiz. elektrotechn. Ver. Bd. 29 (1937) S. 597.

— Eine lebensgefährliche Vorrichtung zum Schutze gegen unbefugtes Betreten eines Hauses. Bull. schweiz. elektrotechn. Ver. Bd. 32 (1941) S. 214.

— Schutzmaßnahmen bei Zentralheizungsradiatoren mit elektrischen Heizeinsätzen. Bull. schweiz. elektrotechn. Ver. Bd. 31 (1940) S. 410.

— Unfälle an elektrischen Starkstromanlagen in der Schweiz im Jahre 1955. Bull. schweiz. elektrotechn. Ver. Bd. 48 (1957) S. 1.

STEGLICH, P.: Beitrag zur Erdung von nicht schienengebundenen Stromverbrauchern in Bahnanlagen. ETZ Bd. 72 (1951) S. 169.

STORMANNS, A.: Schutz gegen Berührungs- und Brandgefahr an elektrischen Anlagen unter Tage. Glückauf Bd. 86 (1950) S. 889 [Referat ETZ Bd. 72 (1951) S. 586].

— Schutzeinrichtungen für Hochspannungs-, Schräm- und Lichtleitungen in untertägigen Abbaubetrieben. ETZ-A Bd. 75 (1954) S. 169.

— Zum Entwurf 2 der Vorschriften für das Errichten von Starkstromanlagen mit Betriebsspannungen unter 1000 V (Schutzmaßnahmen). ETZ-A Bd. 77 (1956) S. 588.

— Neufassung der Vorschriften für die Errichtung von Starkstromanlagen unter 1000 V (Schutzmaßnahmen). ETZ-A Bd. 74 (1953) S. 593.

STRAUSS, O.: Die Wirkung von Kondensatorentladungen auf den menschlichen Körper. Elektrizitätswirtsch. Bd. 34 (1935) S. 508.

STUMPF, E.: Neue Möglichkeiten der Wiederbelebung nach elektrischen Unfällen. Elektrizitätswirtsch. Bd. 55 (1956) S. 22.

TAGG, G. F.: Die Messung niedriger Erdungswiderstände. Electr. Tms. Bd. 123 (1953) S. 709 [Referat ETZ-A Bd. 74 (1953) S. 488].

TAUCHEN, H.: Unfallverhütung in Hoch- und Niederspannungsanlagen. Elektrizitätswirtsch. Bd. 51 (1952) S. 236.

TAYLOR, F. J. D.: Erdung, Nullung und Schutzschaltung in ländlichen Versorgungsbetrieben. J. Instn. electr. Engrs. Bd. 81 (1937) S. 761 [Referat ETZ Bd. 59 (1938) S. 753].

TEINERT, TH.: Elektrische Unfälle an Lichtbogenschweißanlagen. Wärme Bd. 64 (1941) S. 207.

TITZE, H.: Übersicht über den heutigen Stand des Erdschlußschutzes. ETZ Bd. 58 (1937) S. 102.

— u. GOERTZ: Zwei bemerkenswerte Unfälle durch elektrischen Strom. Reichs-arb.-Bl. 1938 Heft 29 S. 260.

— Die Beherrschung der Kurzschlußströme in Niederspannungsanlagen. E. u. M. Bd. 69 (1952) S. 112.

TSCHOCHNER, H.: Unfälle und Schäden durch Elektrizität, Wesen und Verhütung. Leipzig: Akademische Verlagsges. Geest & Portig K.G. 1954.

VDE-Vorschriften des Verbandes Deutscher Elektrotechniker. Berlin: VDE-Verlag.

VDEW: Sicherheit in der Elektrizitätsversorgung (Arbeitstagung der VDEW-Landesgruppe Niedersachsen-Hansestadt Bremen am 16. 3. 56 in Goslar). Elektrizitätswirtsch. Bd. 55 (1956) S. 495.

VELISEK, A.: Schutzmaßnahmen gegen Ableitströme bei Elektrowärmegeräten. ETZ Bd. 64 (1943) S. 478.

— Ableitströme von elektrischen Heizkörpern in anorganischen Einbettmassen. ETZ Bd. 64 (1943) S. 489.

VIEWEG, R.: Einige Versuche über Schreckwirkungen bei Durchgang kleiner Wechselströme durch den menschlichen Körper. Elektrizitätswirtsch. Bd. 32 (1933) S. 311.

VILLAIN, M.: Untersuchungen über den elektrischen Unfalltod durch industrielle Wechselströme. Rev. gén. Électr. Bd. 36 (1952) S. 351 [Referat ETZ-B Bd. 5 (1953) S. 237].

VOGEL, W.: Die elektrische Leitfähigkeit von Kunststoffspachtelböden und andere Bodenbeläge. Bauwelt Bd. 43 (1952) S. 487.

VOLLAND, E.: Die Schaltungen der Meßgeräte für die Erdungsmessung. Elektro-techniker Bd. 3 (1951) S. 234.

VVB der Energiewirtschaft Berlin und Dresden: Ein einfaches Gerät zur gefahren-losen Prüfung von Schutzmaßnahmen. Dtsch. Elektrotechnik Bd. 6 (1952) S. 600.

WAGNER, A.: Schutzkontaktsteckdosen oder nicht? Dtsch. Elektro-Handw. Bd. 27 (1952) S. 4.

— Entwicklung der Schutzmaßnahmen gegen Berührungsspannungen in der Schweiz. Dtsch. Elektro-Handw. Bd. 27 (1952) S. 277.

WALDKÖTTER, E.: Der Ableitstrom elektrischer Wärmegeräte und die Verfahren zu seiner Bestimmung. ETZ Bd. 59 (1938) S. 845.

WALDMANN, E.: Beitrag zur Frage des Zusammenschlusses von Hoch- und Niederspannungserdungen. ETZ-B Bd. 10 (1958) S. 197.

WALKHOFF: Unfallverhütung an elektrischen Pendellampen. Dtsch. Elektro-Handw. Bd. 20 (1942) S. 17.

WALTER, M.: Kurzschlußströme in Drehstromnetzen. München-Berlin: Olden-bourg 1938.

— Relaisbuch, 2. Aufl. Berlin: Franckh'sche Verlagshandlung 1940.

WALTHER, H.: Elektrische Leitfähigkeit von Steinholzfußböden. ETZ Bd. 64 (1943) S. 77.

— Zur Frage der allgemeinen Einführung des Schukosteckers. Elektrizitätswirtsch. Bd. 52 (1953) S. 337.

— Schutz gegen zu hohe Berührungsspannung. Elektro-Post Bd. 5 (1952) S. 265.

WEBER, H.: Der Erdschluß in Hochspannungsnetzen. München-Berlin: Olden-bourg 1936.

— L. C.: Welche Spannung ist für den Menschen gefährlich? Bull. schweiz. elektro-techn. Ver. Bd. 19 (1928) S. 703 [Referat ETZ Bd. 51 (1930) S. 290].

WEISS, L.: Die elektrische Sicherheit bei Leuchten. Lichttechnik Bd. 8 (1956) S. 84.

WENZEL: Statistik durch elektrischen Strom verursachter Unfälle. Ministerialblatt f. Wirtschaft Bd. 37 (1937) S. 24.

WESSEL, R.: Einfaches Verfahren zur elektrischen Untersuchung des Untergrundes für Erdungen. ETZ Bd. 71 (1950) S. 339.

WETTSTEIN, M.: Schutzmaßnahmen zur Vermeidung elektrischer Unfälle in Hausinstallationen. Bull. schweiz. elektrotechn. Ver. Bd. 25 (1934) S. 605.

Wirtschaftsgruppen Elektrizitäts-, Gas- u. Wasserversorgung, Richtlinien für die Benutzung des Wasserrohrnetzes zur Erdung in elektrischen Starkstromanlagen mit Betriebsspannungen bis 250 V gegen Erde. Elektrizitätswirtsch. Bd. 39 (1940) S. 251; Gas- u. Wasserfach Bd. 83 (1940) S. 290.

WISSLICEN, T.: Schutzmaßnahmen gegen Berührungsspannungen bei Elektrowerkzeugen. ETZ Bd. 64 (1943) S. 79.

WÖHR, F.: Unfallverhütung in Elektrotechnik. ETZ Bd. 58 (1937) S. 40.

WOODHOUSE, S.: Die Erdung in Fabrikanlagen. Electr. Tms. Bd. 120 (1951) S. 197.

ZIMMERMANN, G.: Der künstliche Nullpunkt zwischen zwei Hauptleitern eines Mehrphasennetzes ETZ Bd. 60 (1939) S. 1209 [s. a. P. WERNERS: ETZ Bd. 61 (1940) S. 869].

— W.: Die Empfindlichkeit des Menschen gegen Elektrisierung und ihre Bedeutung für den Bau elektrischer Geräte. Elektrizitätswirtsch. Bd. 32 (1933) S. 383.

— Über die Schutzmaßnahmen gegen zu hohe Berührungsspannungen. ETZ Bd. 60 (1939) S. 1279 [s. a. Briefe an ETZ von JARK u. W. SCHRANK: ETZ Bd. 61 (1940) S. 983].

— Die Elektrizität als Unfallursache. Elektrizitätswirtsch. Bd. 53 (1954) S. 699.

ZIPP, H.: Erdung und Nullung in Niederspannungsanlagen. Elektrizitätswirtsch. Bd. 25 (1926) Heft 418 S. 420.

Elektrische Unfälle und richterliche Entscheidungen. Elektro-Großhändl. Bd. 12 (1940) S. 250.

Wie weit geht die Verantwortlichkeit des Elektroinstallationsmeisters? Dtsch. Elektro-Handw. Bd. 18 (1940) S. 250.

Verstoß gegen die VDE-Vorschriften verpflichtet zu Schadenersatz. Dtsch. Elektro-Handw. Bd. 26 (1951) S. 39.

VDE-Bestimmungen und Energiewirtschaftsgesetz. ETZ Bd. 72 (1951) S. 295.

Übereinkunft zur Förderung VDE-gemäßer elektrotechnischer Erzeugnisse und Installationen. ETZ-A Bd. 76 (1955) S. 541.

Erdung elektrischer Anlagen ans Wasserleitungsnetz. Bull. schweiz. elektrotechn. Ver. Bd. 44 (1953) S. 759.

Neue Richtlinien für die Erdung an Wasserleitungen. Gas- u. Wasserfach Bd. 96 (1955) S. 332.

Sachverzeichnis